整合运动药理学

主编　赵志刚　郭建军

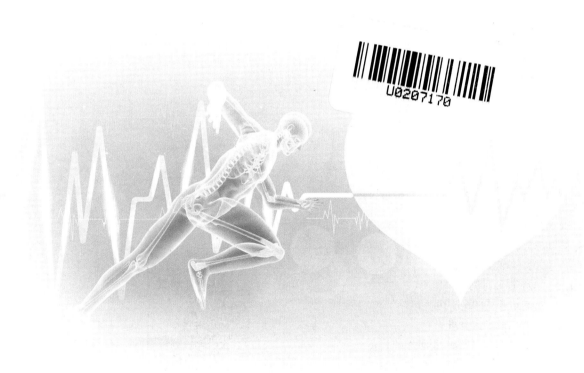

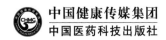

中国健康传媒集团
中国医药科技出版社

内 容 提 要

本书主要阐述了解决运动与药物交互作用导致临床问题的重要手段，涉及体育科学、药学、临床医学、运动医学和康复医学等多学科的整合应用。内容共分为三部分，第一部分简述运动药理学的基础知识；第二部分围绕常见慢性病及其治疗药物重点介绍运动与药物的相互作用及运动、药物处方的注意事项；第三部分围绕治疗相关的其他物质介绍运动与其相互作用及应用时的风险防范。

本书通过多学科相互交融、不断研究、逐渐积累、形成经验来解决合理用药、正确运动两种双管齐下又相得益彰的治疗方法，不但有助于推动我国体医融合体系的发展，及体医融合相关的研究，还将成为培养医学、药学、体育院校人才很好的参考书，也可为从事运动与药物研究的专业人员提供帮助。

图书在版编目（CIP）数据

整合运动药理学 / 赵志刚，郭建军主编. —北京：中国医药科技出版社，2021.8
ISBN 978-7-5214-2652-6

Ⅰ. ①整… Ⅱ. ①赵…②郭… Ⅲ. ①药理学-研究 Ⅳ. ①R96

中国版本图书馆 CIP 数据核字（2021）第 142281 号

责任编辑 刘丽英
美术编辑 陈君杞
版式设计 易维鑫

出版 **中国健康传媒集团** | 中国医药科技出版社
地址 北京市海淀区文慧园北路甲 22 号
邮编 100082
电话 发行：010-62227427 邮购：010-62236938
网址 www.cmstp.com
规格 787×1092mm ¹⁄₁₆
印张 23 ¾
字数 635 千字
版次 2021 年 8 月第 1 版
印次 2021 年 8 月第 1 次印刷
印刷 三河市百盛印装有限公司
经销 全国各地新华书店
书号 ISBN 978-7-5214-2652-6
定价 **89.00 元**

获取新书信息、投稿、为图书纠错，请扫码联系我们。

编委会

主　编　赵志刚　郭建军

主　审　孙忠实　李玉珍

副主编　景志强　傅　涛　张　婧　高元丰　李茜茜

编　者（以姓氏笔画为序）

马善波	马满玲	王　玺	王立顺	王志潮	王相峰
王雅君	王翔宇	方子龙	石小鹏	龙恩武	邢　丹
刘　宇	刘传合	许　亮	杜广清	李　孜	李　尚
李　萌	李文渊	李光熙	李志梅	李茜茜	李睿楠
李聪颖	杨丽杰	杨新春	肖　乐	吴　昊	吴云鹏
汪　芳	沈　素	张　伟	张　倩	张　婧	张建红
张瀛月	陆迪菲	武明芬	范玉婵	林　阳	林剑浩
郑　佳	宗　晔	赵志刚	赵晓彦	胡　荣	宫　建
索　琳	夏小凤	倪泽飞	徐　勇	高　璨	高元丰
高逸凡	郭建军	郭晓蕙	曹玲娟	梁　辰	梁碧彦
景志强	傅　涛	曾　颖	潘　晨	魏娟娟	

序 一

　　药物的本源是治疗患者疾病，恢复患者机体形态及功能，提高患者生活质量，使患者回归家庭和社会。体育的本源是增强全民体质，预防和减少各类疾病发生，提高工作和生活的效率，延长健康寿命。因此，药物和运动相互融合有望发挥 1+1＞2 的效果，为增强人民体质、保障人民健康、改善人民生活质量助力。

　　习总书记说，人民健康是社会文明进步的基础，是民族昌盛和国家富强的重要标志。"体医融合""体药融合"的理念体现了健康促进的新趋势，是实现人民健康与经济社会协调发展国家战略的重要措施和依托。

　　运动可有效预防疾病，而药物是疾病治疗的必备利器。药理学与运动医学的紧密结合，相互补充、相互渗透、相互促进，在"健康中国"国家战略的推进中，起到良好的助推作用。赵志刚、郭建军两位教授主编及各位医学、药学、体育相关的专家编委们致力于体医融合新交叉学科，力求突破，编写《整合运动药理学》一书的出版有助于推动我国体医融合体系的发展，及体医融合相关的研究，还将成为培养医学、药学、体育院校人才很好的参考书，促进人民健康。

中国科学院院士
首都医科大学副校长
2021 年 7 月

序 二

科学的分化指在原有的基本学科中细分出一门或几门相对独立的学科，科学的整合指相邻乃至相距甚远的学科之间相互交叉、相互渗透、相互融合，从而打破原有学科之间的界限，形成许多边缘性、综合性学科，使原来几乎彼此毫不相干的各门科学连接成为科学知识的有机整体。整体整合医学（Holistic Integrative Medicine，HIM），简称整合医学，是从人的整体出发，将医学相关领域最先进的理论、知识和临床各专科最有效的实践经验分别加以有机整合，并根据社会、环境、心理的现实进行修正、调整，形成更加符合人体健康和疾病诊疗的新医学体系。医学发展的新时代需要整体看待和治疗疾病，践行以人为本的整合治疗疾病理念。整合医学的整包括两个整，一是整体，一是整合。整体的整是将人体看成一个整体，并与人体外环境相联系，天人合一。整合的整，即整理的整，是方法，是手段，是过程；整合的合，即适合的合，是要求，是标准，是结果。这样做是顺应历史潮流，顺乎科学规律，顺合社会民意，具有其历史和哲学的根据。

整合医学是把数据、证据还原成事实，把认识、共识提升为经验，把艺术、技术凝练成医术，从而形成一种新的医学知识体系，更好地治病救人。整合医学是从医学知识到医学知识论。从事医学的都知道什么是医学知识，甚至不从事医学的也知道很多医学知识。但医学知识论是研究医学知识本质特征、形成方法、价值取向，是指导医生合理应用医学知识、正确防治疾病的认识论，也是应用现有医学知识创造更高、更深医学知识的方法学。

赵志刚是主任药师，郭建军是体医融合教授，两位主编组织全国药学和体育两个领域的学者写成的这本整体整合运动药理学（Holistic Integrative Exercise Pharmacology，HIEP），简称整合运动药理学，正是运用整合医学这个认识论和方法学，探索运动治疗（处方）和药物治疗（处方）各自的长处，并通过理论与实践的整合解决运动和药物相互作用的临床问题，从而指导医务工作者和运动指导师开展合理用药、正确运动，是既双管齐下又相得益彰的治疗方法，由此通过不断研究、逐渐积累、形成经验来解决人类的健康问题，从而助力体医融合政策的落地及推进，为健康中国战略做出贡献。

是为序。

中国工程院院士

美国医学科学院外籍院士

法国医学科学院外籍院士

2021 年 7 月

序 三

目前我国心血管病人超过 2.9 个亿，疾病管理任务十分繁重和严峻，要大力推进预防、治疗、康复一体化的服务。心血管病除了坚持规律用药之外，运动必不可少！例如，要根据冠心病患者的个体差异制定合理的运动方案，除了要为其选择适宜的运动方式外，还要对服药前后运动时间、运动强度等进行指导，"要细到一天几次，一次几分钟"，并且还要密切观察运动后生理指标，如血压、脉搏、身体疲劳度等，以保障患者的运动和用药安全。

往往被大家忽略的，是运动与药物之间的交互作用对运动风险、药物副作用、疗效的影响。另外，医生和药师对运动与疾病关系的理解不足也影响运动治疗效果。

《整合运动药理学》一书详细介绍了药物对运动人体机能的影响，以及运动和药物交互作用，例如降脂药物与力量练习交互作用对骨骼肌肉的影响、降压药物与心肺耐力运动的交互作用对心脏的影响等。β 受体阻滞剂影响运动的心率，优化心肌代谢的曲美他嗪曾在俄罗斯冬奥会和国际游泳赛事中被列为兴奋剂，这两种药在心血管病患者中都会经常用到。此书荟聚了医学、药学、体育科学众多专家的智慧，开创了整合运动药理这门新学科，为医生、药师、护士、运动指导员等从事医疗和体育工作的人们提供重要的理论基础和实践参考。

国际欧亚科学院院士

2021 年 7 月

《"健康中国 2030"规划纲要》明确提出"加快推进运动等非医疗手段对疾病的干预"。体医融合的服务对象逐渐由运动员扩大至慢性病患者、亚健康人群以及健康人群。

随着我国民众对健康的重视，体育运动在促进健康的作用和功能越来越被人们所认知和实践；另一方面，随着全球人口老龄化的加快，慢性病患者越来越多，慢性病患者的药物治疗越来越复杂。当运动与药物联系在一起，其交互作用产生的影响越来越凸显，因此整合运动药理学应运而生。整合运动药理学理论与实践是解决运动和药物相互作用导致临床问题的重要手段，也是推动体医融合政策落地的迫切需要。

本书由学术行业领域顶尖的运动科学、临床药学、临床医学、体育医学和康复医学等专家共同编写，为国内第一本详细讲述整合运动药理学的专业著作。编者根据多年工作经验和成果积累，以及国内外相关研究成果进行整合，首次提出并阐述中国整合运动药理学学科发展及研究领域，本书的出版对推动整合运动药理学的发展和深入研究具有重要意义。

本书是在运动科学、临床药学、临床医学、体育医学和康复医学的基础上，进一步围绕常见慢性病及相关药物分别讲述疾病概要、常用治疗药物、运动对疾病的影响、运动对其治疗药物药动学和药效学的影响以及此类患者的运动指导方案。本书共分为三部分，第一部分简述整合运动药理学的基础知识；第二部分分别围绕常见慢性病及其治疗药物论述运动与药物的相互作用及运动、药物处方的注意事项；第三部分围绕治疗相关的其他物质论述运动与其相互作用及应用时的风险防范。

本书为体育、运动、医药、康复等相关专业工作人员提供开展合理用药、科学运动的理论基础和指导依据。其中由药师负责编写治疗疾病的药物作用机制和运动对其治疗药物药动学和药效学的影响；由临床医师负责编写运动对疾病的影响和运动处方的制订原则；同时由运动科学、体育医学和康复医学专家对运动供能系统、运动在临床的应用及整合运动健康要素分类进行详细描述。众多领域专家协心戮力，将理论和经验贯穿融合，为整合运动药理学这一新学科的发展奉献知识和力量，为建党 100 周年奉献科技发展之光！

本书的编写得益于中国科协国家级体医融合体育健康团助力大健康产业创新发展项目、体医融合大健康产业产学研智库建设项目的大力支持，在此表示衷心的感谢！同时感谢所有编写专家对书稿内容不辞辛劳的反复推敲、修订。特别要感谢中国科学院王松灵院士、中国工程院樊代明院士以及胡大一教授在百忙中为本书作序！

在本书编写过程中，我们一直本着认真负责和精益求精的工作态度，但由于经验和水平的限制，难免出现一些疏漏和不足，期望读者给予提出和指正，以助力中国整合运动药理学学科发展。

赵志刚　郭建军

2021 年 7 月

目录

· 第一部分 总 论 ·

· 第二部分　运动与常用药物 ·

·第三部分　运动与其他物质·

第一部分

总　论

　　随着老龄化社会的到来，慢性病患者越来越多。最新的流行病学调查显示，我国18岁及以上人群高血压患病率为27.9%、糖尿病患病率为12.8%，≥75岁人群高血压患病率为59.8%，40岁及以上人群慢性阻塞性肺病患病率为13.7%，癌症年龄标化发病率为204.8/10万；《中国居民营养与慢性病状况报告（2020年）》指出，我国高血压、糖尿病、高胆固醇血症、慢性阻塞性肺疾病患病率和癌症发病率与2015年相比有所上升，2019年我国因慢性疾病导致的死亡占总死亡的88.5%。我国已经进入慢性疾病的高负担期，慢性疾病在医疗负担中所占比重达到了70%。据世界银行预测，到2030年，我国慢性疾病的医疗负担将再增加40%。

　　慢性疾病的防治，需要同时采取运动治疗（处方）和药物治疗（处方）的方法。两种治疗方法交互作用产生的治疗效果越来越显著。随着运动在疾病防治中越来越广泛的应用，运动与药物间存在的相互作用逐步受到重视，如何发挥运动治疗（处方）和药物治疗（处方）各自的长处，新的学科"整合运动药理学"的概念由此应运而生。整合运动药理学理论与实践是通过运动和药物相互作用解决临床问题的重要手段，也是推进体医融合政策的迫切需要。医师、药师以及护师工作中既要考虑运动和药物的相互影响，又要考虑特殊人群（从事体育比赛的运动员和爱好运动的患者）用药的特殊性，并在药物治疗效果不满意时，考虑运动处方的协同作用。例如患有高血压、糖尿病和哮喘等疾病的患者，运动时必须有专业的运动指导，采取一定的手段控制在安全范围内，否则不当的运动或者运动与治疗药物的不良相互作用均可导致疾病发病风险增加，严重时会危及生命。不科学的运动不仅不能发挥治疗疾病的作用，反而可能增加对患者造成损伤的风险，例如运动时增加降糖药、降压药以及安眠药可能会引发跌倒风险，而意外跌倒带来的损失可能大于运动对血糖、血脂的调节效果，甚至成为老年患者死亡的导火索。因此，患者进行运动前，应由专业人员为患者进行运动评估，制定科学的运动处方；运动时，须根据患者及所患疾病情况进行相应的监测；运动后的延迟效应也应得到足够的重视，如延迟性低血糖、血压变化等，要在运动处方中提示患者，密切观察运动后生理指标，如血压、脉搏、身体疲劳度等，以保障患者的运动和用药安全。综上所述，整合运动药理学的诞生和发展，为医务人员和运动指导师开展合理用药、科学运动"双管齐下"的治疗方法提供了理论基础和实践指导。

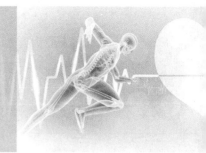

第1章
绪　论

整合运动药理学（exercise pharmacology）是一门研究运动与药物相互作用规律的学科，一方面通过研究运动对药物的体内过程和疗效的作用规律，明确运动和药物联合作用的效果；另一方面，通过研究药物对运动的作用规律，提高患者的运动能力，延长生存时间，提高生命质量，促进生命健康。

整合运动药理学是药理学的分支学科，是联系体育学、药学和医学的桥梁学科，在运动生理学、细胞生物学、生物化学、心理学、营养学和药理学的研究基础之上，进一步研究运动与药物之间的相互作用，目的是明确运动联合药物治疗对机体的影响，为临床上运动处方的制定及指导合理用药提供参考依据。

第1节　整合运动药理学的产生与发展

一、产生的背景

早在文字尚未出现之时，"体育"就已经诞生于人类狩猎时间之余。约公元前600年，印度医学之父妙闻（Susruta）曾在阿育吠陀（AyurVeda，一种古老的印度药学体系）中提到"运动对保持健康至关重要，是减少脂肪和增强体力的唯一途径"。随着体育科学的进步，研究发现规律运动不仅可以提高身体机能并可以改善心理健康[1,2]，众多国内外指南也提出改善生活方式和增强体育锻炼是预防疾病发生、延缓疾病进展的重要措施[3]。2014年，国家体育总局全民健身状况调查数据显示，我国经常参加体育锻炼的人数比例为33.9%，并且呈现出随年龄增长而逐渐增加的趋势。2016年10月，《"健康中国2030"规划纲要》明确提出"加快推进运动等非医疗手段对疾病的干预"。运动不再只是运动员的本职工作，也是群众休闲娱乐的重要方式，更是预防和治疗疾病的重要手段。自古以来，药物治疗（drug therapy）在预防和治疗疾病中占据不可替代的地位，主要通过使用调节人体生理机能的物质以对抗疾病和保持健康。由此可见，无论运动员和非运动员、年轻人和老年人、健康人和患病者均会以健美、娱乐、竞技和康复等目的参与体育活动，同时应用预防或治疗作用的药物，从而导致运动和药物的联合应用。

近年来，随着药理学、临床药学、临床药物治疗学、时辰药理学和药物基因组学等药学分支学科的迅速发展与完善，临床对药物治疗方案的有效性、安全性和经济性提出了更高的要求。而且，体育科学的蓬勃发展也逐渐让我们认识到运动作为一种治疗方式，具备疗效好、花费少、依从性高和不良反应少等多种优点，药学和体育科学的发展共同促进了"体医融合"新型治疗理念的诞生。由于影响药物疗效的因素众多，包括患者本身的遗传因素、疾病状态、药物以及环境等，因此运动与药物之间是否存在相互作用并对药物的疗效、不良反应产生影响，以及药物是否会影响患者的运动能力，从而影响患者的健康状况、疾病恢复及生活质量，是近年来医务工作者和研究者提出的新问题。

二、国内外发展概况

早在 20 世纪 60 年代，竞技体育的兴起加快了药物对运动影响的相关研究，尤其是能够提高运动能力的相关物质。20 世纪 70 年代，国外的研究学者已发表了运动生理学相关的研究成果，如运动对血流分布、能量代谢以及肝肾功能的影响。1973 年，Swartz RD[4]和 Koivisto V[5]分别通过实验发现运动可以影响解磷定经肾脏的排泄以及大腿部位皮下注射胰岛素的吸收。20 世纪 80 年代，一些学者开始关注运动对药动学的影响，运动药理学的概念随之形成。1985年，Dossing M[6]和 Rosenbloom D[7]针对运动对药物的吸收、代谢和排泄展开综合论述。1992年，Satu M.Somani 教授主编的 *Pharmacology in Exercise and Sports* 首次详细阐述了运动对药物的影响及作用机制，并正式提出"运动药理学"的概念。随后，出版了多部运动药理学相关教材，2020 年由 Mark D.Mamrack 教授主编的 *Exercise and Sport Pharmacology* 已公开发行第 2 版。

2007 年，美国运动医学学会和美国医学会共同提出了"Exercise is medicine，EIM"项目，建议通过增加运动促进健康，并撰写出版了《ACSM 运动测试与运动处方指南》。EIM 继而推进了美国"体医融合"的发展，开创了药物处方和运动处方相辅相成的新模式。目前，美国多所药学院已针对临床药学专业的学生开设运动健康相关课程，为患者提供运动处方咨询与指导，目的是通过临床药师的服务加深患者对"运动促进健康"的认识并鼓励患者参加规律运动。2007 年北卡罗来纳州立大学药学院开设的"运动与疾病"课程中已纳入"运动–药物相互作用"（exercise-drug interaction）等教学内容[8]，2014～2015 年美国的调查[9]显示 118所药学院中有 12 所共开设了 13 门运动与健康相关的课程，其中包括运动药理学与毒理学（Exercise Pharmacology & Toxicology），另外澳大利亚悉尼大学也开设了运动药理学和免疫学（Exercise Pharmacology and Immunology）相关课程。

与国外的发展现状相比，我国运动药理学领域的研究有待进一步的深入。20 世纪 80年代，我国围绕药物对运动的影响展开相关研究，并有学者发表了"运动–药物相互作用"相关译著以期引起研究者的重视。进入 21 世纪后，该领域的研究热点主要聚焦于运动和药物联合干预疾病，逐渐有少量的运动影响药动学的相关研究和综述发表。在"体医融合"及"健康中国 2030"等政策的支持和推动下，郭建军教授组建团队潜心研究体医融合创新发展的路径和实践，推动了运动与健康相关领域的发展。2019 年 5 月，中国药科大学成立了"体药融合创新中心"，赋予了"运动药理学"新的含义。随后我国郭建军教授、赵志刚教授等体育科学和药学领域的专家共同提出"整合运动药理学是一门研究运动与药物相互作用规律的学科"这一概念，积极开展相关研究以推动我国整合运动药理学学科的建设与发展。

第 2 节　整合运动药理学的研究内容

整合运动药理学是一门体育学与药学的交叉学科，主要以人体为研究对象，通过研究运动和药物之间的相互作用规律并明确其对机体的影响，研究的主要内容包括运动、药物对人体功能的影响，以及运动和药物联合作用对人体运动能力、疾病治疗效果等方面的影响，涉及运动生理学、运动生物化学、运动营养学、运动训练学、药理学、药剂学、药物分析、临床药理学、生理学、生物化学等体育、药学和医学诸多相关学科知识。

一、运动生理学

运动生理学（exercise physiology）是研究正常人体机能活动规律的学科，是体育科学的基础学科之一，也是生理学的分支学科。运动生理学阐明了身体活动（physical activity）的定义、分类和要素（种类、强度、频率和持续时间），通过研究各种运动训练中不同年龄、性别、机体的结构和机能的变化规律及作用机制，制定科学合理的训练方案。运动生理学为体育实践和整合运动药理学提供了理论基础。

2018 年 11 月 19～22 日，来自 9 个国家不同学术背景的 26 名研究人员发布了立场声明文件，即"哥本哈根宣言"。宣言中强调"老年人"既包括一生中生活积极健康、身体机能较好的老年人，也包括年老体弱、身体机能较差的老年人，都需要积极运动。哥本哈根宣言首先明确运动的概念，将身体活动（physical activity）和运动（exercise）进行了区分。身体活动指由于骨骼肌收缩产生的机体能量消耗增加的活动，是一个总括性术语，包括任何形式的、有计划或无计划的休闲、交通、家务以及与工作相关的活动[10]。运动是指为了实现目标，有针对性安排的身体活动，如改善心肺功能、认知功能、柔韧性、平衡能力、最大力量和（或）爆发力等，以实现健康或康复目的或提升运动表现等训练目的。运动涉及如何确定目标、以及如何达到目标。这包含两层含义：①如何确定自己一段时间的运动目标，以及考核自己是否达到了目标的方法。②实现目标的方案，即包含运动的形式、种类、频率、强度、持续时间、间歇时间等内容的运动方案，以及配合运动方案的安全监测方案。进行运动时，人体的反应包括心跳和呼吸加快、循环血量增加、代谢和产热加速等，这些是身体活动产生健康效益的生理基础[10]。

二、药理学

药理学（pharmacology）是研究药物与机体间相互作用规律的学科，一方面药物代谢动力学（pharmacokinetics，PK）阐明了药物进入人体后吸收、分布、代谢和排泄的过程及药物效应和血药浓度随时间的消长规律；另一方面药物效应动力学（pharmacodynamics，PD）研究了药物对机体发挥治疗作用和非治疗作用的机制。运动与药物之间的相互作用是通过机体的生理改变实现的双向影响，包含了运动与人体的相互作用以及人体与药物的相互作用。人体反应的药物疗效和不良反应受药物的理化性质、使用方法、相互作用，机体的生理因素、疾病状态、精神因素、遗传因素、生活习惯以及环境因素等多种因素的影响，因此药理学的研究内容是整合运动药理学的研究基础。

三、运动对药物的影响

运动对药物的影响是运动药理学研究的重要部分，分为运动对药动学的影响和运动对药效学的影响两部分内容。药物经过给药部位被机体吸收入血或直接注入血管，经血液循环分布到机体各个组织器官，到达作用部位而发挥疗效，部分药物经肝脏或肾脏代谢，部分药物直接经尿液、胆汁、汗液、乳汁等排泄到体外。药物的疗效和不良反应分别依赖于作用部位和非作用部位的药物浓度，机体对药物的代谢和排泄速度决定了药物作用的持续时间。一次运动会导致机体血流的重新分布，大量血液流向心、脑等重要组织和器官，肝脏、肾脏的血流量减少，因此对某些药物的体内过程造成潜在影响。其次，药物在体内发挥作用的机制还涉及受体、酶、离子通道、载体、免疫系统、核酸和基因等因素，长期运动对上述因素也可造成潜在的慢性改变。剧烈运动会使身体产生应急反应，身体分泌大量的应急激素，这些激素对于药物代谢有重要影响；另外运动产生的特殊物质，如血乳酸、血肌酸激酶（CK）升高，可能会影响药物或其他代谢物的代谢，如运动后的血乳酸干扰血尿酸的排泄等。运动可能会放大药物的副作用，如碰撞性运动引起的微血管的损伤，与引起血凝风险增加的避孕药，会导致发生血栓的风险增加。因此，研究各种运动对药动学、药效学的影响，了解运动是否影响血药浓度、药物的作用靶点而改变药物疗效和不良反应，是实现运动药理学研究目的的重要方法。

四、药物对运动的影响

运动能力（exercise capacity，EC）是指人参加身体活动、体育锻炼和运动训练所具备的身体机能能力和身体素质的表现能力，是综合了人的身体形态、身体素质、生理机能、竞技技能和心理能力等多种因素的总体表现，可以分为一般运动能力和竞技运动能力。对于普通人群来说，研究药物对运动的影响主要是指药物对人体形态和生理机能的影响。人体形态是指身体的外部形状和特征，主要包括体形、身体姿势、营养状况及身体成分等方面。生理机能是指人体在新陈代谢作用下各器官系统的工作能力，常见的衡量指标有脉搏、血压、肺活量等，二者均是反映人体生长发育水平的重要指标。对于老年人或者某些特殊身体状况下的人群，如骨质疏松症患者需要规律运动，安眠药、降压药、降糖药等药物可能引起平衡能力的下降增加运动过程中的跌倒风险，并且引发健康的重要损害。研究药物对人体形态和生理机能等运动能力的影响是整合运动药理学的重要内容，对于提高患者生活质量、维持生命健康和延长生存寿命具有重要意义。

运动员（athletes）是接受运动和药物联合作用的高风险人群之一，具有职业特殊性。除身体形态和生理机能外，运动员对身体素质（速度素质、力量素质、耐力素质、灵敏素质和柔韧素质）、竞技技能和心理能力具有更高的要求，因而存在兴奋剂（doping）或广义称为违禁药品（illegal substance）的滥用现象。2019 年 11 月，最高人民法院发布了《关于审理走私、非法经营、非法使用兴奋剂刑事案件适用法律若干问题的解释》，并于 2020 年 1 月实施，为依法打击走私、非法经营、非法使用兴奋剂等犯罪行为提供了依据。2020 年 12 月 26 日，全国人大常委会第二十四次会议通过《刑法修正案（十一）》，增设与兴奋剂有关的罪名："引诱、教唆、欺骗运动员使用兴奋剂参加国内、国际重大体育竞赛，或者明知运动员参加上述竞赛而向其提供兴奋剂，情节严重的，处三年以下有期徒刑或者拘役，并处罚金。组织、强迫运动员使用兴奋剂参加国内、国际重大体育竞赛的，依照前款的规定从重处罚"。针对此类人群开展药物影响运动的相关研究意义重大，其研究的内容不仅应包括常用预防性、治疗性药物对运动能力的影响，更应该关注违禁药品的不良反应及对运动员整体健康的影响，以防危及健康或导致运动员触犯法律。

第3节　整合运动药理学的学科任务

随着相关基础学科的发展、人民生活水平的提高和国家政策的推动，我国整合运动药理学学科的建设与发展是满足国内教育、科研和医疗进步的必要条件。整合运动药理学作为一门新兴的交叉学科，系统综合了体育科学、药学和医学的知识，为我国的科学研究指明了新的方向，并为拓宽临床医疗服务内容提供了循证依据。同时，我国整合运动药理学的发展也肩负着重要的学科任务，包括推动整合运动药理学的研究、推动体医融合治疗的发展、提供用药和运动指导服务、提高慢性病管理质量、培养体医融合专业复合人才等。

一、推动整合运动药理学的研究

20 世纪 80 年代，我国整合运动药理学已受到研究者的关注。但至今为止，该领域的研究没有得到充分的发展，与国外的发展状况相比较为落后。随着我国"体医融合"治疗理念的推广，体育专家和医学专家在制定运动处方、给药方案以及治疗方案时遇到诸多疑虑。目前，我国实施的运动处方包含运动种类、运动强度、运动频率、运动持续时间等要素，药物处方包含药物名称（有效成分）、剂量、剂型、给药途径、使用方法、给药时间以及注意事项等内容。例如运动是否会影响药物的疗效，药物是否会增加运动的风险（如跌倒），如何制定合理的个体化运动处方，如何优化整合运动、药物处方等问题仍然得不到科学的答案，成为专业工作者整合优化运动和药物处方的巨大阻碍。众多临床问题的解决依赖于整合运动药理学的试验和研究结果。然而，目前不论国际还是国内的研究都不能为以上复杂的问题提供满意的答案。研究运动与药物之间的相互作用规律，可以为制定个体化的治疗方案提供依据。整合运动药理学学科发展的首要任务是通过基础体育科学、药学和医学知识的交叉与融合，开拓新的研究思路和研究方向，通过实验数据为临床实践提供指导依据，完善相关指南和指导规范，为推动"体医融合"临床服务的转化提供支撑。

二、推动体医融合治疗的发展

2018 年首部健康蓝皮书指出，我国慢性病患者约为 3 亿，2015 年国家卫生健康委员会发布的数据显示，慢性病导致的经济负担约占总负担的 70%。运动治疗具有花费低、不良反应少、痛苦小和患者易于接受等多种优点，因此推进体医融合在慢性病治疗中的应用可以减轻个人和国家的医疗负担。东南大学附属中大医院内分泌科、北京大学第一医院内分泌科是国内首批为糖尿病患者开展运动治疗的医疗机构，运动指导师配合医师根据患者年龄、体重、血压和心脏功能等指标制定个体化的运动处方，为住院患者在配备专业运动器械的病房中提供运动指导，同时为出院或门诊患者安排运动康复站进行运动治疗。运动、药物及饮食联合的方法取得了良好的治疗效果，不仅增加了患者的依从性，同时降低患者的花费、改善患者的心理状态、降低心血管疾病的发生风险。体医融合是民族复兴必由之路！整合运动药理学的重要任务之一是向医务工作者、学生和普通群众宣传教育科学运动的特点，使"运动是良药（Exercise is Medicine，EIM）"的健康理念深入人心，提高全民对体医融合治疗的知晓度和接受度。另外，促进医务工作者和运动专家的合作，推动医疗机构及非医疗机构建设专业的运动场所、配备相关的运动设备，为患者享受专业的运动治疗创造条件。

三、提供用药和运动指导服务

21世纪初，美国已在高等医药学院校开设运动健康方面的课程，向临床药学的学生开展运动处方相关的教学，并在医疗机构开设运动处方门诊为患者提供运动咨询和指导服务。近年来，我国北京大学和东南大学等高校积极与医疗机构开展合作，目前北京大学人民医院、北京市海淀医院、中国医学科学院阜外医院、首都医科大学附属北京友谊医院、中国人民解放军总医院、国家体育总局运动医学研究所体育医院、东南大学附属中大医院及陕西中医药大学附属医院等多家医院也开设了运动处方门诊。另外，北京市医院管理局下属的多家三甲医院也为住院患者提供"健康处方"服务，目前主要包含医疗、护理和药学的患者教育三部分内容。很多慢性病患者的治疗方案中除了药物治疗外，医嘱中还增加了"规律运动"。然而，不恰当的运动和药物搭配会导致用药风险增加、用药效果下降、运动风险增加、运动效果下降。由于这方面知识的缺乏，众多医师、药师和护师等医务人员不能为患者提供科学的运动和用药指导。整合运动药理学的学科任务应从提高医务工作者的整合运动药理学专业知识开始，逐步推动运动处方被纳入"健康处方"，进一步在全国范围内推广运动处方门诊，让患者在医院享受传统医疗服务的同时得到药物、运动、营养等多方面的健康指导和教育，从而提高全民健康水平。

四、提高慢性疾病管理质量

我国是慢性病大国，2002年研究发现我国慢性病发病率急剧上升，由此导致的死亡率占总死亡率的85%。我国医疗卫生费用也在不断增加，慢性病的防治负担逐渐加重。因此，我国现阶段正在逐渐转变慢性病的管理模式，使其从传统的"被动"药物治疗为主转变成"主动"的非医疗健康干预为主。慢性病患者由于需要长期服用多种药物预防和控制疾病，具备运动与药物联合应用的条件，是整合运动药理学的重点服务人群之一。随着体医融合的推进，目前我国已形成几种新型慢性病管理模式，分别是体育俱乐部模式、社区体质监测中心模式、医院健康指导中心模式以及医院联合体育机构管理模式。整合运动药理学未来的学科任务之一即进一步推动新型慢性病管理模式的发展与完善，通过生活方式风险评估、疾病诊断与评估、医学检查和运动评估、制定运动处方、阶段性评估、调整运动处方、监测随访再评估，逐步形成一套规范的慢性病管理流程。

五、培养体医融合专业复合型人才

随着生活水平的提高，人们对健康服务提出了更高的要求。现代信息技术的飞速发展为健康产业的融合提供了技术和平台支持，目前我国已能够搭建健康体检、专家门诊、远程会诊、运动处方制定与监控为一体的健康管理系统平台，当前面临的主要问题是缺乏能够提供运动和用药指导的复合型人才。郭建军团队已建立了一套体医融合专业人才培养模式，分别从体育院校和医学院校吸纳人才，经过第三方培训和认证获得资格证书，培养运动指导师及康复医师分别为普通健康人群和慢性病人群提供运动指导及开具运动处方的服务。整合运动药理学作为一门体育学、医学和药学的交叉学科，肩负着培育体医融合专业复合型人才的重任，在未来的发展中应以医务人员（包括社区医师、家庭医师、全科医师）、临床药师、运动指导师、科研人员以及健身教练等专业人群为培养对象，为我国健康产业的发展储备复合型人才。

第4节　整合运动药理学的学科展望

一、学科发展方向

整合运动药理学是一门新兴的药理学分支学科，涉及面广，未知因素众多，急需利用现有相关院校、科研院所以及相应人才、互联网和设备，牢牢抓住重点，积极开展深入研究，尽早形成具有中国特色的系统性、科学性的理论与实践体系的"整合运动药理学"。

整合运动药理学的发展应从以下几方面进行探索和拓展。

（一）运动与药物相互作用的机制及影响因素

由于运动和药物治疗的过程复杂多样，运动与药物相互作用的发生过程具有两面性。不同运动的方式、时长、强度、频率联用不同的药物种类、用法用量、药理作用和药动学特点以及运动和服药的顺序等可能产生不同的运动与药物相互作用，既可能增加药物疗效、减少不良反应，也可能降低药物疗效、增加不良反应。整合运动药理学旨在通过合理利用运动与药物相互作用，实现运动与药物联合治疗的最佳疗效。因此，探索运动与药物的相互作用机制，明确其是否会对健康产生积极或消极影响，从而为运动处方和药物处方的调整提供依据，有助于相关专业工作者制定最佳的药物处方和运动处方，提升治疗效果，规避不良风险。

（二）运动与药物处方的整合

生活方式干预在慢性病治疗中占有重要地位，通过饮食和运动干预后仍达不到治疗目标的患者，则需要给予药物治疗。目前，美国已为医师和药师提供运动科学的相关课程和培训，并在医疗机构中为患者提供医学、药学服务的同时，制定个体化的运动处方，创建了"体、医、药融合"共同促进健康的新型医疗服务模式。另外，随着患者疾病状态和运动能力的进展与变化，应根据需要随时调整运动处方和药物治疗方案，因此运动处方和药物治疗相辅相成，二者的科学整合可以达到 1+1＞2 的治疗效果。2020 年 10 月 15 日，我国正式开展了家庭药师规范化培训项目。整合运动药理学学科的建设与发展可以为社区服务中心及医疗机构培养兼具运动和药学服务能力的家庭药师。亚健康人群、慢性病患者、运动爱好者及运动员等可以在相关机构建立个人健康档案，由专业人员记录疾病信息和用药情况，整合运动和药物处方，并定期调整治疗方案，获得长期连续性的健康管理服务。运动和药物处方的整合不仅开创了"体、医、药融合"的健康管理新模式，同时使患者有机会获得长期稳定的医疗卫生服务。

（三）运动与药物联合治疗的风险与防范

药物在正常用法用量的情况下，可能会发生与用药目的无关的不良反应，同样身体状况良好的情况下进行运动仍然存在机能损伤的风险。因此，不同运动情况和药物联合治疗时，尤其是多种药物同时服用的情况下，药物与药物相互作用、运动与药物相互作用极大地增加了药物不良反应和运动损伤的发生风险。在未来的研究与发展过程中，整合运动药理学的重要发展方向之一是关注并收集运动与药物的相互作用，通过病例讨论和个案报道提高研究者的认知，探讨发生的机制，为科研发展提供新的思路；在临床工作中发现并收集运动和药物相关的问题，进一步开展文献研究或临床试验，为运动和药物处方的制定与整合提供循证依据，尽快制定并出版我国的运动和药物联合治疗的指导性原则或规范。

二、学科发展规划

整合运动药理学是全民关注健康后从未有过的健身强国新的学科与新理念，"体医融合"对国家而言是一项伟大而长远的践行方针，编撰整合运动药理学相关著作对运动与药学专业人员而言则是一项终生为之努力的科学活动。推动整合运动药理学学科的建设与发展绝不是一蹴而就的短期行为，要有目的、有计划、扎扎实实分步实施。

（一）近期规划

积极响应国家政策号召，推动体、医、药融合的发展，成立整合运动药理学学术组织并建立相关论坛，集结多领域专家搭建学术交流平台；举办整合运动药理学学术交流会，促进体、医、药知识的跨学科交流，为多领域人才培养提供机会。

了解国际运动药理学的发展现状，关注研究热点与前沿方向，紧跟国际的研究趋势，开展整合运动药理学学术科研项目；翻译国际已出版的书籍和规范性文件，为制定适合我国特点的指南提供依据。

（二）中期规划

加强国际交流与合作，通过输送人才前往美国、澳大利亚等已开展运动药理学教育教学的国家访学，借鉴各国的发展经验，使整合运动药理学的建设与发展与国际接轨并实现赶超国际水平。

从临床问题入手，在临床实践中关注整合运动药理学相关问题，以个案报道或病例讨论的形式提高研究者的关注度，为科学研究提供新的思路；尽快制定并出版我国的整合运动药理学教学书籍及适合我国国情的运动处方规范化文件。

（三）远期规划

1. 完善学校教育体系 在学习生理学、生物化学和药理学等学科的基础上，为本科高年级学生和硕士生增设整合运动药理学相关的选修和必修课程，帮助体育专业和医、药学专业学生在校期间搭建"体、医、药"综合知识架构。

2. 改革继续教育内容 开展整合运动药理学继续教育项目，结合临床的规范化培训将体育、医学和药学等专业的毕业生作为整合运动药理学的人才储备军，针对性培养具有综合实践能力的运动指导师、药师和健康管理师，以满足日益提高的国民健康服务需求。

· 参考文献 ·

[1] Elers J, Semenisina G, Hviid UR. Bowel lesion with TVT; early diagnostics and proper treatment of a severe complication [J]. International Urogynecology Journal, 2020, 31(9):1973 – 1975.

[2] Leone M, Lalande D, Thériault L, et al. Effects of an exercise program on the physiological, biological and psychological profiles in patients with mood disorders: a pilot study [J]. International Journal of Psychiatry in Clinical Practice, 2018, 22 (4): 268 – 273.

[3] Cowart K. Oral Semaglutide: First-in-Class Oral GLP-1 Receptor Agonist for the Treatment of Type 2 Diabetes Mellitus [J]. Annals of Pharmacotherapy, 2019, 54 (5): 478 – 485.

[4] Swartz RD, Sidell FR. Effects of heat and exercise on the elimination of pralidoxime in man [J]. Clinical pharmacology and therapeutics, 1973, 14 (1): 83 – 89.

[5] Koivisto V, Felig P. Effects of leg exercise on insulin absorption in diabetic patients [J]. The New England journal of medicine, 1978, 298 (2): 79 – 83.

[6] Dossing M. Effect of acute and chronic exercise on hepatic drug metabolism [J]. Clinical pharmacokinetics, 1985, 10 (5): 426 – 431.

[7] Rosenbloom D, Sutton J. Drugs and exercise [J]. The Medical clinics of North America, 1985, 69 (1): 177 – 187.

[8] Persky AM. An Exercise Prescription Course to Improve Pharmacy Students' Confidence in Patient Counseling [J]. American Journal of Pharmaceutical Education, 2009, 73 (7): 118.

[9] Dirks-Naylor AJ, Griffiths CL, Gibson JL, et al. The prevalence of exercise prescription-related course offerings in United States pharmacy school curricula: Exercise is Medicine [J]. Advances in Physiology Education, 2016, 40 (3): 319 – 322.

[10] 中华预防医学会，中华预防医学会心脏病预防与控制专业委员会，中华医学会糖尿病学分会，等. 中国健康生活方式预防心血管代谢疾病指南 [J]. 中国循环杂志，2020，35（3）：209 – 230.

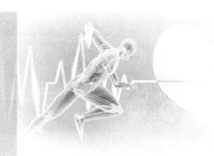

第2章

药理学

第1节 药理学基础

药理学（pharmacology）是研究药物作用的学科，主要研究药物与机体（含病原体）相互作用及作用规律，一方面研究机体对药物的处理，称为药物代谢动力学（pharmacokinetics，PK），又称药动学；另一方面研究药物对机体的影响，称为药物效应动力学（pharmacodynamics，PD），又称药效学。

一、药动学

药动学是研究药物在体内的过程，是应用动力学原理与数学模型，定量地描述药物的吸收（absorption）、分布（distribution）、代谢（metabolism）和排泄（elimination）过程，即 ADME 过程随时间变化动态规律的一门学科[1]。首先药物从用药部位被吸收，进入血液循环，随着血流分布于各组织器官、组织间隙或细胞内；有些药物在血液中与蛋白质结合或在各组织（主要是肝脏）发生化学反应而被代谢；最后药物通过各种途径离开机体（排泄），这是药物的吸收、分布、代谢和排泄过程（图 2-1）。药动学原理帮助我们根据不同患者的药动学特征，确定给药剂量和给药间隔，实现个体化用药。

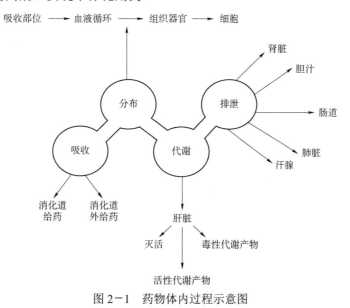

图 2-1 药物体内过程示意图

（一）生物膜与药物跨膜转运

1. 生物膜　生物膜是细胞膜和 细胞器膜（如线粒体膜、核膜、溶酶体膜等）的总称，可以是单层细胞（如小肠上皮）或多层细胞（如皮肤、胎盘等），由蛋白质和液态的脂质双分子层（主要是磷脂）组成。蛋白质分布在脂质层的两侧，有些则嵌入膜内部或贯穿至膜两侧，构成膜孔及特殊的转运系统。生物膜结构简单示意图见图 2-2。

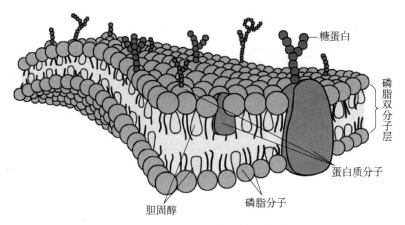

图 2-2　生物膜结构简单示意图

膜上存在的膜蛋白有表面蛋白和整合蛋白两种形式，表面蛋白附着于膜表面，占膜蛋白的 20%～30%。整合蛋白占膜蛋白的 70%～80%，其肽链具有双嗜性[2]（亲水性与疏水性）并一次或多次反复穿越膜的脂质双层，穿越脂质双层的肽段以疏水性残基为主，暴露于膜外表面或内表面的肽段是亲水性的。细胞膜中与物质跨膜转运功能有关的功能蛋白，如载体（转运体）、通道或离子泵等都属于整合蛋白。

药物在机体内的吸收、分布、代谢、排泄过程都涉及透过细胞膜的问题，掌握生物膜的理化性质、药物的透膜机制及影响药物跨膜转运的因素是了解机体对药物处置的关键。决定药物的转运及其在作用位点利用率的因素有：药物的分子大小、结构特性（如晶型、空间结构、溶解性等）、电离度、离子型和非离子型的相对脂溶性、与血清和组织蛋白的结合率等。

2. 药物跨膜转运　药物在体内吸收、分布、代谢及排泄的过程中，药物分子跨越多层生物膜，并进行多次转运的过程叫作药物跨膜转运。药物跨膜转运按转运过程中是否需要消耗能量，将跨膜转运分为被动转运（passive transport，主要依靠浓度差转运）和主动转运（active transport，借助载体和能量转运）[3]。被动转运又分为简单扩散和易化扩散。另外，极少数药物还可通过膜动转运（cytosis transport），详见表 2-1。

表 2-1　药物跨膜转运方式特点及举例

转运方式	特点	举例
简单扩散	属于被动转运，又称脂溶性扩散，简单的穿越质膜的物理扩散，顺浓度差，没有生物学的转运机制参与	各种离子、电解质和水分子通过细胞膜

续表

转运方式	特点	举例
易化扩散	是被动转运的一种，可加快药物的转运速率，顺浓度差的载体转运，不耗能，载体介导，不能逆电化学差转运	维生素 B_{12} 经胃肠道吸收，葡萄糖进入红细胞
主动转运	耗能，载体介导，能逆电化学差转运如钠钾泵、钙泵、脂质泵等	儿茶酚胺通过胺泵进入囊泡、青霉素从肾小管的主动排泄
大分子跨膜转运	包括胞饮和胞吐，不耗能，没有载体介导	如细菌、细胞碎片等进入细胞的过程，脑垂体后叶粉剂通过鼻黏膜给药

简单扩散（simple diffusion）又称脂溶扩散（lipid diffusion），药物依靠其脂溶性先溶于脂质膜，之后从高浓度向低浓度一侧转运的被动转运方式。它是一种简单的穿越质膜的物理扩散，是脂溶性或非极性程度较高的药物和小分子物质的跨膜转运方式，其没有生物学的转运机制参与，是药物转运中最常见、最重要的转运方式。

影响药物简单扩散的主要因素如下：

（1）膜面积和膜两侧的浓度差　膜面积越大扩散越快，药物在脂质膜的一侧浓度越高，扩散速度也越快，直至膜两侧浓度相同时扩散停止。

（2）药物的脂溶性　即药物的油/水分配系数，一般分配系数越大，药物溶入脂质膜中越多，扩散就越快。由于药物首先溶于体液才能抵达细胞膜，故水溶性太低也不利于药物通过细胞膜，所以药物具备脂溶性的同时，还需具有一定的水溶性才能迅速通过脂质膜。

（3）药物的解离度　除极少数极性分子的药物（如毛花苷丙）外，绝大多数药物都是弱酸性或弱碱性的非极性分子，因此药物在溶液中都以非解离型和解离型两种形式存在。只有非解离型药物因其脂溶性大，才能溶入脂质膜中，易于通过生物膜；解离型药物因脂溶性小，不易通过生物膜，被限制在膜的一侧，形成离子障（ion trapping）。药物解离度是影响药物脂溶扩散的重要因素。

易化扩散（facilitated diffusion）指顺浓度差的载体转运，无能量消耗，是膜蛋白介导的被动转运。通道介导的易化扩散如离子通道，是一类贯穿脂质双层，中央带有亲水性孔道的膜蛋白，所有的离子通道均无分解 ATP（ adenosine triphosphate）的能力。一些离子（Na^+、K^+、Ca^{2+}等）的吸收即采用此种转运方式，其转运的速度远比脂溶扩散要快得多。

人体的一些可溶性连接载体（human solute linked carrier，SLC）超家族中的跨膜蛋白包括 43 个蛋白质家族，如有机阴离子转运体（organic anion transporter，OAT）和有机阳离子转运体（organic cation transporter，OCT）家族，可以允许极性药物和分子通过细胞膜。这些超家族成员是药物和相关的内源性分子特异的跨膜蛋白，这些蛋白的生物膜外侧部分与药物结合后，蛋白发生变构。这种变构过程不需要能量，而是需要载体的易化扩散。

主动转运（active transport）是逆浓度差的载体转运，需要消耗能量。采用主动转运方式的药物并不多，一般与药物的吸收关系不大。但儿茶酚胺通过胺泵进入囊泡、青霉素从肾小管的主动排泌等都属于这种转运类型。所以，当丙磺舒和青霉素合用时，两个弱酸性药物在肾小管管壁细胞中依靠同一载体排泌，可发生竞争性抑制，从而延缓青霉素的排出，而增加其作用的持续时间。

另外，极少数药物还可通过膜动转方式转运，即通过生物膜的运动，将大分子物质包裹而进行被动转运，如胞饮（pinocytosis）和胞吐（exocytosis）。

（二）药物的吸收

药物由给药部位进入血液循环的过程称为药物的吸收。许多因素影响药物的吸收，如药物本身的理化性质、剂型、制剂工艺和给药途径等[4]。

1. 药物的理化性质 包括药物的脂溶性、解离度和分子量等均影响药物的吸收。

2. 药物的剂型 影响药物的吸收速度，如治疗糖尿病的胰岛素，有短效、中效、长效之分，因为制剂不同，吸收速度也不同；又如各种控释片剂，能在 12 小时或 24 小时内以平均速度向体内释放。

3. 药物的服用时间 也会影响药物的吸收，通常空腹服用吸收速度快且完全，然而某些药物为避免引起肠胃刺激可改为饭后服用。

4. 给药途径

（1）口服给药（oral administration，per os，p.o.） 是最常用的给药方式，给药方便，大多数药物能够充分吸收。其主要吸收部位为小肠，吸收方式主要为脂溶扩散。口服给药后，部分药物在胃肠道、肠黏膜和肝脏被代谢灭活，使进入体循环的药量减少的现象叫首关消除（first pass elimination），也叫首过效应。首关消除明显的药物一般不宜口服给药（如硝酸甘油、利多卡因等），但首关消除也有饱和性，若剂量加大，虽有首关消除存在，仍可使血中药物浓度明显升高。

胃排空、肠蠕动的快慢、胃内容物多少和性质等因素影响口服药物的吸收。例如肠道功能亢进（如腹泻）或肠道功能减退（如消化不良）等，妨碍药物的吸收；空腹服药，药物的吸收速率一般都会增加。另外，由于油和脂肪类的食物可促进脂溶性药物的吸收，所以服用驱虫药时，应尽可能少进油性或高脂肪食物，这样既有利于提高药物在肠道的驱虫疗效，又能降低药物吸收后产生的毒性。

（2）直肠给药（per rectum） 它的优点在于避免药物对上消化道的刺激性并适用于吞咽困难者。虽然一些直肠给药的药物能避开肝脏的首关消除，比口服药物吸收率高，但大部分药物直肠内给药仍可经痔上静脉通路进入门静脉到达肝脏。因此，经直肠给药仍避免不了首关消除。由于直肠吸收表面积很小（0.02m²），肠腔内液体量又少，pH 高（约 8.0），故对许多药物来说直肠内给药的吸收反而不如口服迅速和规律。

（3）舌下给药（sublingual） 因舌下血流丰富，给药吸收迅速，加之药物在该处可经舌下静脉绕过肝脏直接进入体循环，无首关消除，特别适合口服给药时易于被破坏（如异丙肾上腺素片）或首关消除明显（如硝酸甘油片）的药物。

（4）注射给药 血管注射药物直接入血，不存在吸收过程。经皮下注射或肌内注射后多可沿结缔组织迅速扩散，再经毛细血管及淋巴管的内皮细胞间隙（$d > 400nm$）迅速通过膜孔转运吸收进入体循环，所以注射给药的最大特点是吸收迅速、完全。另外，注射给药也适用于在胃肠中易被破坏（如青霉素 G）、不易吸收（如庆大霉素）或在肝脏中首关消除明显（如硝酸甘油片）的药物。

（5）吸入给药　是指一些气体、干粉及挥发性药物（如吸入麻醉药、亚硝酸异戊酯及抗哮喘药等）经过呼吸道直接进入肺泡，由肺泡表面吸收，产生全身作用的给药方式。由于肺泡表面积大（约 200m²），又与血液只隔肺泡上皮及毛细血管内皮各一层，且毛细血管内血流量又大，故药物只要能到达肺泡，其吸收是极其迅速的。

（6）皮肤给药　是指将药物涂擦于皮肤表面，经完整皮肤吸收的给药方式。皮肤给药须具有两个条件：①药物从制剂基质中溶解出来，透过角质层和上皮细胞；②药物必须是脂溶性的以便于通过被动扩散吸收。儿童的皮肤因含水量较高，经皮肤吸收的速率也比成年人快。特别是当药物中再加入了促皮吸收剂，如氮酮、二甲基亚砜、月桂酸等制成贴皮剂或软膏，经皮给药后都可达到局部或全身疗效，如硝苯地平、雌二醇、芬太尼等制成的贴剂就可被皮肤吸收，产生全身疗效。贴皮剂还可制成缓释剂型，以维持持久的作用，如硝酸甘油缓释贴剂，每日只需贴一次，就可用于全日预防心绞痛发作。

（三）药物的分布

药物分布是指进入血液循环的药物从血液向组织、细胞间液和细胞内的转运过程，是药物进入体循环后分布于全身各组织的过程。影响药物分布的主要因素为各器官的血液灌注差异、血浆蛋白结合率、膜通透性、体液的 pH 和药物的理化性质等[5]。

1. 各器官血液灌注差异　由于不同器官的血液灌注差异，药物与组织结合力不同，各部位 pH 和细胞膜通透性差异等影响，药物分布是不均匀的。药物吸收或注射入血液后，主要分布的模式受生理因素和药物的理化性质影响。心输出量、区域血流量和组织容积，决定药物进入组织的速度和数量。心、肝、肾、脑和其他灌注良好的器官，在药物吸收后的几分钟内接受大部分药物，形成药物分布的第一相。药物输送到肌肉、其他内脏、皮肤和脂肪比较缓慢，须经几分钟乃至数小时才能在这些组织中达到平衡，此为药物分布的第二相。此相涉及的组织比第一相要广泛的多，除了受血流分布的方式限制以外，还有一些因素决定药物向组织的扩散。由于毛细血管内皮细胞膜有高度的可通透性（脑除外），故向组织间隙的扩散很快，因此，组织分布决定药物在血液和组织细胞间的分配。

2. 血浆蛋白结合率　药物进入循环后，首先与血浆蛋白结合成为结合型药物（bound drug），未被结合的药物则称为游离型药物（free drug）。一般以血浆蛋白结合率来表示药物与血浆蛋白结合的程度，即血中与蛋白结合的药物占总药量的百分数。药物与血浆蛋白的结合是可逆的，结合型药物暂时失去药理活性。由于结合型药物分子体积增大而不易通过血管壁，因此暂时"储存"于血液中，可见结合型药物起着类似"药库"的作用。药物进入相应组织后与组织蛋白发生结合，也起到"药库"作用。此库对于药物作用及其维持时间长短有重要意义，一般蛋白结合率高的药物体内消除慢，作用维持时间长。体内只有游离型药物才能透过生物膜，进入到相应的组织或靶器官，产生效应或进行代谢与排泄。许多难溶于水的药物，与血浆蛋白结合后，在血液中被转运，结合型与游离型药物快速达到动态平衡，游离型药物不断透过生物膜，血中游离型药物浓度降低，结合型药物随时释出游离型药物。

药物与血浆蛋白结合有以下特点：①差异性。不同药物结合率差异很大。②暂时失活和暂时贮存。一旦药物与血浆蛋白结合后，分子增大，不能再透出血管到达靶器官，故暂时失活；同时，也不能到达代谢和排泄器官被消除，故又为暂时贮存形式。③可逆性。药物与血浆蛋白的结合是疏松的、可逆的，而且结合和非结合型药物在血管中始终处于一种动态变化的过程中，当血液中游离药物减少时，结合型药物又可转化为游离型，透出血管，恢复其药理活性。④饱和性及竞争性。由于血浆蛋白总量和结合能力有限，所以当一个药物结合达到饱和以后，再继续增加药物剂量，游离型药物可迅速增加，药物效应或不良反应可明显增强（图2-3）。

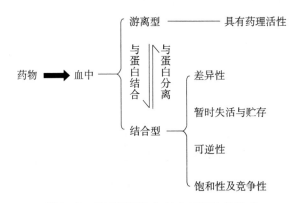

图2-3 游离型药物与结合型药物的特点

药物与血浆蛋白的结合率受到许多因素的影响。血浆中蛋白有一定的量，与药物的结合有限，因此药物与血浆蛋白结合具有饱和性，当药物浓度大于血浆蛋白结合能力时会导致血浆中游离型药物急剧增加，引起毒性反应（服用药品时，严格按照说明书要求的剂量服用）。在某些病理情况下，血浆蛋白过少（如肝硬化、慢性肾炎）或变质（如尿毒症）时，药物与血浆蛋白结合减少，也易发生毒性反应。有些药物在老年人中呈现较强的药理效应，与老年人的血浆蛋白减少有关。某些药物可在血浆蛋白结合部位上发生竞争排挤现象，若两种药物竞争与同一蛋白结合时而发生置换现象，使游离型药物浓度增加，可能导致中毒，如保泰松可将结合型的双香豆素游离出来，使血浆中游离型药物浓度急剧增加，导致出血倾向。药物也可能与内源性代谢物竞争性结合血浆蛋白，如磺胺药置换胆红素与血浆蛋白结合，可引起新生儿核黄疸症。此外，注射白蛋白可与药物结合而影响疗效。

3. 细胞膜屏障 药物在血液和器官组织之间转运时，可能会受到某些阻碍，称为屏障现象（barrier phenomenon）。影响药物分布的主要有两种屏障。

（1）血脑屏障（blood-brain barrier，BBB） 是指血管壁与神经胶质细胞形成的血浆与脑细胞外液间，以及由脉络膜丛形成的血浆与脑脊液间的屏障，它对药物的通过具有重要的屏障作用。主要是因为脑内的毛细血管内皮细胞间连接紧密，间隙较小，加之基底膜外还有一层内脂质的星状细胞包围，故使许多分子大、极性高的药物不能透过 BBB 进入脑组织，而形成一种保护脑组织的生理屏障（physiological barrier）。例如抗菌药磺胺嘧啶（SD）的血浆蛋白结合率低于磺胺噻唑（ST），较易通过血脑屏障，故可治疗细菌性脑脊髓膜炎，而后者则无效。但应注意新生儿的血脑屏障发育尚不成熟，或当脑膜有炎症时血脑屏障的通透性会明显增加，许多药物较易透过血脑屏障进入脑组织中发挥药理作用或发生毒性反应。

（2）胎盘屏障（placental barrier）　是指胎盘绒毛与子宫血窦间的屏障，它能将母体与胎儿的血液分开。但对药物而言，胎盘屏障的通透性与一般毛细血管没有明显的区别，所以大多数药物都能穿过胎盘屏障进入胎儿体内，只是程度和快慢不同。故在妊娠期间，应特别注意某些药物进入胎儿循环的毒性作用和妊娠早期的致畸作用。

除此之外，还有血-眼屏障、血-关节囊液屏障等，此时局部注射给药才能达到用药效果。

4. 体液的 pH　也是决定药物分布的另一因素。在生理条件下，细胞内液的 pH 约为 7.0，细胞外液的 pH 约为 7.4，弱碱性药物在细胞外液解离型少，容易进入细胞内，故细胞内浓度略高，而弱酸性药物则相反。根据这一原理，弱酸性药物苯巴比妥中毒时，用碳酸氢钠碱化血液及尿液不仅可使脑细胞中的药物迅速向血浆转移，还可减少药物在肾小管中的重吸收，加速其排泄，使患者迅速脱离危险。

5. 药物的再分布　吸收的药物经过循环迅速向全身组织转运，药物先向血流量大的器官分布，后向血流量小的组织转移，此称为再分布现象。如硫喷妥先在血流量大的脑中发挥麻醉效应，然后向脂肪组织转移，效应消失。经过一段时间后血药浓度与组织中浓度趋向"稳定"，分布达到"平衡"，但是各组织中药物分布是不均匀的，血浆药物浓度与组织中浓度也不相等。这主要是由于药物与组织蛋白的亲和力不同所致，所以这种"平衡"称为假平衡现象，此时的血浆药物浓度可以反映靶器官药物结合量的多少。药物在靶器官的浓度决定药物效应强弱，因此测定血药浓度可以估算药物效应强度。

（四）药物的代谢

药物在体内经酶或其他作用使药物的化学结构发生改变的过程叫代谢（metabolism）或生物转化（biotransformation），代谢是大部分药物从体内消除的主要方式。药物的代谢反应大致可以分为氧化（oxidation）、还原（reduction）、水解（hydrolysis）和结合（conjugation）四种类型，氧化、还原和水解为 Ⅰ 相代谢，结合反应为 Ⅱ 相代谢。有些药物可以同时通过几种反应类型进行代谢（表 2-2）。

表 2-2 重要药物的生物转化反应（代谢）

反应		举例
I 氧化反应		
N-脱烷基化	$RNHCH_2 \longrightarrow RNH_2 + CH_2O$	丙米嗪、地西泮、可待因、红霉素、吗啡、他莫昔芬、茶碱、可待因、吲哚美辛、右美沙芬
O-脱烷基化	$ROCH_2 \longrightarrow ROH + CH_2O$	
脂肪族化合物的羟基化	$RCH_2CH_2 \longrightarrow \overset{OH}{\underset{}{R}CHCH_3}$	甲苯磺丁脲、布洛芬、戊巴比妥、甲丙氨酯、环孢素、咪达唑仑
芳香族化合物的羟基化		苯妥英、苯巴比妥、普萘洛尔、保泰松、炔雌醇、华法林
N-氧化	$RNH_2 \longrightarrow \underset{H}{RNHO}$	氯苯那敏、氨苯砜、胍乙啶、奎尼丁、对乙酰氨基酚
S-氧化	$\underset{R_2}{\overset{R_1}{}}NH \longrightarrow \underset{R_2}{\overset{R_1}{}}N-OH \quad \underset{R_2}{\overset{R_1}{}}S \longrightarrow \underset{R_2}{\overset{R_1}{}}S=O$	西咪替丁、氯丙嗪、硫利达嗪
脱氨	$RCHCH_3 \longrightarrow R-\overset{OH}{\underset{NH_2}{C}}-CH_3 + R-\overset{O}{C}-CH_3 + NH_2$	地西泮、苯丙胺
II 水解反应		
	$R_1\overset{O}{C}OR_2 \longrightarrow R_1COOH + R_2OH$	普鲁卡因、阿司匹林、氯贝丁酯
	$R_1\overset{O}{C}NR_2 \longrightarrow R_1COOH + R_2NH$	利多卡因、普鲁卡因胺、吲哚美辛
III 结合反应		
葡萄糖醛酸化		对乙酰氨基酚、吗啡、劳拉西泮
硫酸化	$ROH + 3'-磷酸腺苷-5'-磷酸硫酸酯 \longrightarrow$ $R-O-\overset{O}{\underset{O}{S}}-OH + 3'-磷酸腺苷-5'-磷酸硫酸酯$	对乙酰氨基酚、甾体化合物、甲基多巴
乙酰化	$CoAS\overset{O}{C}CH_3 + RNH_2 \longrightarrow RNH\overset{O}{C}CH_3 + CoA-SH$	磺胺类、异烟肼、氨苯砜、氯硝西泮

1. 药物代谢的主要部位是肝脏 代谢的意义就在于能把外源性的物质包括药物和毒物，进行化学处理使其失活，并排出体外。有少数药物需经过代谢才能发挥治疗作用（如环磷酰胺）。

（1）首关消除 一般药物进入血液后，由门静脉进入肝脏，经肝内药物代谢酶作用，使血药浓度降低，药理作用减弱，即首关消除（首过效应）。以口服药和口腔含片为例，后者可以避开首关消除，直接入血，具体过程示意图见图 2-4。

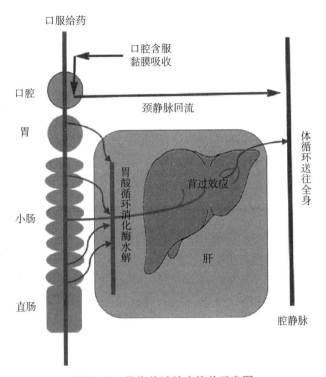

图 2-4 药物首过效应简单示意图

（2）肝药酶 肝脏中有很多微粒体酶参与药物的代谢，简称肝药酶。有些药物可诱导肝微粒体酶的活性，称为酶诱导剂，从而使药物代谢加速，导致药效减弱，如苯巴比妥、苯妥英钠可使双香豆素、糖皮质激素、雌激素代谢加快，药理作用减弱。反之，有些药物可抑制肝微粒体酶的活性，称为酶抑制剂，从而使某些代谢减慢，药效增强甚至引起中毒，如异烟肼、氯霉素、香豆素类可抑制苯妥英钠代谢，从而使苯妥英钠血药浓度增高，引起中毒；西咪替丁口服后可使华法林代谢减慢，疗效增强甚至出现出血倾向等。另外，有少数药物进入血液循环后，经肝脏代谢，以原形随胆汁排入肠道，又经肠黏膜重新吸收，进入血液循环，称为肠肝循环。肠肝循环可延长药物在体内的作用时间，亦会造成药物在体内的蓄积中毒。

新生儿由于肝脏微粒体酶系统发育不全，因此对许多药物（如环己巴比妥、非那西丁、苯丙胺和氯丙嗪）难以代谢。新生儿转化葡糖苷酸过程缓慢可能产生严重的后果。例如，氯霉素的剂量按 mg/kg 体重计算，年龄较大的病人能很好地耐受，而新生儿能引起灰婴综合征，这是由于氯霉素血液水平持久居高不下所致。老年病人代谢药物的能力常降低，降低的程度因药物不同而异，而且不如新生儿严重。

　　肝脏富含药物 I 相代谢和 II 相代谢所需的各种酶，详见表 2-3，其中以 P450 酶最为重要。P450 酶是由多种类型的 P450 酶所组成的一个大家族，根据氨基酸的排序的雷同性，P450 酶可以分为不同几个大类，每个大类又可以细分成几个小类。在人体中重要的 P450 酶有 CYP1A2、CYP2A6、CYP2B6、CYP2C8、CYP2C9、CYP2C19、CYP2D6、CYP2E1、CYP3A4 和 CYP3A5。P450 酶存在明显的种属差异，药物在动物和人体内的代谢途径和代谢产物可能是不同的。

表 2-3　肝药酶的主要类别

酶名称	存在部位	主要类别	英文名称
肝药酶（肝脏微粒体混合功能酶系统）	肝脏	细胞色素 P450 单加氧酶系	cytochrome P450 monooxygenases 或 CYP450，简称 CYP
		含黄素单加氧酶系	flavin-containing monooxygenases，FMO
		环氧化物水解酶系	epoxide hydrolases，EH
		结合酶系	conjugating enzymes
		脱氢酶系	dehydrogenases

　　基因多态性（gene polymorphisms）是 P450 酶的重要特征之一，是导致药物反应的个体差异的重要原因。所谓的多态性，是指同一种属的不同个体间某一 P450 酶的量存在较大的差异。量高的个体代谢速度就快，称为快代谢型（extensive metabolizer，EM）；量低的个体代谢速度就慢，称为慢代谢型（poor metabolizer，PM）。此外，还有中间代谢型（intermediate metabolizer，IM）与超快代谢型（ultra-rapid metabolizer，UM）。人体内许多 P450 酶表现出多态性，其中以 CYP2D6 和 CYP2C19 的多态性最为典型，临床上常用的经由 CYP2C19 代谢的药物见表 2-4。另外，P450 酶具有可诱导和可抑制性。也就是说，P450 酶的量和活性会受到药物（或其他外源物）的影响，可能会影响药物本身的代谢，并可能会引起代谢性药物相互作用。

表 2-4　临床上常用的经由 CYP2C19 代谢的药物

质子泵抑制剂	抗抑郁药	抗癫痫类	其他
奥美拉唑（omeprazeol）、兰索拉唑（lansoprazole）、泮托拉唑（pantoprazole）	氟西汀（fluoxetine）、西酞普兰（citalopram）、艾司西酞普兰（escitalopram）、阿米替林（amitriptyline）、氯米帕明（clomiplamine）、氯巴占（clobazam）、丙米嗪（imipramine）、吗氯贝胺（moclobemide）、曲米帕明（trimipramine）、依替唑仑（etizolam）	安定（diazepam）、苯妥英钠（phenytoin）、苯巴比妥（鲁米那，phenobarbituone）、丙戊酸（valproic acid）	环磷酰胺（抗肿瘤药，cyclophosphamide）、黄体酮（孕激素，progesterone）、利福平（rifampicin）、氯吡格雷（clopidogrel）、那非那韦（抗 HIV，nelfinavir）、氯胍（抗疟疾药，proguanil）伏立康唑（抗真菌药，voriconazole）

　　2. 肠壁代谢　除了肝脏代谢外，近年来研究发现许多药物在小肠吸收后通过肠壁时被代谢，从而导致药物的生物利用度降低，这种肠道的首过效应已引起相当重视。肠壁代谢是造

成许多药物口服生物利用度偏低的重要原因之一。

（五）药物的排泄

药物的排泄是指吸收进入体内的药物以及代谢产物从体内排出体外的过程，药物的排泄与药效、药效维持时间及毒副作用等密切相关。当药物的排泄速度增大时，血中药物量减少，药效降低以致不能产生药效。由于药物相互作用或疾病等因素影响，排泄速度降低时，血中药物量增大，此时如不调整剂量，往往会产生不良反应，甚至出现中毒现象。排泄途径主要有肾脏排泄、胆汁排泄、粪便排泄、乳汁排泄、肺排泄等。其中肾脏是排泄药物及其代谢物的最重要器官。

1. 肾脏排泄 药物和代谢物从尿中排出，涉及三个过程（图 2-5），包括肾小球滤过、肾小管主动分泌和肾小管被动重吸收，肾功能的改变可影响这三个过程。通过滤过进入肾小管腔的药量取决于肾小球的滤过率以及药物与血浆蛋白结合的程度，只有未结合的药物可以被滤过。在近端小管，主动的载体介导的肾小管分泌，也可以将药物排至管腔内。但位于尖端刷状缘膜的转运蛋白，如 P 糖蛋白和 2 型多药耐药蛋白结合的代谢物的分泌也起到很大的作用，对有机阳离子药物有选择性的转运系统主要与有机碱的分泌相关。在近端或远端小管，非离子型的弱酸和弱碱可进行纯粹的被动再吸收。水、钠离子或其他有机离子的重吸收可以建立反扩散的浓度梯度。因为离子型弱电解质很难透过肾小管细胞，这些药物的被动重吸收是 pH 依赖性的。当肾小管的尿液趋于碱性时，因易离子化，使弱酸性药物排泄的更多、更快。当肾小管尿液趋于酸性时，药物离子化部分减少，则弱酸性药物的排泄减少。碱化或酸化尿液对弱碱的排泄有相反的作用。因此，在药物中毒抢救时，可以采取使尿液酸化或碱化以加速某种药物的排泄，需注意无论如何改变尿的 pH，其所引起的药物排泄的改变取决于 pH 的改变程度和持续时间，取决于 pH 依赖的被动再吸收与药物总排泄量的关系。pK_a 与尿液 pH（5~8）相似的弱酸和弱碱药物受此影响最大。然而，当碱化尿液时，尿液 pH 从 6.4 变为 8.0，有些弱酸如水杨酸的排泄量可增加 4~6 倍。随着年龄的老化，肾脏排泄药物能力逐渐减退。

2. 胆汁排泄 肝细胞的小管膜存在类似于肾的转运蛋白，它们可以主动地将药物或代谢物排入胆汁，之后胆汁中的药物和代谢物在消化过程中被释放至胆管。由于肠细胞顶端膜也有分泌性转运蛋白，所以药物和代谢物也可以从全身循环进入肠道，也能从肠道再吸收进入全身。对于被结合的代谢物，需要肠道菌酶水解帮助。如果肝肠循环程度较高，则在通过其他排泄途径排出以前，能明显延长药物在体内存留的时间和作用。利用这个特点，对于肝肠循环明显的药物，可以口服与其结合的物质，以促进其胆汁排泄。例如汞中毒时要服用树脂，树脂可与体内的剧毒物质二甲基汞结合并促进胆汁排泄，进而防止汞的重吸收。

3. 其他 肺排泄对麻醉药也很重要。从粪便排泄的药物主要是那些口服后没被吸收的药物或是从胆排到肠道或直接排入肠道而未被吸收的药物。自乳汁排泄对药物也很重要，不仅是由于其消除量，而且由于它是婴儿药物不良反应的重要来源。许多药物还可随唾液、汗液、泪液等排泄到体外。这些途径主要依靠脂溶性分子型药物通过腺上皮细胞进行简单扩散，与 pH 有关。

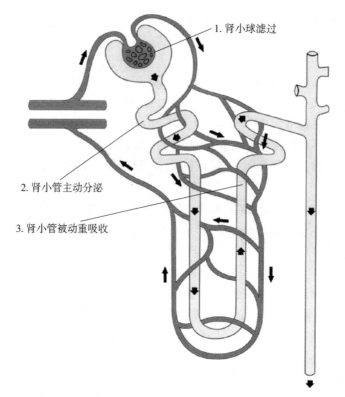

图 2-5　肾脏排泄简要示意图

（六）房室概念及房室模型

房室模型是指将机体视为一个系统，系统内部按动力学特点分为若干个房室。房室是一个假设的空间，其划分与解剖学部位或生理学功能无关，只要体内某些部位药物的转运速率相同，均视为同一室。房室模型的提出是为了使复杂的生物系统简单化，从而能定量地分析药物在体内的动态过程。建立房室模型是药物动力学研究上述动态过程的基本步骤之一。房室的划分可以有效地模拟药物在体内的动态。

药物进入血液循环后首先快速进入血流灌注量大的肺、肾、心、脑、肝等器官，然后再向其他组织分布，最后达到平衡（假平衡）。

为了揭示药物在体内的动态变化规律，借助数学方法来阐明体内药量随时间变化的规律性。人体是由几个互相连通的房室组成的，药理学家据此把机体划分为一个或多个独立单元，可对药物在体内吸收、分布、消除的特性作出模式图，以建立数学模型，揭示其动态变化规律。它是目前广泛应用的分析药物体内过程动态规律的一种数学模型。

隔室模型的划分是由药物的动态特征，特别是分布特征所决定分析药物体内过程的动态变化规律，以采取足以描述实验数据所必需的最少隔室为原则。

多室模型又叫延迟分布模型。由于人体是由不同的组织组成，药物对各种组织的亲和力是不同的，因而有不同的平衡速度。按分布平衡速度不同分为以下几种。

1. 一室开放模型　假定机体是由一个房室组成，且药物在其中的消除速率也始终一致。即给药后，药物可立即均匀分布到全身，并以一定速度再从中消除，如图 2-6 所示。

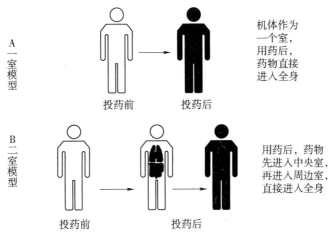

图 2-6 一房室和二房室模型示意图

2. 二室开放模型 假设机体由两个房室组成（中央室和周边室），并有两种消除（转运和转化）的速率。给药后，药物立即分布到中央室（包括血液和能与血液瞬间分布平衡的组织，如肾、脑、心、肝），然后慢慢分布到周边室（血流供应较少的组织，如脂肪、肌肉、骨、软骨）[1]。

3. 三室模型 是由中央室与两个周边室组成，药物以很快的速度分布到中央室（第 1 室），以较慢的速度进入浅外室（第 2 室，为血流灌注较差的组织或器官，又称组织隔室），以更慢的速度进入深外室（第 3 室，为血流灌注更差的组织或器官，如骨髓、脂肪等，又称深部组织隔室，也包括那些与药物结合牢固的组织）。

同一药物，有的人呈二室模型，有的人可能呈一室或多室模型，同一药物静脉注射时呈二室模型而口服则呈单一房室模型。属于单房室模型的药物，在体内分布平衡后，其血药浓度只受吸收和消除的影响。属于多室模型的药物，首先在中央室范围内达分布平衡，然后再向周边室转运，若中央室血药浓度降低时，周边室药物还可向中央室转移，如此不断，以求达到分布的动态平衡。其血药浓度除受吸收和消除的影响外，在室间达分布平衡前，还受分布的影响。

单室模型与多室模型对比，其优点在于处理方法简单，简化了数学处理过程，适用于药物由血浆向体内各个可分布的组织器官的分布转运较快，在较短的时间内即可达到分布的动态平衡。而缺点则是在应用上有局限性，不少药物被吸收后，向体内各部位分布速度的差异比较显著。

多数情况下二室模型能够准确地反映药物的体内过程特征，但单室模型虽然准确性稍差，却比较简单，便于理解、推广、应用，且有些药物用单室模型处理已能满足要求，所以其重要性并不亚于二室模型。

（七）药代动力学常数

1. 清除率（clearance，CL） 是机体消除器官在单位时间内清除药物的血浆容积，也就是单位时间内有多少体积血浆中所含药物被机体消除。消除速率常数是单位时间药物消除量与总量的比，单位为时间的倒数，如 K_c=0.1h^{-1} 表示体内该外来化合物（如药物）每小时有10%被消除。清除率的单位以体积/时间表示，如下：

清除率=（代谢+排泄）/血浆药物浓度

式中，代谢与排泄以速度（数量/时间）表示。

总清除率=肾清除率+肝清除率+其他清除率

2. 药物半衰期 药物的半衰期（half time，$t_{1/2}$）一般指药物在血浆中最高浓度降低一半所需的时间。一般情况下将机体视为一室模型，按一级动力学过程消除，药物半衰期可用消除速率常数（K_e）计算，可表示如下：

$$t_{1/2} = \frac{0.693}{K_e}$$

药物的半衰期反映了药物在体内消除（排泄、生物转化及储存等）的速度，表示药物在体内的时间与血药浓度间的关系，是决定给药剂量、次数的主要依据，半衰期长的药物说明它在体内消除慢，给药的间隔时间就长，反之亦然。消除速度快的药物，如给药间隔时间太长，血药浓度太低，达不到治疗效果。消除速度慢的药物，如用药过于频繁，易在体内蓄积引起中毒。影响药物半衰期的因素，见表2-5。

表2-5 影响药物半衰期的因素

影响因素	常见的影响结果
肥胖（药物分布到脂肪）	延长
细胞色素 P450 酶诱导剂（代谢加快）	缩短
细胞色素 P450 酶抑制剂（代谢变慢）	延长
心功能障碍（降低清除率）	延长
肝功能障碍（降低清除率）	延长
肾功能障碍（降低清除率）	延长

掌握半衰期可以帮助临床制定合理的给药方案；有助于设计最佳的给药间隔；可以预计停药后药物从体内消除的时间及药物达稳态浓度的时间。

3. 表观分布容积（apparent volume of distribution，V_d） 是指当药物在体内达动态平衡后，体内药量与血药浓度之比值称为表观分布容积。V_d 可用 L/kg 表示。它不代表有生理意义的真正容积。而它的比值是时间的函数。由于分配容积大小可推测药物在体内分布及结合情况，故其有广泛的实用意义。V_d 值大，其药理意义是提示该药分布广，或者是药物与生物高分子有大量结合，亦或两者兼有之。

按照血浆浓度（C）推算体内外来化合物总量（A）在理论上应占有的体液容积，即表观分布容积 $V_d=A/C$，单位为 ml 或 ml/kg（体重）。外来化合物浓度受其分布的组织器官与血浆体积的影响，因此表观分布容积可提供外来化合物在体内分布的重要信息。例如，外来化合物在人体内分布只限于血浆、细胞外液或全身的水分中，则相应的 V_d 分别约为 40ml/kg、

170ml/kg 和 580ml/kg，如脂溶性外来化合物主要分布在富含脂肪的组织和器官中，则 V_d 可大于 1000ml/kg。当 V_d 已知时，可根据血浆浓度来推算体内外来化合物的总量。

计算公式：

$$V_d = 给药量 \times \frac{生物利用度}{血浆药物浓度} \left(V_d = \frac{A}{C} \right)$$

表观分布容积表示药物在组织中的分布范围和结合程度。V_d 值的大小与血药浓度有关，血药浓度越高，V_d 越小；反之，V_d 越大。

$V_d \approx 5L$ 表示药物大部分分布于血浆；

$V_d \approx 10 \sim 20L$ 表示药物分布于细胞外液；

$V_d \approx 40L$ 表示药物分布于全身体液；

$V_d > 100L$ 表示药物集中分布至某个组织器官或大范围组织内。

V_d 越小，药物排泄越快，在体内存留时间越短；分布容积越大，药物排泄越慢，在体内存留时间越长。

对 V_d 的计算，一般可以用外推法、面积法求得，如果有输注的药物数据，亦可以用输注数据法求之。对于这三个方法获得数据的一致性，仅适用于单室。关于双室，各种方法计算结果常存有一定误差，由于初始阶段数据不充分以至对分配相不明确，使外推法往往误差较大。

影响表观分布容积大小的因素：V 是一种表观容积，故不应被视为一种物理空间，但它仍具有一个取决于各种生理因素的最小值。很明显，药物至少必须通过血浆而分布。因此在一个体重为 70kg 的健康人机体中，V 的最小值至少应该是 3L。然而，限定一种药物进入血浆的唯一理由是因为药物与血浆蛋白高度结合，而且与组织的结合和分配都不明显。还必须认识到血浆蛋白也可扩散到血管系统以外。这种血管外的血浆蛋白将通过淋巴系统回到血管内。因此与血浆蛋白高度结合的药物，最终也将分布到血浆以外，即使速度很慢。因为约有 55% 的血浆蛋白处在血浆之外，如果药物的分布允许经过足够的时间，理论上一种药物的最小 V 值应是 7L。值得注意的是，在这种情况下应该认识到 7L 的值等于白蛋白的 V 值。如果在药物全部分布到血浆蛋白空间之前进行评价，会仅仅出现较低的 V_d 值。

如果不与血浆蛋白结合，V 的最小值将为 14L，等于体内血管外液的空间。而且在药物到达全部血管外液空间之前，必须经过一定的时间。

另一方面，V 在理论上没有上限。组织的亲和力越高，血浆中的药物浓度就越低。理论上当无穷大的高组织亲和力和 V 趋近于无穷大值时，血浆浓度就接近 0 值。

然而对一种给定药物的 V 不能认为对所有的人都是一个固定值。它随体内可以结合部位的多少及类脂空间的大小而变化。病人的体格和疾病状态及各种生理状况都能改变药物的结合状态。

4. 生物利用度（bioavailability，F）　是指药物经血管外途径给药后吸收进入全身血液循环的相对量，表示如下：

$$F = \frac{A}{D}$$

式中，A 为体内药物总量，D 为用药剂量。

生物利用度分为绝对生物利用度和相对生物利用度。

体内的药物总量（A）可以用血药浓度–时间曲线下面积（area under the concentration-time curve，AUC）表示。因此，绝对生物利用度可以表示为：

$$F(\%)=\frac{AUC_{血管外给药}}{AUC_{静脉给药}}\times100\%$$

一种药物与该药的标准制剂进行比较，则可得相对生物利用度：

$$F(\%)=\frac{AUC_{受试制剂}}{AUC_{标准制剂}}\times100\%$$

不同药厂生产的同一种剂型的药物，甚至同一个药厂生产的同一种药品的不同批产品，生物利用度有可能差别很大。所以应尤其重视治疗指数低或量效曲线陡的药物，如地高辛、苯妥英钠等。

二、药效学

药物效应动力学（pharmacodynamics，PD）简称药效学，研究药物对机体的作用效果、作用规律及作用机制，阐明药物防治疾病的机制包括药物与作用靶位之间相互作用所引起的生物化学、生理学和形态学变化，药物作用的全过程和分子机制。药物在治疗疾病的同时，会产生药物的基本作用，也会产生不利于机体的反应。

（一）药物的基本作用

1. 药理效应与药物治疗作用 药理效应是药物引起机体生理、生化功能的继发性改变，是机体反应的具体表现。药物治疗作用是指药物与机体生物大分子相互作用所引起的初始作用。

药理效应是机体器官原有功能水平的改变。功能增强称为兴奋，功能减弱称为抑制。

药物作用的方式，根据药物作用部位分为局部作用和全身作用。局部作用指在用药部分发生作用，即无药物吸收。全身作用又称吸收作用，指药物经吸收入血，分布到机体有关部位后再发挥作用。药物的治疗作用指患者用药后所引起的符合用药目的的作用，有利于改变病人的生理、生化功能或病理过程，使机体恢复正常。

2. 治疗效果 根据药物所达到的治疗效果分为对因治疗和对症治疗。对因治疗的用药目的是消除原发致病因子，彻底治愈疾病；对症治疗的用药目的是改善症状，不能根除病因，但对病因未明暂时无法根治的疾病是必不可少的。如退热、止痛或危急重情况如休克等。

3. 不良反应 药物对机体的作用具有两重性，符合防治疾病目的的药物作用称为治疗作用（therapeutic action）；不符合用药目的的并给患者带来不适或痛苦的作用叫不良反应（adverse reaction）。多数不良反应是药物固有的效应，一般情况下是可以预知的，但不一定能够避免，少数严重的不良反应较难恢复，称为药源性疾病（drug-induced disease）。药物不良反应根据治疗目的、用药剂量大小或不良反应严重程度，主要分为以下几种。

（1）副作用（side effect） 指药物在治疗剂量时，出现的与治疗目的无关的不适反应。

（2）毒性反应（toxic reaction） 在药物剂量过大或体内蓄积过多时发生的危害机体的反

应，一般较为严重，又分为急性毒性反应和慢性毒性反应。

（3）变态反应（allergy reaction）　指机体受药物刺激所发生的异常免疫反应，可引起机体生理功能障碍或组织损伤，又称过敏反应，常见于过敏体质患者。

（4）后遗效应（residual effect）　是指在停药后血药浓度已降至最低有效浓度以下时仍残存的药理效应。如前一日晚上服用巴比妥类催眠药后，次日早晨仍有困倦、头晕、乏力等后遗作用。

（5）停药反应（withdrawal reaction）　指长期服用某些药物，突然停药后原有疾病的加剧，又称反跳反应。例如长期应用肾上腺皮质激素者，由于脑垂体前叶促皮质素的释放受抑制，骤然停药可表现皮质激素不足的反应，此种情况一般需要逐渐停药。

（6）特异质反应（idiosyncratic reaction）　指某些药物可使少数病人出现特异质的不良反应，与遗传有关，属于遗传性生化缺陷。如乙酰化酶缺乏患者服用肼苯哒嗪时容易引起红斑狼疮样反应；红细胞内缺乏葡萄糖-6-磷酸脱氢酶的患者，体内还原型谷胱甘肽不足，服用某些药物如伯氨喹、多柔比星和一些磺胺类药物，易引起溶血反应。

（二）药物的量效关系

1. 剂量　是指一般成人应用药物能产生治疗作用的一次平均用量。治疗量是指药物的常用量，是临床常用的有效剂量范围，一般为介于最小有效量和极量之间的量，既可获得良好的疗效而又较安全的量。药物能引起药理效应的剂量是最小剂量。

极量指治疗量的最大量，即安全用药的极限，超过极量就有可能发生中毒。规定了极量的药物主要是那些作用强烈、毒性较大的药物，药物一般不得超过极量使用。中毒量是指超过极量，产生中毒症状的剂量。致死量是指超过中毒量，导致死亡的剂量，见图 2-7。

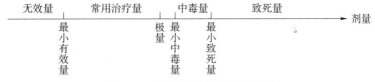

图 2-7　常用药物剂量关系简图

2. 量效关系及量效曲线　药物效应的强弱与药物的剂量大小或浓度高低呈一定的关系，即剂量-效应关系，简称量效关系。可用量效曲线表示[2]，见图 2-8。

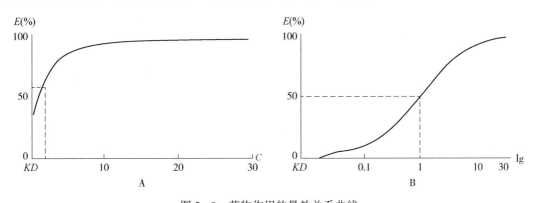

图 2-8　药物作用的量效关系曲线

A. 药量用真数剂量表示；B. 药量用对数剂量表示；E. 效应强度；C. 药物浓度

3. 药物的构效关系　药物的化学结构与药理活性或毒性之间的关系称为构效关系（structure activity relationship，SAR），是药物化学的主要研究内容之一。药物化学结构的改变，包括其基本骨架、侧链长短、立体异构、几何异构的改变均可以影响药物的理化性质，进而影响药物的体内过程、药效乃至毒性。了解药物的构效关系不仅有利于深入认识药物的作用，指导临床合理用药，而且在定向设计药物结构、研究开发新药方面都有重大意义。

定量构效关系（quantitative structure-activity relationship，QSAR），是一种借助分子的理化性质参数或结构参数，以数学或统计学手段定量研究有机小分子与生物大分子相互作用，以及有机小分子在生物体内吸收、分布、代谢、排泄等生理相关性质的方法。随着计算机计算能力的提高和众多生物大分子三维结构的准确测定，运用分子形状分析（molecular shape analysis，MSA）等方法，分析药物分子三维结构与受体作用的相互关系，揭示药物与受体相互作用的机制。基于分子结构的三维定量构效关系逐渐取代定量构效关系在药物设计领域的主导地位，至今已成为计算机辅助药物设计的基本手段与分析方法。

（三）药物作用的靶点

1. 受体概念与特征　受体是一类介导细胞信号转导的功能蛋白质，能识别周围环境中的某些微量化学物质，首先与之结合，并通过中介的信息放大系统，如细胞内第二信使的放大、分化、整合，触发后续的药理效应或生理反应。一个真正的受体具有以下特征：饱和性、特异性、可逆性、高灵敏度、多样性。

2. 受体分类　根据受体蛋白结构、信息转导过程、效应性质、受体位置等特点，可分为四类：①离子通道受体（配体门控通道受体），这一家族是直接连接有离子通道的膜受体，存在快反应细胞膜上，由数个亚基组成，起着快速的神经传导作用。②G蛋白偶联受体，这一家族是通过G蛋白连接细胞内效应系统的膜受体。③具有酪氨酸激酶活性的受体，这一家族是结合细胞内蛋白激酶，一般为酪氨酸激酶的膜受体。④调节基因表达的膜受体。

3. 作用于受体的药物分类　药物与受体结合后产生效应。首先，药物应具有亲和力，即药物能与受体结合；其次，还应具有内在活性才能激动受体而产生效应。药物与受体有很高的亲和力和内在活性，与受体结合后产生最大效应，称为完全激动剂。部分激动剂是指药物对受体具有较强的亲和力，但内在活性不强，即使增加剂量，也不能达到最大效应。受体拮抗剂虽有较强的亲和力，但缺乏内在活性，故不能产生效应，但由于其占据了一定数量的受体，反而可以拮抗激动剂的作用，又分为竞争性拮抗剂和非竞争性拮抗剂，类型与特点详见表2-6。

表2-6　激动剂与拮抗剂的作用总结

作用类型	作用特点
完全激动剂	以最大效能活化受体
部分激动剂	活化受体，但不能达到最大效能
竞争性拮抗剂	可逆地与受体活性部位结合，竞争结合同一部位的激动剂，不影响激动剂的效能，但影响效应强度
非竞争性拮抗剂	不可逆地与受体活性部位结合，阻止激动剂与该部位结合，影响激动剂的效能，不影响效应强度

4. 受体的调节　是维持机体内环境稳定的一个重要因素，其调节方式有脱敏和增敏两种类型。受体脱敏是指在长期使用一种激动剂后，组织或细胞对激动剂的敏感性和反应性下降的现象。受体增敏，与受体脱敏相反的现象，一般是因受体激动剂水平降低或长期使用拮抗剂而造成。根据产生机制不同又分为同源脱敏和异源脱敏。同源脱敏是指只对一种类型受体的激动剂的反应性下降，而对其他类型受体激动剂的反应性不变。异源脱敏是指受体对一种类型的激动剂脱敏，而对其他类型的受体激动剂也不敏感。

第 2 节　影响药物效应的因素

药物在机体内产生的药理作用和效应是药物和机体相互作用的结果，二者相互作用受药物和机体的多种因素影响。

一、药物因素

药物在机体内产生的药理作用和效应是药物和机体相互作用的结果，受药物和机体的多种因素影响。药物因素主要有药物剂型、剂量、给药途径、给药时间、给药频次和药物的相互作用。

（一）药物剂型

同一种药物的不同剂型有明显不同的药动学特征。如水溶液注射剂比油溶液和混悬剂吸收快，维持时间短；散剂的口服吸收快于片剂和胶囊剂，缓释制剂使药效明显延长；靶向制剂可定向分布于病灶部位。药物剂型对疗效的影响及常用剂型的特点：同一药物，剂型不同，药物的作用不同，包括作用的快慢、强度、持续时间、副作用、毒性都可能不同。

常见药物剂型的优缺点，见表 2-7。

表 2-7　常见药物剂型的优缺点

药物剂型	优点	缺点
注射剂	药效迅速、剂量准确、作用可靠；适用于不宜口服的药物；适用于不能口服药物的患者；能产生定位及靶向给药的作用；延长药效	注射部位疼痛；注射剂稳定性差，生产成本高
片剂	剂量准确、质量稳定、服用方便、便于识别、成本低廉	儿童和昏迷患者不宜吞服；含挥发油成分的片剂储存时间延长时含量下降；由于压制颗粒的表面积减少，使药物释放速度减慢
胶囊剂	可掩盖药物不适的苦味及臭味，提高药物稳定性；药物的生物利用度高；能弥补其他固体剂型的不足；可延缓药物的释放和定位释放药物	囊材主要是明胶，具有脆性和可溶性，若填充的药物是水溶液或稀醇溶液，可使囊壁溶化；填充风化性药物，可使囊壁软化；填充吸湿性很强的药物，可使囊壁脆裂
溶液剂	药物的分散度大，吸收快，作用迅速，具有良好的生物利用度；有效成分分散均匀，能准确量取使用，尤其适于小儿和老年患者；剂量的大小易调节，易控制	储运不方便，水性制剂易霉变，对包装材料要求高，易发生配伍禁忌，化学性质不稳定的药物制成溶液剂易分解失效

续表

药物剂型	优点	缺点
混悬剂	难溶性药物的混悬剂在肠胃中释放比水溶液慢,但比片剂快,这点适用于儿童和吞咽困难患者	混悬剂与溶液剂的缺点相当
散剂	比表面积大、易分散、起效快;外用覆盖面积大,具保护、收敛等作用;制备工艺简单,剂量易于控制,便于小儿服用;储存、运输、携带比较方便	由于粉碎后接触面积加大。其嗅味、刺激性及化学性也相应增加,某些挥发性成分易散失,一些腐蚀性强,易吸湿变质的药物一般不宜制成散剂
栓剂	药物不受胃肠 pH 或酶的破坏,在直肠吸收较口服干扰少;适用于不能或不愿吞服药物的患者;可避免肝脏的首过效应,减少对肝脏的毒性和副作用	使用时不及口服剂型方便,且成本较高
气雾剂	能使药物迅速达到作用部位、起效快;避免药物在胃肠道中降解,无首过效应;使用剂量小,副作用小;药物被封装在密闭容器中,避免与空气和水分接触,同时也避免了污染和变质的可能;使用和携带方便,对创面的局部刺激性小;昂贵药品浪费较其他剂型少	需要耐压容器、阀门系统和非凡生产设备,生产成本高;药物肺部吸收干扰较多,吸收不完全且变异性大;有一定内压、与热和撞击可能发生爆炸,且可因抛射剂渗漏而失效

（二）药物剂量

在用药过程中需要注意药物的给药剂量应该为介于最小有效量和极量之间的量,指临床常用的有效剂量范围,既可获得良好的疗效而又较安全的量。超过极量就有可能发生中毒。

治疗指数（安全范围）:治疗指数是引起半数动物死亡的剂量（LD_{50}）与产生 50%有效反映量（ED_{50}）之比值,见图 2-9。治疗指数大的药物相对较治疗指数小的药物安全,通常用 LD_{50}/ED_{50} 来表示药物的安全范围。安全范围表明药物的安全性大小。一般以药物产生疗效的最小有效量至最小中毒量这一段距离表示,这段距离越宽,药物的安全范围就越大,反之就越小。实际以药物的治疗指数表示药物的安全性更准确。

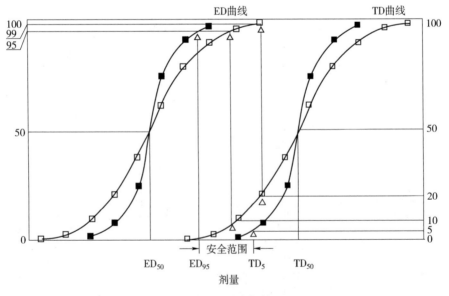

图 2-9　治疗指数

（三）给药途径

给药途径能直接影响药物的吸收、分布、代谢和排泄，影响药物的作用强度和速度。有些药因给药途径不同而表现出完全不同的药理作用，如硫酸镁口服有泻下作用，而注射则有抗惊厥作用。有的药物因给药途径不同而致药理活性不同，如儿茶酚胺类药品口服无效，只有注射给药才有拟交感活性。

一般来说，药效出现时间从快到慢依次为：静脉注射、吸入、舌下、肌内注射、皮下注射、口服、直肠、皮肤给药。常用的给药途径及其特点详见表 2-8。

表 2-8　常用的给药途径及其特点

给药途径	吸收模式	优势	劣势
口服	有变异，受影响因素多	方便、安全、无痛、无感染、经济	受胃肠道和患者依从性等影响，受药物理化性质如药物颗粒大小影响
肌内注射	水溶性吸收迅速	适用于油性载体药物	疼痛，肌内出血，影响实验室指标（肌酸激酶）
皮下注射	水溶性吸收迅速；储库型吸收缓慢（胰岛素）	适用于溶解性较差的混悬剂	不适于大体积给药，刺激性强的产生疼痛和坏死
黏膜	快速达到药理作用部位	不经首过效应或受胃肠环境影响	能通过此途径给药的药品少
经皮	须具有两条件：一是药物必须从制剂基质中溶解出来，然后透过角质层和上皮细胞；二是通过被动扩散吸收	简单、方便、无痛，可长时间使用	要求药物具有亲脂性，到达药理作用部位较慢
直肠给药	与口服相比 50%药物避开肝脏首过效应	简单、方便	吸收不完全，不规律
静脉注射	避开吸收过程	起效快，给药可控	发生副作用风险高，必须按规定速度给药
鞘内注射	避开吸收过程	绕过血-脑脊液屏障	易感染，需熟练专业人员操作

（四）给药时间

给药时间一般情况下，饭前服药吸收较好，发挥作用较快；饭后服吸收较差，发挥作用也较慢。但有刺激性的药物在饭后可减少对胃肠道的刺激。给药的时间有时可影响药物疗效，需视具体药物而定，如催眠药应在睡前服用；助消化药需在饭时或饭前片刻服用；驱肠虫药宜空腹服用，以便迅速入肠，并保持较高浓度。

（五）用药频次

用药频次应根据病情的需要及药物的半衰期而定，如肝、肾功能不全的患者的用药剂量应减少，用药次数也相应减少；半衰期短的药物给药次数应增多。有些药物反复连续使用，会产生耐受性和耐药性。药物耐受性是指机体对某种药物的敏感性特别低，要加大剂量才出现预期的作用。产生耐受性的原因有先天与后天两种。先天耐受性多受遗传因素影响，在初次用药时即出现；后天耐受性则因反复使用某种药使机体的反应性减弱而获得。具体的说，药物耐药性是细菌、病毒和寄生虫等接触药物后，产生了结构、生理、生化的变化，形成抗药性变异菌株，它们对药物的敏感性下降甚至消失。

根据半衰期的长短给药，可以保证血药浓度维持在最适宜的治疗浓度而又不致引起毒性反应。常用的适宜方案是首次给予全负荷剂量，然后根据药物半衰期间隔一定时间，再给予首次剂量的一半。药物在人体中的浓度波动在一个最佳的治疗范围内，过高会导致不良反应的增加，甚至引起死亡，过低又不能起到较好的治疗作用。

（六）药物的相互作用

两种以上药物同时或先后应用，有时会相互影响。使用得当时，可提高疗效；使用不当时，可降低疗效，造成浪费，甚至产生严重的不良反应。

按照发生的原理，药物相互作用可分为药动学的相互作用和药效学的相互作用。药动学的相互作用指一种药物的吸收、分布、代谢、排泄等被其他药物所改变。药效学的相互作用主要是指一种药物改变了另一种药物的作用。尤其是治疗指数低的药物如抗凝药、抗癫痫药、抗肿瘤药等，使用时更要注意药物的相互作用，否则极易诱发或加重不良反应，必要时需要做血药浓度监测。

二、机体因素

机体因素主要有：种族差异、年龄与体重、性别、心理因素、个体差异、特异质反应和疾病状态等。

1. 种族差异 人种和种族影响药物的代谢，究其原因，是不同种族的遗传背景，包括不同的基因型和相同基因型的不同分布频率。例如服用等量的乙醇后中国人体内生成的乙醛血浆浓度比白种人更高，更容易出现面红和心悸；又如不同人种的 NAT2 代谢酶慢代谢者的发生频率在白种人中达 60%，而在中国人中发生率为 20%。

2. 年龄与体重 一般所说的药物剂量是适用于 18～60 岁成年人的药物平均剂量，由于儿童及老年人生理特点的特殊性，对药物反应与成年人有所不同，这不仅与体重有关，也与机体的发育状况有关。小儿的肝、肾功能、中枢神经系统等尚未发育完全，因此应用某些在肝脏内代谢的药物易引起中毒；老年人的生理功能和代偿适应能力在逐渐衰退，对药物的代谢和排泄功能降低，因此对药物的耐受性也较差，故用药剂量也应比成年人少。如老年人对升压药、麻醉药等特别敏感，使用时应严格掌握剂量。

3. 性别 女性体重一般低于男性，在使用治疗指数低的药物时，为维持相同效应，女性用药剂量相对较小，但是大多数药物对不同的性别作用无明显差异。在妇女的特殊生理阶段，如月经、妊娠、分娩、哺乳等特殊过程，用药应该适当注意，以免引起胎儿或乳儿中毒的可能，故在此期间，切不可滥用药物。

4. 心理因素和安慰剂效应 一般情况下，乐观的情绪对疾病的痊愈可产生有利的影响；而忧郁、悲观的情绪可影响药物的疗效。使用"安慰剂"后，能够使很多疾病（如高血压、心绞痛、神经官能症等）的症状得到很大程度的改善。这一事实，充分说明精神因素与疗效之间有很大的关系。

5. 个体差异 即使各方面条件都相同的人群，还有少数人对药物的反应性不同，称为个体差异。对于作用强而安全范围较小的药物，应根据病人的具体情况来调整剂量，即剂量的"个体化"。如不同的人口服普萘洛尔后，个体差异可达 10 倍以上。

6. 特异质反应　有少数病人对药物的作用有所不同，甚至有质的改变。有的病人对某种药物特别敏感，别人的最小有效量而对于该病人可能是中毒剂量，这种现象被称为"高敏性"；有的病人对某种药物特别耐受，需要用比别人更大的剂量，才能产生应有的疗效，这种现象被称为"耐受性"。另有少数人由于体质特异，对某些具有抗原性的药物产生变态反应，甚至发生过敏性休克；还有的人由于遗传性缺陷、体内缺乏某种酶，导致对药物的生物转化异常，用药后产生特殊反应，称特异质反应。

7. 疾病状态　疾病本身能导致药动学和药效学的改变。肝肾功能损伤易引起药物体内蓄积产生过强或过久的药物作用，甚至发生毒性反应。肾病综合征时因有蛋白尿、水肿和血浆白蛋白降低，会因肠道黏膜水肿而影响药物吸收，也会因为药物与白蛋白结合减少而影响药物的分布。体温过低可显著降低许多药物的消除速率。

三、遗传因素

遗传因素是个体间与药物代谢有关的基因不同而引起的，会影响个体对药物的反应。遗传因素对药物的作用主要体现在药物基因组学和基因多态性两个方面。基因是决定药物代谢酶、药物转运蛋白、受体活性和功能表达的结构基础，基因的突变可引起所编码的药物代谢酶、转运蛋白和受体蛋白氨基酸序列和功能异常，成为产生药物效应个体差异和种族差异的主要原因。

（一）药物代谢酶

药物反应的多样性主要源于药物代谢酶 P450 氧化酶（CYP），尽管它在肝中的含量不高，但却催化许多药物的代谢。该酶系中 CYP2D6 是一个在遗传学上药物代谢方面研究最广泛的酶。CYP2D6 酶的遗传多态现象是临床上由此酶代谢的药物在药动学和药效学出现显著差异而发现的，如可待因、美托洛尔、去甲替林等。

根据受试者的药酶功能（如活性）不同，药物代谢的基因表型不同：有慢代谢型（poor metabolizer，PM）、中等代谢型（intermediate metabolizer，IM）和快代谢型（extensive metabolizer，EM）等（图 2-10）。

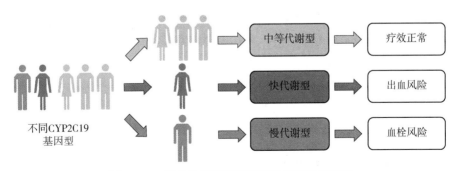

图 2-10　氯吡格雷不同基因型的代谢效果简图

CYP2A6 特点：CYP2 基因家族是 CYP 酶系的重要组成部分。香豆素是 CYP2A6 特异性的底物，被 CYP2A6 代谢为 7-OH 香豆素排出体外。目前根据代谢香豆素的能力将 CYP2A6 活性分为快代谢（EM）或慢代谢（PM），用来评估个体间 CYP2A6 活性的差异。约 1% 的白种人和超过 20% 的亚洲人属于慢代谢者。

尼古丁的代谢和外源性致癌原的代谢研究发现，携带无功能基因型的吸烟者吸烟量明显少于携带增强 CYP2A6 活性相关等位基因的吸烟者，烟草的吸入量减少致使致癌原吸入降低，肺癌的患病风险也降低。CYP2A6 代谢快的吸烟者对尼古丁的依赖性更强，与慢代谢者相比，他们戒烟更难。

CYP3A4 特点：CYP3A4 是 CYP450 重要亚族，主要分布于肝细胞，是肝脏中最多的肝药酶，参与 50% 以上临床药物的 I 相代谢。在 CYP3A4 基因中发现有近 30 种单核苷酸多态性（single nucleotide polymorphism，SNP）。CYP3A4 基因多态性存在显著的种族差异，中国人和日本人中的突变频率很低，黑种人为 66.7%，白种人为 4.2%。CYP3A4*1B 携带者使用他克莫司达到相同目标浓度所需的剂量更多，即 CYP3A4*1B 突变可引起药物清除率的增加。

与药物吸收相关的小肠及肝肾等组织器官上分布多种转运体，当转运体的活性或表达改变时，血药浓度随之发生变化。另一方面，机体屏障组织（血脑屏障、胎盘屏障）上的转运体，其屏障内组织容积远远小于全身药物的分布容积，当转运体的活性或表达发生变化时，对全身血药浓度的影响小。分布于肝脏、肾脏及小肠的药物转运体主要决定药物全身暴露量——血药浓度水平；分布于血脑屏障、胎盘屏障的药物转运体主要决定这些组织器官的局部药物浓度。药物转运体对于全身或局部药物浓度的影响，最终都会影响靶标部位的药物浓度，进而影响疗效或药物不良反应发生。

药物转运体与药物代谢酶：通过协同作用影响药物药动学、药效学和毒性。CYP3A4 是抗癌药物代谢的关键酶，P-gp 和 CYP3A4 协同作用限制外源物质的吸收。4-羟基他莫昔芬服用后迅速在肝、肠等代谢降低了其生物利用度而产生耐药，但与异黄酮联用时，因为异黄酮是 P-gp 和 CYP3A4 的抑制剂，抑制 4-羟基他莫昔芬的肠道外排和肝代谢，增加了药物的生物利用度，使他莫昔芬的抗癌效果增强。

（二）受体的基因多态性

受体基因多态性是药效学中遗传多态性的决定性因素，其有四方面影响因素。

1. 受体与药物的亲和力　发生在受体结构基因编码区上的多态性突变，使结合域中的氨基酸发生变异，进而影响受体与配体的结合。不同受体与药物的亲和力不同，出现药物治疗的敏感性不同。胰岛素耐受是糖尿病治疗中经常遇到的问题，多种基因多态性引起胰岛素受体变异，是胰岛素耐受的原因之一。

2. 受体的稳定性和受体的调节　受体中的氨基酸维持受体蛋白三维构象，基因多态性使编码氨基酸变异导致受体极性改变，减少与药物结合的受体数量。受体调节包括受体脱敏和受体增敏，前者导致受体数量的下调，后者导致受体数量的上调。

3. 受体与信号转导系统的耦合或与靶基因的结合　膜受体与细胞内的信号转导系统耦合介导生理、病理或药理效应的功能。膜受体分为激酶偶联型受体、离子通道受体和 G 蛋白偶联受体，其中激酶偶联受体和 G 蛋白偶联受体在细胞内侧有重要的功能域，介导内吞、ATP 结合、下游蛋白泊位和下游生化反应等。受体基因中编码功能域的片段多态性，对药物的敏感性有影响，通常亦会导致疾病的发生。

4. 受体之间的相互调节 受体之间相互调节，一种受体介导效应可能会改变另一种受体的数量和功能，使后者介导的药物效应发生改变。因此，受体基因多态性可通过受体之间的相互调节，影响另一个受体激动剂或拮抗剂的药物效应。

• 参考文献 •

［1］ 李俊. 临床药理学［M］. 5 版. 北京：人民卫生出版社，2013，17－20.

［2］ 杨宝峰. 药理学［M］. 8 版. 北京：人民卫生出版社，2013，16－18.

［3］ 古德曼，吉尔曼. 治疗学的药理学基础［M］. 12 版. 北京：人民卫生出版社，2016，38－98.

［4］ 刘耕陶. 当代药理学［M］. 2 版. 北京：中国协和医科大学出版社，2008，132－176.

［5］ David E.Golan 等编著. 杜冠华主译. 药物治疗学的病理生理基础［M］. 北京：人民卫生出版社，2009，30－38.

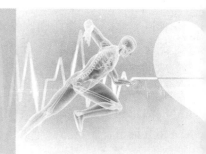

第 3 章
运动生理学

　　运动生理学是研究人体在体育活动和运动训练状态下机体结构和功能的变化，即研究人体在运动过程中机能变化的规律以及形成和发展运动技能的生理学规律，探讨人体运动能力发展和完善的生理学机制，论证并确立各种科学的训练制度和训练方法。运动生理学是体育科学的基础学科之一，是人体生理学的一个分支学科。

第1节　运动的临床应用

　　运动生理学以正常人体为研究对象，研究人体对运动的反应和适应。其任务是在正确认识人体机能活动基本规律的基础上，进一步探讨体育运动对人体机能发展变化的影响；阐明体育教学和运动训练过程的生理学原理；掌握不同年龄、性别、运动项目和训练水平运动员的生理特点，从而科学地组织体育教学，指导体育锻炼和运动训练，更好地为体育实践服务。

一、运动对机体各系统功能的影响及在临床中的应用

　　不同的运动方式和运动强度会对机体各系统功能产生不同的影响。适当的、必要的运动锻炼在维护和促进人体的生理功能、延缓衰老、延长寿命以及预防疾病方面都能起到积极作用。目前运动医学已经运用到临床各个科室，包括妇产科、儿科、心脏病、呼吸病、糖尿病、肿瘤、外科、ICU 等。

（一）心血管系统

　　规律的体育锻炼会明显降低心血管病的形成和发生。在运动时，人类机体代谢水平和耗氧量明显增加，心率提高，每搏输出量和心输出量均大幅增加，以满足机体代谢氧耗要求。经过长期的体育锻炼，人体心血管系统会发生明显的变化，对机能和调节能力产生良好的适应。体育运动可使心肌兴奋性提高，提高心肌肌浆网对钙离子的储存、释放和摄取能力，提高心肌纤维内 ATP 酶的活性，也可以改善线粒体和细胞膜的功能，增加 ATP 再合成速率，提高心肌耐缺氧、缺血的能力。

　　根据运动医学和生理学的相关理论，在防治冠心病中[1]，适量的运动可以提高人体内脂蛋白酶、脂肽酶的活性，促进脂类物质的转化及代谢，使血脂的构成比例得到优化，降低胆固醇在血脂中的含量，起到预防心血管疾病的作用。

在医学上，心脏病患者只能依靠静养和服用药物来进行治疗。运动医学提出科学的体育锻炼可以改善心脏病患者的病情，在预防和康复治疗中发挥重要作用，但是要在正规心内专科医师指导下进行有氧运动，如慢走散步、打太极拳等[2]。

（二）呼吸系统

运动时，机体呼吸过程加深加快，需要消耗更多的 O_2，排出更多的 CO_2，从而使肺通气量增大，经常运动的人呼吸会变得平稳、深沉，频率较慢，这就是呼吸功能适应运动训练的良好结果。体育运动可以维持肺组织的良好弹性，提高呼吸肌的收缩力，加强胸廓的活动幅度，改善肺脏的通气和换气功能，增强吸氧能力，从而提高全身各内脏器官的新陈代谢。

（三）消化系统

运动可以改善人体消化系统的功能，增加体内营养物质的消耗，增强机体代谢。长期进行体育锻炼，可以增强胃肠的蠕动能力，改善血液循环，促进消化液分泌，从而加速营养物质的消化和吸收。经常从事体育锻炼会对胃肠道功能有良好的促进作用，但是在一些高强度的运动中会出现运动性胃肠综合征，临床表现为腹泻、腹痛、呕吐、恶心等胃肠症状。适量的体育锻炼可以改善肝脏、胰腺的功能，推迟消化道的老化，提高整个消化系统的功能，从而为人们的健康和生活提供良好保障。

（四）神经系统

体育锻炼对神经系统调节功能有改善作用，可以提高神经系统对人体活动变化的判断能力。当经过长时间脑力劳动后，进行短暂的体育运动，可以使高度兴奋的神经细胞得到良好的休息，改善脑组织的氧气和营养物质供应。脊髓、脑干、小脑、大脑皮质对运动都会起到调控作用、干预运动活动，在运动中可诱导多巴胺、5-羟色胺、乙酰胆碱等神经递质的代谢变化，改变海马等多种基因的表达，促进神经元的再生，从而增加脑源性神经营养因子的产生。

（五）泌尿系统

适当的体育运动可以使肾脏超微结构发生良好变化，如肾小球滤过膜增厚减轻、内皮细胞恢复正常、肾小球基底膜增厚减轻、减轻肾小球的容量扩张、减少白蛋白的排泄。受运动强度和运动时间的影响，由于运动大量排汗，运动过后尿量会减少，尿乳酸含量增高。

（六）预防和控制糖尿病

科学规律的体育锻炼可以控制血糖水平的提高，对预防糖尿病有着较好的作用，在胰岛素缺少的情况下运动发挥胰岛素样作用，从而有效降低血糖浓度。如果糖尿病患者不加控制，还会引起许多并发症，对人体产生更大影响。体育运动可以增加胰岛素的敏感性，减少胰岛素的需要量，改善糖尿病患者的糖耐量。此外，运动还可以改善糖尿病患者的血脂水平等。

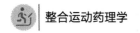

（七）治疗癌症

随着运动医学的发展，医学上提出体育运动能有效抑制癌细胞的扩散和转移、保持人体机能的均衡、促进新陈代谢、提高免疫力、降低组织的无氧降解能力，对癌症起到防治作用，降低癌症的发病率[3]。

（八）预防骨质疏松和骨裂

运动是防治骨质疏松的有效方法之一，它可以对骨密度和骨代谢产生影响。适量的运动负荷可以增加骨量，改善骨骼结构，运动产生的应激作用会降低血钙含量，增加机体对钙的吸收，促进骨骼中钙的沉积，从而对骨质疏松起到防治作用。此外，骨质疏松会增加骨裂的风险，而运动可以增加骨密度，减缓骨密度的下降速度，预防骨质疏松引起的骨裂。

（九）延缓衰老

运动能提高机体免疫能力，增进对自由基的拮抗，提高超氧化物歧化酶、过氧化氢酶等抗自由基生成酶的活性，降低过氧化脂质等自由基的生成。通过对人体各系统的影响，可延缓各脏器的衰老，保持机体的正常功能，从而延缓寿命。

二、运动生理学的重要性

运动对人体产生的作用明显，但如何科学的运用运动刺激来产生医学效果，需要我们在正确认识人体机能基本生理基础的前提下，掌握运动的发生与发展规律，阐明运动过程中的生理学原理，对各类人群制定有效的运动计划，从而指导人们科学合理地从事体育运动。

· 参考文献 ·

［1］张淑兰. 探讨运动医学的地位及作用 [J]. 运动人体科学，2012，2（24）：12－13.

［2］姜宝华，王俊宝，高宏，等. 运动医学的当前发展及其社会作用 [J]. 医学理论与实践，2005，3（1）：79－82.

［3］华英汇，陈世益. 运动创伤生物力学进展 [J]. 医用生物力学，2008，4（3）：145－146.

第2节　运动产生的过程

人体运动系统由骨骼、骨关节和骨骼肌组成，分别作为运动杠杆、运动支点和动力源。人体各种形式的运动，主要是靠骨骼肌收缩活动来完成的。一般是由运动中枢发出运动指令，经运动神经元传至它们所支配的骨骼肌引起肌肉兴奋，并通过兴奋-收缩耦联机制引发骨骼肌收缩，进而通过肌腱牵动骨骼而产生运动。运动过程是同一关节肌肉群中不同类型肌肉，以及不同关节肌肉协调参与的过程，该过程受到机体神经系统和内分泌系统的密切调控。本节主要介绍运动产生的生理基础、运动的调控以及运动性疲劳产生的机制。

一、骨骼肌收缩的生理基础

（一）骨骼肌肌纤维的结构

1. 肌原纤维（myofibril）　肌细胞，又称肌纤维（muscle fiber），由数百至数千条走形一致的肌原纤维组成，是骨骼肌的基本结构和功能单位。肌原纤维又由粗、细两种肌丝按一定规律排列而成，呈明暗交替，分别称为明带（I 带）和暗带（A 带）。在显微结构中，A 带中间有一窄带，相对较亮，称 H 区，H 区中央的横向线状结构，称 M 线。I 带则被中央深色细线（Z 线）均分。两条相邻 Z 线之间的结构称为肌小节，是骨骼肌收缩的基本结构单位（图 3-1）。

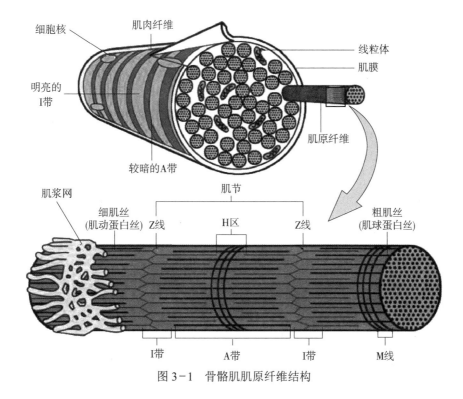

图 3-1　骨骼肌肌原纤维结构

2. 肌管系统　肌管是包被在肌原纤维四周的膜性管道，分为横管系统（transverse tubular system，T 管）和纵管系统（longitudinal tubular system，L 管）。横管系统是肌膜的内陷结构，位于明、暗带交界处，与肌原纤维走向垂直；纵管系统即肌质网，与肌原纤维走向平行。纵管在与横管的交界处形成特殊的膨大或扁平状结构，称为终末池。每一个横管及其两侧的终末池构成三联管结构（图 3-2），是介导骨骼肌兴奋-收缩耦联发生的关键部位。

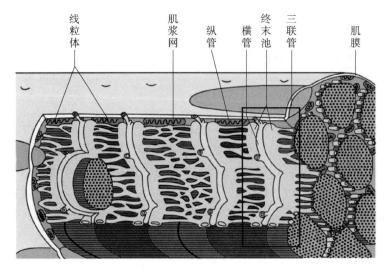

图3-2 骨骼肌肌管系统

3. 肌丝的分子组成 蛋白质肌丝是肌纤维收缩的物质基础，分为粗肌丝和细肌丝（图 3-3）。粗肌丝由双头长杆状的肌球蛋白（又称肌凝蛋白）组成。多个肌球蛋白的杆状部分集束构成粗肌丝的主干，其头部向外突出，形成横桥结构。细肌丝由球形肌动蛋白、长杆状原肌球蛋白和不同亚单位构成的肌钙蛋白组成。肌动蛋白分子通过聚合形成双螺旋链状结构，构成细肌丝的主干；原肌球蛋白分子首尾相接，形成长链，沿肌动蛋白双螺旋的浅沟旁走行。肌钙蛋白由 T、I、C 三个亚单位组成，与 Ca^{2+} 结合后通过构象改变启动肌细胞收缩。

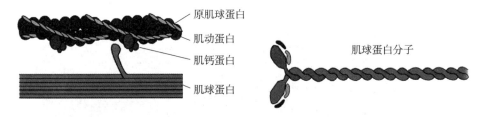

图3-3 粗、细肌丝的分子结构

（二）骨骼肌的收缩机制

骨骼肌的收缩主要包括骨骼肌神经-肌肉接头的兴奋传递、骨骼肌细胞的兴奋-收缩耦联以及骨骼肌细胞的收缩 3 个过程。

1. 骨骼肌神经-肌肉接头的兴奋传递 骨骼肌神经-肌肉接头是由运动神经末梢和与它接触的骨骼肌细胞膜形成的特化结构，包括接头前膜、接头后膜和接头间隙。接头前膜是运动神经轴突末梢膜的一部分，接头后膜是与接头前膜相对的骨骼肌细胞膜，也称终板膜。骨骼肌神经-肌肉接头处的兴奋传递过程见图 3-4。由于接头间隙中和终板膜上有大量的胆碱酯酶，可在极短时间内水解乙酰胆碱（ACh），使其失活，因而可以维持神经-肌肉接头下次正常的传递功能。

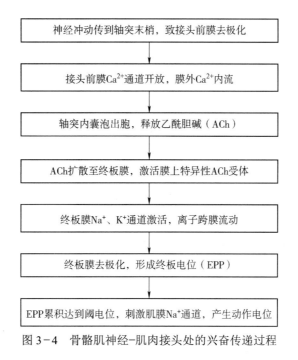

图3-4 骨骼肌神经-肌肉接头处的兴奋传递过程

2. 骨骼肌细胞的兴奋-收缩耦联 骨骼肌肌细胞的电兴奋过程和机械收缩过程之间的联系机制被称为兴奋-收缩耦联。主要过程是：兴奋（动作电位）沿着肌细胞膜传至横小管，并深入到三联管结构，从而引起与其临近的终末池膜和肌质网膜上大量 Ca^{2+} 通道开放，Ca^{2+} 顺着浓度梯度进入胞浆，并与肌钙蛋白 C 结合，引发一系列蛋白质构型改变，引起骨骼肌收缩。

3. 骨骼肌细胞的收缩 目前较为公认的骨骼肌细胞收缩机制是肌丝滑行理论。其主要内容是肌肉的缩短和伸长均通过粗、细肌丝在肌节内的相互滑动而发生，肌丝本身的长度不变。具体过程见图3-5。肌丝滑行后，横桥自动与肌动蛋白上的活化位点分离，并与新的肌动蛋白活化位点结合，重复上述收缩过程。

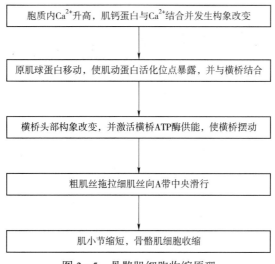

图3-5 骨骼肌细胞收缩原理

（三）骨骼肌的收缩形式

根据肌肉收缩时张力和长度变化，肌肉的收缩形式可分为向心收缩（又称缩短收缩）、等长收缩、离心收缩（又称拉长收缩）三类，不同类型的收缩表现出不同的力学特征。具体见表 3-1。

表 3-1　三种不同类型的骨骼肌收缩形式

力学特征	肌肉张力与外力关系	肌肉长度变化	肌肉做功类型	运动举例
向心收缩	肌肉张力＞阻力	肌肉缩短	做正功	前臂弯举、挥臂扣球
等长收缩	肌肉张力＝阻力	肌肉长度不变	未做功	提拉不能负荷重物
离心收缩	肌肉张力＜阻力	被动拉长	做负功	人体制动、减速

二、运动过程中肌肉的协调

（一）肌纤维类型与运动

骨骼肌肌纤维按照收缩速度可以划分为快肌纤维（Ⅰ型）和慢肌纤维（Ⅱ型）。两种肌纤维具有不同的形态特征、代谢特征和生理学特征（表 3-2）。在人体的骨骼肌中，快肌纤维和慢肌纤维都是混合存在的，但在不同肌肉中，二者的分布比例不同。研究发现，运动员的肌纤维组成除具有明显的遗传特征，还具有一定的项目特点：速度型运动员骨骼肌中快肌纤维比例更高，耐力型运动员慢肌纤维比例更高，既需要速度又需要耐力的项目的运动员，其肌肉中快、慢肌纤维比例相当。因此，肌纤维类型及比例与骨骼肌运动能力是相互影响、相互制约的[1]。

表 3-2　不同类型肌纤维的形态、代谢及机能特征

特性	快肌纤维	慢肌纤维
形态特征	以白色为主，直径大，含收缩蛋白多，肌浆网发达；支配神经纤维粗，神经冲动传导速度快	多呈红色，直径较小，含肌红蛋白多，毛细血管丰富；支配神经较细，神经冲动传导速度慢
代谢特征	无氧代谢相关酶活性高，无氧酵解能力强	氧化酶系统发达，有氧代谢能力强
生理学特征	高强度运动先被动员，收缩速度快、力量大，但易疲劳	低强度运动先被动员，收缩速度较慢，力量较弱，抗疲劳能力强

（二）运动过程中不同肌肉的功能协调

特定关节的运动需要不同肌肉的协调参与，包括主动肌、拮抗肌、协同肌等。首先，拮抗肌的协调放松是主动肌完成某个动作所必不可少的条件，对于某一个关节而言，要完成一定方向的运动必然是主动肌收缩，拮抗肌对应舒张。此外，拮抗肌的另一个功能是在原发运动结束瞬间及时收缩，以防止主动肌收缩过度，使动作变形。另外，特定动作的完成还需要协同肌的辅助。协同肌按功能可分为从动肌、中和肌以及固定肌。在各自收缩时，从动肌可以加强主动肌的动作效应；中和肌可以取消主动肌收缩时所产生的无效动作，使主动肌更有效完成特定动作；固定肌则可以稳定主动肌收缩依赖的支点，保障主动肌稳定发挥其

功能。

三、运动的调控

（一）运动中枢对躯体运动的调控

　　人体运动中枢包括大脑皮层、小脑、基底神经节、脑干、脊髓等不同层级，各层级之间存在紧密的交互作用。低级运动中枢既受到上级中枢的下行调控，也可以将自身接受到的感觉信息向上级中枢传递，以不断修正上级运动中枢的活动，进而对运动和身体姿势进行调整。具体来说，大脑皮层是设计和发动随意运动的最高级中枢，同时感知躯体姿势和空间位置的变化信息，不断指令躯体进行运动和姿势的调整。小脑和基底神经节既是大脑皮层运动信息下传的重要旁路，也是维持身体平衡、控制肌紧张，协调随意运动的次高级中枢。脑干是运动指令下达和各种感觉反馈信息上传的共同通道，在功能上可起到上下沟通的作用。脊髓是完成躯体运动的最基本反射中枢，其前角 α 运动神经元可以接受并整合高位中枢的下传信息以及皮肤、肌肉、关节等处的传入信息[2]。

（二）内分泌系统在运动过程中的应激变化

　　作为机体的重要调控系统之一，内分泌系统在强烈的运动负荷刺激下会发生一系列的应激性变化，以调节机体不同系统和器官的功能，从而维持运动机体稳态。其中儿茶酚胺、糖皮质激素、甲状腺激素等是参与机体运动调节的 3 类重要物质。

　　1. 儿茶酚胺类物质　运动刺激下，交感神经系统兴奋，肾上腺髓质分泌增加，循环血液中的儿茶酚胺类物质分泌增加，既能加强心肌收缩，增加心输出量，又能通过调节不同器官的血管舒缩使血液重新分配，保证参与运动的骨骼肌群有较多的血流分配。此外，儿茶酚胺类物质还能促进肝糖原和脂肪分解，增加能源物质供给，有利于肌肉运动的顺利进行。

　　2. 糖皮质激素　高强度运动过程中，下丘脑-垂体-肾上腺皮质轴被激活，糖皮质激素等大量释放，可显著促进肝脏组织中的糖异生作用，加速蛋白质、脂肪等体内非糖物质转化成葡萄糖，从而为运动机体提供更多的能源物质。

　　3. 甲状腺激素　运动状态下，甲状腺激素（T_4）游离水平增加，其一方面可以增加交感神经系统和外周组织对儿茶酚胺的敏感性，发挥拟交感作用；另一方面可以促进糖原分解、糖异生以及葡萄糖氧化，从而提高肌肉组织的能量代谢水平。

四、运动性疲劳及其产生机制

　　运动性疲劳（exercise-induced fatigue）是一种过度运动导致的机体不能维持预定运动强度或运动能力减退的现象。运动性疲劳是一种正常的生理现象，训练必须达到一定的疲劳程度，才能引发机体达到超量恢复的适应性变化，进而提高机体运动能力。但如果疲劳过度则会引起运动机体的机能障碍，甚至造成运动损伤。因此，有关运动性疲劳的产生原理、机制，以及疲劳的恢复和消除方法研究是运动生理学的重要研究内容之一。此处简单介绍运动性疲劳的分类和发生机制[3]。

（一）运动性疲劳的分类

运动性疲劳分类方法众多。具体见表 3-3。

表 3-3 运动性疲劳的分类

分类依据	疲劳类型	具体定义（特点）
形成原因	快速疲劳	短时间、剧烈运动引起的身体机能下降
	耐力疲劳	小强度、长时间运动引起的身体机能下降
影响范围	心理性疲劳	心理活动造成的一种疲劳状态，如记忆力障碍、脑力活动迟钝等
	躯体性疲劳	身体活动引起的运动能力下降
	整体疲劳	全身运动引起的全身各器官机能下降
	局部疲劳	局部运动导致的局部器官机能下降
发生部位	中枢性疲劳	发生在从大脑皮质到脊髓运动神经元的疲劳，如兴奋性降低
	外周性疲劳	发生在神经-肌肉接头、肌细胞器以及肌肉收缩蛋白等处的疲劳
疲劳程度	轻度疲劳	稍事休息即可恢复
	中度疲劳	有疲乏、肌肉酸疼、心悸等感觉
	重度疲劳	除中度疲劳表现外，还有头痛、胸痛、恶心等征象

（二）运动性疲劳的产生机制

运动性疲劳形成机制复杂，目前尚无统一定论。在众多学说中，能量耗竭学说、代谢产物堆积学说、突变理论和自由基学说是较有代表性的。

1. 能量耗竭学说 该学说认为能源物质耗竭是造成运动性疲劳的主要原因。不同运动强度下，其能源物质的消耗是不同的。ATP 和磷酸肌酸是肌肉运动的直接能源，优先被消耗，肌糖原、血糖、肝糖原等随后依次被动员供能。短时间、高强度运动时 ATP 和磷酸肌酸含量下降是导致运动性疲劳的直接原因；而糖原与血糖供应不足是长时间、中等强度运动后机体疲劳的主要原因。

2. 代谢产物堆积学说 该学说认为长时间运动后，乳酸等代谢产物堆积是造成运动性疲劳的主要机制之一。其发生原因包括两方面：①乳酸抑制糖酵解酶活性，减少 ATP 合成；②乳酸解离的 H^+ 与 Ca^{2+} 竞争肌钙蛋白结合位点，并抑制肌浆网对 Ca^{2+} 的吸收，从而影响肌肉的收缩能力。

3. 突变理论 该理论把运动性疲劳的产生归结为细胞能量消耗、肌肉力量下降和细胞兴奋性丧失的综合结果，是一种突发性变化机制，可以避免机体能量储备的进一步耗竭。

- - - - - - - - - - - - - - - - · **参考文献** · - - - - - - - - - - - - - - - -

[1] 邓树勋，王健，乔德才，等. 运动生理学［M］. 3 版. 北京：高等教育出版社，2015.

[2] 朱大年，王庭槐. 生理学［M］. 8 版. 北京：人民卫生出版社，2013.

［3］ 王瑞元，苏全生. 运动生理学［M］. 北京：人民体育出版社，2012.

第 3 节　运动健康要素的分类

运动健康构成要素，是由美国运动医学学院（ACSM）提出的，旨指导组织和执行均衡的锻炼计划。它们分别是：心肺耐力、肌肉力量、肌肉耐力、平衡性和身体成分[1]。目前我国提出的运动健康要素理论认为能够增强身体健康运动要素的运动方式较多，包括心肺耐力运动、抗阻运动、神经肌肉（包括平衡、协调、灵敏等）运动、骨质增强型运动等。

研究表明，人体不同器官的健康需要不同的运动刺激：①运动能够改变心脏的结构和功能；②运动对于骨骼健康有重要作用，可使骨密度增加，降低损伤的发生；③Neuro-Muscular Movement 的骨质增强型运动促进身体肌肉增多，力量增强的抗阻运动，降低老年性肌少症的发生；④大脑在运动的刺激下大脑皮质增加，减缓脑萎缩；减少老年认知障碍或老年性痴呆发病率，延缓衰老；⑤合理运动能够防治多种慢性病和癌症，运动可促进健康以及运动的医疗效果已得到世界认可[2]。

运动就像营养，营养包含很多营养素，同样运动也包括多项要素，称运动健康要素。科学的运动需要合理搭配不同的运动健康要素，这是运动处方的基本原理。以"运动是营养"理论为核心，形成了体育医学学科。体育医学学科指导疾病预防并和临床各个科室开展针对不同人群的运动指导，包括妇幼、外科、内科、ICU（重症监护）等。2016 年重庆医科大学经过多次专家论证，成立了国内第一家体育医学学院，标志着体育医学这个新学科的诞生。

一、心肺耐力运动

心肺耐力是评价人体生命状态的第五大生命体征。心肺耐力是机体心血管循环系统、呼吸系统和身体肌肉组织等一体、协同工作能力的评价，与全因死亡率高度相关，更是身体素质评价的核心要素。心肺耐力的提高成为热点和难点话题，运动方案的制定、运动量的控制都至关重要，有氧运动是其首选方式。

目前参照 ACSM 相关指南，心肺耐力运动前首先进行心肺耐力测评，根据测评和评估结果以及相关指南建议，选择适宜的运动方式和运动量。按照循序渐进的原则，每次运动锻炼更是需要从热身活动开始，选择与锻炼相匹配的动作或运动作为热身运动，逐渐提高强度，再进入到靶强度训练。目前多数研究都建议采用 40%～80%最大心率作为靶心率范围，对于身体素质较好、有锻炼习惯的人，可以采用从略高强度开始。有研究证明，运动强度增加，心肺耐力提高效果更加明显。对于从未有过训练或体质较差的患者，可以从更低强度开始，循序渐进。建议至少每周运动 3 次，每次运动时间应在 30 分钟以上。在运动强度的选择上，可以参照相应的指南和建议进行，美国卫生及公共服务部（HHS）发布了新版的体力活动指南（第 2 版），对于成年人和儿童的运动锻炼的强度、时间以及运动形式都给出了参考范围。

运动方式多种多样，结合自身特点和兴趣爱好做选择，更有利于运动锻炼的进行。运动后，需要 5～10 分钟的放松锻炼，有利于机体恢复、缓解运动后肌肉酸痛以及心血管系统的不适，同时运动锻炼宜在餐后 1～2 小时进行。

二、抗阻运动

抗阻运动也是目前较为常见的运动形式，抗阻运动对于提高身体素质效果明显，尤其在发展肌肉力量和体积方面效果显著，又称为力量或阻力运动。1990 年，ACSM 首次开始提倡抗阻运动，根据是否采用外界工具分为两种形式，包括抵抗自身重量和抗外界重量的运动；抗外界重量一般需借助弹力带、哑铃等器械进行。根据肌肉的运动形式分为离心运动和向心运动。

抗阻运动通常采用 "RM"（repetition maximum）来表示运动强度，一般需要测试每个人的 1RM，即个体仅能进行 1 次重复的最大力量。目前研究表明，发展肌肉耐力和爆发力选择的运动强度恰好不同，因此需要根据运动的目的，选择适宜的运动强度。通常认为小强度、多次运动更适合提高肌肉耐力；提高肌肉爆发力的方案刚好相反，两种训练都伴随着促进肌肉体积发展。其运动量通常由运动强度和所需重复次数或组数来决定。每周可以进行 3~5 次抗阻力训练，大小强度交替进行。进行抗阻运动需根据专业人士和专业机构建议，选择适合自己的锻炼方式和运动量，按照循序渐进原则，做好运动防护，遵守相关注意事项，谨防受伤和意外发生。

三、拉伸运动

拉伸运动也是常见的运动形式之一，其涵义指人体的肌肉、关节及其周围组织活动范围的扩大，以瑜伽最为典型，在应用中将其分为静态拉伸和动态拉伸两种。根据是否需要外力又分为主动拉伸和被动拉伸。主动拉伸，即利用肌肉收缩增大关节活动范围；被动拉伸，即依靠外力的作用促使关节活动范围扩大。

拉伸运动在各种运动锻炼中都需要，一般在准备活动和运动后的恢复阶段进行。在准备活动中，对主要的肌肉和肌腱进行静力拉伸、动力拉伸或弹震拉伸，对随后的运动表现起着至关重要的作用。在专业的运动训练中拉伸动作最好与将进行的运动动作接近或一致，能够更好地提升运动状态；尤其是对柔韧、力量、爆发力、速度等素质要求较高的项目或动作，拉伸运动可以动员机体进入运动状态，调节神经肌肉功能状态，刺激相应神经反射的产生，激活心血管系统和循环系统，以达到良好的状态进行运动训练，降低损伤风险。而运动后的拉伸运动，有利于促进机体恢复，消除疲劳和疼痛，减少体内有害物质堆积，尤其对于缓解运动后肌肉酸痛有良好消除效果[3]。

拉伸运动对于久坐办公室的上班族尤为重要，长时间保持固定姿势会带来常见的颈肩不适、背部疼痛，拉伸运动能够很好的缓解相关症状，减轻病症。其运动强度以自身可承受为准，不引起疼痛，静力性拉伸以保持或维持该动作 15~30 秒为准，重复 2~3 次，每个柔韧练习总时间应达到 60 秒，每周进行 3~5 次；建议每天练习。

四、神经肌肉运动

神经肌肉运动（neromuscular exercise，NEMEX）是以神经肌肉控制理论为基础，通过机体神经肌肉整体性活动改善身体素质的运动。是由神经系统、运动系统等多系统同步参与，相互作用的过程，表现在动静态动作控制、身体协调性、稳定性、平衡性等不同方面[4]。其目前在竞技体育以及特殊职业中的应用较多，对于神经肌肉整体性的认识也是运动促进健康以及运动训练、运动康复领域的大发展，对于本体感觉、肌肉力量、速度、灵敏性等身体素质的发展以及训练动作的优化提高有重要意义，效果明显。

以运动康复应用为例，其强调姿势控制与运动质量的保持。每周 3～5 次，以运动目的为导向，测试自身运动强度，制定运动方案，对于改善关节功能性、运动感觉、运动控制能力和动态稳定性效果明显。

五、骨质增强型运动

人的身体素质在生命的时间轴上呈现"U"型趋势，骨作为承力部位，在我们的身体中起支撑作用，其对于我们的重要性不言而喻。人体的骨密度，在青年时期已达到巅峰状态，20 岁之前的骨密度决定了骨量，因此儿童、青少年的体质状况影响其一生的身体素质，以及获得的骨量决定了其一生的骨量，运动对学龄儿童心脏、骨骼等组织器官的生长发育具有重要作用，因此每周应至少进行 3 次高强度的身体锻炼、骨质增强型运动等以满足生长发育对运动的基本需要，使得青少年时期获得最大的峰值骨量，以降低骨质疏松的发生风险。

骨质的提高和骨密度的增加依赖于骨质增强型运动，各种运动锻炼都能够促进骨的发育，但是以应力、承重性运动对于骨的促进作用最为显著，例如跑、跳、上楼梯这些负重（自身重力）的运动能够使骨骼承受大的刺激，促进其密度的增加。青少年和儿童运动时尤其要注意身体姿势，以免影响身体的发育。

人体骨质的健康与饮食、体育锻炼、日光都有密切关系，体育锻炼起到重要作用。《美国人体育锻炼指南》专门对青少年体育锻炼做出规定，要求必须包括三个部分：有氧运动、肌肉增强型运动和骨质增强型运动。同时指出，锻炼的频率多些、强度大些、每次持续时间长些，骨质增强的效果就会更好。

◆ 参考文献 ◆

［1］郭建军.体医融合推动健康革命路径探讨［J］.慢性病学杂志，2017（11）：1189-1921.

［2］Peterson MD, Rhea MR, Sen A, et al. Resistance exercise formuscular strength in older adults: A meta-anal [J]. Ageing Res Rev, 2010, 9 (3): 226-237.

［3］何庆勇.论拉伸在热身与恢复阶段的重要性［J］.当代体育科技，2019，15：26-27.

［4］王照雷，徐红旗.整合性神经肌肉训练进展研究［J］.体育科技文献通报，2020，28（08）：163-165.

第 4 节　运动的供能系统

任何运动都是一种消耗能量的活动。运动时，由于骨骼肌长时间的收缩与舒张以及脏器活动的增强，导致机体能量的消耗明显增加。机体从安静状态到剧烈运动，肌肉突然激活，无法立即从肌肉组织外获取所需的能量基质，因此首先利用肌肉组织内的能量储存物质。三磷酸腺苷（ATP）是肌肉纤维（肌肉细胞）收缩的直接能量来源。通常肌肉组织中 ATP 浓度

整合运动药理学

为 7～8μmol/g 肌肉，只够肌肉收缩持续几秒钟。在运动过程中，ATP 的供应对支撑持续收缩活动的能量依赖过程至关重要。然而，肌肉 ATP 浓度很少下降，这是因为机体内储存的糖、脂肪、蛋白质和高能磷酸化合物等能源物质通过一系列生物化学反应可以再合成 ATP。ATP 的再合成途径包括磷酸肌酸分解、糖的无氧酵解和有氧代谢三条途径，又称为人体运动的三大供能系统，即磷酸原供能系统、糖酵解供能系统和有氧氧化供能系统。三大供能系统相互作用、协调配合，以保证运动时 ATP 的供应充足。

一、磷酸原供能系统

（一）磷酸原供能系统的组成

在代谢过程中通过转移磷酸基团释放能量的高能磷酸化合物通常被称为磷酸原。它们的分子结构内均含有高能磷酸键（energy-rich phosphate bond，"～P"），在代谢过程中均通过高能磷酸键断裂释放能量。磷酸原供能系统通常是指由 ATP、CP 等高能磷酸化合物分解释放能量的过程。

1. 三磷酸腺苷（ATP） ATP 是由 1 分子核糖、1 分子腺嘌呤和 3 分子磷酸基团组成，其中核糖与腺嘌呤组成核苷，核苷与三分子磷酸结合形成 ATP，三个磷酸基团中有两个高能键（图 3-6）。1mol ATP 水解生成腺苷二磷酸（ADP）和无机磷酸时，可释放 29.3～52.2kJ 的自由能，是机体完成各种生理活动的直接能量来源。

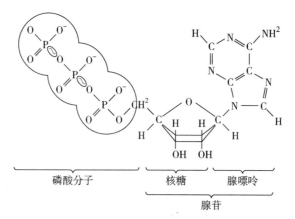

图 3-6　ATP 分子结构式

2. 磷酸肌酸（CP） CP 是 ATP 在细胞内的储存形式之一，在人体各组织器官内广泛存在。骨骼肌中 CP 的储量比其他组织器官都高，约占机体 CP 总量的 95% 左右[1]。其高能磷酸键断裂释放的能量是 ATP 的 3～8 倍，但是 CP 释放的能量不能直接供机体利用，只有将它的高能磷酸基团转移给 ADP 转化成 ATP 才能被利用。当机体内 ATP 生成较多时，ATP 又可以将高能磷酸基团转移给肌酸（C）形成 CP，将高能磷酸基团储存起来。CP 在骨骼肌内的储量为 ATP 的 3～5 倍[2]。运动时，机体对 ATP 的需求增加到安静时的 100 倍以上，如果不能及时补充，肌细胞中的 ATP 含量在高强度运动时只能维持 2～3 秒[3]，因此，当骨骼肌中 ATP 减少时，CP 在肌酸激酶的催化下，快速再合成 ATP（图 3-7）。研究表明，通常在运动后骨骼肌内 ATP 水平会下降 30%～50%，但 CP 可能会完全耗竭[4]。

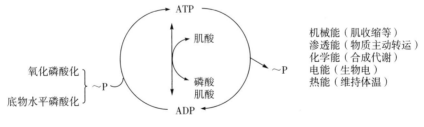

图 3-7　肌酸和磷酸肌酸的可逆反应

（二）磷酸原供能系统的供能过程

在运动过程中，ATP 的转换率与运动强度成正比。在 ATP 水解释放能量的同时释放 ADP，激活存在于细胞浆内的肌酸激酶（CK）。由于 CK 对 ATP 浓度的变化极为敏感，所以运动中 CK 活性的提高与 ATP 水解几乎同步进行。CK 的活性也会因胞浆内 ADP 浓度的升高而增强。在静息肌纤维的胞浆中，肌酸浓度比 ADP 高出 100 倍以上，意味着 ADP 浓度的任何微小增加都会导致肌酸浓度的大幅增加。当体内 ATP 下降时，CK 催化 CP 分解，将高能磷酸基团转移给 ADP，重新合成 ATP 以维持其在体内的正常浓度。当体内 CP 含量不足，细胞内 ADP 浓度过高时，肌激酶（MK）活性升高，它可以催化 2 分子 ADP 反应合成 ATP，但是这一反应在肌肉 ATP 转换总量中占比相对较小。这种 ATP 和 ADP 往复循环是人体利用能量的基本转换方式。除 ATP 外，其他的腺苷三磷酸如 GTP、UTP 和 CTP 等亦能直接提供自由能以促进生物体内多种化学反应的进行。例如 GTP 参与蛋白质的合成；UTP 在糖原合成中起到活化葡萄糖分子的作用；CTP 参与磷脂酰胆碱、磷脂酰乙醇胺等的生物合成。ATP 将分解代谢的放能反应和合成代谢的吸能反应耦联在一起，能量的释放、储存和利用都是以 ATP 为中心，ATP 可接受能量和支付能量（图 3-8）。

图 3-8　ATP 的生成和利用

（三）磷酸原供能系统的供能特点

磷酸原供能系统是通过分子内高能磷酸基团的转移供能，即是以底物水平磷酸化方式生成 ATP。因此在运动过程中动用最早、利用最快、输出功率最高、无氧气参与、不产生乳酸等中间产物。但是肌细胞内磷酸原储量很有限，导致 ATP-CP 系统供能总量少、持续时间短，最大强度运动只可维持 6～8 秒。磷酸原供能系统是大强度或最大用力运动的主要供能方式，如短跑、投掷和举重等项目。竞技体育训练和竞赛中，力量和速度类项目运动员可通过在饮食中增加肌酸的摄入，在一定程度上提高骨骼肌中磷酸肌酸的储备，有助于提高磷酸原供能系统的能量储备和功率输出。

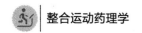

二、糖酵解供能系统

糖酵解供能系统是指糖原或葡萄糖在缺氧或氧供应不足的状态下，在胞浆内经过一系列酶催化反应分解生成乳酸，并以底物水平磷酸化方式合成 ATP 的能量系统，也被称为糖的无氧代谢系统。由于糖通过无氧酵解最终形成的产物是乳酸，故糖酵解供能系统又被称为乳酸能系统。该供能系统是机体在缺氧或氧供应不足的状态下获取能量的主要方式。但由于其最终产物乳酸在体内积聚过多将会改变体液酸碱度，破坏机体内环境的稳态，从而使机体工作能力降低。因此，糖酵解供能系统提供能量的持续时间也不能太长。据计算，人体糖酵解供能坚持的最长时间约为 33 秒。所以，糖酵解供能系统是持续时间在 1～2 分钟的运动的主要供能方式。

（一）糖酵解供能系统的供能过程

糖酵解供能系统的反应过程是在一系列酶的催化作用下，发生在细胞质（胞浆）内。整个过程分为两个阶段，包含 10 个反应步骤。如果以葡萄糖为底物，第一阶段包含 5 步反应，属于消耗能量的过程，共消耗 2 分子 ATP；第二阶段也包含 5 步反应，属于释放能量的过程，共生成 4 分子 ATP，（图 3-9）。由此可见，1 分子葡萄糖通过糖酵解过程可以净生成 2 分子 ATP。具体过程如下所述：

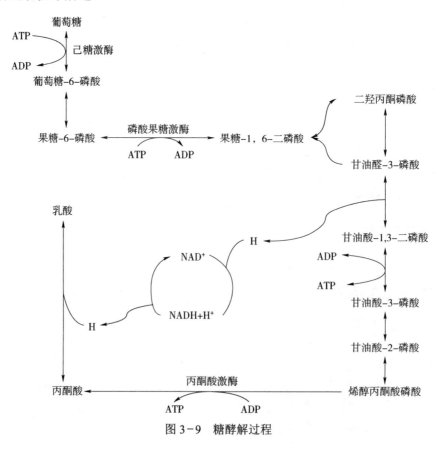

图 3-9　糖酵解过程

1. 第一阶段

（1）葡萄糖磷酸化　通过血液循环进入肌细胞内的葡萄糖，在己糖激酶的催化下，消耗1分子ATP，首先生成葡萄糖-6-磷酸。

（2）葡萄糖-6-磷酸的异构化　葡萄糖-6-磷酸在磷酸己糖异构酶的催化下，转变为果糖-6-磷酸。

（3）果糖-6-磷酸的磷酸化　在磷酸果糖激酶（PFK）的催化下，果糖-6-磷酸进一步磷酸化生成果糖-1,6-二磷酸，同时消耗了1分子ATP，这一步反应是控制糖酵解过程的关键步骤，催化这一步反应的PFK也是影响糖酵解速率的最重要的限速酶。

（4）果糖-1,6-二磷酸的裂解　1分子的果糖-1,6-二磷酸在醛缩酶的催化下，裂解生成磷酸二羟丙酮和3-磷酸甘油醛2个三碳化合物。

（5）磷酸二羟丙酮的异构化　在磷酸丙糖异构酶的催化下，磷酸二羟丙酮可以转变为3-磷酸甘油醛，这一步反应是可逆的。

第一阶段反应至此，1分子葡糖糖生成2分子3-磷酸甘油醛，通过两次磷酸化作用消耗了2分子ATP。

2. 第二阶段

（1）3-磷酸甘油醛氧化磷酸化　3-磷酸甘油醛在3-磷酸甘油醛脱氢酶的催化下氧化脱氢，同时磷酸化生成含有1个高能磷酸键的1,3-二磷酸甘油酸，反应中脱离的氢和电子转移给氧化型辅酶Ⅰ NAD$^+$，生成NADH+H$^+$。

（2）1,3-二磷酸甘油酸的高能磷酸基团转移　1,3-二磷酸甘油在磷酸甘油酸激酶催化下，生成3-磷酸甘油酸，同时其分子上的高能磷酸基团转移给ADP生成ATP。

（3）3-磷酸甘油酸变位　3-磷酸甘油酸在磷酸甘油酸变位酶的催化下，其磷酸基团转位生成2-磷酸甘油酸。

（4）2-磷酸甘油酸脱水　2-磷酸甘油酸在烯醇化酶催化下脱水，同时能量重新分配，生成含有高能磷酸键的磷酸烯醇式丙酮酸。

（5）磷酸烯醇式丙酮酸的磷酸转移　磷酸烯醇式丙酮酸在丙酮酸激酶的催化作用下，分子中的高能磷酸基团转移给ADP生成ATP。这一步生成ATP的方式是底物水平磷酸化。丙酮酸激酶也是糖酵解过程中的一个限速酶。

（二）糖酵解供能系统的供能特点

与磷酸原供能系统相比，糖酵解供能系统供能总量多、输出功率低、供能时间较长。相同点是都不需要氧气参与反应，最终产物都是酸性化合物。尤其是糖酵解产物乳酸，在机体内堆积过多，超过机体缓冲和耐受能力时，会破坏机体内环境酸碱度的稳态，从而又会影响糖酵解过程中限速酶的活性，进一步限制糖酵解的过程，影响ATP的再合成。所以，乳酸在体内堆积是导致机体疲劳的因素之一[2]。糖酵解系统是400m、800m、100m游泳等运动时间在30秒至2分钟大强度运动的主要供能系统。糖无氧酵解系统的供能能力可以通过专门的无氧训练来提高。

在短时间、大强度的运动中，主要依靠糖酵解合成ATP。在最大强度运动30～60秒时，糖酵解在运动负荷超过血乳酸积累（OBLA）增加时，内部环境（血液、细胞外液体）的变化包括如下几项。

1. 乳酸和氢离子（质子）的积累 体内氢离子的积累部分可以得到缓冲，则需要从碳酸氢盐释放更多的二氧化碳（图 3-10），从而导致呼吸商的增加。对于未经训练的受试者，这一比例为 50%~60% 的最大摄氧量。训练对象的最大摄氧量在 70%~80%。

$$2H^+ + HCO_3^- \longleftrightarrow H_2CO_3 \longleftrightarrow H_2O + CO_2$$

图 3-10 机体内 H^+ 的缓冲反应

2. 氨的积累 氨具有神经毒性作用，机体在正常状态下，产生的氨可以在肝脏中通过鸟氨酸循环生成无毒的尿素，通过肾脏排除体外。但是氨积累过多就会造成肝脏和肾脏的负担，影响身体健康。

3. 热的积聚 导致汗液分泌增多。在运动过程中，所有消耗的代谢能量中只有 20%~25% 转化为机械功，其余转化为热量，对核心温度起作用。在长时间的运动中，心脏温度会逐渐升高至 40℃。如果超过 40℃，就会导致内部环境中的"热负荷"。

三、有氧代谢供能系统

在氧气充足的条件下，糖、脂肪和蛋白质可以被彻底地氧化，最终生成 CO_2 和 H_2O，同时释放大量能量的过程被称为有氧氧化，也称为有氧代谢。有氧代谢是机体 ATP 再合成的又一重要途径。在运动中，骨骼肌通过糖、脂肪和蛋白质的有氧代谢使 ADP 重新合成 ATP，释放能量。在有氧代谢供能系统中，糖有氧代谢的供能底物除血糖外，还有糖原（包括肝糖原和肌糖原）。机体在进行小强度运动 1~2 小时，肌糖原几乎耗尽。在体内储量丰富的有氧代谢供能底物是脂肪，理论上脂肪的供能不受时间限制，但是脂肪在氧化过程中有赖于糖的有氧代谢过程。在运动中，脂肪供能的比例随运动强度的增大而降低，随运动持续时间延长而增加。在运动时间大于 30 分钟的大强度运动中，蛋白质参与供能的比例增加，并且其供能比例与肌糖原的储备有关。运动过程中，骨骼肌组织消耗支链氨基酸（branched-chain amino acid, BCAA，包括亮氨酸、异亮氨酸、缬氨酸）的量增加，随之血液中 BCAA 的浓度也在下降。BCAA 和色氨酸通过同一载体进入大脑组织。因此，如果 BCAA 浓度下降而色氨酸水平没有相应变化，则会有更多的色氨酸进入大脑。色氨酸是大脑中一种重要的传递物质血清素（5-羟色胺）的前体。5-羟色胺是一种抑制性神经递质。长时间的运动引起 BCAA 的浓度降低，从而改变了色氨酸-BCAA 的比例，就会使更多的色氨酸进入大脑组织，引起中枢疲劳。研究表明，在运动期间，支链氨基酸和蛋白质提供 ATP 的量仅占总能量的 2% 左右，只有当机体内糖储备严重枯竭时这一比例才可能上升到 5%~10%[3]。综上所述，有氧代谢供能系统是数分钟以上的长时间耐力性运动项目的重要供能系统。

（一）糖的有氧代谢

糖的有氧代谢是葡萄糖或糖原在体内氧化分解生成大量 ATP 的主要途径。在氧气供应充足的条件下，葡萄糖或糖原在一系列酶的催化反应下能彻底氧化分解生成 CO_2 和 H_2O，并释放其分子内蕴含的全部能量。1 分子葡萄糖经过有氧代谢最终可以生成 30/32 分子的 ATP。除此之外，糖的有氧代谢途径也是连接体内糖、脂类和蛋白质代谢途径的枢纽。

1. 糖的有氧代谢过程 糖的有氧代谢过程可以分为三个阶段（图 3-11）：第一阶段是在细胞质中葡萄糖或糖原氧化分解生成丙酮酸，这一阶段基本和糖酵解过程一致；第二阶段是丙酮酸在丙酮酸脱氢酶系的催化下进入线粒体，经过脱羧、脱氢反应，再与辅酶 A（CoA-SH）结合生成乙酰辅酶 A（乙酰 CoA）；第三阶段是乙酰辅酶 A 进入三羧酸循环，最终被氧化生成 CO_2 和 H_2O，同时 NAD^+ 或 FAD 接受反应中脱下来的氢，转化成 $NADH+H^+$ 或 $FADH_2$，分别进入 $NADH+H^+$ 或 $FADH_2$ 呼吸链经过电子传递，以氧化磷酸化方式生成 H_2O，同时产生 ATP。

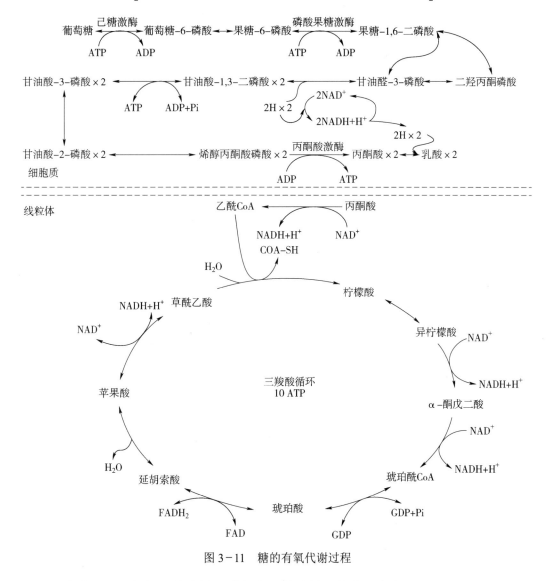

图 3-11 糖的有氧代谢过程

2. 三羧酸循环 包括三羧酸循环过程和三羧酸循环的生理意义。

（1）三羧酸循环过程 乙酰 CoA 是一个十分活泼的物质代谢中间产物，在线粒体中可以与草酰乙酸缩合形成含有三个羧基的柠檬酸，柠檬酸再经过一系列的酶促反应，最后降解成草酰乙酸。之后再重复上述过程，形成一个连续、不可逆的循环反应，称为柠檬酸循环。由于柠檬酸含有三个羧基，故又称为三羧酸循环（tricarboxylic acid cycle，TCA cycle）。在 1 次三羧酸循环中，1 分子乙酰辅酶 A 经过 4 次脱氢、2 次脱羧反应，通过底物水平磷酸化和氧化磷酸化两种方式，直至循环终末共生成 10 分子 ATP。整个过程主要包括 8 个连续的反应步骤（图 3-12）。

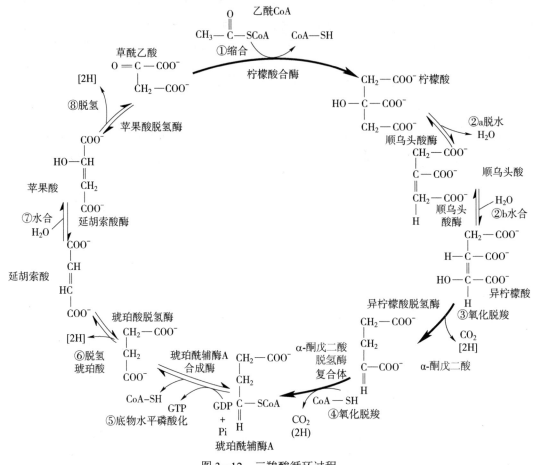

图 3-12　三羧酸循环过程

1）柠檬酸生成：在线粒体中，乙酰 CoA 与草酰乙酸在柠檬酸合成酶的催化下缩合生成柠檬酸，同时解离出 CoA。

2）柠檬酸与异柠檬酸互变：柠檬酸脱水生成顺乌头酸，再加水生成异柠檬酸。

3）α-酮戊二酸生成：异柠檬酸在异柠檬酸脱氢酶的催化下脱氢，使氧化型辅酶Ⅰ（NAD⁺）转化为还原型辅酶Ⅰ（NADH+H⁺），同时形成的中间产物草酰琥珀酸迅速脱羧生成 α-酮戊二酸。

4）琥珀酰 CoA 生成：α-酮戊二酸在 α-酮戊二酸脱氢酶的催化下氧化脱羧，生成含有高能硫脂键的琥珀酰 CoA 和 CO_2。

5）琥珀酸的生成：琥珀酰 CoA 在琥珀酸 CoA 合成酶的催化下生成琥珀酸，同时将其所含有的高能磷酸键转移给 GDP 生成 GTP，GTP 将高能磷酸基团再转移给 ADP，生成 ATP。

6）延胡索酸生成：琥珀酸在琥珀酸脱氢酶的催化下脱氢生成延胡索酸。

7）苹果酸生成：延胡索酸经过延胡索酸酶的催化，加水生成苹果酸。

8）草酰乙酸生成：苹果酸在苹果酸脱氢酶的催化下，脱氢生成草酰乙酸。

（2）三羧酸循环的生理意义　机体内的能源物质糖、脂类和蛋白质经过三羧酸循环，可以被彻底氧化生成 CO_2 和 H_2O，以最大限度的提供 ATP[5]。它既是机体内糖、脂肪和蛋白质彻底氧化的重要途径，又是连接体内三大能源物质相互转变的重要代谢枢纽，也是机体获取能量的主要方式。

三羧酸循环的起始物是乙酰辅酶 A，其不仅是糖氧化分解的产物，还可能是甘油、脂肪酸和某些氨基酸代谢的产物。因此，三羧酸循环是糖、脂肪和蛋白质代谢的中心环节，三者经过各自的代谢过程，首先转化为三羧酸循环的中间产物，之后再进入三羧酸循环，被彻底氧化成 CO_2 和 H_2O。在人体内大约有 66.7% 的有机物是通过三羧酸循环而被分解的。除此之外，糖、脂肪和蛋白质也可以通过三羧酸循环进行相互转换。研究表明，在细胞增殖中，三羧酸循环是生物合成前体的重要来源。不仅提供能量，还可以合成氨基酸、葡萄糖等许多中间产物[6]。

（二）脂肪的有氧代谢

脂质（fatty acid，FA）是由脂肪酸和醇形成的酯类及其衍生物的总称。根据不同的化学结构及组成，脂质可以分为单纯脂、复合脂和类脂三大类。脂肪即三酰甘油（triacylglycerol，TG），也叫甘油三酯，属于单纯脂。人体内的脂肪主要来自于食物和自身合成，这些脂肪主要储存于脂肪组织中，需要时分解成脂肪酸和甘油，由血液运送到身体的各个部位。运动时，机体可以利用的脂肪来源有三个：脂肪组织中的脂肪、血液中的脂肪和骨骼肌组织中的脂肪。当机体进入运动状态时，交感神经兴奋，导致能够促进脂肪动员的激素（包括肾上腺素、去甲肾上腺素和胰高血糖素等）分泌增加，脂肪细胞膜上的激素受体与这些激素结合，激活细胞内脂肪水解的限速酶三酰甘油脂肪酶（HSL）。同时在一系列脂肪酶的作用下，脂肪逐步水解成脂肪酸和甘油，并扩散到血液中，以供其他组织氧化利用，这个过程称为脂肪动员。在体内 1g 脂肪完全被氧化可以释放出 38kJ（9kcal）的能量，是 1g 糖原或者蛋白质氧化释放能量的 2 倍以上。

脂肪在脂肪酶的作用下可以将 1 分子脂肪水解成 1 分子甘油和 3 分子脂肪酸。在肾、肝等少数组织中，甘油可以被氧化利用，但是不能直接为肌肉供能。脂肪水解释放入血的脂肪酸和血液中的脂蛋白结合，形成的游离脂肪酸，在氧气供应充足的条件下，通过载体肉毒碱进入线粒体，再经过一系列酶的催化，通过脱氢、加水、再脱氢和硫解等 β-氧化过程，可以逐步分解为乙酰辅酶 A，再进入三羧酸循环被彻底氧化，生成 CO_2 和 H_2O，同时释放大量能量。因此，在长时间运动中，脂肪酸是机体获取能量主要来源之一。肝脏和肌肉是脂肪酸氧化最活跃的组织，其最主要的氧化形式是 β-氧化。

1. 脂肪酸的 β-氧化　β-氧化是指脂肪酸在线粒体中经过一系列酶的催化，在 α、β-碳原子之间断裂，β-碳原子被氧化成羧基，生成含有两个碳原子的乙酰辅酶 A 和比原分子少 2 个碳原子的脂肪酸。β-氧化作用并不是一步完成的，需要经过活化、转运后才能进入氧化过程。具体过程如下：

（1）脂肪酸活化　在细胞质中，脂肪酸在 Mg^{2+} 的辅助下经过脂酰 CoA 合成酶的催化，首先被激活形成脂酰 CoA。活化形成的脂酰 CoA 极性强，易溶于水；分子中有高能磷酸键、性质活泼，是酶的特异性底物，与酶的亲和力大，更容易参与反应。活化过程需要 CoA-SH（辅酶 A）的参与和 ATP 的消耗。

（2）脂酰辅酶 A 转运　由于脂肪酸 β-氧化是在线粒体基质中进行，在细胞质中形成的脂酰 CoA 不能直接穿过线粒体内膜进入线粒体基质，必须依靠线粒体内膜上的肉碱（carnitine）为载体协助转运。内膜上的载体肉碱可以将脂肪酸以酰基的形式从线粒体外膜转移到线粒体基质中，脂酰基与线粒体内膜上的辅酶 A 结合，重新转变为脂酰 CoA 进入基质，并释放肉碱完成下一次的转运（图 3-13）。

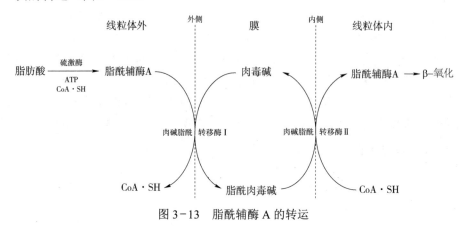

图 3-13　脂酰辅酶 A 的转运

（3）β-氧化　脂酰 CoA 进入线粒体基质后，进行 β-氧化作用。一次 β-氧化包括脱氢、加水、再脱氢和硫解四个步骤（图 3-14）。脂酰 CoA 经过这四个步骤逐步降解成多个乙酰 CoA，进入三羧酸循环，最终形成 CO_2 和 H_2O。

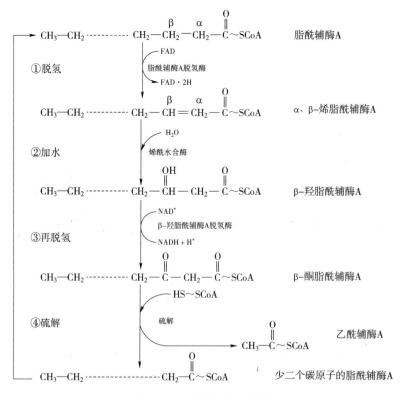

图 3-14　脂肪酸的 β-氧化

（引自：张蕴琨. 运动生物化学［M］. 2 版. 北京：高等教育出版社，2016）

1）脱氢：在脂酰 CoA 脱氢酶的催化下，脂酰 CoA 在 α、β-碳原子上脱氢，形成反式烯脂酰 CoA，同时 FAD 接受脱下来的氢被还原成 $FADH_2$。

2）加水：在烯脂酰 CoA 水化酶的催化下，反式烯脂酰 CoA 的双链上加上 1 分子 H_2O，形成 β-羟脂酰烯脂酰 CoA。

3）再脱氢：在 β-羟脂酰 CoA 脱氢酶的催化下，β 位上的羟基脱氢氧化生成 β-酮酯酰 CoA，同时 NAD^+ 接受脱下来的氢被还原成 $NADH+H^+$。

4）硫解：在 β-酮酯酰 CoA 硫解酶的催化下，β-酮酯酰 CoA 在 α 和 β 位之间被 1 分子 CoA 硫解，产生 1 分子乙酰 CoA 和少了两个碳原子的脂酰 CoA，这 4 步反应组成了 1 次 β-氧化作用。

β-氧化是体内脂肪酸氧化分解的主要过程，可以供应机体需要的大量能量。除此之外，机体所需要不同长短的脂肪酸链，可以通过 β-氧化将长链的脂肪酸改造成长度适宜的脂肪酸，以满足机体代谢所需。

2. 酮体代谢 酮体是脂肪酸在某些组织如肝细胞内氧化不完全，造成乙酰 CoA 的堆积而产生的中间产物。这些乙酰辅酶 A 没有正常的进入三羧酸循环，而是一部分转变为乙酰乙酸、β-羟丁酸和丙酮，这三种物质统称为酮体。其中 β-羟丁酸含量较多，约占 70%，乙酰乙酸约占 30%，丙酮含量极微。一般人体利用脂肪氧化供能正常时，血液中酮体含量极少。

（1）酮体的生成 一般情况下，酮体是在肝细胞线粒体内生成，以脂肪酸 β-氧化时生成的乙酰 CoA 为原料，经一系列酶催化生成酮体。其主要过程如下（图 3-15）。

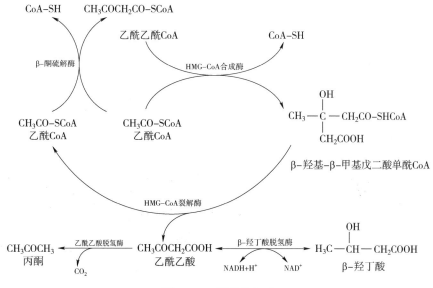

图 3-15 酮体的生成

（引自：张蕴琨. 运动生物化学 [M]. 2 版. 北京：高等教育出版社，2016）

1）在 β-酮硫解酶的作用下，2 分子乙酰 CoA 生成乙酰乙酰 CoA，并释放 1 分子 CoA-SH。

2）在关键酶 β-羟基-β-甲基戊二酸单酰 CoA（HMG-CoA）合成酶的催化下，乙酰乙酰

CoA 和乙酰 CoA 缩合生成 HMG-CoA。

3）在 HMG-CoA 裂解酶的作用下，HMG-CoA 裂解生成乙酰乙酸和乙酰 CoA。再在 D-β-羟丁酸脱氢酶的催化下，乙酰乙酸经过 NADH 还原生成 β-羟丁酸，该反应是可逆的。部分乙酰乙酸在乙酰乙酸脱羧酶的催化下，可以通过脱羧或者缓慢的自发脱羧生成丙酮。

（2）酮体的利用　酮体是溶于水的，在肝脏内合成后，可以透过细胞膜直接进入血液（称为血酮体），被输送到肝外组织，进一步被氧化利用。因此，血酮体是肝外组织利用脂肪酸氧化供能的另一种形式。

在骨骼肌、心肌、肾脏和脑等肝外组织，经过 β-羟丁酸脱氢酶催化，β-羟丁酸可以转变为乙酰乙酸和 NADH，乙酰乙酸在酶的催化作用下活化形成乙酰乙酰 CoA。在 CoA-SH 硫解酶的作用下，乙酰乙酰 CoA 分解成 2 分子乙酰 CoA，进入三羧酸循环彻底氧化分解生成 CO_2 和 H_2O，释放 ATP，供肝外组织利用（图 3-16）。丙酮的代谢比较复杂，在一系列酶的作用下，其可以转变为丙酮酸或乳酸，进而通过糖异生作用生成葡萄糖，这也是脂肪酸的碳原子转变为糖的一个途径。

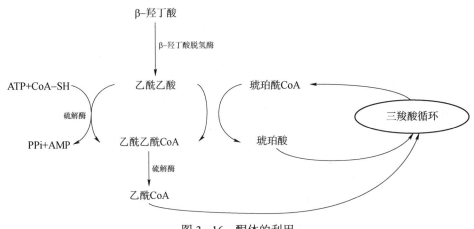

图 3-16　酮体的利用

（三）蛋白质的有氧代谢

蛋白质是生命活动的基础，是构成细胞的主要组成成分，是体内的能量来源之一。蛋白质与机体内的肌肉收缩、神经系统的活动、血液中氧的运输等生理功能密切相关，同时许多参与各种生理机能调节的激素也与蛋白质有关。另外，调节机体代谢各种化学反应进行的酶，其绝大多数的化学本质也是蛋白质。

正常情况下，组织蛋白质及一些含氮化合物不断分解与合成，体内蛋白质处于合成和分解的动态平衡状态中。从食物中摄取的蛋白质经过蛋白酶水解为氨基酸被机体吸收，一部分氨基酸在肝脏组织中进行蛋白质的合成或进一步分解，另一部分则随血液分布到全身各个组织器官。

1. 氨基酸代谢　分为氨基酸代谢库和氨基酸分解代谢两部分。

（1）氨基酸代谢库　由于蛋白质无论是在合成还是分解时都会经过转换成氨基酸的阶段，因此就有了"氨基酸代谢库"的概念，所以氨基酸代谢库是一个虚拟的概念。人体内主要的"氨基酸代谢库"存在于骨骼肌和肝脏，其中骨骼肌含有的游离氨基酸占氨基酸代谢库总量的80%，肝脏占10%，肾脏占4%左右，血浆仅占0.2%～0.6%[7]。

（2）氨基酸分解代谢　在机体代谢中，人体细胞不断地由氨基酸合成蛋白质，同时又将蛋白质降解为氨基酸。成人每天被降解的蛋白质占蛋白总量的1%～2%。当蛋白质被降解为氨基酸后，通常会以转氨基、氧化脱氨基或联合脱氨基的方式脱去α-氨基，转变成相应的α-酮酸，然后再分别进一步被氧化，完成氨基酸的分解代谢。

2. 运动时氨基酸的供能　蛋白质降解的氨基酸可以作为运动中的能源物质。长时间运动时，来源于氨基酸和蛋白质的能量占总能量消耗的5%～10%，甚至更多。有研究表明，在进行90分钟的高强度运动时，蛋白质能为骨骼肌提供的能量高达总能量消耗的20%。在进行长时间耐力运动时，蛋白质分解速率加快，其产生的氨基酸一方面转化为有氧代谢过程中的中间产物氧化供能，另一方面经葡萄糖-丙氨酸循环等途径在肝脏中进行糖异生作用，以维持血糖恒定。运动时氧化供能的氨基酸主要有两大类：一类包括丙氨酸、谷氨酸和天冬氨酸的氧化，另一类则是支链氨基酸的氧化。

（1）谷氨酸、丙氨酸和天（门）冬氨酸的氧化　在肌肉和肝脏组织中，含有丰富的转氨酶，丙氨酸、谷氨酸和天冬氨酸等在其相应的转氨酶催化下，进行脱氨基作用后，分别转变成丙酮酸、α-酮戊二酸和草酰乙酸（图3-17）。它们都可以作为有氧氧化过程中的中间产物补充，直接进入三羧酸循环进行氧化，而草酰乙酸则还可以在磷酸烯醇式丙酮酸激酶的作用下转变成丙酮酸进一步氧化。在运动过程中磷酸烯醇式丙酮酸激酶的活性迅速上升，是提高氨基酸转化和氧化能力的重要机制之一。

（2）支链氨基酸氧化　亮氨酸、异亮氨酸和缬氨酸三种必需氨基酸被统称为支链氨基酸，是长时间持续运动时参与能量供应的重要氨基酸。在结构上三者有相似的分支，在代谢上有相似的分解与合成途径，它们最终都进入三羧酸循环进行分解代谢，为机体提供能量。在骨骼肌中，催化支链氨基酸分解的支链α-酮酸脱氢酶的含量约占全身总量的60%，因此骨骼肌是支链氨基酸分解代谢的主要组织。亮氨酸、异亮氨酸和缬氨酸彻底氧化生成CO_2和H_2O的过程如图3-18所示。人体在安静状态下，支链氨基酸氧化供能占骨骼肌总能量消耗的14%，属于非糖的能量来源。运动时，肝脏组织内蛋白质分解加快，支链氨基酸释放入血的量增加。

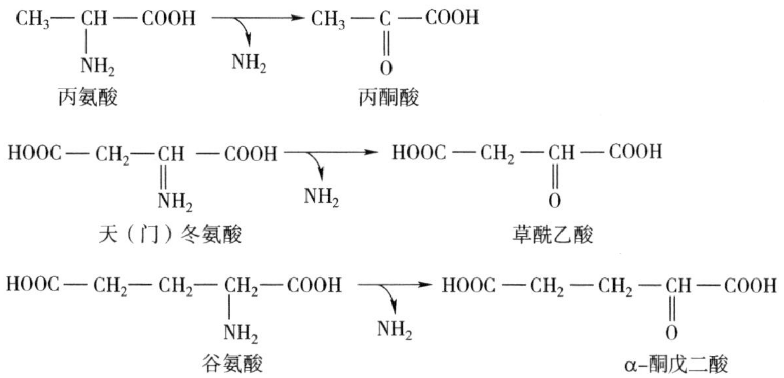

图 3-17　丙氨酸、天冬氨酸和谷氨酸脱氨基过程

（引自：谢敏豪. 运动生物化学 [M]. 北京：人民体育出版社，2014）

除此之外，支链氨基酸的代谢产物葡萄糖和酮体都是机体可以利用的能量物质。在 4 小时低强度耐力运动时，人体内的支链氨基酸氧化供能约占氨基酸总供能的 60%。因此支链氨基酸是长时间持续运动时参与供能的重要氨基酸。

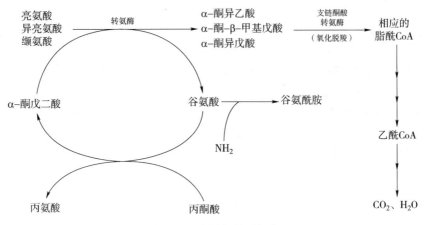

图 3-18　支链氨基酸氧化

（3）葡萄糖-丙氨酸循环过程及其意义　丙氨酸是进行糖异生作用的重要氨基酸。在肝脏组织中，丙氨酸合成葡萄糖的速率远超过其他氨基酸。1969 年，骨骼肌和肝脏之间存在葡萄糖-丙氨酸循环（alanine-glucose cycle）的观点被弗里格（Felig）和霍勒（Wahler）提出。他们认为，在运动过程中骨骼肌和心肌中糖分解代谢过程加强，其中间代谢产物——丙酮酸大量生成，丙酮酸的浓度迅速升高，其中大部分丙酮酸进入线粒体被进一步氧化，一部分被还原生成乳酸，还有一部分丙酮酸经过谷丙转氨酶的转氨基作用生成丙氨酸。生成的丙氨酸会随血液循环被运输至肝脏，作为糖异生作用底物生成葡萄糖，然后重新进入血液以维持血糖浓度的稳定（图 3-19）。

运动时葡萄糖-丙氨酸循环存在的意义：

1）有利于维持血糖稳定。

2）将运动中糖无氧酵解的中间产物丙酮酸转化成丙氨酸，减少乳酸的生成，维持机体内环境的稳定。

3）将骨骼肌组织中的 NH_3 以无毒的形式转移至肝脏组织，避免血氨浓度过度升高。

4）丙氨酸在肝脏组织内经过糖异生作用生成葡萄糖，以供运动中骨骼肌吸收，增加骨骼肌葡萄糖供应。

（四）有氧代谢供能系统的供能特点

三羧酸循环是糖、脂肪和蛋白质三种主要有机物在体内彻底氧化的共同代谢枢纽，也是机体内三种主要能源物质相互转化的主要联结机构，是机体获取能量的主要方式。有氧代谢供能系统与机体内其他两大供能系统相比，输出功率较低。其中糖有氧氧化输出功率为糖酵解供能系统的 50%，脂肪氧化的最大输出功率则为糖有氧氧化的 50%。除此之外，有氧代谢供能系统在供能过程中没有代谢性中间产物的积累，但是必须保证有充足的氧气供应。因此，运动强度不大，但是维持时间较长的运动，主要依靠有氧代谢供能系统。

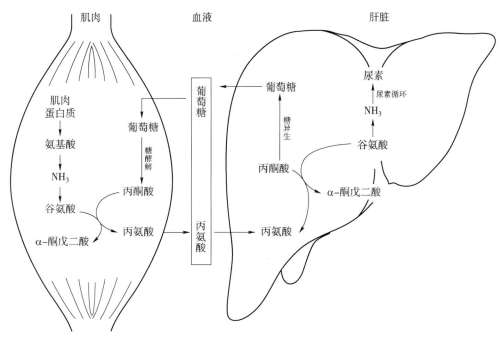

图 3-19 葡萄糖-丙氨酸循环

四、运动中三大供能系统的相互关系

在运动中，机体内三大供能系统相互联系、相互影响和相互制约。参与供能的主要系统随着运动强度、运动时间、训练状态和环境条件的不同而不同，各系统供能的比例也随之变化[8]。有研究表明，较低强度的运动中，脂质氧化供能占主导地位，但是随着运动强度的增加，骨骼肌对糖原和血糖的依赖性会更大[9]。因此，运动中只有各供能系统协调配合，共同发挥作用，骨骼肌才可以利用所有能源物质，只是利用不同物质的时间顺序和比例会随运动状况不同而发生改变。在运动中，不同供能系统的输出功率差异较大，从高到低其顺序依次为：磷酸原供能系统、糖酵解供能系统、糖有氧氧化和脂肪氧化，它们之间以接近 50% 的速度依次递减。除此之外，各供能系统在运动中的供能时间也不尽相同，三大供能系统以各自最大输出功率供能时，磷酸原供能系统仅能维持 6～8 秒；糖酵解供能系统可维持 30～60 秒，最多可维持 2 分钟；时间在 3 分钟以上的运动，其能量供应主要依赖于有氧氧化供能系统[10]（图 3-20）。研究表明，随着运动时间的延长，在运动中能量供应的变化主要是有氧供能系统供能比例的增加[11]。除了供能外，有氧代谢供能系统也是运动后能源物质恢复及代谢产物清除，促进机体机能恢复的主要代谢方式。

在实际运动中，任何一种体育运动都不可能只依靠一个供能系统供能。各供能系统参与供能的比例，受运动类型、运动时间、运动强度、运动个体差异等诸多因素的影响。人体运动时，只有通过三大供能系统相互协调配合，才能确保运动中能量的充分供应，从而保证身体活动的顺利进行[10]。

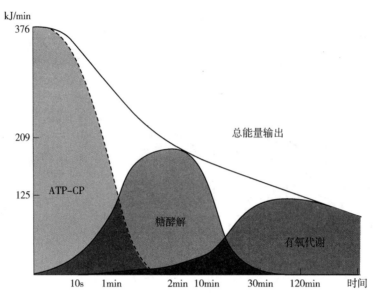

图 3-20　全力运动时骨骼肌三大功能系统的关系

（引自：张蕴琨. 运动生物化学［M］. 2 版. 北京：高等教育出版社，2016）

参考文献

［1］ 张爱芳. 实用运动生物化学［M］. 北京：北京体育大学出版社，2005.

［2］ 邓树勋. 运动生理学［M］. 北京：高等教育出版社，2009.

［3］ Moghetti P, Bacchi E, Brangani C, et al. Metabolic Effects of Exercise [J]. Front Horm Res, 2016, 47: 44－57.

［4］ Kimber NE, Cameron-Smith D, Mcgee SL, et al. Skeletal muscle fat metabolism after exercise in humans: influence of fat availability [J]. J Appl Physiol (1985), 2013, 114 (11): 1577－1585.

［5］ Lunt SY, Vander HM. Aerobic glycolysis: meeting the metabolic requirements of cell proliferation [J]. Annu Rev Cell Dev Biol, 2011, 27: 441－464.

［6］ Akram M. Citric acid cycle and role of its intermediates in metabolism [J]. Cell Biochem Biophys, 2014, 68 (3): 475－478.

［7］ 谢敏豪. 运动生物化学［M］. 北京：人民体育出版社，2008.

［8］ Mark Hargreaves, Lawrence L. Spriet. Exercise Metabolism: Fuels for the Fire [J]. Cite this article as Cold Spring Harb Perspect Med, 2018, (8): a029744.

［9］ Hargreaves M, Spriet LL. Exercise Metabolism: Fuels for the Fire [J]. Cold Spring Harb Perspect Med, 2018, 8 (8): 48.

［10］ 张蕴琨. 运动生物化学［M］. 北京：高等教育出版社，2014.

［11］ 黎涌明，资薇，陈小平. 赛艇测功仪不同持续时间全力运动的能量供应特征研究［J］. 体育科学，2017，37（3）：51－57.

第 5 节　运动对机体的影响

一、运动对血液成分和血液重分布的影响

运动对于血液成分和血液分布都具有重要的影响作用。例如正常静息状态下肝脏和肾脏内的血流是稳定的，但是随着运动强度的提高，血流量会显著下降。Lenz 等研究表明[1]，在静息状态下，大约有占全身血流量 50%的血液会分布在肝脏和肾脏；在中等强度训练条件下，肝脏和肾脏血流量会迅速下降至占全身约 6%的血流量；肌肉组织中的血流量从原来的占全身血流量 20%左右，迅速提升至 70%以上，这是因为"运动"本身的能量需求；皮肤组织中的血流量可以上升 2 倍，约为 12%，其原因在于肌肉运动会产生大量的热需要通过皮肤散发，以保持核心体温的稳定。如果体温超过 40℃会对大脑及其他器官产生严重的损害，这种损害表现在微观上是细胞氧化还原过程中蛋白酶的活性下降，导致细胞死亡。

血液成分是否会因为运动而改变？这里涉及以下几个方面的问题：

肾脏是人体重要的水盐代谢器官，其产生尿液的过程是 24 小时不停歇的。运动，尤其是中等强度以上的运动，因为血流重新分布的影响，肾脏的血流量显著下降，导致肾小球单位滤过面积血流减少，原尿重吸收增加。血液中水的潴留会增加，是为适应运动中肌肉等器官组织毛细血管网开放对血容量的需求增加，则对血液成分有稀释的倾向。

正常人在静息状态下，毛细血管网开放有限，并不是所有的红细胞等血液成分均在有效循环中运转，骨髓和肝脏均是血液成分的暂时储存池。当运动量上升时，身体对血容量的需求增加，肝脏和骨髓会迅速动员起来，释放贮存的红细胞等血液成分，以满足运动后身体氧需求的上升。这种动员机制在外伤大出血的情况下也很常见。

综合以上两种因素，中等强度运动可以让血液中"水"和"溶质"均不同程度增加，已有研究报道发现[2]，血液中红细胞数目并没有统计学意义上的显著增加。

二、运动对体温和血管调节的影响

（一）运动对体温的影响

在静息状态下，人的体温总是在 37℃左右，无论是在冬季或暑天，体温可能会有波动，一般说来相差不会超过 1℃。人体的体温保持相对恒定是人体进行生命的基本条件。体温控制受到很多内分泌激素的影响，最常见的是甲状腺素，例如甲亢病人怕热、多汗等现象，就是因为甲状腺素分泌过量，促进新陈代谢产生过多的热量，身体为了维持正常的温度，不得不通过出汗加强散热，包括皮肤潮红等。运动时，肌肉血流量明显增加，肌肉收缩做功产生大量的热能，促使生命体核心温度升高，机体排汗量增加。所以排汗是机体维持体温的一个重要途径。

（二）运动对血管调节的影响

运动对血管调节的影响也受激素的调节。运动时，体内激素分泌增加，这些激素的受体

在不同器官和组织血管壁上的密度和效用都有差别。例如肾上腺素受体，在冠脉循环和心肌内主要以 β 受体为主，运动会促进心脏收缩力增加，冠脉扩张，血流量适当增加，配合心脏做功；在肝脏和肾脏血管壁上 α 受体密度较大，血管会强烈的收缩，使血流量陡然降低，血液就可以重分布在 α 受体密度相对较低的肌肉和皮肤，这些组织血流量增加，以满足运动需求。

运动对于体温和血管调节的影响不是孤立的，是相互影响的。总的影响是使机体调整到有利于健康的良性状态。例如，对于发热的病人和冬季穿着单薄的人员，体温都有上升的需求（当然前者是病理性的，后者是生理性的），他们共同的特点都会出现躯体伸肌和缩肌共同收缩，通俗的讲就是打寒颤。这种肌肉收缩并不产生任何有意义的姿势运动，目的就是产生热量。所以运动使肝脏血流减少，肝脏是基础代谢产热的主要器官，这时身体的热能主要来自大量肌肉收缩做功，通过肌肉血管扩张，使肌肉获得足够的糖原等能源底物和营养。如果一直产热而不考虑散热，也会对机体造成伤害。所以，人在运动时，流经皮肤的血管扩张，可以使血液带来的热量充分地与外界空气接触，促进散热（面红耳赤），而且真皮层的汗腺组织也被动员起来，通过排汗的形式带走热量（汗流浃背）。

三、运动对心血管系统的影响

（一）心血管系统功能简介

心血管系统包括心脏、血管以及血液，主要将氧气以及细胞所需要的营养物质运送到全身各个器官，同时将二氧化碳和代谢废物运送至体外。血液还可以运送生物活性物质至靶器官，对维持机体内环境稳定具有重要意义。循环系统受神经系统和体液因素的调节，同时与呼吸系统、内分泌系统等多个系统相互协调，使机体可以在内外环境变化中更好地保持稳定。

心脏由室间隔和房间隔分为左心和右心两个部分，各自又分为心房和心室。左心房和左心室之间的二尖瓣、右心房和右心室之间的三尖瓣起到"阀门"作用。血液由左心室射出，进行体循环，经过各级血管最终汇集到上、下腔静脉，回流至右心房，由右心室射入肺循环，经肺静脉进入左心房，完成一次循环。正常人心率维持在 $60\sim100$ 次/分。每搏输出量指一侧心室一次心脏搏动射出的血液总量。心脏功能常以心输出量衡量，心输出量等于心率和每搏输出量的乘积，反映机体单位时间的血液循环量。

可以根据血管管腔直径的大小、结构等，将血管分为不同类型。包括富含弹性纤维的主动脉和肺动脉，具有较大容量、储存血液的静脉容量血管等。血管壁上包括多种具有不同功能的细胞，例如内皮细胞和血管平滑肌细胞等。

血液包括血细胞以及血浆，40%～45%的血容量是由血细胞构成，包括红细胞、白细胞和血小板；剩余的血液部分由血浆组成。血细胞及血浆具有各自的作用。

（二）运动对心血管系统的影响

在整个生命活动中，心脏不断规律跳动，推动血液在心血管系统内循环流动，循环过程中完成物质及气体交换，对生命活动具有重要意义。运动会增加机体对氧和营养物质的需求，机体势必会通过多种机制调节心血管系统以适应这种改变。

运动时通过调节心率和每搏输出量增加心输出量，提高泵血能力。运动时心率加快与交感神经兴奋相关，同时与运动导致体液中的肾上腺素和去甲肾上腺素增加有关。心率变化的幅度和速率与运动的类型、强度以及时间有关。每搏输出量与心脏前负荷、后负荷以及心肌泵血能力相关。运动时，肌肉的挤压使静脉的"静脉泵"作用更明显，引起血流速度加快，收缩容量血管，增加体循环充盈压力，回心血量因此增加，最终增加心脏前负荷；运动时血管扩张导致心脏后负荷减小；运动刺激体内交感-肾上腺髓质系统，通过兴奋交感神经以及分泌儿茶酚胺增强心肌收缩能力。

运动也会对血压造成一定的影响。一般运动会导致收缩压升高，运动对舒张压的影响会因运动类型不同而有差异。动力性运动可以明显提高收缩压，舒张压保持不变甚至略降低；静力性运动对收缩压升高的程度略低于动力性运动，但可以使舒张压明显升高。动力性运动可以增强心脏收缩能力，加快血液流速，收缩压随之升高，同时交感舒血管神经扩张外周血管，运动中骨骼肌不断收缩挤压，加快静脉回流，脉压差增大，外周阻力相对下降；同时由于运动中内脏血管收缩，而运动肌肉的血管舒张，外周阻力因此也并无明显变化甚至有所降低，外周阻力主要影响舒张压变化，因此舒张压变化幅度较小，甚至略降低。静力性运动时，憋气导致胸腔压力增大，后负荷随之增加，搏出量降低，导致心室残余血量较多，因而静脉回流阻力增加；运动中肌肉持续紧张，导致外周血流不畅，此时同样腹腔内血管收缩，外周阻力显著增高，最终导致收缩压升高幅度不高，而舒张压明显升高。

血管内皮的功能在调节血压和内分泌中有不可替代的作用，运动对血管内皮的有益作用已经在多个研究中得到证实，其中包括一氧化氮的调节作用。近期研究表明，运动使内皮细胞产生一氧化氮变化可能与运动中产生的血管剪切力相关[3,4]，而剪切力除了通过一氧化氮对运动内皮产生影响，还可以诱导动脉重塑，最终对预后产生影响。

正常生理状态下，血液根据机体器官的需求分布在各处，在一定内外条件变化时，血液会进行重新分配以满足当前各器官变化的需求。心、脑血管在内外环境变化时血液供应基本不变，皮肤、腹腔内脏及骨骼肌血液供应随着生理状态等改变而重新分配。

运动也会产生一些其他影响。心率变异性差与内皮功能差和压力感受器反射功能降低导致的血管僵硬增加有关[5]，近年的研究表明，运动可以增加心率变异性。动物实验证实，长时间剧烈运动会导致心肌的轻微损伤。此时心脏功能也有一定程度降低，但一段时间后会恢复正常。

（三）长期运动对心血管系统功能的影响

适当的运动对心血管系统具有保护作用，长期大强度运动对心血管系统可能产生不良作用。运动心脏指机体长期接受运动刺激后逐渐形成的具有明显结构、功能特征的心脏。

长期系统的运动训练可以使心脏发生适应性的功能和结构的改变。普通人心脏为 200～300g，而运动员心脏可为正常人的两倍。运动导致的心脏肥大通常与高血压导致的心肌肥厚或心力衰竭导致的心脏扩大的心脏重构不同。前者每搏输出量和心输出量增加，最大摄氧量增加，对缺氧耐受增加，并且在停止运动一段时间后，心脏肥大的表现往往可逆；而后者往往伴每搏输出量和心输出量的减少，对缺氧敏感且常伴有主观不适症状，运动测试反应异常，且往往改变不可逆，并继续发展直至无法代偿。

长期运动者的心率普遍偏低，甚至低于正常值，达到 40～50 次/分，最低可达 21 次/分。

安静状态下心脏迷走神经紧张性过高可导致心动过缓。正常状态下交感神经和迷走神经处于平衡状态共同维持心率在正常范围内。长期运动者的心脏对较高心率的刺激逐渐适应，相对强度小的运动刺激对应心率增加的幅度逐渐降低，因而安静状态下的平衡点移向迷走神经系统，最终导致心率降低。此种心率降低不同于病态窦性心动过缓，因为出现此情况的个体基本具有较高的心肌收缩力，伴随每搏输出量提高，出现心率降低的"节能"现象。研究表明，高静息心率是男性全因死亡率的独立危险因素[6]，适度运动可以一定程度降低心率，从而降低全因死亡率。

安静状态下，长期运动者的心脏和普通人群的心脏泵血能力均可以满足机体的代谢需要。但长期运动者的供能组合为低心率和高每搏输出量，这种"节能"组合可以具有更多的心率储备以及每搏输出量储备，因此在同样运动强度下，运动员比普通人动用更小的调节和用到的储备更少，相对更轻松；而在高强度运动时，运动员通过动用较多的心率储备以及搏出量储备达到普通人无法完成的高强度运动并取得较好的运动成绩。

四、运动对神经系统的影响

（一）神经系统简介

神经系统分为中枢神经系统和周围神经系统。中枢神经系统包括脑和脊髓。周围神经系统包括脑神经和脊神经，根据终末分布部位的特点划分为躯体神经和自主神经，后者又分为交感神经和副交感神经，如图 3-21 所示。

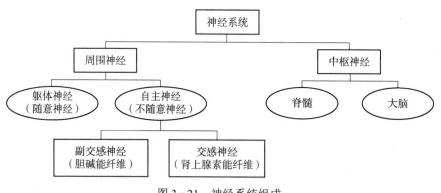

图 3-21　神经系统组成

躯体神经系统（somatic nervous system）的神经可以通过意识加以控制，又被称为随意神经。躯体神经其突触在脊髓，发出有髓纤维分布于体表、骨、关节和骨骼肌，控制躯体的随意活动和感觉的传递过程，以适应外界环境。突触是两个神经元之间或神经元与效应器细胞之间相互接触、并借以传递信息的部位。神经节是功能相同的神经元在中枢以外的周围部位集合而成的结节状构造。有髓纤维以髓鞘为特征，可快速传导来自于中枢神经系统的冲动，骨骼肌迅速做出反应。如果切断有髓躯体纤维会导致靶肌肉细胞的萎缩。

自主神经系统（autonomic nervous system）又称不随意神经系统。其活动不受主观意志的控制，与躯体神经系统有所不同。自主神经支配除骨骼肌之外的平滑肌、心肌和腺体，能调节内脏和血管平滑肌、心肌和腺体的活动，控制呼吸、消化、体温、出汗、血压和腺体分泌。自主神经系统形成的神经节在脊髓外，节后纤维是无髓鞘的，因此信号传导较躯体神经慢。当自主神经切断时，由于失去中枢的控制，靶器官及腺体通常会增加某种原始的活动。

自主神经系统分为交感神经系统和副交感神经系统。交感神经节前纤维短，节后纤维长，节前纤维进入的神经结多达 20 个，多个节段发出的交感神经支配靶器官，靶器官兴奋程度剧烈。副交感神经节前纤维长，节后纤维极短，节前纤维进入的神经节数单一，靶器官支配单一，靶器官兴奋程度不剧烈。从广义上讲，交感神经系统的作用是使身体处于战备状态，将血液转向重要部位，精神紧张、过度运动等可增加交感神经系统的兴奋性。交感神经兴奋具有加快心率，增强心肌收缩力，兴奋 α 受体使血管收缩、括约肌收缩，兴奋 β 受体使血管舒张、支气管平滑肌舒张等作用；副交感神经则具有相反的作用，如降低心率、收缩支气管平滑肌、舒张括约肌等，如图 3-22 所示。

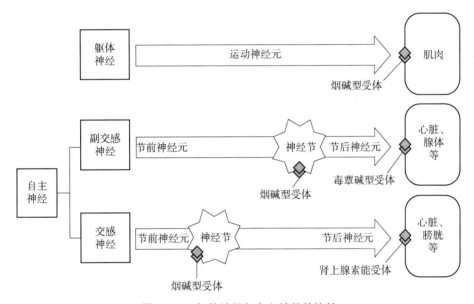

图 3-22　躯体神经与自主神经的比较

当神经冲动到达末梢时，从末梢释放的某种化学传递物称为递质。递质传递神经的冲动和信号，与受体结合产生效应。介导自主神经系统冲动传导的化学递质主要有去甲肾上腺素和乙酰胆碱，如图 3-23 所示。

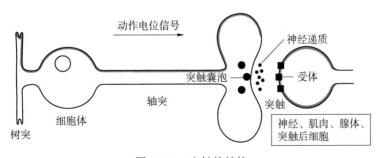

图 3-23　突触的结构

（二）运动对中枢神经系统的影响

交感神经和肾上腺髓质在压力状况下如运动时变得活跃，使机体对压力做出反应，如调节体温、糖代谢、血管反应，增强机体对疲劳的耐受性和其他保护作用。与此相反，副交感神经系统在最小活动时保存能量和增强器官的功能，如减慢心率、降低血压、吸收营养、清空直肠和膀胱。运动引起的生理学变化主要包括肾上腺素变化，类似于应激状态下的战备反应，肾上腺素能活动增加，如心率增快、心肌力量增强，血管系统定向增加肌肉血流，限制非必要器官的血流。运动时血液中肾上腺素水平增加 1.5～20 倍，除了可调节心血管系统和呼吸系统的功能，同时可增加能量底物的利用率。当运动强度增加时，除了肾上腺髓质释放约 20% 儿茶酚胺，去甲肾上腺素也随之释放。因为去甲肾上腺素是主要的肾上腺素能递质，当自主神经活动增多时，去甲肾上腺素可以从突触位点释放进入血流。运动时去甲肾上腺素在某些脑区也非常活跃，可以直接调节广泛性神经递质发挥更直接的作用。

下丘脑-垂体-肾上腺轴（hypothalamic–pituitary–adrenal axis，HPA），是一个直接作用和反馈互动的复杂集合，包括下丘脑、脑垂体以及肾上腺。这三者之间的互动构成了 HPA 轴。HPA 轴是神经内分泌系统的重要部分，参与控制应激反应，并调节许多身体活动，如消化系统、免疫系统、心情和情绪、性行为以及能量贮存和消耗。运动可以激活 HPA 轴。HPA 反应包括肾上腺皮质释放糖皮质激素后神经元、荷尔蒙和炎症改变。剧烈运动时皮质醇可以调节身体机能以满足能量要求，使得肌肉细胞满足完成更多工作的需求；刺激肝细胞制造糖类，帮助肌肉细胞巩固糖原储备；有助于加强血管的完整性和响应性；帮助保护肌肉细胞免于运动诱发的免疫反应而造成的肌肉损伤。运动后 2 小时，皮质醇恢复正常水平。在运动状态下，身体健康者较健康条件差的对照者，释放更少的皮质醇，心血管激活反应程度更低且能更快恢复[7]。

规律运动可以降低交感神经活动（如心率和血压），运动后副交感神经活动增多，可以减低心率和血压，对心血管系统提供益处。长期坚持运动可以改善心理状态，减弱压力所导致的心血管反应，降低脑卒中和心肌梗死的发生率。

规律运动可以释放更低水平的压力激素，耐力训练可以使休息时所释放激素达到更低水平。运动超过 20 分钟可以释放明显数量的内啡肽、大麻素和其他神经生化物质，这些物质可以产生阵痛作用和欣快感。运动可以改善睡眠质量并放松身心。有质量的睡眠对于健康很有益处。规律的运动可以帮助对抗睡眠相关性疾病。运动可以为气愤及焦虑情绪提供发泄途径，为内心反省提供平静的时间，因此运动有助于改善抑郁和焦虑情绪。

有氧运动可以对抗活性氧（reactive oxygen species，ROS）介导的脂质过氧化反应，减少ROS 介导的疾病，如阿尔兹海默症，规律的运动可以上调抗氧化保护机制以及免疫系统的积极反应。运动同时能延缓阿尔兹海默症发展进程，每周 150 分钟中等强度的运动对阿尔兹海默症有确切地预防和缓解作用，可采用有氧运动、力量练习等多种运动形式。同时，增加生活中的体力活动和社会交往对阿尔兹海默症亦有缓解作用。

动物实验研究显示[8]生长发育期小鼠进行运动或锻炼可以促使大脑皮质感觉区及运动区的锥体细胞核仁增大及树突棘增加，对小脑及脊髓前角运动神经元亦有类似作用。由此可以推测运动可以改善大脑皮质的功能，同时可以减缓小脑和脊髓的退化。

五、运动对骨骼系统的影响

（一）运动与骨骼系统是紧密联系的整体

运动系统包括肌肉系统、骨骼系统以及关节三大器官。上述的三大器官正好构成了运动系统的力学系统、杠杆系统以及支点结构。肌肉系统、骨骼系统与关节的结构最早源于胚胎时期。人类出生后，骨骼受到外界环境尤其是力学刺激，进而不断塑形和改建。

人体骨骼的质量除受遗传、年龄与性别因素的影响外，还受到力学刺激、激素和营养等因素的影响。人体通过最基础的运动量来维持骨骼质量，因此非负重状态或静止会导致骨骼质量的下降，增加骨质疏松症发生的风险。骨骼系统对运动系统（生物力学刺激）的应答过程，其实是骨组织（细胞水平）对力学信号（压应力、牵张应力、剪切力等）在生物力学水平上的响应过程。

骨骼的存在以及骨骼质量也为人类运动提供了重要载体，没有骨骼的物理支撑，也无法完成各种运动功能。由此可见，运动（力学刺激）与骨骼系统健康状态的维持是相互补充、互为因果的关系，没有力学刺激就无法保证骨骼系统的健康，没有健康的骨骼系统也无法完成正常的运动。

（二）运动对骨骼系统生长发育的影响

骨骼系统的发生、发育始于胚胎时期，其主要应力源于骨骼肌收缩。肌肉的收缩力量作用于骨骼上，进而促进骨骼的发育。已有多项研究证实，除了遗传因素以外，影响骨骼系统的生长、发育过程以及决定人体骨量的峰值的因素还包括力学刺激（运动）、营养状态以及激素水平等。

在人类的全生命周期中，骨骼系统的改建与重塑过程几乎贯穿人类生命周期的全部过程，但在不同时期表现出改建或重塑的程度不同。例如，塑形或重塑过程主要出现在人类的生长发育过程中，在此过程中人类的骨质主要表现为积累和塑形。改建过程则主要出现在峰值骨量之后的人体生命过程中，在此过程中人类的骨质通过不断的吸收、形成、再吸收、再形成来维持骨量的平衡和稳定。健康的成年人骨骼应该处于稳定的改建与重塑过程中，这种平衡状态的维持依靠于骨形成与骨吸收的动态平衡。废用性的骨骼不断被吸收、新生骨的出现替代了吸收骨，并为人体的力学系统提供有力的支撑。废用性骨吸收的出现是因为力学刺激的减少或消失，机体的应答认为相关部位已不必提供力学支撑。同理，新生骨的出现是在力学刺激下形成的，机体的应答认为相关部分需要力学支撑，此时便需要以骨形成的方式来提供力学支撑。

骨骼系统的病态源于上述平衡系统的破坏。例如，骨吸收的速度超过骨形成的速度，此时则发生原发性骨质疏松（废用性骨质疏松）。如果骨形成快于骨吸收，则出现异位骨化或骨质增生（骨赘形成）。由此可见，后天因素在骨骼系统的重塑与改建过程中发挥的作用更大，这些因素可影响骨骼的生长、发育、骨量的高峰以及骨骼的质量，上述因素尤其对峰值骨量的影响最大。

人体在 30 岁左右时骨量达到高峰，之后骨密度随年龄增长而降低，皮质骨的骨强度和弹性模量也随之降低。在从高峰下降的过程中，女性较男性的骨量丢失更显著。当然，骨骼系统的退变（骨质疏松症的发生）只是人类衰老表现的一部分。由此可见，骨量峰值形成后骨质改建与重塑的过程是关注的焦点。

骨组织分为松质骨和皮质骨两类。因此，在宏观水平上，骨骼系统的改建与重塑也主要包括松质骨和皮质骨的改建和重塑两类。在改建和重塑过程中，松质骨主要表现为骨密度下降、骨小梁数量减少、骨小梁宽度降低、骨小梁间距增宽等，进而表现为松质骨的抗阻能力、抗压能力、抗扭能力等力学性能下降，最终导致骨折（包括骨质疏松性骨折）的发生。此时，为了预防上述临床事件的发生，机体的应答体系开始响应，为了维持骨骼系统的稳定会出现骨小梁代偿性增厚、异位骨形成等。皮质骨改建与重塑也会随着年龄增加而变得活跃，表现为骨干横断面惯量矩的代偿性增大，从而代偿由于骨密度减少产生的骨强度的降低。基于上述两方面的力学变化，骨质疏松性骨折常发生在以松质骨为主的脊柱椎体、股骨近端以及桡骨远端等部位。

（三）运动参与骨骼系统调控的机制

人体骨骼在运动（力学）的作用下为何出现骨量增加是值得探讨的问题。出生后，人体骨骼受到的外力（骨骼产生形变的外源性机械力）包括两类：①内源性肌肉收缩力；②外源性反作用力。上述外力作用于骨骼上，从而通过一系列生物学机制对骨骼的生长、发育过程产生调控作用。生物力学促进骨骼形成与发育的力学机制包括以下几类：①调节软骨内生长与骨化；②调节关节软骨的发育；③参与骨外膜成骨；④参与软骨内成骨。

现已证实，生物力学信号可以通过激活骨细胞及成骨细胞内的生物信号通路促进成骨发育。在峰值骨量形成前，生物力学信号除了可以增加骨密度之外，还可以促进骨形态结构的改善。在细胞分子生物学研究水平，机械力学刺激可以通过骨细胞或成骨细胞内的力学相关基因表达水平的调控，进而通过细胞与细胞外基质局部力学生物学通路，调节下游蛋白的表达或通过转录后翻译与翻译后修饰等生物学机制，最终完成生物力学信号的传导过程，进而诱导骨细胞或成骨细胞的增殖、分化等表型的发生。生物力学促进成骨的过程可以通过计算机有限元技术进行数值模拟而描述。但是，要验证力学对骨量及骨质量影响的局部或综合效应，还需建立相应的动物模型或对人体施加不同运动负荷进行对比测量与评定。

在形态学研究方面，运动对人体骨骼的影响主要包括以下几方面：骨骼的几何形态结构（骨体积、骨结构的横断面、皮质骨髓腔厚度等），骨骼的骨密度（即骨体积占总体积的百分比、骨密度与骨骼组织的孔隙率指标呈反比），骨骼的质量（通常选择下列参数进行描述：原骨质与新形成的骨质的比例变化、骨骼的矿化程度、骨骼胶原成分以及含量或构成比、骨骼胶原成分和骨矿盐的几何方向以及骨单位周围的微骨折数量等）。

（四）运动对老年骨骼系统的作用

老年人的骨骼系统有其特殊的形态及物理特征。因此，了解运动对老年人骨骼系统的作用，对研究运动的方式和实施方式具有重大的意义。积极正面的运动方式、运动负荷及运动强度，会引起骨应变水平的变化，从而促进骨量增加以及骨骼结构或几何形态的优化。但是，骨的应变过大也会产生不利影响，比如过大的应变会造成骨结构的微损伤，甚至引发疲劳性骨折；相反，应变过小（废用性）会加快骨质流失或骨结构的改变。此外，骨的应变过大或过小均具有一定的年龄特征性。因此，作为特殊人群的老年人，运动对其骨骼系统的作用较为复杂。

老年人与年轻人所接受的运动强度以及运动方式存在差异。因为伴随衰老人体的肌力、肌张力、骨强度都会下降，关节的活动范围会降低，人体的反应速度也会减慢。因此，老年人可能需要特殊的运动方式。虽然已有研究显示，冲击性负重练习可增加骨密度，但冲击性负重练习对老年人增加骨量、预防骨质疏松性骨折的预期结果并不理想。以太极拳为例，太极拳是改善平衡能力和下肢肌力为主的运动方式。然而，这类运动只能减少骨质丢失的程度，而无法维持骨量或提高骨量。

应当注意的是，老年人多系统都发生了退变，当然也包括骨骼系统。此时，人体的生物学微环境和骨骼系统在结构以及成分等方面都发生了许多的退行性变化。例如，骨细胞出现凋亡、数量减少，从而导致细胞力学信号受体数量减少及出现功能障碍。这些退行性变化导致老年人骨骼系统对力学（运动）刺激的应答减少或失灵。因此，会出现老年人的骨骼系统质量降低以及成骨能力下降。这种成骨不足的表现无法弥补破骨造成的骨量下降，打破了骨改建的平衡状态，最终引起骨量的下降及骨质量的降低。

（五）适当运动有利于骨骼系统的健康

正如前述，机械力学信号（运动）在细胞水平，可转化为促进成骨的生物学信号，从而在蛋白水平产生差异表达，进而促进成骨或维持骨结构。因此，对未成年人而言，运动对骨骼系统的影响主要表现为促进峰值骨量的提高，则在成年后具有较高的峰值骨量。成年后，运动对骨骼系统的影响变为增加或维持骨量，此时运动的主要目的是维持骨量避免骨流失的发生。对于绝经后妇女或老年人，运动对骨骼系统的影响表现为降低骨量的丢失速度，此时运动的主要目的是减缓骨质疏松发生的速度、推迟骨质疏松发生的时间。

有研究证明，负重训练以及冲击性训练（如跑、投、跳、田径、篮球、排球等项目）有利于峰值骨量的增加。也有研究通过双能量 X 线证明，负重训练（如跑、投、跳）可明显增加人体下肢的骨密度及骨强度，而这些负重训练对非负重肢体（如前臂）的骨密度及骨强度无明显影响。研究证实，运动（力学刺激）主要可以改善松质骨的结构与密度，而对皮质骨的结构与密度可能影响不明显。运动（力学刺激）对骨的影响主要通过骨强度来表示。骨强度的概念抵消了年龄引起的骨密度减少，仅仅反映骨的力学性能。有研究表明，体重不同、种类不同的动物（如大象与大鼠），其骨骼强度和骨密度是基本一致的。唯一不同的是它们的骨结构。不同物种、动物骨结构的差异是为了满足其运动需求和体重载荷。这一理论也提示我们，在研究骨密度时，需要横向对比研究，并要用身体质量指数（BMI）来校正所测到的骨密度，最终避免个体差异对骨密度的影响。

（六）过量运动对骨骼系统的影响

循环超高强度运动（循环牵张或循环压应力）会导致骨骼力学的超负载，从而引起人体骨骼细微结构的改变或破坏。长期慢性的高应力，会导致疲劳性骨折的发生（常见于长跑运动员和军人）。力学水平的研究证实，长期反复高应力会导致骨强度的下降，超过骨改建和重塑的平衡能力，因此出现疲劳性骨折。从微观水平看，骨改建的发生是基于微骨折的不断出现，每次微骨折都会诱导形成新的骨单位。新形成的骨单位实际是局部改建的细胞群，这些细胞群形成所谓的切割圆锥。微骨折的过程可以解释为细胞激活、骨质吸收及重塑的过程。此外，青春期女性运动员，如果接受过量运动，会导致月经紊乱，从而引起激素水平紊乱，最终导致激素相关性骨量和骨密度下降。

（七）废用性（制动）对骨骼系统的影响

针对老人以及临床上的长期卧床的患者，应该了解废用性对骨骼健康的影响。这里所讲的废用性指的是一种制动状态（无力学刺激状态）。多见于长期卧床、肢体固定或失重的人群。废用性对骨骼系统的影响很大。现有研究已经确认，废用可以直接引起骨密度的下降以及骨结构的改变。废用对骨骼系统影响的速度远远比运动对骨骼系统的有益效果来得快。此外，废用性骨骼的骨密度和骨强度的恢复时限非常漫长。因此，建议无论出现何种原因引起的废用性骨质流失，必须及时制订有效的康复运动措施，通过力学刺激以恢复或维持骨密度及骨的结构状态。

六、运动对免疫系统的影响

运动免疫学是在免疫学基础上发展而来的一门学科，成熟于 20 世纪后半叶[11]，主要研究运动对人体免疫系统的影响及变化规律，可为运动员的选材、提高运动能力以及训练方法提供更可靠的科学方法与手段。自 1990 年来，运动免疫学领域发表了约 5000 篇研究论文和综述，包括运动员和非运动员体能的急/慢性变化、临床意义、营养相互作用和免疫衰老等内容[12-14]。这些研究从不同角度论证了运动对免疫系统产生的深远影响。现已有研究表明中等强度的运动可提高疫苗接种的免疫效果，减轻慢性炎症反应，并改善包括癌症、艾滋病、心血管疾病、糖尿病、认知障碍和肥胖等疾病的免疫标记物水平[15-18]。相反，运动员和其他从事高强度训练人员（如军人）的运动则抑制了黏膜和细胞免疫，增加上呼吸道感染（upper respiratory tract infection，URTI）率，并且与体内潜伏病毒的重新激活及疫苗和新型抗原的免疫功能受损有关。有研究结果表明，定期的短期（即最长 45 分钟）中等强度运动能"增强免疫力"，而重复长期（＞2 小时）的高强度运动则可能产生"免疫抑制"[14,19]。毋庸置疑有规律的短期中等强度运动有益于提高老年人和慢性病患者的免疫功能[12,13]，但近期的研究结果对剧烈耐力运动会损害免疫功能的观点提出了质疑[20,21]。本节内容将重点阐述运动免疫学领域的基本问题即运动对免疫功能的改变。

（一）运动与免疫理论学说

近三十年来，"开窗"理论和 J 型曲线假说是运动免疫学的主要学说，这些假说为阐述运动对免疫系统和疾病易感性的影响提供了基础理论框架[22,23]。

1."开窗"理论 从生理学角度看，高强度运动会使人体处于高度应激状态（环境变化导致人体产生相应的化学反应和生物电变化，类似于考试前因紧张出现手脚冰凉、手心出汗等生理现象），此时血液的流动性加快，血液中负责免疫功能的淋巴细胞急剧升高；而高强度运动结束后，淋巴细胞的水平迅速回落，其活性也降低。这样的变化会导致机体的免疫功能出现暂时性地降低。一次急性运动会使机体免疫功能低下的状态持续 3～72 小时。在此期间，各种细菌、微生物、病毒等病原体容易侵入机体，主要表现为机体对疾病的易感率升高。所以，这段免疫低下的时期称为"开窗期"（open window）。这个概念形象地表明：在此阶段，外界病原体易入侵机体，而机体的"窗户"没能像往常那样及时关闭以抵抗外来者的侵袭；当病原体通过打开的窗户进入人体后就容易导致疾病的发生，而且运动强度越大，持续时间越长，对机体免疫功能的影响就越明显。

2. "J"型曲线模式　大量研究发现，机体的免疫功能状态与运动负荷、运动强度和持续时间等因素存在密切关系。偶尔运动的人处于自然免疫状态，而高强度、大负荷、长期、高频率的运动会强烈地抑制机体的免疫功能。因此，在合适的中间状态设计出合理的运动强度、频率和时间，既能让体弱多病的状况有所改善，又能有效地提高免疫功能。已有研究结果发现：在运动强度和上呼吸道感染率之间，存在这样的关系——以正常情况下无运动人体的安静水平作对照，中等强度经常性运动可以降低上呼吸道感染率，而强度过大则会导致上呼吸道感染率增高，呈现"J"型曲线[12,13]。

（二）运动对免疫功能的改变

人体运动时，儿茶酚胺会使血液中淋巴细胞数量升高，但运动结束几小时后可恢复正常或降到正常水平以下[19]。如运动持续时间过长，运动过程中产生的淋巴细胞数量可低于安静时的水平。运动周期的早期，因血液中大量淋巴细胞募集导致淋巴细胞的数量增加。在运动过程中，CD8$^+$淋巴细胞比 CD4$^+$淋巴细胞增加数量多，因此降低了 CD4$^+$/CD8$^+$的比率，表明运动使记忆淋巴细胞而非原始淋巴细胞被募集到血液中。因此，该发现揭示了在运动过程中，淋巴细胞是从外周免疫器官（即脾脏）而非从中枢免疫器官（骨髓）中获得的。在运动恢复期，T 淋巴细胞减少，Th1 细胞下降超过 Th2 细胞，该现象解释了运动后感染机会增加的可能原因。

1. 运动与淋巴样细胞亚群　运动过程中关于白细胞各亚群的变化已有报道。通过观察外周血单个核细胞（peripheral blood mononuclear cell，PBMC）亚群的变化可解释运动造成不同淋巴细胞功能改变的可能原因。在剧烈运动期间或之后，CD3$^+$细胞数量短时会增加到150%，但运动结束 2 小时后可恢复正常。运动后 CD4$^+$/CD8$^+$比值的降低主要是由于 CD4$^+$计数的减少。运动后 CD3$^+$、CD4$^+$、CD8$^+$、CD19$^+$各亚群抗原表达水平平均可降低 2%～3%，CD16$^+$抗原表达无明显变化。目前有两种机制来解释该反应模式：一种是运动后不同表面标记抗原表达量的淋巴细胞可能从身体其他部位募集到血液中；另一种可能是运动诱导的未知因素或运动对免疫细胞昼夜节律的影响作用，对这些表面标记抗原的表达有上调或下调的作用。在短时间（10～20 分钟）的运动中，前一种机制发挥作用的可能性更大[24]。Weiss 等人对 13 名中年男子（40～50 岁）进行为期 4 周、30 分钟/周举重无氧训练，通过观察发现手臂肌力显著增加 7%（手握力试验，$P<0.05$）[14]。此外，通过测量免疫学参数发现 CD4$^+$T 细胞计数随着年龄的增长下降 15%（$P<0.05$），幼稚细胞下降 15%，CD3$^+$细胞下降 6%（$P<0.05$）。因此研究人员得出结论，40～60 岁进行无氧训练的健康受试者 CD4$^+$T 淋巴细胞显著下降，而包括激活参数在内的其他参数并没有变化[14]。一项相似的实验专门研究有氧运动训练对淋巴细胞表型亚群的影响[25]。14 名健康久坐不动的男性（18～40 岁）被随机分配进行有氧运动训练实

验组（每周 3 次，45 分钟/次，持续 10 周）或对照组。实验结果显示，训练提高了 CD2$^+$、CD4$^+$、CD45RA$^+$CD4$^+$、CD8$^+$和 CD20$^+$细胞的静息水平。为期 10 周的有氧运动训练后，上述淋巴细胞亚群表达增加。中度耐力运动对淋巴细胞和自然杀伤细胞（natural killer cell，NK）计数、总 T 细胞（CD3$^+$）计数、CD3$^+$CD4$^+$/CD3$^+$CD8$^+$细胞比值、丝裂原诱导的淋巴细胞增殖、血清免疫球蛋白水平和体外免疫球蛋白生成均无影响或升高。结果表明，长期体育锻炼可使 CD3$^+$细胞（相对淋巴细胞 $P<0.008$，绝对淋巴细胞 $P<0.05$）显著降低。马拉松跑步后 B 细胞（CD19$^+$）也有明显变化。马拉松跑步后 NK 细胞数量虽有明显变化，但 CD4$^+$、CD8$^+$或 CD4$^+$/CD8$^+$比值无明显变化。耐力训练后发现白细胞数量明显增多，平均白细胞计数增加了 3 倍左右。此外，还发现血清皮质醇水平显著升高，但红细胞比容水平没有明显变化。这项研究的数据还表明，长期的体育锻炼（马拉松跑步）对 T 细胞产生了显著的影响，并造成白细胞增多，这可能与应激状态和血清中皮质醇水平升高相关。

运动过程中或运动结束后淋巴细胞的亚群发生了改变。从细胞数量上来看，T 细胞比 B 细胞更易受运动的影响而发生改变，T 细胞进而影响 B 细胞的产生。同一运动员处于不同的运动水平，即使是相同的训练项目和强度，免疫细胞对运动的反应也是不同的，这也是导致许多研究结果不一致的原因。

2. 运动与自然杀伤细胞　迄今为止的研究中，三个主要的淋巴细胞亚群中（T 细胞、B 细胞和 NK 细胞），NK 细胞对急性和慢性运动的反应最快。一次极量运动会引起 NK 细胞数量的快速变化。运动过程中 NK 细胞数量的增加与心率的增加有关，但尚不清楚是与心输出量的增加还是与儿茶酚胺的释放有关。急性运动可引起神经内分泌和细胞因子对 NK 细胞活性的调节[24]。运动过程中，儿茶酚胺和皮质醇的释放可能对 NK 细胞活性有抑制作用，而白细胞介素-1（interleukin-1，IL-1）、干扰素（interferon，IFN）和 β-内啡肽的释放可能对 NK 细胞活性有刺激作用，NK 细胞激活动力学与运动后 β-内啡肽释放和消失的动力学非常相似，提示 β-内啡肽是一种重要的介质。虽然健康老年人的 NK 细胞活性基线可能与年轻人相似，但前者对急性应激源（即运动或 IL-2）的反应减弱。神经内分泌随年龄变化的结果显示，老年组对 NK 细胞的反应更明显。与年轻人相比，老年人的儿茶酚胺分泌随着运动的增加而增加，这可能与抑制 NK 细胞活性相关。如果运动的免疫增强作用主要是通过内源性阿片类药物的释放介导的，则健康老年人的免疫系统可能不会遵循这种模式。据报道，可检测到的自身抗体（如类风湿因子和抗核抗体）的患病率会随着年龄的增长而增加[2]。初始的免疫防御成分，包括自然杀伤细胞、吞噬细胞、急性期蛋白和调节性细胞因子可能也会发生改变[2]。体育锻炼后血液中的中性粒细胞比例升高，中性粒细胞的增加与血浆皮质醇的增加相关。运动对单核细胞动力学的作用尚不清楚。据报道，高强度的体力消耗可能会进一步影响非特异性免疫，进而增加运动员对感染的易感性[25]。

3. 运动与细胞因子　在刺激因素作用下免疫活性细胞产生细胞因子，细胞因子是刺激免疫细胞生长、分化和功能发育的多肽信使物质。细胞因子能介导免疫反应并持续地协调免疫系统。细胞因子可充当免疫活性细胞之间的分子信号，因此其表达量水平可能会导致感染性、免疫性和炎症性疾病。Th1 或 Th2（T 淋巴细胞亚群）细胞分泌的抗炎和促炎细胞因子之间的平衡对于维持健康的免疫系统是非常重要的。高强度运动后，免疫系统开始参与组织修复过程：未经训练的人员在骑行自行车运动 2 小时后，经脂多糖刺激的 PBMC 细胞培养上清液中

IL-1、IL-6 和肿瘤坏死因子 α（tumor necrosis factor α，TNF-α）的含量增加，而 IL-1 和 TNF-α 能引起肌肉蛋白分解；未训练的受试者在离心运动后血浆 IL-1 的活性增加。长跑后 IL-2 被抑制，而 IL-1 和 TNF-α 含量水平增加[26]。体育锻炼过程中和锻炼后细胞因子增加的潜在机制仍不清楚。运动过程中新陈代谢的增强可能产生未知的中间产物，这些中间产物负责启动白细胞的激活和细胞因子的释放。来自老龄小鼠的细胞能在体外产生高水平的转化生长因子-β（transforming growth factor β，TGF-β），同时 IL-6 也有相似的变化，IL-6 在高浓度时具有免疫抑制作用。IL-6 不能促进 TGF-β 的产生，但浓度高时可提高细胞表达 TGF-β 受体的比例。TGF-β 的增加和 IL-6 诱导的 TGF-β 受体上调可能与年龄引起的免疫抑制相关。晚年定期的耐力运动可能有助于预防与年龄相关的 T 细胞功能下降,特别是降低苯丙氨酸和 IL-2 的产生，并可能促进 IL-4 和干扰素-γ 的产生。因 IL-2 的 β 受体（CD122）表达增高导致与 IL-2 结合增多、细胞分布改变或 PBMC 细胞产生等因素可能会引起血浆 IL-2 的减少。耗竭性运动会引起多项免疫功能指标发生不良性改变，特别是当体力活动伴随心理或环境压力因素时，而适度的分级训练可降低耗竭性运动所引起的不良反应。通过横向比较的结果显示，训练者 PBMC 细胞上 IL-2 受体（CD122）的表达增加。过度训练、营养缺乏和（或）肌肉损伤都会对白细胞介素产生不利的影响[18,19]。虽长期高强度训练可能会导致免疫细胞数量、组成、功能等方面发生显著变化，但这些变化对免疫功能的实际意义目前尚有争议[20,21]。

4. 运动与有丝分裂原增殖实验 淋巴细胞增殖检测是反映细胞免疫功能的诊断实验。虽然体育锻炼可能会增加血液中淋巴细胞的数量，但其功能会受到损害。一般情况下，中等强度的运动可使增殖反应降低 35%～50%。在体外，有丝分裂原的受损与体内的各种免疫缺陷有关；CD4/CD8 比值低于 1.5 可能会降低 DNA 合成反应。免疫反应降低可能会使微生物和（或）病毒有足够的时间逃避免疫识别，从而在运动者体内引起或发展为持续的感染。运动过程中植物血凝素（phytohemagglutinin，PHA）反应的降低与 T 细胞比例的降低或 NK 细胞比例的增加有关。调整淋巴细胞增殖反应时，尚未观察到 NK 细胞毒性和刀豆蛋白 A（concanavalin A，ConA）诱导的 T 细胞增殖的差异。

5. 运动与体液免疫 测量唾液中 IgA 的含量可评估运动是否对体液免疫造成损害。与同年龄对照组相比，北欧优秀滑雪运动员比赛前后的唾液 IgA 含量显著降低。长时高强度运动结束几小时内，IgA 含量下降 70%。在剧烈运动后，如游泳、跑步和耗竭性递增跑步机跑步，唾液中的 IgA 含量会下降 20%～25%。相比之下，中等强度运动对 IgA 含量没有影响[4,9]。以上研究结果不一致的原因可能是由于 IgA 在人体内的变异性很大，这种差异可能是由多种因素造成的，包括睡眠和昼夜节律、心理压力、饮食和口腔健康。应谨慎解读数小时或数天运动后使用唾液 IgA 作为检测免疫能力的单一指标。在系统层面上，运动抑制免疫球蛋白的原因可能是血液中免疫球蛋白的半衰期较长（1～3 周），这个因素掩盖了免疫球蛋白合成受到的抑制，说明耗竭性运动导致的免疫抑制是短暂的，免疫系统会很快恢复到正常水平。唾液中分泌型 IgA（sIgA）的水平与运动员的 URTI 有相关性。对优秀运动员的研究结果表明训练期间唾液 IgA 水平和（或）分泌率低、及未能有效恢复到训练前的静息水平，这些因素增加了 URTI 感染风险。纵向研究已证实短期（月）和长期（年）的高强度训练可抑制免疫抑制和增高 URTI 发病率。低水平的 sIgA 可能发生在症状出现之前[4,9]。因此唾液中 IgA 含量的最佳检测意义是监测有 URTI 病史运动员的免疫状态。

6. 运动与淋巴细胞死亡 如上所述,虽已讨论了几种耗竭性运动对免疫系统造成损害的机制,但主要与坏死、凋亡导致的细胞死亡或高强度运动后造成的免疫功能下降有关。坏死在很大程度上是一个被动的不可逆过程,涉及炎症吞噬细胞、吞噬和降解受损细胞。坏死的最终结果是细胞的缓慢解体,这一过程可能由某些蛋白酶的激活介导。相反,凋亡是细胞生命周期中动态活跃的过程并且不涉及炎症变化的生理现象。细胞凋亡导致的细胞死亡受到严格的调控,依赖于一系列细胞内蛋白酶的激活。这种激活可能由多种因素(如辐射、热量、激素、各种药物和剧烈运动应激)触发,并导致不可逆的 DNA 片段化和膜结合的凋亡小体的形成,从而导致必要的细胞内蛋白质的裂解。高强度运动影响淋巴细胞凋亡的几个因素,如剧烈、长期或肌肉损伤运动后,糖皮质激素(glucocorticoid,GC)分泌、生长因子分泌、儿茶酚胺暴露、活性氧(reactive oxygen species,ROS)生成和血浆 TNF-α 显著升高,并诱导免疫细胞凋亡。耗竭性运动时耗氧量增加,导致淋巴细胞膜产生活性氧(ROS)和脂质过氧化,半胱氨酸天冬氨酸蛋白酶 3(Caspase 3)是细胞凋亡执行阶段起作用的蛋白质,初次高强度运动后,在胸腺细胞中 Caspase 3 表现出更大的活性。通过跑步机进行 3 次耗竭性运动小鼠的肠道淋巴细胞中,Caspase 3 的表达增加和调节凋亡的 B 淋巴细胞瘤-2 基因(Bcl-2)的表达减少。尽管反复运动会导致肠道淋巴细胞增多,但并没有引起肠道炎症变化,从而排除了运动相关的淋巴细胞坏死机制的损失。此外,过度训练和急性肌肉损伤运动会增加 TNF-α 的表达,并通过外源性途径触发淋巴细胞凋亡。短期高强度运动(连续 3 次 85% 的 VO_{2max} 30 分钟的跑步运动)导致血浆 TNF-α 升高和淋巴细胞线粒体跨膜电位功能障碍,从而引起细胞凋亡[9,10]。这些发现可解释常见的观察结果,即急性高强度运动增加窗口期感染,是由于耗竭性高强度运动不仅能促进循环和组织淋巴细胞的功能变化,还可导致细胞死亡。

7. 运动与淋巴细胞循环 淋巴细胞在血液和淋巴器官间循环往复流动,淋巴细胞也可迁移到外环境中与组织相接触,如皮肤、胃肠道、肺和泌尿生殖道的黏膜上皮。淋巴细胞的这种连续流动保证了各亚群的适当分布,并增加了淋巴细胞接触结合抗原的可能性。大多数淋巴细胞通过内皮小静脉的特殊血管进入淋巴结,而有些则通过传入淋巴管进入淋巴结。一般来说,白细胞浓度会在运动期间和运动后短时间内增高,这种增高通常是外周血淋巴细胞、粒细胞和单核细胞表达增加的结果。这些细胞的浓度在进行有氧运动或抗阻运动的前 10 分钟内暂时性升高。最近有研究表明,跑步或滑雪 1 小时后,男性和女性的淋巴细胞浓度与静息值都有升高,这个结果说明急性和持续运动会影响淋巴细胞的数量,而与运动强度无关[20,21]。

8. 运动强度与免疫功能 受运动显著影响的免疫参数是急性和持续运动后白细胞的长期增加。运动会引发中性粒细胞群的一系列变化,并对某些亚群产生不同的影响。总之,运动对中性粒细胞的数量有短期和长期的影响。一般来说,适度的运动可以增强中性粒细胞的功能,包括趋化、吞噬和氧化爆发活性。中等强度运动(60%VO_{2max})60 分钟后和恢复期间,L-选择素(CD62L)的表达立即增加。这种增加可能导致中性粒细胞在循环过程中渗入(外渗)受损组织,包括骨骼肌。持续 1 小时以上的相对高强度运动(>70% 的 VO_{2max})将导致淋巴细胞进入血液腔室后数量减少。因此,高强度运动会使恢复期的血液淋巴细胞浓度下降。通过体外测试进行评估,剧烈运动后淋巴细胞功能也会受损。总体来说,与中等强度的训练相比,长期高强度的训练似乎更容易增加感染机会[20,21]。

本部分内容重点讨论了运动引起的主要免疫功能的变化,早期运动免疫学领域的研究集中在运动对免疫反应结果的观察，近期主要研究运动引起免疫功能变化所涉及的潜在生理、生化和分子生物学过程及其机制，这种研究方向的转变反映了学科的发展。目前可知，运动过程中白细胞增多可能是由于黏附分子（cell adhesion molecules，CAMs）表达、细胞凋亡和白细胞运输的改变，而这些改变又反映了运动过程中产生的激素和细胞因子环境对免疫功能的影响，因此运动中释放的激素和细胞因子在先天性免疫、细胞或抗体介导的后天性免疫反应中的多重作用值得进一步探讨。

七、运动对肠道菌群的影响

肠道菌群与人体共生，形成肠道微生态，参与人体的代谢及免疫等生理活动，影响众多疾病的发生发展，已经成为治疗学上的重要靶点。运动与肠道菌群相互影响，肠道菌群与很多药物也存在相互作用，肠道菌群是运动与药理学之间互相交流的重要媒介之一。

（一）肠道菌群

从生态学角度看，人体是一个微生态系统。正常成年人体内大约有 10^{14} 个微生物，人体内的微生物是人体自身细胞数量的 10 倍，主要分布于人体肠道、口腔、皮肤和生殖道等部位，与人体共生，形成人体微生态[27,28]。

人体肠道内的微生物最多，约有 1.5kg，包括细菌、古细菌、真菌、病毒、噬菌体等微生物，以菌群为主。因此，肠道微生物往往被称为肠道菌群。人体肠道菌群在上消化道较少，主要分布于回盲瓣远端。从胃到回肠，细菌浓度逐渐从 10^2CFU/ml 逐步升高到 10^8CFU/ml，结肠内细菌浓度急剧上升到 $10^{11}\sim10^{12}$CFU/ml，细菌约占粪便干重的 1/3[27,28]。

肠道菌群中厌氧菌是优势菌群，占肠道细菌的 99%，是需氧菌的 $10^3\sim10^4$ 倍。在门水平上主要包括厚壁菌门、拟杆菌门、变形菌门、放线菌门、疣微菌门和梭杆菌门，其中厚壁菌门和拟杆菌门占绝对优势（>98%）。肠道菌群包含 1000 多种细菌，编码 300 多万个基因，是人体自身基因数量的 100 多倍。肠道菌群在其生命活动过程中产生大量的基因表达产物和代谢产物，与人体的免疫和代谢等多个系统，以及摄入机体的很多药物密切相关，深刻地参与和影响着人体的生理和病理过程。因此，根据其对人体的致病性，这些肠道菌群又被分为有益菌、有害菌和条件菌。有益菌占肠道微生物的 90% 以上，属于优势菌群[27,28]。

（二）肠道菌群的生理功能

肠道菌群的功能是近年来的研究热点，基于肠道菌群的肠肝轴、肠脑轴、肠肺轴和肠肿瘤轴等一系列重要发病机制被不断发现。肠道菌群通过维护肠道微生态和肠道屏障，参与机体代谢与免疫以及药物代谢等生理功能，广泛影响机体的生理和病理过程，已经成为治疗学上的重要靶点。自 2013 年肠道菌群移植（fecal microbiota transplant，FMT）列入艰难梭菌感染治疗指南以来，全世界注册的肠道菌群相关的临床试验超过 200 项，涉及细菌感染、代谢性疾病、免疫性疾病和神经系统疾病等。

1. 肠道菌群维护肠道微生态平衡和保护肠道屏障 肠道菌群在维护肠道微生态平衡和保护肠道屏障中发挥关键作用[29,30]。肠道中有 1.5kg 的微生物，肠道上皮非常薄弱，肠道微生态的平衡和肠道屏障的完好对于保护机体健康发挥非常重要的作用。肠道菌群通过生成肠道上皮细胞所需的丁酸等短链脂肪酸（SCFA），维护肠道黏膜上皮的完整性及正常的再生能力，在肠道黏膜上皮的增殖和修复过程中发挥关键作用；肠道菌群还可以通过对营养物质的竞争以及产生抑菌物质，抑制病原菌生长；另外，肠道菌群与肠道黏液层形成了互利共存的关系，黏液层为有益菌提供了良好的生态环境，而有益菌可以促进肠道黏蛋白的分泌，增强其对肠道的保护，有益菌和肠道黏液形成了肠道黏膜的一道屏障，抑制有害菌对肠道上皮的黏附。把来自健康供体的肠道菌群移植给患者，有利于帮助患者重建肠道微生态，修复和保护其肠道屏障，在艰难梭菌感染和炎症性肠病等消化道疾病中展现出非常显著的临床治疗效应。

2. 肠道菌群调控机体炎症和免疫系统　　肠道菌群对宿主免疫系统有极其重要的调控作用[30,31]。机体免疫系统的发育和成熟离不开丰富抗原的刺激，胃肠道是人体内免疫细胞聚集最多的地方，人体 70% 以上的淋巴细胞分布在肠道淋巴结，肠道菌群成为推动免疫系统发育成熟和维持免疫稳态的重要基础。肠道微生物表达大量的抗原，是人体免疫系统最重要、最丰富的微生物抗原来源；同时肠道微生物产生脂磷壁酸（LTA）和胞壁黏肽多糖（PG）等重要免疫调节物质；宿主通过肠道免疫细胞等机制严格控制肠道菌群，减少组织炎症和细菌移位，人体免疫系统也因此受到肠道菌群的刺激和影响。

肠道菌群对于呼吸道黏膜 IgA 的诱导和维持正常的免疫功能至关重要。新生儿和无菌动物中，IgA 阳性的浆细胞数目较少，经肠道细菌定植后，免疫力和 IgA 的产生增强；肠道派尔淋巴集结中诱导成熟的 T 细胞和 B 细胞进入循环系统，迁移到肠道以及肠道以外的呼吸道上皮黏膜部位，产生"共同黏膜免疫反应"，影响肺部的免疫功能；此外，最近的研究发现，肺部有来源于肠道的细菌，而肠道细菌及其代谢物的肺部移位可调控肺部的免疫反应。

在无菌动物，由于缺乏肠道菌群等微生物的刺激，导致肠黏膜淋巴细胞密度小，淋巴滤泡小，血液中免疫球蛋白 IgA 的浓度低，免疫系统发育不成熟，对全身多个系统的疾病易感性显著增高，提示免疫细胞和肠道内的微生物在防御和被防御的对话中形成动态的平衡，不仅调控黏膜免疫，还能帮助机体全身免疫系统发育成熟。

肠道菌群紊乱和肠黏膜屏障功能下降，会导致肠道菌群及其脂多糖等代谢产物进入并通过肠道屏障，刺激 TLR4 等 TLR 分子，产生炎性细胞因子，导致慢性炎症反应。长期低水平的菌群易位和有害代谢产物作用于机体及其诱发的慢性炎症，可能是机体退行性病变的重要发病机制。例如，有害菌群所产生 LPS，促进炎性反应刺激破骨细胞生成，直接诱导前破骨细胞向破骨细胞转化，促进破骨细胞分化成熟，促进骨吸收，增加骨质疏松发生风险。

3. 肠道菌群参与机体物质代谢　　肠道菌群在宿主代谢中发挥重要作用[32]。传统观点认为结肠在机体的物质代谢中作用不大，但是近年来越来越多的研究发现，结肠中的肠道菌群在机体物质代谢中发挥非常重要的作用。双歧杆菌和乳酸杆菌等肠道有益菌群的水解酶可以水解胆汁酸，导致其大部分通过粪便排出体外，进而肝脏更多地利用胆固醇合成胆汁酸，达到降低胆固醇的作用；而高脂饮食影响肠道菌群结构，进而影响肠道菌群对胆固醇和脂质的代谢，增加心脑血管疾病发生风险；肉、蛋、鱼、奶等食物中富含的磷脂酰胆碱等物质经肠道菌群和肝脏代谢形成氧化三甲胺（TMAO），TMAO 可以上调巨噬细胞表面清道夫受体，促进泡沫细胞的形成，增加心脑血管疾病的患病风险；色氨酸经肠道菌群分解产生吲哚，再经肝脏羟基化和硫化形成硫酸吲哚酚（IS），IS 可对心血管和肾脏细胞产生毒性损伤。肠道菌群在心脑血管疾病中的作用越来越受到重视，可望成为心脑血管等疾病的重要治疗靶点。

另外，结肠内的肠道菌群对食物残渣以及肠道黏液进行发酵分解，产生乙酸、丙酸、丁酸等短链脂肪酸，其中，丁酸是结肠上皮细胞的主要能量来源；有益菌群产生短链脂肪酸，降低肠道局部 pH，为肠黏膜细胞提供能量，增加吸收面积，调控肠黏膜上皮表观遗传及矿物质吸收信号通路，促进肠道钙吸收；双歧杆菌及乳杆菌等肠道菌群能合成 B 族维生素、维生素 K、烟酸、泛酸等多种人体生长发育所必需的维生素，而在无菌动物中，如果人工不补给维生素 K，会出现凝血异常；肠道菌群通过代谢产物，广泛参与了机体诸多系统疾病的发生与发展。

4. 肠道菌群影响机体神经内分泌系统 肠道菌群作为重要的环境因素影响大脑的发育[33]。缺少肠道菌群的条件下，内脏神经元密度降低，神经节数量减少；无菌小鼠所产胎儿的血脑屏障形成时间延迟，而在成年无菌小鼠体内植入肠道菌群，会促进血脑屏障发育，使其血脑屏障的通透性降低，血脑屏障的紧密连接蛋白表达水平上调；另外，肠道菌群紊乱和肠黏膜屏障功能下降，机体产生炎症反应和炎性因子，可增加血脑屏障的通透性，从而影响大脑功能。长期的低水平的炎症反应可能是神经退行性病变和神经心理疾病的重要发病机制。

肠道菌群通过其代谢产物影响宿主神经内分泌系统。例如，肠道菌群合成人体需要的 90% 的抑制性神经递质 5-羟色胺，调节机体的情绪、精力和记忆力；此外，肠道菌群还可以产生儿茶酚胺类、GABA、褪黑激素、乙酰胆碱等神经信号物质，并沿迷走神经传递至大脑，影响宿主的情绪和食欲；肠道菌群还能够刺激肠道细胞分泌胰高血糖素样肽-1（GLP-1）等信号分子，调控机体的物质代谢。

近年来，通过 FMT 治疗神经心理疾病已经取得重要进展。例如，许多自闭症患者通常伴随便秘、腹胀、腹泻、肠易激综合征等肠道症状，胃肠道症状与自闭症的严重程度存在很强的相关性。自闭症患者的肠道菌群发生了改变，肠道菌群异常所致代谢紊乱是自闭症发病机制之一。采用万古霉素治疗，可使患儿症状显著改善。临床专家通过移植健康供体的肠道菌群给自闭症患者，显示具有良好的治疗效果，治疗效果优于万古霉素。

（三）肠道菌群与药理学

肠道菌群富含药物代谢的酶，产生大量的免疫原性物质和代谢产物，对宿主的药物代谢和药物反应有重要影响[34]。最近一项研究系统评估了肠道菌群对口服药物的影响，发现 2/3 被测药物受肠道菌群影响。了解肠道菌群对药物的作用及个体差异，有助于指导临床的精准药物治疗。

1. 肠道菌群参与药物的代谢 肠道菌群参与宿主摄入药物的代谢[34]。肠道菌群表达的还原酶能够利用各种辅基和辅酶来介导电子转移，影响药物的活性。强心药物地高辛在临床上存在较大的个体差异。研究发现，地高辛的内酯环可被肠道内迟缓埃格特菌（Eggertherlla lenta）还原，转变为非活性代谢物，而用抗生素清除迟缓埃格特菌，可增加血液中地高辛的水平。

肠道菌群表达的 β-葡萄糖醛酸苷酶等代谢酶可催化水解反应，改变药物的理化性质与活性。伊立替康（CPT-11）是常用肠癌化学药物，在体内中被羧酸酯酶转化为有活性的 SN-38 分子，抑制肿瘤细胞拓扑异构酶 I 活性，诱导肿瘤细胞凋亡。SN-38 通过肝 UDP-葡萄糖醛酸糖基转移酶催化形成无毒的 SN-38-G 分子。无毒的 SN-38-G 分泌到肠道内，可被肠道细菌的 β-葡萄糖醛酸苷酶重新转化为 SN-38，从而导致严重的腹泻副作用，限制 CPT-11 的临床应用。抗生素清除分泌 β-葡萄糖醛酸苷酶的肠道细菌，可显著降低 CPT-11 的肠道副作用。

另外，肠道菌群表达的裂解酶直接裂解化学键，释放小分子代谢物，影响药物的生物利用度。水杨酸偶氮磺胺吡啶在预防和治疗溃疡性结肠炎时，口服给药后在肠道菌群作用下分解为磺胺吡啶和 5-氨基水杨酸，5-氨基水杨酸是有效的抗炎成分。如果患者同时口服抗生素，导致肠道菌群失调，水杨酸偶氮磺胺吡啶则不能发挥作用。

2. 肠道菌群影响宿主对药物的反应 肠道菌群产生大量的代谢产物，可能对宿主机体的药物代谢产生影响[34]。例如，对乙酰氨基酚用药量过高往往引起肝毒性。肠道菌群的代谢产物甲酚和对乙酰氨基酚是胞质磺基转移酶的竞争性底物，甲酚可能与对乙酰氨基酚竞争与磺基转移酶的结合，改变对乙酰氨基酚及其代谢产物的生物利用度，从而导致对乙酰氨基酚代谢的差异。

肠道菌群与宿主相互作用，调节靶基因表达或靶细胞的活性，从而影响药物的代谢和疗效，如免疫检查点抑制剂是针对机体免疫检查点的单抗类药物，其主要作用为阻断表达免疫检查点的肿瘤细胞与免疫细胞之间的作用，从而阻断肿瘤细胞对免疫细胞的抑制作用。肠道菌群中的某些特定菌株包括双歧杆菌、阿克曼菌可以通过 $CD8^+T$ 淋巴细胞促进免疫检查点抑制剂抗 PD-L1 和抗 CTLA-4 的抗癌作用。

抗肿瘤药物环磷酰胺（CTX）可诱导癌细胞死亡，并促进 Th1 和 Th17 细胞增殖，控制肿瘤细胞生长。CTX 可以改变肠道菌群的组成，并诱导特定革兰阳性细菌向次级淋巴器官转移，刺激 Th17 和 Th1 免疫反应。无菌小鼠或用抗生素治疗的小鼠均显示 pTh17 活性降低，CTX 的抗肿瘤作用降低。因此，肠道菌群也是影响某些抗肿瘤化学疗法疗效的重要因素，突出了以肠道菌群为目标可提高抗肿瘤化疗功效的潜力。

3. 药物对肠道菌群的影响 口服抗生素等药物对肠道菌群有非常重要的影响[34]。抗菌药物可破坏肠道微生态，出现腹泻、腹胀等消化道症状，严重者肠道内葡萄球菌、艰难梭菌、变形杆菌、铜绿假单胞菌、白色念珠菌、大肠埃希菌等条件致病菌以及病原菌得以定植和繁殖，导致二重感染。静脉应用抗生素时，氟喹诺酮类和氨基糖苷类抗生素主要通过尿液排出体外，肠道内浓度低，对肠道菌群影响小；β-内酰胺类和克林霉素经胆道排泄，肠内药物浓度高，对肠道菌群影响明显。此外，益生菌（probiotics）和益生元（prebiotics）等微生态制剂，对肠道菌群有显著影响。在应用药物时，应注意药物本身对肠道菌群的改变，及其继发的对药物代谢和药物反应的影响。

（四）运动与肠道菌群

肠道菌群的平衡状态有利于维持机体正常生理功能。这种平衡状态极易受到卫生习惯、饮食结构、运动锻炼、抗生素使用及外界微生物等因素的影响。运动可以作为一种干预手段，有效调节肠道菌群的结构，影响菌群多样性，并通过免疫和代谢对人体健康产生重要的作用[35-38]。肠道菌群分析可能是合理运动处方的重要参考指标。

1. 运动影响肠道微生态和肠道屏障 专业运动员具有独特的肠道菌群结构特征[36,38,39]。丁酸菌是近年来备受重视的有益菌，美国肠道计划（American Gut Project）发现职业运动员肠道中产丁酸的菌显著增加。其他研究发现专业运动员的菌群代谢特征有显著改变,例如橄榄球专业运动员的肠道菌群多样性较高,富含与氨基酸和短链脂肪酸生物合成以及碳水化合物代谢途径相关基因及其代谢产物;而自行车专业运动员的肠道菌群中含有高丰度的与氨基酸及碳水化合物代谢通路相关的普氏菌属。

但是,从肠道菌群角度看,运动对于机体并非都是有利的,相似的个体针对不同的运动干预,或者相似的运动干预针对不同的个体,运动后肠道菌群的变化差异很大。运动对肠道菌群的影响与运动干预的方式、周期以及强度等密切相关。低强度运动对肠道菌群表现为有益菌群含量和总菌种多样性上升;但是中等强度运动对肠道菌群的影响结果存在较大差异,尚不明确是否有利于肠道菌群健康稳态;高强度运动的认识比较一致,会导致肠道菌群多样性降低,不利于肠道稳态和机体健康。

运动对人体肠道菌群的影响因人而异。同样强度的递增负荷训练,身材苗条、正常体重参与者会增加肠道中短链脂肪酸,特别是丁酸盐的水平,而肥胖参与者肠道内的短链脂肪酸却没有明显改变[40]。另外,在运动干预下,幼年大鼠肠道菌群比成年大鼠肠道菌群可塑性更强,运动更易使肠道菌群发生改变,菌群群落变化更大,菌种增加更为多样。

2. 运动调控肠道菌群相关的炎症反应和免疫功能 运动影响并调控宿主的免疫反应[36]。肠道屏障在众多疾病的发生发展中发挥重要作用。运动可增加肠淋巴细胞中的抗氧化酶、抗炎细胞因子和抗凋亡蛋白的表达,减少促炎细胞因子、肿瘤坏死因子 α、白细胞介素-17 和促凋亡蛋白的表达,增强肠道免疫屏障功能;适度运动能够减轻压力对肠黏膜屏障功能的影响,降低肠道通透性,保持肠黏膜厚度,降低细菌移位率;另外,适当的运动会促进肠道有益菌群的种类和数量,促进抗生素类物质的产生,抑制病原菌的增殖,更好地维护肠道微生态的平衡。在小鼠结肠炎模型中,自主跑轮训练具有明显的肠道保护作用。但是,大强度运动后,慢性疲劳综合征患者症状加重,可能是由于患者肠道菌群中有害菌较多,运动后肠道通透性增加,导致细菌及内毒素从肠道进入血液的量增加,引发慢性炎症。

细菌表面的脂多糖(LPS)对细胞 Toll 样受体(TLRs)的激活是机体炎症反应的重要机制,TLR4 受体等分子的表达能够被循环系统中 LPS 所激活,诱导炎症因子的产生,腹腔注射 LPS 会造成小鼠机体的炎症反应。适当的运动可以降低肠道菌群 LPS 的产生及其从肠道移位进入血液,适当运动可降低高脂饮食小鼠血清中 LPS 含量,有效抑制肝脏、骨骼肌和脂肪组织中 TLR4 信号旁路,并有效改善胰岛素信号敏感性。

3. 运动调控肠道菌群的物质代谢 运动会增加肠道菌群对丁酸等短链脂肪酸的产量[36]。大鼠进行自主跑轮训练后,大鼠粪便中产丁酸细菌和丁酸含量显著增加。用丁酸喂养猪崽,猪崽的骨骼肌和脂肪组织中的 PGC-1α 及 PPARα 的含量显著增加。用丁酸盐干预原代脂肪细胞,可增加脂肪细胞中脂肪酸氧化,脂肪酸合酶表达量降低,抑制脂肪细胞中脂质的合成。丁酸盐等短链脂肪酸的产生,是运动影响肥胖和代谢性等疾病的机制之一。

胆汁酸被肠道菌群代谢为次级胆汁酸,运动可以调节肠道菌群对胆汁酸的代谢[36]。肠道菌群生成的次级胆汁酸能够与肝脏和骨骼肌中的相应受体结合,影响肝肠循环和脂质吸收,参与胆固醇代谢,还能激活法尼醇 X 受体,抑制体重增加及肝脏、骨骼肌脂肪的异常沉积。因此,研究者推测,胆汁酸可能是运动调节肠道菌群、改善机体代谢的一个重要途径。

4. 肠道菌群调控运动后的物质代谢 运动过程中由于氧气供应相对不足,体内葡萄糖无氧代谢中产生乳酸，会导致肌肉酸痛，影响运动。2019 年在 *Nature Medicine* 的一项研究发现[41]，马拉松运动员肠道内可以把乳酸转化为丙酸的韦荣球菌丰度很高，在小鼠中移植韦荣球菌可以显著提升其运动的耐力。另外，运动治疗是糖尿病早期防治的有效方法，而运动的效果依赖于肠道菌群。有研究发现，参与运动治疗的糖尿病患者，即使具有相似的体重和体脂下降，血糖控制却有显著个体差异，运动后血糖显著下降者的肠道菌群表现为短链脂肪酸合成、支链氨基酸分解功能显著增强，而血糖不变者的肠道菌群则会合成大量支链氨基酸和芳香族氨基酸[42]。将运动干预能够有效降低血糖人群的肠道菌群移植到肥胖小鼠，肥胖小鼠的胰岛素敏感性显著提升，而运动干预无效患者的肠道菌群不能改善肥胖小鼠的血糖水平。

小结：近年来，肠道菌群与运动生理学及药理学的密切关系不断被揭示，肠道菌群通过调控机体肠道微生态、免疫、代谢和神经内分泌等机制，在全身多个系统疾病的相关病理生理过程中发挥重要作用。肠道菌群在整合运动药理学中的作用和分子机制是研究的热点。

·参考文献·

［1］ Lenz TL. Pharmacokinetic drug interactions with physical activity [J]. Amer J Lifestyle Med, 2010, 4: 226－229.

［2］ 谭军. 不同速度等速运动对人体尿液成分和血液成分的影响 [J]. 科技资讯, 2007, 000（020）: 2.

［3］ Green DJ. Exercise training as vascular medicine: direct impacts on the vasculature in humans [J]. Exercise and sport sciences reviews, 2009, 37 (4): 196－202.

［4］ Green DJ, Cable NT, Fox C, et al. Modification of forearm resistance vessels by exercise training in young men [J]. Journal of applied physiology (Bethesda, Md: 1985), 1994, 77 (4): 1829－1833.

［5］ Joyner MJ, Green DJ. Exercise protects the cardiovascular system: effects beyond traditional risk factors [J]. J Physiol, 2009, 587 (Pt 23):5551－5558.

［6］ Aladin AI, Whelton SP, Al-Mallah MH, et al. Relation of resting heart rate to risk for all-cause mortality by gender after considering exercise capacity (the Henry Ford exercise testing project) [J]. The American journal of cardiology, 2014, 114 (11): 1701－1706.

［7］ Mark D. Mamrack. Exercise and sport pharmacology [M]. 2nd ed. London: Routledge, 2021.

［8］ 曹新志, 陈小龙. 运动训练对中枢神经系统的影响 [J]. 咸阳师范学院学报, 2001, 16（4）, 68－70.

［9］ Rowley N, Mann S, Steele J, et al. The effects of exercise referral schemes in the United Kingdom in those with cardiovascular, mental health, and musculoskeletal disorders: a preliminary systematic review [J]. BMC Public Health, 2018, 18 (1): 949.

［10］ Sherrington C, Fairhall NJ, Wallbank GK, et al. Exercise for preventing falls in older people living in the community [J]. Cochrane Database Syst Rev, 2019, 1 (1): CD012424.

［11］ Shephard RJ. Development of the discipline of exercise immunology [J]. Exerc Immunol Rev, 2010, 16: 194－222.

［12］　Nieman DC. The compelling link between physical activity and the body's defense system [J]. J Sport Health Sci, 2019, 83 (3): 201－217.

［13］　Simpson RJ. Special issue on exercise immunology: current perspectives on aging, health and extreme performance [J]. Brain Behav Immun, 2014, 39: 1－7.

［14］　Walsh NP. Position statement.Part one: immune function and exercise [J]. Exerc Immunol Rev, 2011, 17: 6－63.

［15］　Duggal NA. Can physical activity ameliorate immunosenescence and thereby reduce age-related multi-morbidity [J]? Nat Rev Immunol, 2019, 199 (9): 563－572.

［16］　Gleeson M. The anti-inflammatory effects of exercise: mechanisms and implications for the prevention and treatment of disease [J]. Nat Rev Immunol, 2011, 11: 607－615.

［17］　Hojman P. Molecular mechanisms linking exercise to cancer prevention and treatment [J]. Cell Metabol, 2018, 27: 10－21.

［18］　Suzuki K. Chronic Inflammation as an immunological abnor mality and effectiveness of exercise [J]. Biomolecules, 2019, 15 (2): 105－109.

［19］　Simpson RJ. Exercise and the regulation of immune functions [J]. Prog Mol Biol Transl Sci, 2015, 135: 355－380.

［20］　Campbell JP. Debunking the myth of exercise induced immune suppression: redefining the impact of exercise on immunological health across the lifespan [J]. Front Immunol, 2018, 9 (4): 648.

［21］　Campbell JP. There is limited existing evidence to support the common assumption that strenuous endurance exercise bouts impair immune competency [J]. Expert Rev Clin Immunol, 2019, 15 (2): 105－109.

［22］　Nieman DC.Exercise, upper respiratory tract infection, and the immune system [J]. Med Sci Sports Exerc, 1994, 26: 128－139.

［23］　Pedersen BK. NK cell response to physical activity: possible mechanisms of action [J]. Med Sci Sports Exerc, 1994, 26: 140－146.

［24］　Weiss C. Lymphocyte subpopulations and concentrations of soluble CD8 and CD4 antigen after anaerobic training [J]. Int J Sports Med, 1995, 16 (2): 117－121.

［25］　LaPerriere A. Effects of aerobic exercise training on lymphocyte subpopulations [J]. Int J Sports Med, 1994, 15 (Suppl 3): S127－130.

［26］　Sprenger H. Enhanced release of cytokines interleukin-2 receptors, and neopterin after long-distance running [J]. Clin Immunol Immunopathol, 1992, 63 (2): 188－195.

［27］　Donaldson GP, Lee SM, Mazmanian SK. Gut biogeography of the bacterial microbiota [J]. Nat Rev Microbiol, 2016, 14: 20－32.

［28］　Thursby E, Juge N. Introduction to the human gut microbiota [J]. Biochem J, 2017, 474: 1823－1836.

［29］　Lozupone CA, Stombaugh JI, Gordon JI. Diversity, stability and resilience of the human gut microbiota [J]. Nature, 2012, 489: 220－230.

［30］　Man SM. Inflammasomes in the gastrointestinal tract: infection, cancer and gut microbiota homeostasis [J]. Nat Rev Gastroenterol Hepatol, 2018, 15: 721－737.

［31］　Rooks MG, Garrett WS. Gut microbiota, metabolites and host immunity [J]. Nat Rev Immunol, 2016, 16:

341－352.

[32] Tremaroli V, Backhed F. Functional interactions between the gut microbiota and host metabolism [J]. Nature, 2012, 489: 242－249.

[33] Parker A, Fonseca S, Carding SR. Gut microbes and metabolites as modulators of blood-brain barrier integrity and brain health [J]. Gut Microbes, 2020, 11: 135－157.

[34] Weersma RK, Zhernakova A, Fu J. Interaction between drugs and the gut microbiome [J]. Gut, 2020, 69: 1510－1519.

[35] Dalton A, Mermier C, Zuhl M. Exercise influence on the microbiome-gut-brain axis [J]. Gut Microbes, 2019, 10: 555－568.

[36] Mailing LJ, Allen JM, Buford TW, et al. Exercise and the Gut Microbiome: A Review of the Evidence, Potential Mechanisms, and Implications for Human Health [J]. Exerc Sport Sci Rev, 2019, 47: 75－85.

[37] Cronin O, O'Sullivan O, Barton W, et al. Gut microbiota: implications for sports and exercise medicine [J]. Br J Sports Med, 2017, 51: 700－701.

[38] Campbell SC, Wisniewski PJ. Exercise is a Novel Promoter of Intestinal Health and Microbial Diversity [J]. Exerc Sport Sci Rev, 2017, 45: 41－47.

[39] Barton W, Penney NC, Cronin O, et al. The microbiome of professional athletes differs from that of more sedentary subjects in composition and particularly at the functional metabolic level [J]. Gut, 2018, 67: 625－633.

[40] Allen JM, Mailing LJ, Niemiro GM, et al. Exercise Alters Gut Microbiota Composition and Function in Lean and Obese Humans [J]. Med Sci Sports Exerc, 2018, 50: 747－757.

[41] Scheiman J, Luber JM, Chavkin TA, et al. Meta-omics analysis of elite athletes identifies a performance-enhancing microbe that functions via lactate metabolism [J]. Nat Med, 2019, 25: 1104－1109.

[42] Liu Y, Wang Y, Ni Y, et al. Gut Microbiome Fermentation Determines the Efficacy of Exercise for Diabetes Prevention [J]. Cell Metab, 2020, 31: 77－91 e75.

第6节　运动治病与运动处方

一、运动与身体活动的区别

身体活动和运动的概念很容易被混淆。身体活动是指能引起骨骼肌收缩的任何人体运动[1]，其需要的能量消耗超过静止时的能量消耗[2]。运动被认为是身体活动的一种，但特指有组织、有目的或目标（如健身、健康、表现、康复等）的身体活动。

二、运动类型

个体参与运动的形式多种多样，运动处方的运动类型应该是运动健康要素的种类，分为心肺耐力运动、抗阻运动、拉伸运动、神经肌肉运动、骨质增强型运动。以上运动的定义及作用已在本章第三节具体阐述。运动健康要素的形式，表现为具体运动，如步行、跑步、游泳等。每种不同类型的运动均有与此相对应的运动项目及不同的练习手段。不同的运动健康要素种类对机体的影响亦不同，故必须根据运动目的来选择适当的运动健康要素种类。目前，尚缺乏关于运动健康要素种类对各类疾病影响的相关研究，且多局限于心肺耐力运动及抗阻运动。

三、运动强度

运动强度分为客观强度以及主观强度。客观强度是运动对身体刺激的一个物理描述，如运动（跑步）的速度、运动时所承受的重量（常指负重训练）、一定时间内完成的运动量等，这些都是客观可测量的。主观强度指的是客观强度对身体造成的影响，或者身体对客观强度刺激产生的反应。主观强度是我们评测运动强度大小的主要内容，主观强度也叫相对强度。即同样的客观强度，对某些人群来说运动强度很大，对某些人群来说则很小，所以对于个体来说就叫相对强度。不同个体对同样客观强度的运动有不同的主观感受，因此又叫主观强度。这与人体整体的身体状况有关，受很多因素影响，如睡眠、心理状况、营养状况等。同样的运动对不同的器官产生的刺激强度亦不同。如刺激心肺系统的游泳，并不能达到刺激骨骼的强度。运动不能产生足够的刺激，身体就无法产生适应，则无法提升健康。因此，运动强度的监测在运动过程中显得非常重要。我们可根据运动时的摄氧量（VO_2）、HR（心率）、代谢当量（MET）、主观感觉程度（RPE）等将运动强度分为低强度运动、中强度运动、高强度运动。适宜的运动强度能有效地促进身体机能的提高，增强体质。如果强度过大，超过身体的承受能力，反而会使身体机能减退，甚至损害身体健康。每一种描述运动强度的方法各有其优缺点。要了解运动强度，需先掌握心肺适能的概念。

影响身体活动的决定性因素是人的心肺适能，即个人从空气中摄入氧气并将氧气输送到组织细胞加以利用的能力。心肺适能主要取决于心脏将富含氧气的血液泵入组织的能力及组织利用氧气产生 ATP 的能力。我们呼吸的氧气必须从肺部通过心脏，然后分布于组织中。构成人体组织的细胞需要消耗氧气制造 ATP，同时细胞利用这种能量丰富的分子工作。我们常通过测量摄氧量（VO_2）作为体重标准化的耗氧量。

使用运动心肺功能测试仪测量 VO_2，该装置使用面罩测量的吸入和呼出的空气中的氧气水平，可反映运动过程中氧气的消耗量。在人体内，VO_2 取决于心输出量（Q）和动静脉循环之间 O_2 含量的差异（C）。即：

$$VO_2 = Q\,(C_aO_2 - C_vO_2)$$

式中，C_aO_2 为动脉 O_2 含量，C_vO_2 为静脉 O_2 含量。

心输出量取决于每搏输出量（SV），即一次心脏收缩通过心脏的血液量以及心率（HR）：

$$Q = SV \times HR$$

因此，心率和每搏输出量是帮助我们评估摄氧量（VO_2）的两个十分重要的变量。

最大摄氧量是一个人能达到的最大耗氧量，这是一个衡量人体心肺适能的指标（表 3-4），通常作为运动处方的基础。运动训练能直接增加每搏输出量、提高最大摄氧量。经常进行运动训练的个体心脏每次搏动射出的血液较不常运动的个体多，并且较后者有更低的静息心率。

因此，经过训练的个体将具有更高的最大摄氧量和更强的心肺适能。

表 3-4　VO₂ 测定与运动能力的关系

VO₂值	运动能力
3～5ml/（kg·min）	静息状态
<20ml/（kg·min）	身体状况不佳（心血管疾病）
20～30ml/（kg·min）	低于平均水平
30～40ml/（kg·min）	高于平均水平
50～60ml/（kg·min）	有运动计划的个体
>60ml/（kg·min）	训练有素的运动员

运动强度也可以最大心率的百分比来表示。最大心率取决于年龄，最常用的公式（适用于 16 岁以上人群）：

$$最大心率 = 220 - 年龄$$

随着年龄的增长，提高最大心率计算的准确性是很重要的，因为运动强度是影响运动效果的独立因素。为了使得运动更加安全，且获得更多益处，运动者必须监测强度。改进后的计算公式使用年龄的 64% 来计算最大心率[3]：

$$最大心率 = 211 - 0.64 × 年龄$$

许多人往往高估他们所能达到的运动强度极限，这是非常危险的。幸运的是，许多设备具有监测心率的功能，可以在运动过程中实时监测运动者的心率或脉搏。使用其中一种方法，即可更准确地评估个体的运动强度。

代谢当量（MET）是进行身体活动所消耗的能量与静息状态下消耗的能量的比值。1MET 等于 3.5ml/（kg·min）耗氧量，所以，可以先用间接测定的方法来推算最大摄氧量，然后折算为 MET 值。慢速行走的 MET 值为 2，因此需要的能量消耗是静息时的两倍。MET 值范围为 0.9（睡眠）～23（以竞争速度跑步）。身体活动期间的能量消耗（例如，卡路里或焦耳）取决于人的体重。能量消耗随着体重的增加而增加。然而，使用 MET 反映运动强度时，参数变成无单位，因此 MET 可用来对比不同体重的人之间的运动强度。

另外，运动强度还可以通过运动感觉到的主观劳累程度来估计。用力的主观评价与运动负荷、最大心率贮备百分数、每分通气量和吸氧量，甚至血乳酸水平高度相关。运动自觉量表（RPE）是其中的一种方法。柏格（Brog）"运动自觉量表"在医学界已广泛应用数十年，可以单独使用，也可以和测量心率的方法同时使用，以监测运动强度。Borg 还提出 RPE×10 约与心率相等的观点。感知劳累的评分标准为 6 分（不用力）到 20 分（最大用力）。9 级代表以轻松的速度行走时的强度。12～14 级是中等强度，如轻快地走路或慢跑。15 级以上，运动者感到较吃力。19 级和 20 级，运动者感到极其吃力。RPE 通常运用于研究。

四、运动时间

运动时间指运动持续的时间长度，一般以"分钟"为单位，其与强度密切相关。在持续的周期性运动中运动时间与运动强度的乘积称为运动量。当运动量一定时，运动强度与运动时间呈负相关，即当运动强度增加时，运动时间相应变短，反之则延长。我们在制定运动处方时，根据运动者的不同身体状况及运动目的选择能引起机体产生最佳效果的不同运动时间及运动强度。当运动强度明确后，持续该强度的运动时间就成为影响锻炼效果的重要因素。运动时间太长，可能会超过机体的承受极限，得不偿失；运动时间过短，则不能对机体产生有效的刺激。如心肺耐力运动，至少应该运动 10 分钟。因为四肢随意肌启动、心肺系统和神经内分泌调节、排汗功能、体温调节等，需要 10 分钟以上运动才能达到稳定，因此心肺系统和神经内分泌的刺激需要 10 分钟以上的运动。如果坚持不下来，可以采取更普遍的间歇性运动。每次的运动刺激叠加，一样能达到一定刺激的效果。

五、运动频率

运动频率指参加活动或锻炼的次数，一般以每周的场、节、次表示。正确设定运动频率在运动处方的制定中占据重要的位置，这需要对运动的目的及个体的身体状况进行综合分析。一般来说，如果以康复或者健身作为运动目的，大多数人每周运动 3 次即可，但具体方案的制定还应结合运动时间、运动强度及个体差异等因素综合评估。运动产生的良性效果是运动长期、持续积累的结果，是一个量变到质变的过程，要想达到运动目的，不能仅凭个人喜好偶尔运动，而是要严格依照运动处方付诸实践。若前一次运动对机体的良性效果完全消失后才进行下一次运动，那么前一次运动的良性效果就不能得到蓄积；若前一次运动产生的疲劳还未消除就进行下一次运动，则会造成疲劳的积累，不但没有让运动起到应有的作用，反而增加了许多新的问题，如睡眠欠佳、抵抗力减退等。

六、综合处方（运动、药物、营养、心理、睡眠）

心肺适能在 30 岁左右达到高峰，随着年龄的增长而下降。然而，随着年龄的增长，定期的运动训练可以减缓体质下降的速度。运动处方是运动者进行身体活动的指导性条款。临床医生为患有不同疾病的患者开具不同的药物处方，其中包括药品类型、用药途径、用药剂量、用药频次。相同的，运动处方则根据运动者的健康状况确定运动种类、运动强度、运动时间及运动频率。按运动的对象和目的可将运动处方分为三类：健身运动处方、康复运动处方及竞技运动处方。健身运动处方主要针对相对健康的人群，常用来提高心肺适能、预防运动缺乏病、改善形体。康复运动处方旨在对患者进行康复治疗；竞技运动处方则以提高专业运动员的专业运动成绩为目的。运动处方的制定需要把握两点：①保障所有的运动健康要素并具有个体化特征；②要与药物处方、营养处方、心理处方融为一体，充分考虑相互之间的影响。

运动是促进身心健康的重要手段，就其作用而言，运动能够提供不同脏器所需的不同的有效刺激，即"运动是营养"理论。有效运动刺激能够引起身体产生提升健康水平的适应性变化，是身体发育和维持健康所必需的健康要素。运动处方需保障含有所有的运动健康要素，同时要充分考虑各个运动健康要素的合理搭配，不能"头痛医头脚痛医脚"。运动成为有效刺激需遵循 FITT 原则。FITT 是频度（frequency）、强度（intensity）、时间（time）和类型（type）四个英文单词的缩写，它是运动过程中必须采用的基本监控原则（表 3-5）。若想尽可能地保障运动的安全并充分发挥运动的效益，则要对运动者的身体状况进行评估（包括病史、心肺功能、肌肉功能），根据运动者的具体情况制定个体化运动处方。目前的指导方针要求每周至少进行 150 分钟的有氧运动和两次力量训练。对大多数人来说，以一个舒适的运动强度为开端是很重要的。当一个人的心肺适能提高时，运动量或运动强度就会增加。

表 3-5 基本的运动处方

参数	推荐
运动频率	每周 3～5 天有氧运动（每周 150 分钟） 每周 2 天力量和阻力训练
运动强度	50%～60% 最大心率或最大摄氧量（轻快行走的强度） 60%～85% 最大心率或最大摄氧量（交谈时稍累）
运动时间	15～60 分钟（连续） 注意：一次 10～15 分钟，每天几次，也是有益的
运动类型	各种活动均可，如耐力运动

运动处方主要是整合医学思维，使体育、医学各自发挥专业优势，而且还将体育文化引入临床。运动处方的组织结构主要在各二甲和三甲等大型医院、社区卫生服务站、科学锻炼指导站。各大型医院或社区卫生服务站的医生主要负责整个运动前、中、后的医学评估及安全保障。运动的主要目的是促进健康，所以运动处方的执行是以安全为前提的，在整个运动过程中也要随时关注患者的生命体征和临床表现。体育医学专家则应用体育及医学知识，制定个体化运动处方。科学锻炼指导师负责具体执行个体化的运动处方。体育医学专家是体医融合发展过程中催生出的一种新职业。他们的主要职责是制定个性化的运动处方，主要包括以下六个方面。

（1）锻炼前的诊断。主要是了解患者的锻炼习惯、饮食习惯，了解血糖波动规律，掌握运动能力的局限性。其次，评估患者体质，如心肺功能、力量、平衡、灵敏度、体成分（指人体中脂肪组织及非脂肪组织的含量，及其在人体总体重中所占的百分比）、体重等。

（2）制定锻炼计划、相应的营养计划。需要充分考虑运动、药物、营养、心理之间的关系。

（3）指导锻炼。要求锻炼模拟实际场景生活化。

（4）评价锻炼的体质变化效果。

（5）运动的安全保障。运动前的风险筛查、运动中的风险监控、运动后的定期检查。

（6）科学锻炼的指导与组织。科学锻炼往往以周为最小单位，体育医学专家负责组织竞赛、俱乐部来调动运动的积极性。目前国内暂无培养体育医学专家的成熟体系。

运动处方的制定除强调包含所有的运动健康要素及个体化外，还强调运动与药物、营养、心理之间的关系。在慢性病康复中，药物与运动并行。因此，研究药物与运动之间的关系就显得十分重要。降糖药、利尿剂、β 受体阻滞剂、钙片等临床常用药物和不同的健康运动要素之间有怎样的关系，对于这方面的研究很少。需要更多的研究来了解药物如何影响运动的功能和表现，以及运动如何影响药物的药动学和药效学。运动涉及复杂的生理过程，药物也涉及复杂的生理变化。因此，运动与药物的相互作用的研究显得更加复杂。另外，运动员的药物管理也是全球关注的问题。明显提高运动效果的药物对竞争对手来说是很不公平的。因此，对运动员进行规范化药物检测必须有明确的法律制度，对违规行为也要严格处理。可见，未来整合运动药理学的开设必不可少。

若要了解运动与营养的关系，首先需要了解大众运动营养学。大众运动营养学来源于运动员营养（特殊人群的营养），是竞技体育科技向全民健康指导转化的产物，也是竞技体育运动员营养与临床医学融合而产生的，旨在指导大众运动与营养搭配、传授健康运动技能，从而促进健康、降低疾病发生的风险。其主要研究运动要素与营养要素之间的关系，如有氧运动与蛋白质、脂肪代谢的关系，也可以为运动与食物的关系。运动需要能量，那么营养应如何搭配、分等才可有效缓解肌肉疲劳，减少运动损伤的发生，降低运动风险。同样的营养，不同时间进食，效果则不同。这些均需要深入研究。

运动不仅仅是身体健康的必需部分，也是心理健康的必需内容，后者具有运动的文化属性。运动具有仪式感，既能够促进交往、发挥其人际交往功能，也能够使人身心愉悦。因此，运动是解决人体心理问题的良药。如因肢体残缺而心情沮丧的患者和癌症患者一起进行运动，就会无形中提升他们的幸福感，减少负面情绪。可根据运动者的兴趣、身体状况及情绪状态选择不同的运动类型。

七、不当运动与身体伤害、猝死

运动对人体的益处毋庸置疑，但运动不当反而会给身体造成伤害，且运动过程中猝死的案例时有发生。主要与运动前的身体状况及不恰当的运动强度、运动类型等有关。肌肉骨骼系统损伤是运动最常见的损伤，心血管疾病是运动中最常见的猝死原因。年轻个体运动致死的常见原因是先天性和遗传性缺陷，包括肥厚型心肌病、冠状动脉异常和主动脉狭窄等。据美国国家严重运动损伤研究中心的数据，自 2014 年 7 月 1 日至 2015 年 6 月 30 日，全美中学与大学范围内与运动有关的严重伤病事故共发生 92 起，其中 46% 为心源性。最为常见的为心脏骤停（18%）及其他心脏状况（24%），其后依次为骨折（14%）、脑部创伤（10%）与热相关疾病（6%）。

· 参考文献 ·

[1]　詹妮弗·琼斯，约翰·巴克利，吉尔·弗兹，等. 心血管预防和康复实践 [M]. 2 版. 纽约：约翰威利

父子出版公司，2020.

［2］ Sigal RJ, Kenny GP, Wasserman DH, et al. Physical Activity/Exercise and Type 2 Diabetes [J]. Diabetes Spectrum, 2005, 18 (2): 88－101.

［3］ Nes BM, Janszky I, Wisloff U, et al. Age-predicted maximal heart rate in healthy subjects: the HUNT fitness study [J]. Scand J Med Sci Sports, 2013, 23 (6): 697－704.

第4章
运动对药物代谢和动力学的影响

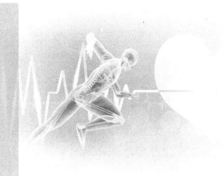

众所周知，药物联合使用，可能会发生一些相互作用，进而影响药物的疗效和安全性。心血管疾病和代谢性疾病治疗指南中明确推荐药物和运动联合，以控制疾病的进展和尽可能多地降低危险因素。但是对运动与药物间的相互作用过去关注和研究较少。急性运动（acute exercise）和长时间规律运动（chronic exercise）都可以改变生理状态，如胃肠道蠕动、血流重新分布、代谢酶活性和体成分等，这些生理状态的变化会影响药物代谢和动力学过程[1]。

第1节　运动引起的生理变化

运动引起的生理变化，又分为急性运动引起的变化（运动应激），和长时间规律运动引起的变化（运动适应）。这些生理变化是药物–运动相互作用的基础。表4-1列出了急性运动和规律运动可能导致药动学参数发生改变的一些生理变化[2]。

运动应激引起的生理变化对药物代谢动力学影响比较大的是血流量的重新分布。机体循环中的总血液约为5L，然而，运动过程中血流会发生重新分布，血液会从内脏器官（心脏除外）分流到肌肉和皮下组织，给肌细胞提供氧气，并增加散热。休息时，肝脏血流量占总循环血量的27%，肾脏血流量占总循环血量的22%。在最大强度运动时肝和肾的血流量下降至1%[2]。药物进入机体要依赖于血流运输到机体的各个组织器官，发挥其药效，在肝肾等器官进行代谢消除，而运动过程中血流量的重新分配会改变药动学过程，进而影响其药效。

此外，急性运动和规律运动导致的其他生理变化对药动学的影响应逐一分析讨论。

表4-1　急性运动和规律运动引起的生理变化

急性运动	规律运动
血流的重新分布	血容量增加
皮肤温度增加	脂肪组织减少，瘦体重增加
皮肤水合作用增加	肌肉毛细血管密度增加
心输出量增加	代谢酶活性增加
血浆水分向组织渗透	肠蠕动加快
呼吸加快	线粒体体积和数目增加
	静息心率降低
	静息最大摄氧量增加

第2节 运动对药物 ADME 环节的影响

一、运动与药物吸收

药物的给药途径决定了药物的吸收部位，如口服药物可经胃肠道吸收，注射药物可通过皮下或肌肉组织吸收，吸入药物经肺吸收，透皮贴剂通过皮肤吸收等。如表 4-1 所示，急性运动会改变血流分布，但也会改变肺的通气量以及皮肤的温度和水合作用，规律运动可以改变肌肉组织毛细血管的密度，这些生理参数的变化可能对药物的吸收存在以下影响。

（一）运动与口服药物的吸收

急性运动内脏血流量是减少的，如果口服药物的吸收相发生在血流量分配未恢复之前，则会影响口服药物的吸收。研究[3]发现，10 名健康受试者口服普萘洛尔 80mg 后，立刻以 50% 最大摄氧量骑自行车 20 分钟，结果显示血浆浓度-时间曲线下面积明显下降，即意味着药物经胃肠道进入血液的量明显下降。此外研究发现，规律运动可以加快胃肠道的蠕动，使药物在胃肠道（从口腔到盲肠）的转运时间减少 28.8%；值得注意的是，运动导致的胃肠道蠕动加快，对肠道缓释制剂的吸收可能存在一定的影响，也许是导致缓释制剂疗效出现个体化差异的原因之一，但是这方面的研究还比较少，需要进一步深入研究[4]。

（二）运动与皮下或肌内注射给药的吸收

在运动过程中，血液一般流向肌肉和皮肤，因此，在运动前皮下或肌内注射给药的药物，由于局部血流量的增加以及运动肌肉的传递效应会增加药物的吸收。研究发现[5]，11 例 20～29 岁的 1 型糖尿病患者，将速效和长效胰岛素注射到其腿部，进行 1 个小时的间歇运动，每 15 分钟取一次血样，接下来的 5 小时每隔 30 分钟取血一次。结果表明注入腿部的胰岛素的消失速率在运动最初的 15 分钟内与休息时相比加快了 135%（$P<0.05$），在整个 1 小时的运动期间，胰岛素的吸收速率比休息时提高 50%（$P<0.025$）。该研究[5]还发现，胰岛素注射在腹部和手臂与注射在腿部相比，低血糖的发生率分别降低了 89% 和 57%。

（三）运动与透皮贴剂药物的吸收

有证据表明，运动可以改变经皮药物的吸收，其可能的机制是运动使皮肤血流量增加，温度升高，导致皮肤的水合作用加强。

两种最常见的透皮贴剂是硝酸甘油和尼古丁。一项有关硝酸甘油与运动的研究发现，连续 3 天每天 6 小时给予健康志愿者 10mg 硝酸甘油透皮贴剂。3 天中，有 1 天休息、1 天骑自行车和 1 天坐在桑拿浴室 20 分钟[6]。休息时硝酸甘油血浆浓度为 1.0～1.5nmol/L，运动时血药浓度为 3.1nmol/L，而蒸桑拿浴时为 7.3nmol/L。一项关于运动对尼古丁贴剂吸收影响的研究发现，给予健康受试者 14mg 的尼古丁贴片，测定休息状态和运动 20 分钟后尼古丁的血浆浓度[7]。结果表明，尼古丁血浆浓度在运动后明显高于静息状态（$P=0.015$）。有报道 3 例个体在使用尼古丁贴片后进行运动而导致不良反应的案例，患者出现尼古丁中毒的症状，如恶心、呕吐、心悸、失眠等，推断是由于运动导致尼古丁浓度增加引起的[8]。

二、运动与药物分布

药物在作用靶点的分布受到各种因素的影响，如药物穿过细胞膜的载体通道、药物与血浆蛋白以及组织的结合率等。

地高辛是治疗室上性心律失常和慢性心功能衰竭的首选药物之一。地高辛的剂量范围狭窄，毒性症状显著。因此，充分预测地高辛的药动学十分重要。研究发现，10 名 21～34 岁健康男性口服地高辛（0.5mg/d）2 周，在最后一次服用地高辛 24 小时后，给予运动干预，骑自行车 60 分钟，目标心率为 140 次/分；在运动期间的 5 个时间点和 60 分钟恢复期间的 6 个时间点通过股四头肌活检测定骨骼肌中的地高辛水平，同时也测定血浆地高辛水平；结果发现，与对照组相比，运动过程中地高辛血浆水平显著降低（$P<0.001$），而骨骼肌中地高辛浓度显著升高（$P<0.01$）；其主要机制是地高辛可通过骨骼肌细胞膜钠泵进入骨骼肌细胞，随着骨骼肌细胞收缩加快钠泵转运也加快，使得地高辛进入骨骼肌的量增加，进而改变了地高辛的血药浓度，对药效产生一定的影响[9]。但也有研究发现，12 名健康受试者进行 16 周规律运动，每周 3 次，强度为 75%～85%的最大摄氧量，结果与对照组相比，规律运动对地高辛的分布没有影响[10]。

运动过程中血浆水分流向组织，导致血液浓缩，血浆蛋白浓度增加，这可能会改变药物的分布，尤其是那些血浆蛋白结合率高的药物[3]。研究发现，10 名使用华法林的患者（因主动脉瓣置换术，脑卒中或冠状动脉搭桥手术而使用华法林）国际标准化比值（INR）在运动前相对稳定，给予运动干预后，伴随平均步数的增加（从 3885±1375 到 9259±2379），INR 显著降低（从 2.07±0.35 到 1.7±0.44，$P<0.05$）[11]。该研究结果说明运动可以降低华法林的抗凝效果，其可能的机制是：①华法林治疗窗窄，与血浆白蛋白结合率比较高，运动使血浆水分向组织渗透，增加血浆白蛋白浓度，进而导致华法林与血清白蛋白的结合增加，降低游离华法林药物浓度，导致 INR 的减少；②运动增加了脂肪的分解供能，增加血浆游离脂肪酸浓度，而游离脂肪酸可与血浆白蛋白竞争性结合药物，导致游离药物浓度降低。

运动过程中引起的神经-内分泌系统的反应，也可能对药物的分布有影响，有研究报道，体外实验证实普萘洛尔和阿替洛尔被肾上腺细胞摄取储藏，运动使得交感神经兴奋，导致药物与肾上腺素和去甲肾上腺素同步释放入血，从而使药物在体内的分布发生变化[12]。

规律运动可以减少脂肪组织的体积，增加去脂体重的体积，亲水性药物分布与瘦体重相关，而亲脂性的药物与体脂的含量有关；因此，规律运动导致的体成分的改变理论上会影响药物的分布容积；计算机模拟显示，瘦体重 50%与瘦体重 85%的人相比，硫喷妥钠分布容积增加 76%；减少瘦体重可以导致药物半衰期的增加，以及血浆药物峰浓度的降低[13]。

此外，规律运动可以增加细胞膜转运体的表达，如单羧酸转运蛋白、葡萄糖转运体-4、膜相关性脂肪酸结合蛋白和 5-羟色胺转运体，经上述转运体进入或转出细胞的药物，其分布很可能发生变化[14,15]。研究表明，规律运动可以通过调节基质金属蛋白酶-9 和闭合蛋白的表达，加强血脑屏障基膜和血管的完整性，降低血脑屏障的通透性，减少甲基苯丙胺在脑内的分布，进而保护药物引起的脑损伤[16,17]。

三、运动与药物代谢

药物可以在不同的器官进行代谢，但是肝脏是药物的主要代谢器官。药物代谢是一个复杂的过程，指药物的结构在酶或其他作用下发生改变的过程，肝脏血流量和代谢酶活性是影响药物代谢的主要因素。药物的理化性质不同，肝脏对其摄取程度不同。药物随血液入肝后，一部分被肝脏摄取清除，其余的随静脉以原形流出肝脏，如果肝脏摄取清除率大于 20%，则该类药物划分为高抽提比的药物，其代谢受到肝脏血流量的影响比较大；把肝脏摄取清除率低于 20% 的药物划分为低抽提比的药物，其代谢主要受代谢酶活性的影响，受肝脏血流量的影响比较小。

（一）运动与高抽提比药物

高抽提比药物的肝清除率与肝血流量密切相关，肝血流量的变化可以极大地改变高抽提比药物的代谢。因此，在运动过程中肝脏血流的转移将会改变高抽提比药物的清除。这些药物的清除率只在运动期间或血流改变时变化。

研究[18]发现，在急性运动后普萘洛尔（高抽提比药物）药动学发生显著变化。研究参与者服用 80mg 的普萘洛尔同时进行 35 分钟的亚极量运动，与静息状态相比，血浆药物半衰期和血浆浓度-时间曲线下面积明显增加，药物清除率减少。然而，连续 16 周的训练并没有改变普萘洛尔的药动学参数（峰浓度、达峰时间、半衰期、血浆浓度-时间曲线下面积、蛋白结合、清除率和分布容积），该研究结果再次说明高抽提比药物的代谢受一次运动的影响较大，但是通过规律运动提高体适能水平后，运动对其的影响没有显著性差异[19]。

（二）运动与低抽提比药物

低抽提比药物的肝清除率与肝血流量几乎无关，而与代谢酶活性关系更大。运动-药物相互作用研究中低抽提比药物有地高辛、华法林、胰岛素和卡维地洛。这些药物的代谢取决于代谢酶的活性与血浆中药物的游离分数。因此，理论上急性运动引起的肝脏血流量的变化不影响低抽提比药物的代谢[20]。

然而，规律运动可能会影响低抽提比药物的代谢，已证实规律运动提高肝脏氧化代谢酶的活性。研究[21]发现，运动员与普通人相比，低抽提比药物安替比林清除速率明显增加 [规律运动组 0.44ml/（min·kg），对照组 0.35ml/（min·kg），$P < 0.05$]，半衰期显著降低（规律运动组 11.6 小时和对照组 15.2 小时，$P < 0.05$）。虽然安替比林原形药物经肾脏的排泄没有发生变化，但是安替比林代谢产物有所不同，该结果说明规律运动会影响药物的代谢，其机制可能与规律运动诱导 P450 酶（CYP450）的活性增加有关[22]。

四、运动与药物消除

药物可经尿、胆汁、呼气、母乳或精液从体循环中排除。大多数药物的主要消除途径是尿和胆汁。肾消除率取决于肾脏的血流量，并与肾小球滤过、肾小管分泌和肾小管重吸收相关，运动强度越大，肾血流量越少，因此肾小球滤过率也越低。在一项研究中，与运动前相比，力竭运动（exhaustive exercise）减少肾血流量达 53%，在运动后肾血流量恢复到运动前的 80%[23]。

消除最易受运动影响的药物是主要以原形从尿中消除的药物，如阿替洛尔血浆浓度在运动时比运动前增加了 1.7 倍[24]，类似的普鲁卡因胺和强力霉素也是主要以原形从尿中消除，运动使其血浆浓度增加，肾消除率降低[25]。

此外，规律运动可以诱导肾小球毛细血管壁有机阳离子转运蛋白（organic cation transporters，OCT）的表达[26]，OCT 是药物外排转运体，使药物从肾小球毛细血管外排进入肾小管，随尿液排出体外，研究发现规律游泳训练使二甲双胍（OCT 的底物）经肾脏消除增加，该结果可能与规律运动诱导的 OCT 表达增加有关[27]。

五、总结

运动不足已经成为人类健康的杀手，WHO 推荐每天至少运动 30 分钟，但是对于服用药物的人群，运动和药物可能存在相互作用，该作用既可是互补增效，也可能导致不良反应。有几项研究已表明，患者在服用治疗窗窄的药物时，运动会影响药效或引起不良反应。但是目前对"运动和药物的相互作用"还缺乏系统的研究，更缺乏基于证据的解决此类问题的指南。随着大众健身意识的逐渐增强，慢性病患者逐年增加，运动和药物已经是维护人类健康必不可少的两架马车，而精准医疗强调在治疗时考虑个人的遗传信息、环境影响、生活方式等，规律运动是生活方式的重要表现之一，个体是否具有规律运动习惯将成为精准医疗考虑的因素之一，所以有必要进一步研究运动和药物相互作用的理论与临床实践，为精准医疗和安全用药提供科学依据。

参考文献

［1］ Williams & Wilkins B. ACSM's Guidelines for Exercise Testing and Prescription. American College of Sports Medicine, 2000.

［2］ Rowell LB. Human cardiovascular adjustments to exercise and thermal stress [J]. Physiol Rev, 1974, 54 (1): 75−159.

［3］ Lenz TL. The effects of high physical activity on pharmacokinetic drug interactions [J]. Expert Opin Drug Metab Toxicol, 2011, 7 (3): 257−266.

［4］ Cordain L, Latin RW, Behnke JJ. The effects of an aerobic running program on bowel transit time [J]. J Sports Med Phys Fitness, 1986, 26 (1): 101−104.

［5］ Koivisto VA, Felig P. Effects of leg exercise on insulin absorption in diabetic patients [J]. N Engl J Med, 1978, 298 (2): 79−83.

［6］ Lefebvre RA, Bogaert MG, Teirlynck O, et al. Influence of exercise on nitroglycerin plasma concentrations after transdermal application [J]. Br J Clin Pharmacol, 1990, 30 (2): 292−296.

［7］ Klemsdal TO, Gjesdal K, Zahlsen K. Physical exercise increases plasma concentrations of nicotine during treatment with a nicotine patch [J]. Br J Clin Pharmacol, 1995, 39 (6): 677−679.

［8］ Bur A, Joukhadar C, Klein N, et al. Effect of exercise on transdermal nicotine release in healthy habitual smokers [J]. Int J Clin Pharmacol Ther, 2005, 43 (5): 239－243.

［9］ Joreteg T, Jogestrand T. Physical exercise and binding of digoxin to skeletal muscle-effect of muscle activation frequency [J]. Eur J Clin Pharmacol, 1984, 27 (5): 567－570.

［10］ Jessup JV, Lowenthal DT, Pollock ML, et al. The effects of exercise training on the pharmacokinetics of digoxin [J]. J Cardiopulm Rehabil, 2000, 20 (2): 89－95.

［11］ Shibata Y, Hashimoto H, Kurata C, et al. Influence of physical activity on warfarin therapy [J]. Thromb Haemost, 1998, 80 (1): 203－204.

［12］ Sharma A, Pibarot P, Pilote S, et al. Modulation of metoprolol pharmacokinetics and hemodynamics by diphenhydramine coadministration during exercise testing in healthy premenopausal women [J]. J Pharmacol Exp Ther, 2005, 313 (3): 1172－1181.

［13］ Persky AM, Eddington ND, Derendorf H. A review of the effects of chronic exercise and physical fitness level on resting pharmacokinetics [J]. Int J Clin Pharmacol Ther, 2003, 41 (11): 504－516.

［14］ Dubouchaud H, Butterfield GE, Wolfel EE, et al. Endurance training, expression, and physiology of LDH, MCT1, and MCT4 in human skeletal muscle [J]. Am J Physiol Endocrinol Metab, 2000, 278 (4): E571－579.

［15］ Kiens B, Kristiansen S, Jensen P, et al. Membrane associated fatty acid binding protein (FABPpm) in human skeletal muscle is increased by endurance training [J]. Biochem Biophys Res Commun, 1997, 231 (2): 463－465.

［16］ Zhang Y, Zhang P, Shen X, et al. Early Exercise Protects the Blood-Brain Barrier from Ischemic Brain Injury via the Regulation of MMP－9 and Occludin in Rats [J]. Int J Mol Sci, 2013, 14 (6): 11096－11112.

［17］ Guo M, Cox B, Mahale S, et al. Pre-ischemic exercise reduces matrix metalloproteinase－9 expression and ameliorates blood-brain barrier dysfunction in stroke [J]. Neuroscience, 2008, 151 (2): 340－351.

［18］ van Baak MA, Mooij JM, Schiffers PM. Exercise and the pharmacokinetics of propranolol, verapamil and atenolol [J]. Eur J Clin Pharmacol, 1992, 43 (5): 547－550.

［19］ Arends BG, Bohm RO, van Kemenade JE, et al. Influence of physical exercise on the pharmacokinetics of propranolol [J]. Eur J Clin Pharmacol, 1986, 31 (3): 375－377.

［20］ Dossing M. Effect of acute and chronic exercise on hepatic drug metabolism [J]. Clin Pharmacokinet, 1985, 10 (5): 426－431.

［21］ Villa JG, Bayon JE, Gonzalez-Gallego J. Changes in metabolism and urinary excretion of antipyrine induced by aerobic conditioning [J]. J Sports Med Phys Fitness, 1999, 39 (3): 197－201.

［22］ Hillig T, Krustrup P, Fleming I, et al. Cytochrome P450 2C9 plays an important role in the regulation of exercise-induced skeletal muscle blood flow and oxygen uptake in humans [J]. J Physiol, 1 2003, 546 (Pt 1): 307－314.

［23］ van Baak MA. Influence of exercise on the pharmacokinetics of drugs [J]. Clin Pharmacokinet, 1990, 19 91): 32－43.

［24］ Khazaeinia T, Ramsey AA, Tam YK. The effects of exercise on the pharmacokinetics of drugs [J]. J Pharm Pharm Sci, 2000, 3 (3): 292－302.

［25］ Stoschitzky K, Lindner W, Klein W. Stereoselective release of (S) -atenolol from adrenergic nerve endings at exercise [J]. Lancet, 1992, 340 (8821): 696－697.

［26］ Zeibig J, Karlic H, Lohninger A, et al. Do blood cells mimic gene expression profile alterations known to occur in muscular adaptation to endurance training [J]? European Journal of Applied Physiology, 2005, 95 (1): 96 − 104.

［27］ Chien KY, Huang CC, Hsu KF, et al. Swim training reduces metformin levels in fructose-induced insulin resistant rats [J]. J Pharm Pharm Sci, 2012, 15 (1): 85 − 93.

第5章
运动对药物药效学的影响

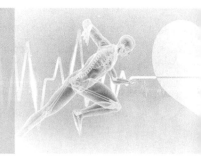

药物药效学（pharmacodynamics）是研究个体对某种药物的治疗反应（包括治疗作用和不良反应等），阐明药物防病治病的规律。药物分子与机体生物分子结合并发挥作用的部位即药物靶点（target）或靶标，这些靶点包括受体（receptor）、酶、离子通道、转运体、结构蛋白等。一般而言，慢性运动可上调参与主要能量代谢供能系统的酶活性，使急性运动对神经、激素的调节更加敏感，在此前提下，运动对药物药效学将会产生一定程度的影响；随着运动强度增加，血药浓度也将改变，从而进一步改变药物的作用强度，导致药物治疗作用不足或者导致药物不良反应的发生，特别需要监测的药物有胰岛素、茶碱、锂剂、激素类和地高辛等。

第1节　影响激素、神经递质的分泌

激素（hormone）是一种具有生物活性的微量物质，主要由人体内分泌细胞分泌后释放入血并发挥作用，可调节身体生长、新陈代谢以及神经信号传递。神经递质（neurotransmitter）是机体介导信号转导的化学物质，担当信使作用，在神经元之间或神经元与效应器细胞如肌肉细胞、腺体细胞等之间传达信息。运动可刺激大部分激素以及神经递质的分泌，目前已经有临床医生开始探索使用临床运动试验作为激素分泌的药物刺激的辅助手段，在某些情况下可以替代药物刺激，经过运动测试证明适当的运动有利于大部分激素与神经递质的分泌，相对于药物的使用，运动具备生理刺激小、不良反应少的优点。

机体运动时，活动肌群和内环境稳态的维持都需要大量能量，因此，激素在其中担任至关重要的角色。急性运动时，激素水平尤其是应激激素水平必然发生剧烈的应答性反应。同理，长期训练会使内分泌功能通过自身形态、结构和机能所产生的一系列适应性变化，对抗运动负荷对机体的强烈刺激。主要激素对运动的反应和适应变化见表5-1。

表5-1　主要激素对运动的反应和适应

主要激素	运动反应	训练适应
生长激素	上升	安静时无变化，运动时上升较少[1,2]
促甲状腺激素	无变化	无证据
促肾上腺皮质激素	上升	安静时无变化，运动时可有较大上升
卵泡刺激素（FSH）和黄体生成素（FSH）	无变化	无证据

主要激素	运动反应	训练适应
抗利尿激素	上升	安静时无变化，运动时上升较少
甲状腺素	总量无变化 游离 T_4 上升	运动时总量稍下降，游离 T_4 上升[1]
糖皮质激素	上升	上升[1]
盐皮质激素	上升	无变化
降钙素	无证据	无证据
肾上腺素/去甲肾上腺素	上升	安静时无变化，运动时可有较大上升[1,3]
胰岛素	下降	安静时无变化，运动时上升较少[1,4]
胰高血糖素	上升	安静时无变化，运动时上升较少[1]
睾酮	上升	无变化
雌二醇和孕酮	上升	上升较少
前列腺素	上升	无证据

与药物相关的神经系统递质（如 5-羟色胺、多巴胺、组胺）及对应的受体种类繁多，药物绝大多数与受体结合产生兴奋或抑制效应[5,6]；正确认识运动对激素、受体的影响在选择适宜药物及合适剂量时能更好地体现药物治疗经济学价值[7]。

第 2 节　影响受体的数量和活性

受体（receptor）是由糖蛋白或脂蛋白构成的生物大分子，能够跟配体结合后引起细胞功能的改变，配体一般是由激素、神经递质、药物或细胞内信号分子组成。受体一般具有遗传性，同时也具有可变性等特性。训练引起的功能性交感神经的改善可能与运动训练降低 α 肾上腺素能反应性相结合[8]。中等强度运动能使配体与受体结合数量有所提高同时活性也大大提高，长期大量的超常运动反而会出现相反的情况，从而引起机体的代谢紊乱，影响身体健康[9]。

根据受体与配体的结合位置以及亲和力的大小可将受体分为多种，最常见的是毒蕈碱型胆碱能受体（M 受体）、烟碱型胆碱能受体（N 受体）、肾上腺素能 α 受体（α 受体）和肾上腺素能 β 受体（β 受体）。各受体又可根据各自特点分成不同的亚型：M 受体根据配体对不同组织 M 受体相对亲和力的不同，分为 M_1、M_2、M_3、M_4 和 M_5 受体；N 受体分为 N_N 和 N_M 受体；α 受体分为 α_{1A}、α_{1B}、α_{1D} 和 α_{2A}、α_{2B}、α_{2C} 受体；β 受体分为 β_1、β_2 和 β_3 受体。具体受体的特点以及所产生的效应见表 5-2 和表 5-3。

表 5-2　胆碱能受体的亚型及其效应

兴奋受体亚型	作用部位	效应
M_1	自主神经节	去极化（延迟 EPSP）
	腺体	增加胃分泌
	CNS	中枢运动能力增强

续表

兴奋受体亚型	作用部位	效应
M₂	窦房结	自发性除极和超极化均减慢；动作电位时程缩短
	心房	心房收缩力降低
	房室结	房室结传导速度减慢
	心室	心室收缩力轻度降低
M₃	平滑肌	平滑肌收缩增强
	血管内皮	血管舒张力增强
	腺体	增加腺体分泌
M₄	CNS	中枢运动能力增强
M₅	CNS	中枢运动能力增强
骨骼肌（N_M）	神经肌肉接头	终板去极化和骨骼肌收缩力增强
外周神经（N_N）	自主神经节肾上腺髓质	外周神经节后神经元及髓质细胞去极化；儿茶酚胺释放增加
中枢神经	脑与脊髓	中枢神经节头前控制神经递质释放增强

注：PESP，兴奋性突触后电位。

表5-3　肾上腺素能受体亚型及其效应

兴奋受体亚型	作用部位	效应
α₁	血管平滑肌	收缩血管平滑肌
	尿道平滑肌	收缩尿道平滑肌
	肝	肝糖原分解以及肝糖原异生均增强
	肠平滑肌	肠平滑肌超极化以及松弛加大
	心	心脏收缩力增强以及造成心律失常
α₂	胰岛B细胞	胰岛素分泌将减少
	血小板	血小板将聚集
	神经末梢	去甲肾上腺素分泌将减少
	血管平滑肌	收缩血管平滑肌
β₁	心	收缩力和频率以及房室结传导能力均增强
	肾小球旁细胞	增加肾素分泌
β₂	平滑肌（血管、支气管、胃肠道、尿道）	松弛血管、支气管、胃肠道以及尿道平滑肌
	骨骼肌	骨骼肌糖原分解以及钾摄取增加
	肝	肝糖原分解以及肝糖原异生增加
β₃	脂肪组织	脂肪分解增加

第3节　影响细胞膜的离子通道

离子通道是神经元和肌细胞的关键调节因子，可介导信号离子流入/流出细胞，从而控制细胞质/细胞器内离子浓度、膜电位平衡。离子通道几乎参与整个基本的细胞过程，并在肌肉收缩、突触传递、动作电位传播和分泌等基本生理过程中发挥重要作用[10]。适当的体育锻炼将会加速机体的血液流动，在细胞膜两侧快速形成药物浓度差，从而加速药物跨膜转运。长期性规律性的体育锻炼将增强离子通道的活性，有临床研究提示，特别对于高血压等心血管疾病患者获益很大。具体离子通道的改变与机体获益情况见表 5-4。

表 5-4 离子通道的改变与机体获益情况

主要影响的离子通道机制	通过体育锻炼运动获益
L 型钙离子通道（CaL）	适当运动将会调节血压以维持血压稳定[11,12]
骨骼肌和心肌（ATP-敏感型钾离子通道 K_{ATP}）	脑血管舒缩功能以及脑动脉供血均增强[13,14]
窦房结 HCN 通道（超极化活化的环核苷酸门控通道）	适当运动将会增加离子通道通透性以及相关蛋白酶活性从而保护心脏功能；反复力竭运动将会引起窦房结功能障碍及运动性心律失常[15]

研究运动对细胞膜离子通道的影响，有助于深入了解药物在体内的吸收、转运、分布及排泄，正确处理不同人群在相同药物治疗时出现的不同疗效或不良反应。

第 4 节 影响酶的数量和活性

酶是生物体内能起催化反应的一种生物催化剂，绝大多数酶的化学本质是蛋白质，少数由核糖核酸组成。酶除具有一般化学催化剂的特性外，还具有效率高、专一性、易失活、易受控、与辅助因子相关性等特性。许多酶参与药物在体内的代谢过程，进而影响药物的疗效。

一、温度与酶催化反应

温度对酶催化反应的影响：①提高温度可以加快分子的运动速率，增加分子间碰撞的概率，使得反应速率加快；②由于酶是一种生物活性蛋白，温度升高可能使酶蛋白逐渐变性甚至失活，进而使酶催化反应速率降低。两者关系见图 5-1。

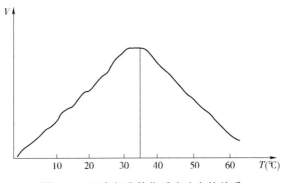

图 5-1 温度与酶催化反应速率的关系

已经证实，大部分酶蛋白活性的适宜温度是 30～50℃（图 5-1），而机体细胞内的酶催化反应最适宜的温度为 35～40℃。人体运动时的体温就在酶最适宜的活性温度范围内，因此运动使体液循环加快、骨骼肌发热增加、体温上升、酶的活性增加。

二、运动对多种酶的影响

运动可对多种酶产生影响，见表 5-5。

表 5-5　运动对多种酶的影响

影响的酶种类	运动产生的效应
端粒酶	可以降低端粒酶、端粒结合蛋白水平，有利于保持机体稳定状态[16]
血清超氧化物歧化酶（SOD）	明显增高血清超氧化物歧化酶（SOD）水平，使 SOD 基因的表达水平以及浓度均增加[17-20]
糖代谢关键酶（CS、ICD 和 α-KGDHC）	升高[21]
脂蛋白相关磷脂酶 A2（Lp-PLA2）	显著降低[22]
乙酰辅酶 A 羧化酶（ACC）	上调 ACC 磷酸化水平，从而抑制脂肪在肝脏的合成，促进脂类代谢，进而治疗与运动相关的疾病[23]
Na^+, K^+-ATP 酶	在中、大强度运动范围，Na^+, K^+-ATP 酶活性升高；在极限强度运动范围，Na^+, K^+-ATP 酶活性下降。无氧运动使 Na^+, K^+-ATP 酶的活性较正常对照组显著升高。低氧运动刺激会降低红细胞膜 Na^+, K^+-ATP 酶和 Ca^{2+}, Mg^{2+}-ATP 酶活性；常氧运动则提高 Ca^{2+}, Mg^{2+}-ATP 酶活性[24]
磷酸果糖激酶	长期无氧强度训练能使运动员无氧代谢供能系统限速酶——磷酸果糖激酶（phosphofructokinase，PFK）活性增加[25]
琥珀酸脱氢酶（SDH）、肌酸激酶（CK）	明显升高[26,27]
血清基质金属蛋白酶（MMP-9）及其组织抑制剂（TIMP-1）	明显升高[28]

适度运动会增加骨骼肌中相关酶类 3（$SIRT_3$）的含量并进一步影响脂肪代谢。

针对机体各种酶的研究，已形成酶类诊断治疗学，在临床中用于消化系统、呼吸系统、神经系统、内分泌及妇产科等领域的疾病诊断与治疗。酶对药物的增效作用已得到证实，研究运动对各种酶的影响，可以在临床中避免药物治疗风险，提高治疗效果，减少因运动引起用药后不良事件的发生。

第 5 节　影响免疫机制

药物吸收后对机体免疫功能会产生刺激——增强或抑制的效应。不同运动会对机体免疫功能产生不同的影响。适度的运动会增强机体免疫功能，对激发或增强免疫功能的药物起到增益作用，药物效应更强；对抑制免疫功能的药物会起到相减作用，药物效应减弱。过度运动则相反。

一、免疫系统的构成

免疫系统是人体起防御作用的识别与反馈系统，其基本功能是识别自体和异体物质而作出反应，主要由部分具备免疫效应的组织、器官、细胞、淋巴循环网络以及免疫分子组成（表 5-6），免疫器官是免疫细胞生成和游离场所。

表 5-6　参与免疫的主要细胞

免疫类型	获取途径	包含种类
非特异性免疫	天生具备	肥大细胞、粒细胞、单核-巨噬细胞、K 淋巴细胞、NK 淋巴细胞
特异性免疫	后天获得	T 淋巴细胞、B 淋巴细胞

其中粒细胞（ganulocyte）包括嗜碱性粒细胞（bsophil）、嗜酸性粒细胞（esinophil）和中性粒细胞（nutrophil），嗜碱性粒细胞和嗜酸性粒细胞在临床中用于区分感染为病毒感染还是细菌感染的参考指标，中性粒细胞是机体中主要起免疫作用的细胞。

二、运动和免疫的相关性

运动和免疫的相关性近年来越来越受到重视，相关研究也比较多。有研究表明，不同强度的运动会对免疫功能产生不同的影响效果，适量运动能提高机体的免疫功能，而超负荷的运动却减弱机体的免疫功能[29,30]。

（一）适量运动与免疫机制

有学者对体育爱好者、喜欢跑步者所做的流行病学调查结果表明，这类人群因患感冒而生病的次数及总天数要明显少于平时不爱运动而喜欢静坐的人群。究其原因，喜欢参加适量运动的人群，免疫系统血浆中的主要免疫球蛋白 IgA、IgG 会升高；运动特别是低强度运动有益于免疫系统，低强度适度运动可增强淋巴细胞对有丝分裂原刺激的反应，增加 NK 细胞的数量和循环淋巴细胞的数量，避免上呼吸道感染从而增强免疫功能，经过适度运动后，体内免疫系统的改善有利于疾病的预防[31]。适度运动训练可提高 T 和 B 淋巴细胞的免疫功能和代谢，如长期有氧训练会引起机体 IgG、IgA 和 IgM 水平提高，$CD4^+/CDs$ 上升，机体免疫功能增强[31-32]。此外，SIgA 是抵抗上呼吸道病原微生物的重要物质，是黏膜的重要屏障之一。由于运动可引起交感神经和副交感神经活动的变化，因此它可以刺激改变唾液分泌，有研究表明，适度的运动可以增加体内 SIgA 的分泌[33-34]。中性粒细胞、单核细胞和巨噬细胞的抗原能力也显著增强，在对抗外来病原的应答过程中更加有效地发挥作用[35]。

在正常情况下，机体的抗炎因子和促炎因子两类机制相互作用，形成动态平衡。当运动可使抗炎因子增强，促炎因子活性减弱，利于及时清除炎症[36,37]。而超强运动则使得促炎症因子的活性增强而抗炎症因子的活性受抑，机体容易发生炎性反应，表现为局部发炎、红肿、疼痛、运动受限等。它们在免疫中相互协作、相互制约共同完成对抗原物质的识别、清除，从而维持机体内环境的平衡及相对稳定。

（二）超强运动与免疫机制

长期从事超强度运动会对免疫机制产生强烈的抑制作用[38]，例如运动员对感染性疾病抵抗力下降,感染率上升，具有免疫功能的淋巴细胞计数减少，许多免疫指标如免疫球蛋白 IgA、IgG 呈现显著降低的变化，中性粒细胞吞噬作用降低等，有强烈免疫抑制功能的应激激素如血浆儿茶酚胺和可的松的浓度则呈现显著升高态势。

引起运动性免疫抑制的原因是目前运动医学研究的难点，涉及范围广，还有许多是目前科研技术与水平不能解决的。目前所知仅仅涉及抗炎与促炎因子这两类信息物之间的相互作用。

人体神经系统包括中枢和外周神经系统，外周神经系统包括传出和传入两部分系统，传出神经系统又包括自主和运动神经系统。自主神经系统为内脏神经系统，又分为交感和副交感神经系统。交感神经兴奋对免疫功能产生抑制效应，而副交感神经兴奋则对免疫功能产生增强效应。

交感神经支配的汗腺、皮肤、肌肉、血管以及竖毛肌等，这些在运动时会明显兴奋，而且超强运动会持续使交感神经兴奋，相关的应激激素合成也会加快，而这些大多是免疫抑制类物质，例如促肾上腺素皮质激素、儿茶酚胺以及生长抑素等，显著抑制免疫功能。与免疫调节相关的物质见表 5-7。

表 5-7　与免疫调节相关的物质

分类	名称
免疫增强剂	生长激素、促甲状腺激素、甲状腺激素、催乳素、乙酰胆碱、β-内啡肽、P 物质、褪黑激素
免疫抑制剂	促肾上腺皮质激素释放激素、促肾上腺皮质激素、糖皮质激素、生长抑素、雄性激素、孕激素、儿茶酚胺、血管活性肠肽和人绒毛膜促性腺激素等

超强剧烈运动后免疫球蛋白分泌减少，外周淋巴细胞也降低，因此免疫功能下降。后经研究进一步发现，急性运动可通过应激反应将淋巴细胞亚群动员到循环中。身体处于平静状态后，淋巴细胞亚群会再次回流到外周组织。淋巴细胞的重新分布可能是一种进化保守的免疫机制，这一过程强化了外周组织的免疫监视与功能，有助于提升机体抵抗感染的能力[39]。

总之，运动通过影响机体的血流速度、淋巴细胞数及运行速率，使应激激素释放受抑，通过对各种递质和受体的调节从而对药效学产生一定的影响[40]。

参考文献

[1] Thornton JR. Hormonal responses to exercise and training [J]. Vet Clin North Am Equine Pract, 1985, 1 (3): 477-496.

[2] Jørgensen JO, Krag M, Kanaley J, et al. Exercise, hormones, and body temperature. Regulation and action of GH during exercise [J]. J Endocrinol Invest, 2003, 26 (9): 838-842.

[3] Zhao J, Lai L, Cheung SS, et al. Hot environments decrease exercise capacity and elevate multiple neurotransmitters [J]. Life Sci, 2015, 141: 74-80.

[4] Borghouts LB, Keizer HA. Exercise and insulin sensitivity: a review [J]. Int J Sports Med, 2000, 21 (1): 1-12.

[5] Robison LS, Swenson S, Hamilton J, et al. Exercise Reduces Dopamine D1R and Increases D2R in Rats: Implications for Addiction [J]. Med Sci Sports Exerc, 2018, 50 (8): 1596-1602.

[6] Dishman RK, Berthoud HR, Booth FW, et al. Neurobiology of Exercise [J]. Neurobiology of exercise. Obesity (Silver Spring), 2006, 14 (3): 345-356.

［7］ 王斌，张蕴琨，蒋晓玲. 耐力训练及力竭运动对大鼠纹状体、中脑和下丘脑内单胺类神经递质的影响［J］. 中国临床康复，2005（48）：153-156.

［8］ Mortensen SP, Nyberg M, Gliemann L, et al. Exercise training modulates functional sympatholysis and α-adrenergic vasoconstrictor responsiveness in hypertensive and normotensive individuals［J］. J Physiol, 2014, 592 (14): 3063-3073.

［9］ 李宏伟，狄朝晖. 受体的适应性变化及细胞信号转导规律与运动的联系［J］. 中国组织工程研究与临床康复，2011，15（37）：7013-7016.

［10］ Kondratskyi A, Kondratska K, Skryma R, et al. Ion channels in the regulation of autophagy［J］. Autophagy, 2018, 14 (1): 3-21.

［11］ 陈渝. 有氧运动抑制局血压诱导的肠系膜动脉 CaL 通道功能重构［D］. 北京：北京体育大学，2015.

［12］ Bowles DK. Adaptation of ion channels in the microcirculation to exercise training［J］. Microcirculation, 2000, 7 (1): 25-40.

［13］ 李娜，刘雨佳，张严焱，等. 有氧运动对大鼠脑动脉平滑肌细胞 BK_{Ca} 通道生物物理特性的影响［J］. 中国运动医学杂志，2014，33（09）：883-889+922.

［14］ Juel C. Changes in interstitial K^+ and pH during exercise: implications for blood flow regulation［J］. Appl Physiol Nutr Metab, 2007, 32 (5): 846-851.

［15］ 薄冰. 反复力竭运动大鼠心脏窦房结细胞 T-型钙离子通道的变化［J］. 中国组织工程研究，2014，18（24）：3829-3834.

［16］ 王玥，张淑静，周雨玫，等. 跑步运动对小鼠端粒-端粒酶系统的影响［J］. 世界中西医结合杂志，2019，14（01）：48-53.

［17］ 尹夏莲，李宁川，瞿泽普，等. 长期传统健身运动对中老年人 NO、SOD、MDA 的影响［J］. 安徽体育科技，2018，39（05）：62-65+76.

［18］ Cardoso AM, Bagatini MD, Roth MA, et al. Acute effects of resistance exercise and intermittent intense aerobic exercise on blood cell count and oxidative stress in trained middle-aged women［J］. Braz J Med Biol Res, 2012, 45 (12): 1172-1182.

［19］ Cai MX, Wang QA, Liu ZW, Effects of different types of exercise on skeletal muscle atrophy, antioxidant capacity and growth factors expression following myocardial infarction［J］. Life Sci, 2018, 213: 40-49.

［20］ Lee MK, Jung CS, Yoon JH, et al. Effects of resistance exercise on antioxidant enzyme activities and apoptosis-related protein expression of hippocampus in OLETF rats［J］. Technol Health Care, 2018, 26 (3): 457-467.

［21］ 曾志强，赖月蓉，杨元生，等. 有氧运动对糖尿病前期患者糖代谢关键酶及 ENPP1 和 TCF 7L2 基因表达的影响［J］. 临床医学工程，2018，25（10）：1307-1310.

［22］ 林小晶，汪燕，王凡，等. 有氧运动降低动脉粥样硬化大鼠血清和组织 Lp-PLA2 水平及意义［J］. 中国体育科技，2019，55（01）：28-36.

［23］ 叶城洁，刘秀娟，张蕴琨. 不同运动方式对乙酰辅酶 A 羧化酶调控的研究进展［J］. 南京体育学院学报，2018，1（04）：52-56.

［24］ 齐莉，薄海. 不同运动强度对人红细胞膜 Na^+-K^+-ATP 酶活性及红细胞膜脂质成分的影响［J］. 武警后勤学院学报（医学版），2015，24（01）：21-23.

［25］ 隋波. 运动训练对优秀运动员血清磷酸果糖激酶、异柠檬酸脱氢酶活性影响的研究［A］. 中国体育科学学会运动生理与生物化学分会，2014.

［26］ 魏海成. 过量运动对大鼠骨骼肌损伤及血液中酶活性变化的研究［D］. 长春：吉林大学，2009.

［27］ A J Koch, R Pereira, M Machado. The creatine kinase response to resistance exercise [J]. J Musculoskelet Neuronal Interact, 2014 , 14 (1): 68－77.

［28］ Filipović T, Gopčević K, Dimitrijević S, et al. Effects of 12－Week Exercise Program on Enzyme Activity of Serum Matrix Metalloproteinase－9 and Tissue Inhibitor of Metalloproteinase－1 in Female Patients with Postmenopausal Osteoporosis: A Randomized Control Study [J]. Biomed Res Int, 2020: 9758289.

［29］ Pedersen BK, Hoffman-Goetz L. Exercise and the Immune System: Regulation, Integration, and Adaptation [J]. Physiol Rev, 2000, 80 (3): 1055－1081.

［30］ Wang J, Liu SQ, Li GP, et al. Exercise Regulates the Immune System [J]. Physical Exercise for Human Health, 2020, 1228: 395－408.

［31］ 万发达，张翔. 过度运动、适度运动与免疫［J］. 南京体育学院学报（自然科学版），2004，3（2）：26－29.

［32］ Navarro F, Bacurau AV, Pereira GB. Moderate exercise increases the metabolism and immune function of lymphocytes in rats [J]. Eur J Appl Physiol, 2013, 113(5): 1343－1352.

［33］ Leicht CA, Goosey-Tolfrey VL, Bishop NC. Exercise intensity and its impact on relationships between salivary immunoglobulin A, saliva flow rate and plasma cortisol concentration [J]. Eur J Appl Physiol, 2018, 118 (6): 1179－1187.

［34］ Klentrou P, Cieslak T, MacNeil M. Effect of moderate exercise on salivary immunoglobulin A and infection risk in humans [J]. Eur J Appl Physiol, 2002, 87 (2): 153－158.

［35］ Simpson RJ, Lowder TW, Spielmann G, et al. Exercise and the aging immune system [J]. Ageing Res Rev, 2012, 11 (3): 404－420.

［36］ West NP, Pyne DB, Peake JM, et al. Probiotics, immunity and exercise: a review [J]. Exerc Immunol Rev, 2009, 15: 107－126.

［37］ Gleeson M, McFarlin B, Flynn M. Exercise and Toll-like receptors [J]. Exerc Immunol Rev, 2006, 12: 34－53.

［38］ Walsh NP, Blannin AK, Robson PJ, et al. Glutamine, exercise and immune function. Links and possible mechanisms [J]. Sports Med, 1998, 26 (3): 177－191.

［39］ 陈巍，侯莉娟. 急性运动降低感染风险的免疫调节机制［J］. 中国体育科技，2020，56（05）：14－20.

［40］ 王雪芹，郝选明. 运动与免疫研究进展［J］. 中国运动医学杂志，2012，31（12）：1127－1133+1108.

第二部分

运动与常用药物

随着运动与疾病相关研究的深入，以及运动是良药等理念的提出推广，越来越多的人意识到了运动的益处，在临床中运动也越来越多的被推荐使用。作为一种非药物治疗手段，运动在许多疾病中被推荐使用，特别是在一些慢性病中，但是患病者不同于健康人群的是，他们会服用一些药物，因此探究运动对药物吸收、代谢、药效等的影响就显得尤为重要。

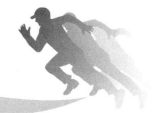

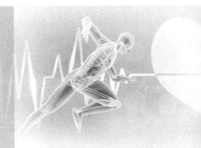

第6章
运动与高血压及降压药物

运动与药物有着密不可分的关系，相互协调、相互影响，运用适当可显著获益，反之，人体受害，经济受损，本章仅讨论运动与常用药物的关系。

第1节　高血压简介

一、定义及流行病学

高血压（hypertension）是指以体循环动脉血压［收缩压和（或）舒张压］增高为主要特征（收缩压≥140mmHg，舒张压≥90mmHg），可伴有心、脑、肾等器官的功能或器质性损害的临床综合征。

随着社会经济的发展，城镇化和老龄化速度加快，居民行为和生活方式发生改变，慢性病已成为影响我国乃至全球居民健康的重大公共卫生问题，而高血压是患病率较高的慢性病之一，也是心脑血管病最重要的危险因素。据世界卫生组织（WHO）统计资料显示，2012年全球心血管病死亡人数为1700万，占慢性病死亡人数的46%，其中高血压并发症死亡人数为940万，占全部疾病负担的7%，已成为影响全球疾病负担的首要危险因素。

中国高血压调查最新数据显示[1]，2012～2015年我国18岁及以上居民高血压患病率约为27.9%，且呈逐年增高趋势。城市高血压患病率较高，如北京、天津和上海居民的高血压患病率分别为35.9%、34.5%和29.1%，均高于全国平均水平。此外，高血压年轻化的问题也值得关注。

高血压患者的知晓率、治疗率和控制率是反映高血压防治状况的重要评价指标。2015年调查显示，18岁以上人群高血压的知晓率、治疗率和控制率分别为51.6%、45.8%和16.8%。

二、发病原因及诱发因素

高血压发病的危险因素包括遗传因素、年龄以及不良生活方式等多方面[2]。具体包括高钠、低钾膳食，超重和肥胖，过量饮酒，长期精神紧张，年龄、高血压家族史、缺乏体力活动，以及糖尿病、血脂异常等。高血压是一种多因素导致、多环境影响、多阶段构成和个体差异性较大的疾病。

除了原发性高血压，还有继发性高血压。后者是指某些确定的疾病或病因引起的血压升高，约占所有高血压的5%。某些继发性高血压，如原发性醛固酮增多症、嗜铬细胞瘤、肾血管性高血压等可通过手术得到根治或改善。继发性高血压的诊断和治疗不是本文的重点。

三、诊断标准及治疗目标

高血压定义为：在未使用降压药物的情况下，非同日 3 次测量诊室血压，收缩压≥140mmHg
和（或）舒张压≥90mmHg。根据血压升高水平，又进一步将高血压分为 1 级、2 级和 3 级，
见表 6-1。

表 6-1　血压水平分类和定义

分类	收缩压（SBP）（mmHg）	舒张压（DBP）（mmHg）
正常血压	<120 和	<80
正常高值	120～139 和（或）	80～89
高血压	≥140 和（或）	≥90
1 级高血压（轻度）	140～159 和（或）	90～99
2 级高血压（中度）	160～179 和（或）	100～109
3 级高血压（重度）	≥180 和（或）	≥110
单纯收缩期高血压	≥140 和	<90

高血压治疗的根本目标是降低发生心、脑、肾及血管并发症和死亡的总危险。降压治疗
的获益主要来自血压降低本身。在改善生活方式的基础上，应根据高血压患者的总体风险水
平给予相应的降压药物，同时干预可纠正的危险因素、靶器官损害和并存的临床疾病。一般
高血压患者的降压目标应降至<140/90mmHg，能耐受者和部分高危及以上的患者可进一步降
至<130/80mmHg。

第 2 节　抗高血压药物的分类与作用机制

目前降压药主要有五大类，即钙通道阻滞剂（CCB）、血管紧张素转化酶抑制剂（ACEI）、
血管紧张素 II 受体拮抗剂（ARB）、利尿剂和 β 受体阻滞剂。以及由上述药物组成的固定复方
制剂。α 受体阻滞剂及其他种类降压药有时亦可用于某些特殊类型的高血压人群。

一、钙通道阻滞剂

钙通道阻滞剂主要通过阻断血管平滑肌细胞上的钙离子通道发挥扩张血管作用从而降低
血压。包括二氢吡啶类钙通道阻滞剂和非二氢吡啶类钙通道阻滞剂。以二氢吡啶类钙通道阻滞
剂为基础的降压治疗方案可显著降低高血压患者发生脑卒中风险。二氢吡啶类钙通道阻滞剂可
与其他 4 类药联合应用，尤其适用于老年高血压、单纯收缩期高血压、伴变异型心绞痛及周围
血管病患者。此类药物不减少心、脑、肾等器官的血液供应，对血糖和血脂代谢无不良影响。

二、血管紧张素转化酶抑制剂

血管紧张素转化酶抑制剂的作用机制是抑制循环或组织的血管紧张素转化酶，阻断血管
紧张素 II 的生成，抑制激肽酶的降解而发挥降压作用。此类药物具有良好的靶器官保护作用
和预防心血管终点事件的作用。血管紧张素转化酶抑制剂降压作用明确，对糖脂代谢无不良

影响，具有改善胰岛素抵抗和减少尿蛋白作用，限盐或加用利尿剂可增强血管紧张素转化酶抑制剂的降压效应，尤其适用于伴慢性心力衰竭、心肌梗死后心功能不全、糖尿病肾病、非糖尿病肾病、代谢综合征、蛋白尿或微量白蛋白尿患者。不能耐受血管紧张素转化酶抑制剂的患者可改用血管紧张素Ⅱ受体拮抗剂。

三、血管紧张素Ⅱ受体拮抗剂

血管紧张素Ⅱ受体拮抗剂的作用机制是阻断组织的血管紧张素受体 AT1 而发挥降压作用。血管紧张素Ⅱ受体拮抗剂可有效降低有心血管病史患者的并发症的发生率和高血压患者心血管事件风险，降低糖尿病或肾病患者的蛋白尿及微量蛋白尿。降压作用与血管紧张素转化酶抑制剂类似。血管紧张素Ⅱ受体拮抗剂尤其适用于伴左心室肥厚、心力衰竭、糖尿病肾病、冠心病、代谢综合征、微量白蛋白尿或蛋白尿患者以及不能耐受血管紧张素转化酶抑制剂的患者。

四、利尿剂

利尿剂主要通过利钠排尿、降低容量负荷、降低血管外周阻力而发挥降压作用。用于控制血压的利尿剂主要是噻嗪类利尿剂，包括氢氯噻嗪和吲哒帕胺等。研究表明吲哒帕胺可明显减少脑卒中再发风险。小剂量氢氯噻嗪对代谢影响很小，与其他降压药（特别是 ACEI 或 ARB）合用可显著增加后者的降压作用。利尿剂尤其适用于老年高血压、单纯收缩期高血压或伴心力衰竭的患者，也是难治性高血压的基础药物之一。保钾利尿剂如阿米洛利、醛固酮受体拮抗剂如螺内酯等也可用于控制难治性高血压。

五、β 受体阻滞剂

β 受体阻滞剂主要通过抑制过度激活的交感神经活性、抑制心肌收缩力、减慢心率发挥降压作用。高选择性 $β_1$ 受体阻滞剂对 $β_1$ 受体有较高选择性，因阻断 $β_2$ 受体而产生的不良反应较少，既可降低血压，也可保护靶器官、降低心血管事件风险。β 受体阻滞剂尤其适用于伴快速型心律失常、冠心病、慢性心力衰竭、交感神经活性增高以及高动力状态的高血压患者。慢性阻塞性肺疾病、运动员、周围血管病或糖耐量异常者慎用。糖脂代谢异常时一般不首选 β 受体阻滞剂，必要时也可慎重选用高选择性 β 受体阻滞剂。

六、α 受体阻滞剂

α 受体阻滞剂不是高血压治疗的首选药，适用于高血压伴前列腺增生患者，也用于难治性高血压患者的治疗。开始给药应在入睡前，以预防直立性低血压的发生，使用中注意测量坐、立位血压，最好使用控释制剂。直立性低血压者禁用。心力衰竭者慎用。

参考文献

[1] 葛均波，徐永健. 内科学 [M]. 8 版. 北京：人民卫生出版社，2013：257-269.

[2] 刘力生. 中国高血压防治指南（2018 年修订版）[J]. 中国心血管杂志，2019，1（24）：24-56.

[3] 国家卫生计生委合理用药专家委员会,中国医师协会高血压专业委员会. 高血压合理用药指南(第 2 版)[J]. 中国医学前沿杂志, 2017, 9(7): 1-127.

第 3 节　运动对高血压的影响

一、血压与心血管风险的关系

血压水平与心脑血管病发病和死亡风险之间存在密切的因果关系。在对全球 61 个人群(约 100 万人, 40~89 岁)的前瞻性观察研究中[1], 平均随访 12 年, 结果发现诊室收缩压(SBP)或舒张压(DBP)与脑卒中、冠心病事件、心血管病死亡的风险呈连续、独立、直接的正相关关系。在包括中国 13 个人群在内的亚太队列研究(APCSC)[2]则发现, 亚洲人群血压升高与脑卒中、冠心病事件的关系比澳大利亚与新西兰人群更强, 收缩压每升高 10mmHg, 亚洲人群的脑卒中与致死性心肌梗死发生风险分别增加 53% 与 31%, 而澳大利亚与新西兰人群分别增加 24% 与 21%。

血压水平与心力衰竭发生也存在因果关系。临床随访资料显示, 随着血压水平升高, 心力衰竭发生率递增[3]。

高血压是心房颤动发生的重要原因[4]。高血压-心房颤动-脑栓塞构成一条重要的易被忽视的事件链。此外, 高血压还与终末期肾病(ESRD)的发生率相关[5]。在重度高血压, ESRD 发生率是正常血压者的 11 倍以上, 即使血压在正常高值水平也达 1.9 倍。

因此, 高血压的控制具有重大意义。而目前在高血压治疗中, 运动治疗也被提到越来越重要的高度。

二、运动对高血压患者的积极作用

规律的运动可降低高血压的患病风险。《中国高血压健康管理规范》(2019)指出, 有大量证据显示, 高血压患者可从适量运动中获益, 适量运动可降低高血压患者心脑血管疾病进展的风险。

规律的运动可延缓高血压的进展并可逆转靶器官损害。大量研究表明, 规律的运动训练能有效降低患者血压, 改善心功能不全患者的泵血功能, 降低心肌纤维化, 改善心肌重构。林祥芸等[6]研究亦表明: 中等强度有氧运动能够有效地降低血压, 并改善患者的内分泌功能。还有研究表明, 规律有氧运动可逆转高血压患者的左心室重量及心室壁厚度[7, 8], 也可降低高血压前期个体的左心室厚度[9, 10]。Maurício 等研究显示, 经过饮食控制和运动训练, 可以改善运动中前臂血压反应过度情况, 并增加前臂血管顺应性[11]。

因此,《中国高血压基层管理指南》(2014 年修订版)将中等强度的规律运动推荐为非药物治疗措施[12]。

三、运动对高血压的具体影响

(一)有氧运动对高血压的影响

有氧运动, 是指人体在氧气充分供应的情况下进行的体育锻炼, 在整个运动过程中, 机体吸入的氧气大体与需求相等，达到生理上的平衡状态。该过程以糖和脂肪的有氧代谢为主要供能形式。有氧运动多是大肌肉群参与的、全身性的运动，具有强度低、有节奏、持续时间较长（15分钟以上）等特点。如快走、慢跑、骑车、跳舞、打乒乓球、打羽毛球、健身操、打太极拳、长距离游泳等都是常见有氧运动。

已经有大量研究证明有氧运动具有预防和缓解高血压的作用。国外研究显示，高血压患者进行一定持续时间、运动量和适当运动强度的规律有氧运动可提高运动能力，并可使安静SBP和DBP分别下降5～7mmHg，并降低亚极量强度运动中的血压[13-14]。芬兰的一项研究，参与者有12000人，随访11年，结果显示：经常参加有氧运动与不参加运动者相比，高血压发生率男性下降28%，女性下降35%[15]。规律的（每周≥3天）、每次持续一段时间的（30～45分钟或以上）中等强度运动可使收缩压降低5～17mmHg，舒张压降低2～10mmHg[16,17]。另有研究显示，为期3周的低脂肪高纤维饮食联合每天以靶心率（以运动平板试验中最大心率的70%～85%确定）的速度步行45～60分钟，可使收缩压降低13.6%，舒张压降低9.8%[18]。

国内一项以62位无规律运动的中老年男性为研究对象，研究为期12周、每周5天以上30分钟中低强度的健步走运动对心血管的影响，发现上述健步走运动可降低安静收缩压，均数为9mmHg。李云等[19]报告：规律运动可使收缩压下降10～15mmHg，舒张压下降5～10mmHg。此外，有研究显示，每周3次连续16周，每次45分钟中等强度（70%～85%储备心率法计算的靶心率）的有氧运动还可以改善夜间血压下降不良的情况[20]。

值得注意的是，要使血压下降，需要一定的运动强度，若强度不够，效果不明显。2020年国外一项随机对照研究[21]发现，为期12周的体力活动咨询，使每天活动增加800步，减少2小时的静坐时间，但该强度的运动，对血压、代谢参数和身体成分并无影响。

（二）抗阻运动对高血压的影响

抗阻运动是肌肉在克服外来阻力时进行的主动运动。阻力的大小以经过用力后能克服阻力完成运动为度。阻力可由他人、自身的健肢或器械（如哑铃、沙袋、弹簧、橡皮筋等）进行，能恢复和发展肌力。常见的抗阻运动如杠铃弯举、提拉、卧推、深蹲、哑铃提踵等。

有一项随机交叉试验[22]，在顽固性高血压和非顽固性高血压的患者中比较有氧运动、抗阻运动及两者联合运动的急性降压效果。结果显示，顽固性高血压患者中，三种运动结束后均有血压明显的下降。联合运动后日间及夜间血压均有下降，而有氧运动主要降低日间血压，无氧运动更多地降低夜间血压。综合运动后降压持续时间长，约12小时，有氧运动维持6小时，抗阻运动为3小时。在非顽固性高血压患者中，三种运动方式均可降低舒张压，而只有抗阻运动可迅速降低收缩压。此外，动态血压还显示抗阻运动后降压作用持续时间为8小时，综合运动为4小时。有人提出，额外的抗阻训练对进一步降低血压非常有效，建议每周2～3天进行抗阻训练[23]。阻力和等长运动的降压效果可能与有氧运动相当，甚至更大[24]。

四、运动影响血压的可能机制

（一）有氧运动通过对物质及能量代谢的影响，改善心血管疾病危险因素

有氧运动通过影响脂代谢[25]，减少体脂量，减轻或预防肥胖；同时，运动控制可改变相

关脂肪细胞因子，体脂量减少对增加脂联素水平及改善细胞因子也有帮助，脂肪细胞因子的改变与代谢综合征相关联[26]。有氧运动还可增加胰岛素敏感性，改善或预防糖尿病。而肥胖与糖尿病是高血压的危险因素。此外，通过影响脂代谢，改善血脂状况，从而减少罹患动脉粥样硬化等心血管疾病的危险。有氧运动通过对上述危险因素的控制，来预防和改善高血压。

（二）有氧运动对神经-内分泌系统的影响

1. 有氧运动对交感神经系统的影响　交感神经系统的激活对高血压的发生发展起着重要作用。血管紧张素Ⅱ（AngⅡ）是血管紧张素中最重要的组成部分，是已知最强的缩血管活性物质之一。国内外研究均表明，运动训练能抑制过度激活的肾素-血管紧张素-醛固酮系统，降低 AngⅡ 的水平，降低血压水平并改善高血压引起的靶器官损害。运动训练能降低交感神经兴奋性，缓解小动脉痉挛，降低舒张压，减少血压波动幅度[27]。有研究[28,29]证明：长期中等强度有氧运动对大鼠多部位 AngⅡ 的分泌均有明显的下调作用。长期的有氧运动可以使机体交感神经系统（SNS）活性下降，去甲肾上腺素、肾上腺素释放减少，使外周血管阻力降低；同时有氧运动可消除焦虑状态，减少紧张，稳定情绪，从而起到减慢心率、降低血压的作用[30]。

2. 有氧运动对一氧化氮、内皮素-1 的调节作用　高血压患者血管内皮功能紊乱，存在一氧化氮（NO）生成缺陷和内皮依赖性血管舒张功能障碍。规律有氧运动可使内皮型一氧化氮合酶（NOS）基因表达增加，NO 生成增多，NO 有扩血管作用[31]。动物实验表明低强度自愿运动可降低大鼠血压，也可改善内皮依赖性血管舒张功能[32]。还有实验表明，运动降压的作用是通过促进机体 NO 的合成和分泌，抑制内皮素-1（ET-1）产生和释放来实现的。国外研究也证明，静息状态下，NO 在体内的含量是与运动能力有关的。Weston 等人发现一天 30～40 分钟，一周 3 次的高强度间歇性训练可增加高血压患者体内 NO 生物利用度，上调抗氧化酶类表达水平，进而减少机体氧化应激水平，降低患者血压。因此长期规律运动可通过对 NO、ET-1 等调节作用降低血压[33]。

3. 有氧运动对降钙素基因相关肽（CGRP）的调节作用　CGRP 是一种内源性舒血管活性物质，参与介导多种心血管保护作用[34,35]。长期运动预适应使血清 CGRP 水平升高，提示长期运动预适应可提高机体 CGRP 的释放水平，对心肌产生保护作用。有氧运动对糖尿病大鼠肾脏病变有一定的保护作用，其部分机制可能是通过上调 CGRP 含量而实现的[36]。中小强度运动使心脏 CGRP 表达增加，可改善冠状动脉循环和心肌血液供应，增强心肌收缩性，增加心输出量。大强度运动使心脏 CGRP 对心肌细胞的保护作用减弱，可能是导致心肌发生缺血缺氧性损伤的重要原因之一[37]。

此外，还有其他细胞活性物质，如 KL 蛋白等，在运动对高血压的调控中可能也发挥一定作用。

（三）抗阻运动对血压的影响机制

刘骏等[38]研究表明，抗阻运动能降低血压变异性，降低外周血管交感活性，调节外周血管阻力，从而使血压下降。贾钧等[39]研究也表明，12 周抗阻训练可改善中老年男性功能性抗交感。抗阻运动还可降低高血压患者体内炎性因子水平，从而减轻血管内皮细胞的炎性损伤，减慢内皮细胞增生与迁移，延缓高血压的发生及发展[40]。

（四）其他

适当运动能减少红细胞聚集、下调血液黏度，使心肌毛细血管网更易建立，有助于侧支循环形成，改善心肌细胞的血液供应。国外有研究观察长期运动训练对大鼠血管平滑肌细胞的影响，发现长期运动通过作用于细胞膜上的内向整流钾离子通道电流而起到降压作用。有研究发现运动以后头皮等部位的局部血液循环加快、增多，可间接刺激压力感受器，从而起到降压作用。运动还可调节情绪，间接起到降压作用。运动疗法对高血压伴心室肥厚患者治疗的积极作用是任何药物的效果都无法替代的[41,42]。

参考文献

[1] Lewington S, Clarke R, Qizilbash N, et al. Age-specific relevance of usual blood pressure to vascular mortality: a meta-analysis of individual data for one million adults in 61 prospective studies [J]. Lancet, 2002, 360 (9349): 1903－1913.

[2] Lawes CM, Rodgers A, Bennett DA, et al. Blood pressure and cardiovascular disease in the Asia Pacific region [J]. J Hypertens, 2003, 21 (4): 707－716.

[3] Lloyd-Jones DM, Larson MG, Leip EP, et al. Lifetime risk for developing congestive heart failure: the Framingham Heart Study [J]. Circulation, 2002, 106 (24): 3068－3072.

[4] Conen D, Tedrow UB, Koplan BA, et al. Influence of systolic and diastolic blood pressure on the risk of incident atrial fibrillation in women [J]. Circulation, 2009, 119 (16): 2146－2152.

[5] Klag MJ, Whelton PK, Randall BL, et al. Blood pressure and end-stage renal disease in men [J]. N Engl J Med, 1996, 334 (1): 13－18.

[6] 林祥芸. 中等强度有氧运动作为康复治疗在原发性高血压患者中的运用研究 [J]. 川北医学院学报，2013，28：170－175.

[7] Hinderliter A, Sherwood A, Gullette EC, et al. Reduction of left ventricular hypertrophy after exercise and weight loss in overweight patients with mild hypertension [J]. Arch Intern Med, 2002, 162: 1333－1339.

[8] Kokkinos PF, Narayan P, Colleran JA, et al. Effects of regular exercise on blood pressure and left ventricular hypertrophy in Afican-American men with severe hypertension [J]. N Engl J med, 1995, 333: 1462－1467.

[9] Kokkinos P, Pittaras A, Narayan P, et al. Exercise capacity and blood pressure associations with left ventricular mass in prehypertensive individuals [J]. Hypertension, 2007, 49: 55－61.

[10] 王正珍. ACSM 运动测试与运动处方指南 [M]. 10 版. 北京：北京体育大学出版社，2019.

[11] Ribeiro MM. Diet and exercise training restore blood pressure and vasodilatory responses during physiological maneuvers in obese children [J]. Circulation, 2005, 111 (15): 1915－1923.

[12] 中国高血压基层管理指南修订委员会. 中国高血压基层管理指南（2014 年修订版）[J]. 中华高血压杂志，2015，23：24－43.

[13] Kokkinos P. Cardiorespiratory fitness, exercise, and blood pressure [J]. Hypertension, 2014, 64: 1160－1164.

［14］ Pescatello LS, Franklin BA, Fagard R, et al. American College of Sports Medicine position stand. Exercise and hypertension [J]. Med Sci Sports Exerc, 2004, 36 (3): 533−553.

［15］ Nieminen T, Leino J, Maanoja J, et al. The prognostic value of haemodynamic parameters in the recovery phase of an exercise test. The Finnish Cardiovascular Study [J]. J Hum Hypertens, 2008, 22: 537−543.

［16］ 胡盛寿. 中国高血压健康管理规范（2019）[J]. 中华心血管病杂志，2020，48（1）：10−46.

［17］ Christian KR, Nosratola DV, et al. Effect of Diet and Exercise Intervention on Blood Pressure, Insulin, Oxidative Stress, and Nitric Oxide Availability [J]. Circulation, 2002, 106: 2530−2532.

［18］ Roberts, CK. Effect of Diet and Exercise Intervention on Blood Pressure, Insulin, Oxidative Stress, and Nitric Oxide Availability [J]. Circulation, 2002, 106 (20): 2530−2532.

［19］ 李云，杨鹏，吴寿岭. 高血压危险因素研究进展 [J]. 实用预防医学，2014，21：511−513.

［20］ Sherwood A, Smith PJ, Hinderliter AL, et al. Effects of Exercise and Stress Management Training on Nighttime Blood Pressure Dipping in Patients with Coronary Heart Disease: A Randomized Controlled Trial [J]. American Heart Journal, 2017, 183: 85−90.

［21］ Altieres E Sousa Junior，Geovani AD Macêdo, Eduardo C Costa. Physical Activity Counseling for Adults with Hypertension: A Randomized Controlled Pilot Trial [J]. International Journal of Environmental Research and Public Health, 2020, 17, 6076−6090.

［22］ Nayara Fraccari Pires, Helio José Coelho-Júnior, Heitor Moreno Júnior. Combined Aerobic and Resistance Exercises Evokes Longer Reductions on Ambulatory Blood Pressure in Resistant Hypertension: A Randomized Crossover Trial [J]. Cardiovascular Terapeutics, 2020, Article ID: 8157858, https://doi.org/10.1155/2020/8157858.

［23］ Antonio Pelliccia, Sanjay Sharma, Matthias Wilhelm, et al. 2020 ESC Guidelines on sports cardiology and exercise in patients with cardiovascular disease. The Task Force on sports cardiology and exercise in patients with cardiovascular disease of the European Society of Cardiology (ESC) [J]. European Heart Journal, 2020: 1−80.

［24］ Williams B, Mancia G, Desormais I, et al. 2018 ESC/ESH Guidelines for the management of arterial hypertension [J]. Eur Heart J, 2018, 39: 3021−3104.

［25］ 何绍芳，李依潇，何琳惠. 高脂血症非药物治疗研究概况 [J]. 医学综述，2015，22：1794−1796.

［26］ 顾庆，刘志民. 运动和代谢综合征 [J]. 第二军医大学学报，2015，36：434−438.

［27］ 迟琛，车琳. 个性化运动处方对高血压前期人群血压影响的研究进展 [J]. 实用老年医学，2015，29（5），427−430.

［28］ 李晔. 长期中等强度跑台运动对自发性高血压大鼠内皮素-1、血管紧张素Ⅱ和一氧化氮的影响[D]. 济南：山东体育学院，2007.

［29］ Gu Q, Wang B, Zhang XF, et al. Contribution of renin-angiotensin system to exercise-induced attenuation of aortic remodeling and improvement of endothelial function in spontaneously hypertensive rats [J]. Cardiovasc Pathol, 2014, 23: 298−305.

［30］ 王建平，张丽，马祖长，等. 原发性高血压运动疗法的研究进展 [J]. 实用心脑肺血管病杂志，2015，23：1−4.

［31］ 马志勇，赵永才. 有氧运动对原发性高血压大鼠的降压作用及对骨骼肌 VEGF、eNOS 表达的影响

[J]. 中国应用生理学杂志，2014，30（4）：320-324.

[32] 钟梅芳，吴国忠，杨文君，等. 低强度自愿运动与强迫运动对自发性高血压大鼠血管内皮功能及炎症损伤的影响 [J]. 中华高血压杂志，2010，18（2）：825-829.

[33] 张前锋，徐晓阳，李捷. 有氧运动对原发性高血压的降压作用及可能机制 [J]. 中国循环杂志，2016，31（12）：1238-1240.

[34] Tuo Y, Guo X, Zhang X, et al. The biological effects and mechanisms of calcitonin gene-related peptide on human endothelial cell [J]. J Recept Signal Transduct Res, 2013, 33: 114-123.

[35] Xu G, Jiang D. The role and mechanism of exogenous calcitonin gene-related peptide on mesenchymal stem cell proliferation and osteogenetic formation [J]. Cell Biochem Biophys, 2014, 69: 369-378.

[36] 龚志刚，黄小华. 有氧运动对糖尿病肾病大鼠降钙素基因相关肽的影响研究[J]. 四川体育科学，2014，33：33-35.

[37] 孙晓娟，潘珊珊. 短期和长期运动预适应对大鼠血液和心脏降钙素基因相关肽的影响 [J]. 体育科学，2010，30：56-60.

[38] 刘骏，杜瑞雪，王亮，等. 高血压患者血压变异性临床研究进展 [J]. 中华老年心脑血管病杂志，2017；19（10）：1103-1105.

[39] 贾钧，王晨宇. 抗阻训练改善中老年男性原发性高血压患者功能性抗交感的疗效观察 [J]，中华物理医学与康复杂志，2020，4（42）：348-353.

[40] Barcellos FC, Del Vecchio FB, Reges A, et al. Exercise in patients with hypertension and chronic kidney disease: a randomized controlled trial [J]. J Hum Hypertension, 2018, 32 (6): 397-407.

[41] 金雪英. 运动训练对高血压的作用机制及最新研究进展 [J]. 中国保健营养，2017，27（022）：59，55.

[42] 龚佳青，刘漩，诸赟. 抗阻运动对老年高血压患者血压及生活质量的影响[J]，中国老年学杂志，2020，6（40）：2580-2625.

第4节 抗高血压药物的运动药理学

一、运动对抗高血压药物药动学的影响

（一）运动对钙通道阻滞剂药代动力学的影响

关于运动对钙通道阻滞剂类的药动学影响的研究非常少。钙通道阻滞剂是一类亲脂性高、肝脏首过效应强的药物。这类药物主要通过肝脏代谢来清除，因此依赖于完整的肝功能以达到正常的清除率[1]。剧烈运动减弱肝脏的代谢能力，因此会增加钙通道阻滞剂的血浆浓度。但钙通道阻滞剂的治疗安全范围很宽，运动后通常不需要对疗效进行监测。

（二）运动对血管紧张素转化酶抑制剂/血管紧张素Ⅱ受体拮抗剂药动学的影响

在血管紧张素转化酶抑制剂中，卡托普利的半衰期最短，分子结构中含有巯基，口服时会在口腔中留下不好的味道。依那普利拉是第二代血管紧张素转化酶抑制剂，可静脉注射，

口服不吸收。由它修饰而成的前体药物依那普利，可口服，但需经肝脏转化成活性药物。所有其他的血管紧张素转化酶抑制剂均为口服前体药物，需在肝脏进行转化。血管紧张素转化酶抑制剂主要经肾脏消除。肾功能不全的患者使用血管紧张素转化酶抑制剂需减少剂量。中度至高强度的运动有可能改变肝脏对前体药物的转化以及肾脏消除，导致药物的峰浓度升高以及半衰期延长（约 11 小时）。

血管紧张素 II 受体拮抗剂类药物，如氯沙坦、缬沙坦，需经肝脏转化为活性代谢产物，并依赖肝脏进行清除。肝功能不全的患者，其剂量需进行调整。因此，高强度运动会减少肝脏血流，并提高其生物利用度。

（三）运动对 β 受体阻滞剂药动学的影响

根据 β 受体阻滞剂的心脏选择性以及是否有内在拟交感活性（ISA），将 β 受体阻滞剂大致分为四类，具体分类见表 6-2。

表 6-2　β 受体阻滞剂的分类和常用药物

分类	主要作用机制	主要药品
非选择性 β 受体阻滞剂	对 β_1、β_2 受体均有亲和力	普萘洛尔、纳多洛尔
心脏选择性 β 受体阻滞剂	主要选择性的作用于心脏 β_1 受体，对肺、外周的 β_2 受体作用弱，但是对肾脏、外周的 β_1 受体也有作用	美托洛尔、阿替洛尔、比索洛尔
有内在拟交感活性的 β 受体阻滞剂	对 β 受体有较弱的激动作用	吲哚洛尔
第三代 β 受体阻滞剂	增加 NO 浓度，对 α 受体有阻断作用	奈比洛尔、卡维地洛、阿罗洛尔

β 受体阻滞剂具有高度的异质性，不同药物的脂溶性、半衰期差别较大。如阿替洛尔、纳多洛尔水溶性高，主要经肾脏消除；而普萘洛尔、美托洛尔的脂溶性高，主要经肝脏代谢。阿替洛尔的半衰期短 3～4 小时，纳多洛尔的半衰期为 14～24 小时。

人体在运动时，肝脏、肾脏的血流量减少，运动强度越大，肝、肾的血流越少。因此，中、高强度运动时，β 受体阻滞剂这类主要经肝代谢或肾清除的药物会改变药动学性质。目前，关于运动对 β 受体阻滞剂药动学影响的研究较少，也尚无一致的结论。肾脏是水溶性药物消除的主要场所，所以水溶性较强的药物（如阿替洛尔和纳多洛尔）会因肾脏血液减少而受到影响。肝脏是脂溶性药物消除的主要场所，所以脂溶性较强的药物（如普萘洛尔和美托洛尔）会因肝脏血流量减少而受到影响。一项较早的研究表明[2]，高强度的运动（如达到 $70\%VO_{2max}$ 的运动）可使普萘洛尔的分布容积减少，血浆浓度增加，而同样高强度的运动对阿替洛尔则无影响。总体而言，随着运动强度的增加，β 受体阻滞剂的消除半衰期会延长，然而，低强度、中强度的运动对药物清除率的影响非常小，影响的时间也很短暂，通常不需调整药物剂量。此外，世界反兴奋剂机构（WADA）禁止某些运动项目使用 β 受体阻滞剂。

（四）运动对利尿剂药动学的影响

呋塞米和其他袢利尿剂常用于治疗肺水肿、充血性心力衰竭和高血压。这些药物口服吸收好，部分被肝脏和肾脏代谢。血浆蛋白结合率高、半衰期较短。在 PES（违禁药品）检测中，这类药物是第二大类常见的兴奋剂。

噻嗪类利尿剂是高血压的一线治疗药物，可单药或与其他药物联合治疗高血压。也可治疗水肿。噻嗪类利尿剂每日服用一次，成本低，耐受性好，服药依从性高。口服具有良好的生物利用度。它们可被部分代谢，或不被代谢以原形直接排出体外。噻嗪类利尿剂的半衰期从几分钟至几小时，差别较大。在 PES 检测中，噻嗪类利尿剂是最常被检出的利尿剂，其中氢氯噻嗪排在第一位。

在保钾利尿剂中，阿米洛利和氨苯蝶啶的利尿效果较弱，常与其他利尿剂联合使用。其口服生物利用度低。阿米洛利的半衰期为 20 小时，氨苯蝶啶的半衰期约为 5 小时。它们在 PES 检测中较少被检出。螺内酯口服生物利用度高，但在体内被广泛代谢，血浆蛋白结合率高，半衰期短，常与其他利尿剂联合使用。在 PES 检测中，只占被检出兴奋剂样本中的一小部分。

长时间的运动会使机体的肝脏和肾脏的血流减少。从而使利尿剂的半衰期延长，药效增强。运动本身会带来失水或急性的脱水。长期坚持锻炼可降低血压，是一种很好的辅助降压的方法。而运动后的失水和血压降低会因服用利尿剂而增强。服用利尿剂的患者如果发生血容量降低，在运动时会进一步失水。随着运动水平的增加，肾灌注会进一步减少。当人体以 60% 的最大摄氧量（VO_{2max}）进行运动时，可观察到肾小球滤过率、尿量和水、电解质的清除显著减少。随着运动强度的增加，尿液形成减少，而血浆醛固酮、抗利尿激素和肾素水平升高[3]。

运动时，钾离子由肌肉细胞进入血管内间隙，使细胞内钾离子水平降低。运动时肾上腺素水平升高，作用于 β_2 受体刺激钾离子重吸收，但利尿剂会增加钾离子流失。患者服用袢利尿剂或噻嗪类利尿剂时机体对钾离子的重吸收减少。而钾离子在维持神经、肌肉的正常工作中发挥重要作用。当细胞内钾离子水平过低时，细胞不能有效地去极化，会使人产生倦怠和疲劳。因此，在使用利尿剂的过程中，需要注意维持正常的钾离子水平，必要时补钾。

二、运动对抗高血压药物药效学的影响

（一）运动对钙通道阻滞剂药效学的影响

在一般运动量至最大运动量的过程中，钙通道阻滞剂的药动学参数不会发生改变。钙通道阻滞剂能降低静息血压和运动血压。在持续运动的过程中，能量代谢主要受交感神经系统调节。钙通道阻滞剂不会抑制交感神经系统，与 β 受体阻滞剂相比，钙通道阻滞剂对心脏活动的抑制作用很弱。长期服用钙通道阻滞剂的患者对心率及儿茶酚胺无影响，对糖脂代谢也无不良影响。

总体而言，对于服用钙通道阻滞剂的患者，可以不用改变原来的运动计划，且服用钙通道阻滞剂者也不会削弱既定的训练效果。

（二）运动对血管紧张素转化酶抑制剂/血管紧张素 II 受体拮抗剂药效学的影响

血管紧张素转化酶抑制剂和血管紧张素 II 受体拮抗剂有心脏保护和心脏修复作用[4,5]。这些对心血管系统的有益作用可以通过运动得以增强。规律运动有利于降低血压、控制心血管疾病的风险因素（如超重、血脂异常和高血糖）。这类药物可降低静息血压，也能一定程度缓

解运动时的血压升高。在一项早期研究中[6]，9 名高血压患者连续服用 7 日卡托普利片，分别采取不同级别的次大运动量。不管是否服用卡托普利，血液中去甲肾上腺素及肾上腺素升高的水平无差异，表明这类药物不影响交感神经系统。在静息状态及运动状态下服用该药，血压均能降低，但不改变心率。在一项对 17 例高血压患者的研究中[7]，西拉普利降低了静息时和运动时的外周血管阻力，但对患者的最大运动水平和血浆乳酸水平无不良影响。

在一项针对轻、中度高血压患者的研究中[8]，比较了卡托普利、阿替洛尔及安慰剂对患者运动后血压、心率及运动耐量的影响。16 例患者服用卡托普利 6 周后血压降低，但心率无影响。在最大运动量的试验中，卡托普利对血压和心率几乎无影响、VO_{2max}（最大耗氧量）与安慰剂组无差别，而阿替洛尔会显著降低血压和心率，也会显著降低最大耗氧量。在次大运动量的试验中，两药虽然都降低了运动耐量，使运动时间缩短，但阿替洛尔缩短的时间更多，患者更易疲劳。

目前关于血管紧张素 Ⅱ 受体拮抗剂对运动影响的研究很少。一项前瞻性研究比较了血管紧张素 Ⅱ 受体拮抗剂和钙通道阻滞剂对 60 名高血压患者运动期间炎症和血栓反应的影响[9]。在服药 6 个月后血压达到稳态，患者接受最大运动量的平板运动试验，并在静息时和运动高峰时采集血样。与钙通道阻滞剂组相比，血管紧张素 Ⅱ 受体拮抗剂组运动诱导的炎症指标较低，提示血管紧张素 Ⅱ 受体拮抗剂可能对高血压患者在运动时有保护作用。

现有研究一致认为血管紧张素 Ⅱ 受体拮抗剂虽然在运动期间对心脏有直接作用，但对运动时的能量储备无负面影响，这类药物对氧利用和氧储备的影响极小。有研究提示，虽然运动时间可能会缩短，但不像使用 β 受体阻滞剂那样明显缩短[8]。这类药物的使用不会削弱训练和运动对心肺功能的提高。此外，规律运动还可以进一步改善这些药物对患者心肌和血管的重塑作用[4,10,11]。

（三）运动对 β 受体阻滞剂药效学的影响

随着人体运动强度的增加，交感神经系统被激活，释放至循环的儿茶酚胺（肾上腺素、去甲肾上腺素）增加。然而，β 受体阻滞剂拮抗此作用。一般而言，运动并不影响 β 受体阻滞剂对运动员、高血压患者或心律失常患者的药效。因此，高血压患者运动时服用 β 受体阻滞剂仍然有较好的降压效果。但由于 β 受体阻滞剂会抑制心室率，运动带来的心率增快会减弱。因此，服用 β 受体阻滞剂的高血压患者不能用目标心率来监测运动强度。运动的有益作用是否被削弱取决于选用的 β 受体阻滞剂的类型。心脏选择性的 β 受体阻滞剂比非选择性的 β 受体阻滞剂更具优势。

由于 β 受体分布于人体的各个器官组织（表 6-3），因此 β 受体阻滞剂能发挥广泛的生理作用，尤其对心血管系统、呼吸统统及代谢系统的作用比较强。

表 6-3　β 受体在人体的组织器官分布、受体亚型及生理作用

组织分布	生理作用	受体亚型
心脏	正性变时作用（心率增加）	β_1
	正性肌力作用（增加收缩力）	β_1
	提高心肌细胞的自律性和传导速度	β_1

续表

组织分布	生理作用	受体亚型
肾脏	肾素分泌增加	β_1
骨骼肌	增加收缩性	β_2
	刺激糖原分解	β_2
	刺激三酰甘油分解	β_2
	钾吸收	β_2
肝脏	刺激肝糖分解	β_2
肺	支气管平滑肌松弛	β_2
血管平滑肌	松弛	β_2
气管平滑肌	松弛	β_2
消化道及子宫平滑肌	松弛	β_2
脂肪组织	刺激脂肪分解，产热	β_3（β_1，β_2）

1. β 受体阻滞剂对心血管系统的影响　运动时，交感神经系统在调节人体生理需求变化中发挥着重要的作用。β 受体阻滞剂能拮抗肾上腺素和去甲肾上腺素的多种作用，并抑制人体对运动的反应。

运动时，人体通过心率增快来满足生理需求的增加，此时副交感神经活性减弱。心率逐渐增至 100 次/分（bpm）。随着生理需求持续增加，当心率超过 100bpm，交感神经活性增强，去甲肾上腺素刺激心肌，增强心肌收缩力并加快心率。β 受体阻滞剂可降低静息心率和运动心率。在静息状态下，抑制 β 受体，激活副交感神经系统，从而降低心率。在运动状态下，β 受体阻滞剂抑制交感神经系统的激活，抑制心率的增快。因此，服用 β 受体阻滞剂的患者不能以目标心率来监测运动强度，需要换用其他监测指标，或者以较低的心率作为锻炼时的目标心率。

低强度运动时，有内在拟交感活性的 β 受体阻滞剂（如吲哚洛尔）降低心率的作用弱于无拟交感活性的 β 受体阻滞剂[12]。当肾上腺素和去甲肾上腺素水平较低时，有拟交感活性的 β 受体阻滞剂可表现出弱的交感激活作用。而高强度运动时，肾上腺素和去甲肾上腺素水平的升高使两者的差异变小，从而均能导致心率下降。因此，对于静息心率相对较低的运动员，更推荐使用有内在拟交感活性的 β 受体阻滞剂，它可减少心动过缓的发生（心动过缓是指静息心率小于 60bpm）。

这些研究的局限性在于，受试者仅服用 β 受体阻滞剂 1～2 周以使血压稳定。对大多数患者而言，心血管疾病或高血压的治疗是一个长期的过程。只有少量研究为服用 β 受体阻滞剂的疗程超过几个月。受试者服用药物数月后，第一代和第二代 β 受体阻滞剂的降低心率效果差别不大[13]。另一项研究表明，长期使用心脏选择性 β 受体阻滞剂与非选择性 β 受体阻滞剂相比，对运动心率的降低几乎无差异[14]。在用药初期，患者可能会获益于有内在拟交感活性的 β 受体阻滞剂，但经过几个月的治疗后心率差异会变小，特别是在高强度运动时[12]。在低强度至中强度的运动下[14]，有内在拟交感活性药物对心率的降低作用可能比其他 β 受体阻滞剂稍小，但这类药物临床中已较少使用。

也有不少有关在运动过程中 β 受体阻滞剂对血压的影响的研究。血压（BP）取决于心输出量（Q）乘以全身血管阻力（SVR）：BP=Q×SVR。由于心输出量取决于心率，运动时 β 受体阻滞剂可降低心率，因此血压也会降低。每种 β 受体阻滞剂均能抑制运动时血压的升高，且不同 β 受体阻滞剂的降压作用差异较小[13]。

2. β 受体阻滞剂对呼吸系统的影响　运动时交感神经系统激活可改善通气，部分是由于平滑肌放松和支气管扩张。β 受体阻滞剂会抑制交感神经系统，从而降低呼气流速和潮气量[15]。呼气流速的减少可通过增加呼吸频率得以部分补偿，从而导致呼吸变得浅而快。β 受体阻滞剂对呼吸系统的作用是加重哮喘，因此，存在哮喘或运动诱发支气管痉挛的运动员不推荐使用 β 受体阻滞剂。

3. β 受体阻滞剂对代谢的影响　人体主要通过脂肪来提供能量。脂肪主要以三酰甘油的形式储存在脂肪细胞中。而肾上腺素刺激三酰甘油的分解。交感神经的激活可刺激脂肪分解和动员脂肪储备，这个过程涉及三种 β 受体亚型。在运动时，血液中的肾上腺素是脂肪分解的主要刺激物。然而，在高强度运动时（一般超过 75% 的最大摄氧量），脂肪氧化分解的速度赶不上人体对能量的需求，从而会发生肌糖原分解。β 受体阻滞剂可抑制交感神经系统对脂肪分解的刺激，使得运动时脂肪分解减少[16]。心脏选择性及非选择性 β 受体阻滞剂均能抑制脂肪分解[17]。

在肌肉组织中，β_2 受体刺激肌糖原分解、脂肪分解和钾离子重吸收。因此，随着运动强度的增加，非选择性 β 受体阻滞剂比选择性 β 受体阻滞剂更大程度的削弱肾上腺素的刺激作用。一项研究显示[16]，11 名血压正常的志愿者在服用普萘洛尔或安慰剂后，均以 70% 最大负荷的运动量进行骑车试验，服用普萘洛尔的患者脂肪分解及葡萄糖水解显著减少，乳酸水平显著升高，这意味着肌肉组织发生了无氧代谢。此外，β 受体阻滞剂也可以使肾上腺素刺激肌肉组织对钾离子的再摄取减少。

另一项研究采取的次大运动量[17]，未观察到 β 受体阻滞剂对脂肪组织、肌肉组织的代谢产生影响。可能是由于肾上腺素对低强度运动的影响较小。

奈比洛尔是第三代对 β_1 受体有高选择性的药物，它可以直接扩张血管（由于会增加内皮细胞中一氧化氮的水平）。有研究表明[18,19]，与阿替洛尔相比，奈比洛尔对脂肪分解的抑制作用较小。奈比洛尔并未显著增加血脂及血乳酸的水平，而阿替洛尔治疗 24 周后患者血糖和血脂水平显著升高。

4. β 受体阻滞剂对运动耐量和训练效果的影响　β 受体阻滞剂会降低高血压患者的次大运动能力。所有 β 受体阻滞剂均能降低运动时的心率、血压和心输出量。在次大运动强度下，β 受体阻滞剂会抑制脂肪分解，导致肌肉对游离脂肪酸的利用减少，脂肪酸的供能减少。而在此运动强度下，药物对糖原分解基本无影响；然而在最大运动强度下，随着肾上腺素水平的升高，糖原分解减少。由于 β 受体阻滞剂会阻断肾上腺素对骨骼肌钾离子的重吸收，导致肌肉钾离子丢失。而在运动时，肌肉中钾离子的丢失会导致疲劳，从而产生这种不良影响。虽然各类 β 受体阻滞剂对次大运动强度均有这种不良影响，但非选择性 β 受体阻滞剂比心脏选择性 β 受体阻滞剂产生的不良影响更显著。

在一项研究中，8 名久坐不动的健康男性受试者使用循环测力计进行运动测试[17]。在服用阿替洛尔、那多洛尔及安慰剂治疗 1 周后，受试者在测试前的 1 小时内进行了大量的运动，导致疲劳。研究显示，纳多洛尔（非选择性）比阿替洛尔（心脏选择性）的耐力下降更明显。安慰剂组的平均疲劳时间为±71 分钟；纳多洛尔治疗使疲劳时间减少了 6%，而阿替洛尔减少了 4%。对于服用 β 受体阻滞剂的受试者，在耐力运动中，脂肪酸利用率降低，糖原分解增加。在长时间的运动中，糖原储备不足和脂解作用减少均会导致疲劳。这种代谢效应，再加上肌肉钾离子的流失，最终导致受试者精疲力竭。因此，β 受体阻滞剂显著降低血压正常者和高血压患者在次大运动量时的表现和耐力[12]。

此外，长期服用 β 受体阻滞剂的患者，体育训练产生的效果不明显。与不服用该药的个体相比，运动后 VO_{2max}（最大摄氧量）不能带来同样程度的改善。虽然服用 β 受体阻滞剂的患者通过锻炼来改善身体素质及减轻体重的效果不明显，但是运动仍能可以使这类人群的健康水平得到一定程度的提高。新的 β 受体阻滞剂，如奈比洛尔产生的这种不良影响相对较小[18-20]。

（四）运动对利尿剂药效学的影响

利尿剂主要用于治疗高血压及充血性心力衰竭。这些患者通常需要长期服用利尿剂。而且运动对这类患者非常重要，即使是低强度或中强度运动，也有利于提高运动能力，改善心血管功能，并降低心血管疾病的发病率和死亡率[21]。关于利尿剂对运动能力影响的研究集中在 20 世纪 80 年代和 90 年代，主要针对短时间使用利尿剂。使用利尿剂可能削弱运动员的运动能力并对健康有影响。运动员一旦使用利尿剂，会被取消比赛资格。

使用利尿剂会带来两个主要问题：血浆容量不足和电解质丢失。血浆容量充足及电解质稳定是运动时的两个重要因素。当身体处于缺水状态但仍需要运动时，心血管系统就会发生不正常的代偿反应，身体的散热能力会受到损害。即使给予补水，运动能力也会受到不利影响。

1. 运动时的体温调节　运动时维持体温主要通过两种主要的散热方式，即辐射冷却和蒸发散热。运动时肌肉温度升高，循环系统通过血管收缩将血液从内脏器官重新分流到肌肉组织，肌肉血管扩张，从而发生辐射冷却使肌肉散热。局部肌肉血流增加，氧供增加，并带走热量。靠近皮肤表面的血管扩张，血液分布到皮肤表面，从而使机体散热，这时就产生了辐射冷却。当运动量持续加大，心输出量增加以满足肌肉组织的需求，肌肉产生的热量会在皮肤表面辐射和消散掉。由于身体表面分布着大量的毛细血管，所以运动时可观察到脸部发红。然而，辐射冷却这种散热方式取决于环境温度，当环境温度较高时散热效果差。另一方面，皮肤表面血流增加会导致机体排汗增加。汗液蒸发会产生较好的降温效果。在剧烈运动时，尤其是当环境温度较高时，运动会大量出汗，这时蒸发散热则成为主要的散热方式。

机体水分不足会对体温调节产生不利影响。利尿剂会显著降低血浆容量，尤其是非法服用利尿剂的运动员。长期服用利尿剂的高血压患者，随着时间的推移血浆容量趋于稳定，不会持续降低。利尿剂及运动出汗均会使血浆容量降低，使得皮肤表面血流增加不足，最终导致机体散热不足。而且，运动和利尿剂引起的水分丢失，会使机体静脉回流减少，从而导致心血管系统的负荷增加。研究表明[22,23]，血浆容量减少 10%，每搏输出量、心输出量和最大摄氧量均会减少。为了维持心输出量和血压，机体会加快心率、收缩动脉，从而皮肤血流进一步减少。结果导致辐射冷却和蒸发散热均减少，体温升高，甚至有引发中暑或死亡的风险。

2. 利尿剂对运动表现的影响　关于长期使用利尿剂对运动表现的研究很少。长期使用利尿剂，血浆容量趋于稳定。但是，运动员会服用利尿剂以快速减少体重或用利尿剂来掩盖其他违禁药品的检出[24]。对于需按体重级别来进行比赛的项目，运动员服用一次利尿剂以达到快速减轻体重的目的。也有运动员通过服用几次利尿剂以增加尿量，从而提高其他违禁药品的清除率。利尿剂可降低最大摄氧量[24]从而影响能量代谢，利尿剂导致的机体水分不足会使运动员在比赛中处于不利地位。此外，利尿剂带来的钾离子流失会导致肌肉疲劳。规律运动使血浆容量增加，这是人体运动后产生的一种有益代偿，能改善心血管功能和体温调节能力，而利尿剂会削弱规律运动带来的这种有益代偿[25]。因此，即使短期使用利尿剂，也会削弱训练带来的获益。

如前所述，运动和利尿剂都会降低血浆容量。运动使液体从血管内转移至血管外，从而导致血浆容量减少。很多研究均表明，运动时，脱水导致的热应激会使机体的运动能力下降。一项早期的研究表明[26]，当汗液丢失达到体重的 4% 时，会导致血浆容量减少 12%，肌肉性能明显下降。即使此时给机体补充水分，肌肉仍然会表现不佳。有研究表明[27]，当机体处于脱水状态时无氧运动能力显著下降，对运动员在跑步机上跑步时进行测试，峰值速度降低 6.5%，最大耗氧量降低 6.7%，跑步机上跑步的疲劳时间显著缩短 12.4%（$P < 0.05$）。显然，散热不良引起的水、电解质流失会影响运动表现，而且需要给机体补充能量、补给剂以维持长时间的运动并保持肌肉强度和力量[28]。

关于使用利尿剂后导致脱水的短期影响的研究较少。一项研究观察了 8 名赛跑运动员使用呋塞米后的情况[29]。使用呋塞米后血浆容量减少约 10%。运动员 1500m 跑的时间虽无明显变化，但 5000m 和 10000m 跑的时间却显著延长。当对受试者在室内跑步机上跑步时进行测试，在次大运动量或最大运动量下，供氧量无显著差异。然而，利尿剂组的疲劳时间明显缩短。因此，对于长耐力训练，利尿剂导致的脱水会给运动员带来不利影响。

有一项被广泛引用的研究表明[24]，62 名非耐力运动员（包括举重运动员、摔跤运动员、拳击运动员和柔道运动员）被分成三个试验组和一个对照组。试验组通过三种不同的方法将体重降低约 4%。第一组使用呋塞米，第二组花大量时间蒸桑拿，第三组进行 48 小时的运动并限制液体摄入。与运动减重组相比，利尿剂组或桑拿组的最大摄氧量（VO_{2max}）均显著降低。因此，失水的程度以及失水原因均会影响运动能力。在运动时，机体会通过调节交感神经系统和肾素-血管紧张素系统来维持电解质平衡及体温。由于使用利尿剂后钾离子丢失更严重，并妨碍机体的体温调节，所以利尿剂导致的失水比运动带来的失水更能削弱运动能力。

三、使用降压药的主要风险

（一）使用钙通道阻滞剂的主要风险

钙通道阻滞剂的不良反应通常与钙通道阻断有关。过度抑制钙内流可能导致严重的心脏问题，包括心动过缓、心脏骤停或充血性心力衰竭。其他轻微的不良反应（如恶心、头晕、水肿和便秘）通常不需要中断药物治疗。

（二）使用血管紧张素转化酶抑制剂/血管紧张素 II 受体拮抗剂的主要风险

由于血管紧张素转化酶抑制剂和血管紧张素 II 受体拮抗剂存在致畸性，在孕期应停用。血管紧张素转化酶抑制剂可能引起干咳和血管性水肿。血管性水肿与荨麻疹症状类似，通常为真皮层深处快速的肿胀，部位常见于眼睛和嘴唇周围，当水肿累及咽喉部则比较危险。血管性水肿可能与缓激肽的释放有关。而血管紧张素 II 受体拮抗剂的这类副作用通常不明显。

（三）使用β受体阻滞剂的主要风险

大多数服用 β 受体阻滞剂的患者副作用较小。β 受体阻滞剂会收缩血管，减少末梢循环，可能引起手脚冰冷。还可能引起困倦、抑郁或阳痿。心动过缓（心率＜60bpm）或症状性低血压（血压＜90/60mmHg）的患者使用 β 受体阻滞剂时，可能出现头晕、眩晕或晕厥。

哮喘患者应避免使用 β 受体阻滞剂，因为 β 受体阻滞剂会引起支气管痉挛。心脏选择性 β_1 受体阻滞剂对哮喘患者的潜在危害小于非选择性 β 受体阻滞剂，但即使是心脏选择性药物也对肺和外周组织的 β_2 受体有一定的抑制作用。

糖尿病患者的降压药物不首选 β 受体阻滞剂，因为 β 受体阻滞剂可掩盖低血糖表现，如心跳加快或颤抖，这些症状在血糖过低时可出现。对于正在服用 β 受体阻滞剂的糖尿病患者，需要密切监测血糖。β 受体阻滞剂是否会导致 2 型糖尿病或代谢综合征，目前尚不清楚[30,31]。交感神经系统在紧张状态或体力活动时起着调节血糖的关键作用，而 β 受体阻滞剂可能会干扰这些正常调节作用。有些 β 受体阻滞剂，如卡维地洛、拉贝洛尔对代谢的影响较小[32]，对糖尿病患者更有利，而阿替洛尔和美托洛尔对糖尿病患者影响较大。目前还需要进一步评估第三代 β 受体阻滞剂能否作为治疗糖尿病合并高血压或心血管疾病的有效药物。

β 受体阻滞剂卡维地洛和奈比洛尔具有舒张血管的作用，用于治疗心力衰竭。慢性心力衰竭患者同样需要降低心率和血压，以改善左心室功能[33]。在静息心率的基础上加 20～30bpm 是计算运动期间无氧阈心率的简化公式，是运动处方的有用工具。对于服用 β 受体阻滞剂的患者，建议静息心率加 20bpm 作为运动时的无氧阈心率。对于服用卡维地洛的患者，无氧阈心率与不服药者无差异，因此运动处方的心率推荐仍为基础心率加 30bpm[34]。

（四）使用利尿剂的主要风险

利尿剂的主要不良反应包括血容量减少和低钠血症。由于钠、钾和钙在维持人体正常功能中至关重要，建议服药者特别是老年人，需要定期监测电解质水平。这类药物常见的不良反应包括：尿频（有可能在服药后持续数小时或干扰睡眠），头晕（尤其是从躺着或坐着的姿势起身时），脱水（导致头晕，极度口渴，口干过度），恶心、呕吐，电解质异常（如低钠血症，低钾血症，虚弱，疲劳，肌肉痉挛，食欲不振，心律失常甚至昏迷、死亡）。

当运动员或高血压患者在运动时不适当的使用利尿剂，会带来一系列严重的健康风险，包括：脱水会妨碍体温调节，导致中暑，特别是在又湿又热的环境下；电解质紊乱，电解质丢失增加，导致抽筋或心律失常；噻嗪类利尿剂可能有光敏性；利尿剂会缩短运动时间，降低运动能力。

四、抗高血压药物对运动的影响

不同类别的降压药物对运动的影响不同。

服用 β 受体阻滞剂者不能使用目标心率作为运动强度的指标。所有的 β 受体阻滞剂，尤其是非心脏选择性的 β 受体阻滞剂，会对运动产生不利影响。

钙通道阻滞剂、血管紧张素转化酶抑制剂及血管紧张素Ⅱ受体拮抗剂在运动中可控制血压，不会对心率、氧的利用、运动能力及能量代谢产生负面影响。此外，血管紧张素转化酶抑制剂和血管紧张素Ⅱ受体拮抗剂可能在治疗骨骼肌减少或肌肉消耗疾病中有作用。

利尿剂被广泛用于治疗高血压和其他心血管疾病。利尿剂通过阻止尿液钠离子的重吸收而发挥作用，水伴随钠离子一起丢失，从而产生利尿效果。运动员服用利尿剂可减轻体重或掩盖尿液中的其他违禁药物。利尿剂通过降低血容量而调节血压，但会影响人体正常的体温调节作用。运动使电解质的分布发生改变，而利尿剂会加剧电解质流失。利尿剂导致钾离子丢失使得肌肉容易疲劳，出现抽筋，在剧烈运动中可能影响心脏功能。服用利尿剂可能导致运动能力降低、运动持续时间和运动耐力下降。

参考文献

[1] Mcallister RG, Hamann SR, Blouin RA. Pharmacokinetics of calcium-entry blockers [J]. American Journal of Cardiology, 1985, 55 (3): B30−B40.

[2] Baak MAV, Mooij JMV, Schiffers PMH. Exercise and the pharmacokinetics of propranolol, verapamil and atenolol [J]. European Journal of Clinical Pharmacology, 1992, 43 (5): 547−550.

[3] Freund BJ, Shizuru EM, Hashiro GM, et al. Hormonal, electrolyte, and renal responses to exercise are intensity dependent [J]. Journal of Applied Physiology, 1991, 70 (2): 900−906.

[4] Dzau VJ. Clinical implications for therapy: possible cardioprotective effects of ACE inhibition [J]. British Journal of Clinical Pharmacology, 1989, 28 (S2): 183S−187S.

[5] Motz W, Strauer BE. Improvement of coronary flow reserve after long-term therapy with enalapril [J]. Hypertension, 1996, 27 (5): 1031−1038.

[6] Manhem P, Bramnert M, U. L.HULTHÉN, et al. The effect of captopril on catecholamines, renin activity, angiotensin II and aldosterone in plasma during physical exercise in hypertensive patients [J]. European Journal of Clinical Investigation, 1981, 11 (5): 389−395.

[7] Kleinbloesem CH, Erb K, Essig J, et al. Haemodynamic and hormonal effects of cilazapril in comparison with propranolol in healthy subjects and in hypertensive patients [J]. British Journal of Clinical Pharmacology, 1989, 27 (S2): 309S−315S.

[8] Baak MV, Koene FM, Verstappen FT, et al. Exercise performance during captopril and atenolol treatment in hypertensive patients [J]. British Journal of Clinical Pharmacology, 1991, 32 (6): 723−728.

[9] Liakos CI, Vyssoulis GP, Michaelides AP, et al. The effects of angiotensin receptor blockers vs. calcium channel blockers on the acute exercise-induced inflammatory and thrombotic response [J]. Hypertension Research Official Journal of the Japanese Society of Hypertension, 2012, 35 (12): 1193−1200.

[10] Omvik P, Lund-Johansen P. Long-term hemodynamic effects at rest and during exercise of newer antihypertensive agents and salt restriction in essential hypertension: review of epanolol, doxazosin,

amlodipine, felodipine, diltiazem, lisinopril, dilevalol, carvedilol, and ketanserin [J]. Cardiovascular Drugs & Therapy, 1993, 7 (2): 193－206.

[11] Carreira MAMQ, Tavares LR, Leite RF, et al. Exercise testing in hypertensive patients taking different angiotensin-converting enzyme inhibitors [J]. Arquivos Brasilros De Cardiologia, 2003, 80 (2): 127－132.

[12] van Baak MA. Beta-adrenoreceptor blockade and exercise [J]. An update Sports Med, 1988, 4: 209－225.

[13] Steinmetz A, Oechtering G. Long-term antihypertensive therapy with beta-blockers: submaximal exercise capacity and metabolic effects during exercise [J]. International Journal of Sports Medicine, 1987, 08 (05): 342－347.

[14] Per LJ. Central haemodynamic effects of beta blockers in hypertension. A comparison between atenolol, metoprolol, timolol, penbutolol, alprenolol pindolol and bunitrolol [J]. European Heart Journal (suppl D), 1983 (04): 1－12.

[15] Joyner MJ, Jilka SM, Taylor JA, et al. Beta-blockade reduces tidal volume during heavy exercise in trained and untrained men [J]. Journal of Applied Physiology, 1987, 62 (5): 1819－1825.

[16] W Baak V, M. A, Wijnen, et al. Beta-blockade and lipolysis during endurance exercise [J]. European Journal of Clinical Pharmacology, 1993, 45 (2): 101－105.

[17] Cleroux J, Van Nguyen P, Taylor AW, et al. Effects of beta 1－vs. beta 1+beta 2－blockade on exercise endurance and muscle metabolism in humans [J]. Journal of Applied Physiology, 1989, 66 (2): 548－554.

[18] Bortel L MABV, Baak MAV. Exercise tolerance with nebivolol and atenolol [J]. Cardiovascular Drugs & Therapy, 1992, 6 (3): 239－247.

[19] Badar V, Shrivastava M, Hardas M, et al. Comparison of nebivolol and atenolol on blood pressure, blood sugar, and lipid profile in patients of essential hypertension [J]. Indian Journal of Pharmacology, 2011, 43 (4): 437－440.

[20] Predel HG, Mainka W, Schillings W, et al. Integrated effects of the vasodilating beta-blocker nebivolol on exercise performance, energy metabolism, cardiovascular and neurohormonal parameters in physically active patients with arterial hypertension [J]. Journal of Human Hypertension, 2001, 15 (10): 715－721.

[21] Faris R, Flather M, Purcell H, et al. Current evidence supporting the role of diuretics in heart failure: a meta analysis of randomised controlled trials [J]. International Journal of Cardiology, 2002, 82 (2): 149－158.

[22] Nadel ER, Fortney SM, Wenger CB. Effect of hydration state of circulatory and thermal regulations [J]. J Appl Physiol Respir Environ Exerc Physiol, 1980, 49 (4): 715－721.

[23] Caldwell JE, Ahonen E, Nousiainen U. Differential effects of sauna-, diuretic-, and exercise-induced hypohydration [J]. Journal of Applied Physiology Respiratory Environmental & Exercise Physiology, 1984, 57 (4): 1018－1023.

[24] Cadwallader AB, Torre XDL, Tieri A, et al. The abuse of diuretics as performance-enhancing drugs and masking agents in sport doping: pharmacology, toxicology and analysis [J]. British Journal of Pharmacology, 2010, 161 (1): 1－16.

[25] Convertino VA. Blood volume: its adaptation to endurance training [J]. Medicine Science in Sports & Exercise, 1991, 23: 1338－1348.

[26] Torranin C, Smith DP, Byrd RJ. The effect of acute thermal dehydration and rapid rehydration on isometric

and istonic endurance [J]. The Journal of sports medicine and physical fitness, 1976, 19 (1): 1−9.

［27］ Webster S, Rutt R, Weltman A. Physiological effects of a weight loss regimen practiced by college wrestlers [J]. Med Sports Exerc, 1990, 22 (2): 229−234.

［28］ Judelson DA, Maresh CM, Anderson JM, et al. Hydration and muscular performance: does fluid balance affect strength, power and high-intensity endurance [J]. Sports Medicine, 2007, 37 (10): 907−921.

［29］ Armstrong LE, Costill DL, Fink WJ. Influence of diuretic-induced dehydration on competitive running performance [J]. Medicine & ence in Sports & Exercise, 1985, 17 (4): 456−461.

［30］ Che Q, Jr SM, Rafey MA. Beta-blockers for hypertension: are they going out of style [J]. Cleve Clin J Med, 2009, 76 (9): 533−542.

［31］ Carella AM, Antonucci G, Conte M, et al. Antihypertensive Treatment with Beta-Blockers in the Metabolic Syndrome: A Review [J]. Current Diabetes Reviews, 2010, 6 (4): 215−221.

［32］ Colin E, Leonetti. Use of carvedilol in hypertension: an update [J]. Vascular Health and Risk Management, 2012, 8: 307−322.

［33］ Karabacak M, Dogan A, Tayyar S, et al. Carvedilol and nebivolol improve left ventricular systolic functions in patients with non-ischemic heart failure [J]. Anatolian Journal of Cardiology, 2015, 15 (4): 271−276.

［34］ Nemoto S, Kasahara Y, Izawa KP, et al. Effect of carvedilol on heart rate response to cardiopulmonary exercise up to the anaerobic threshold in patients with subacute myocardial infarction [J]. Heart and vessels, 2019, 34 (6): 957−964.

第 5 节 高血压患者的运动处方

高血压患者常伴有多种健康危险因素或合并症，运动干预方案的原则是通过积极、有计划的锻炼，增加能量消耗和基础代谢，增进心肺功能，降低血压和血糖，改善血脂异常，控制体重等，从而有效预防心脑血管事件的发生。在参加体育运动期间，根据高血压的严重程度和风险类别，建议定期随访。对于血压处于临界值的个体，应考虑定期进行血压动态评估。

一、高血压运动疗法的一般原则

高血压运动疗法的适用范围包含：①轻度和中度的原发性高血压患者（血压低于 160/90mmHg）；②血压得到控制的重度高血压患者；③心、脑、肾等重要器官损伤者，特别是合并左心室（LV）肥大、蛋白尿、肾功能不全的患者，待靶器官功能稳定时，按发生损害的器官制定相应的运动处方。

此外，2020 年 ESC 心血管病运动指南[1]指出，对于有低或中度心血管风险且血压控制良好的个体，不应限制参加体育运动，但应避免做强度高的举重运动，因会产生明显的升压效应。尤其需要避免 Valsalva 动作，因为肌肉收缩期间屏气会使得收缩压和舒张压明显升高。对具有高危因素的个体，包含伴有靶器官损害 [左心室（LV）肥大、舒张功能障碍、动脉壁增厚或动脉粥样硬化斑块的超声证据、高血压性视网膜病变、血清肌酐升高（男性 1.3～1.5mg/dl，女性 1.2～1.4mg/dl）和（或）微量白蛋白尿] 的血压控制较好的患者，除铁饼/标枪、推铅球和举重等强度最大的力量训练外，其他所有竞技体育项目都是可以参加的[2]。

高血压运动疗法的禁忌证包含：①血压控制欠佳，安静时超过 180/110mmHg；②高血压急症或高血压危症；③高血压病伴有主动脉瓣狭窄、肥厚型心肌病、急性感染、眼底出血、糖尿病酮症酸中毒、下肢坏疽、严重低钾血症、肾功能不全；④运动负荷试验中出现严重心律失常、ST 段异常、心绞痛发作、血压急剧升高以及禁忌运动负荷试验者；⑤伴有运动器官损伤（不是绝对禁忌）；⑥继发性高血压。2020 年 ESC 心血管病运动指南还提出，当血压控制欠佳时，建议暂时限制参加竞技体育运动，但可进行技能运动[2]。

二、运动前个体评估

运动干预前要充分考虑各个危险因素和伴发疾病的情况，咨询医生、医疗保健人员、运动指导师等，进行体质测定和运动前医学检查（表 6-4），以免因运动诱发心血管事件等，充分保障运动安全[3]。需要注意的是，如果需要参与高强度的运动，必须进行运动前的心血管系统评估，以确定是否有运动诱发的症状、对运动的过度血压反应[4]以及是否存在靶器官损伤[1]。对于未控制的 3 级高血压患者，必须由临床医生进行评估并服用降压药物之后才可开始训练计划[3]，最大强度运动测试也需在血压得到控制后（静息收缩压小于 160mmHg）再进行[1]。如果在运动测试期间，在 100W 的负荷下，收缩压上升到＞200mmHg，则应优化降压药物治疗，并进行临床评估，包括进行心电图和超声心动图检查[1]（表 6-4）。

表 6-4　运动前医学检查

项目	内容/方法
医疗史	患病史、住院史和治疗史（尤其是心脑血管疾病）
	用药史、过敏史
	家族史
	目前症状
	运动、神经等系统中影响运动的因素
运动习惯	既往 3 个月和近 1 周内运动天数、每次运动时间、运动类型，每日的体力活动情况
体格检查	血压、心率
	必要时做心电图、血生化、超声心动图、外周血管超声检查，神经功能检查，肺功能检查
体质测试	人体成分（体重、体重指数、腰围、体脂率）
	心肺耐力（运动心肺试验、6 分钟步行试验）
	肌肉力量
	柔韧性
	平衡能力

三、运动处方的制定

（一）制定原则

高血压患者常伴有多种健康危险因素或慢性疾病，有一定的运动风险，运动干预方案的制定需重点强调安全性、有效性和运动监控，即选择适合当前健康水平和健康目标的体育活动类型，通过循序渐进的运动获得健康益处[3]。

（二）运动处方

1. 运动处方的制定　内容遵循 FITT-VP 原则，即运动频率、运动强度、运动方式、运动时间、运动量和运动程序/训练进展几个方面。目前推荐的运动类型主要为有氧运动/耐力训练、抗阻运动/肌力训练、柔韧训练。以有氧运动为主，抗阻运动为补充。中等强度的运动可获得最佳风险获益比。每次的运动程序分为热身运动、训练运动和整理运动。将每种运动类型的运动处方制定方法分述如下。有氧运动：又称耐力运动，是以提高人体心肺功能为主要目的的全身性运动形式，其特点是运动强度相对较低、持续时间较长、大肌群参加、以有氧代谢为主要代谢形式。有氧运动的运动形式可包括步行、慢跑、走跑交替、骑自行车、打太极拳、游泳、上下楼梯和跳绳等。运动频率建议 5～7 天/周[1,5-7]。运动强度建议中等强度，即达到 40%～60%心率储备或摄氧量储备[3,6,7]或达到最大预测心率（220-年龄）的 60%～70%[8]或主观疲劳感觉（RPE）12～13（6～20 评分法）[6]。也有少数指南[1]推荐中至高强度的有氧运动。运动持续时间建议 30～60 分钟/日[1,3,5-7]，可连续也可短时间多次累积，若需分次完成，每次不少于 10 分钟。

2. 抗阻运动　指以无氧代谢为主的肌肉训练，如举重、举哑铃、练器械、俯卧撑、平板支撑及短跑等。抗阻运动对高血压患者并非首选，因抗阻运动过程中有可能使血压明显增高，但研究表明，在有氧运动基础上加抗阻运动，对进一步降低血压及心血管疾病风险非常有效[9]，且抗阻运动的降压效果可能与有氧运动相当，甚至更大[10]。因此，对于血压控制良好的患者，可以进行适当抗阻运动。但若收缩压大于 160mmHg，或虽血压控制良好但有高危因素或具有靶器官损害者，不推荐高强度抗阻运动[1]。运动频率建议 2～3 天/周，同一组肌群间歇时间至少 48 小时。运动强度建议 60%～80%的 1-RM。70%～85%的 1-RM 可增加肌肉力量，<50%的 1-RM 可改善肌肉耐力[6]。对于老年人、身体虚弱或存在心脏病的患者应低于 40%的 1-RM[7]。建议从 40%～50%的 1-RM 开始，若无血压异常增高，可逐渐增加至 60%的 1-RM，甚至 75%～80%的 1RM。持续时间为，建议进行 8～10 种不同动作的练习，每个动作至少 1 组，重复 8～12 次，老年人、身体虚弱者使用低强度可重复 10～15 次。若进行力量训练，每个动作可 2～4 组，进行耐力训练，重复 1～2 组，每组 12～20 次[6,7]。训练进展：可逐渐增加至全身主要肌群，另外运动负荷递增方面，每个月递增量需≤原始负荷的 5%。注意事项：动作有节律，不要过度用力，呼吸要自然，不屏息；运动应与休息交替进行，避免过度疲劳；不要做过度弯腰的动作，不要长时间使头低于心脏的位置。

3. 柔韧性训练　为主要肌群的静力牵张，增加肌肉、关节、韧带的弹性和伸展能力，增加关节系统的活动范围，减少运动损伤。运动形式有静态拉伸、动态拉伸、瑜伽、太极拳等。国内外指南推荐略有不同，多数推荐 2～3 次/周，也可每日均练习[3]。运动强度以拉伸到感觉紧张或轻微不适为宜，每次保持 10～30 秒，重复 2～4 次，共累计至少 10 分钟[3,6]。

4. 其他训练　除上述常规训练外，目前还有呼吸训练、姿势、意念等训练方法，也对降压有一定效果。

高血压运动处方概要[3,6,7]，见表 6-5。

表 6-5 高血压病患者的运动处方概要

训练类型	运动方式	频率	强度	持续时间	训练进展	训练目标	注意事项
有氧运动	大肌群运动，如步行、慢跑、骑自行车	5~7天/周	40%~60%摄氧量储备/心率储备	30~60分钟	循序渐进，避免频率、强度和持续时间等运动处方任意内容的急剧增加；一般可在4~6周逐步延长运动时间，然后在4~8个月逐步提高频率和强度，最终达到满意训练模式	控制安静和运动时的血压；降低心血管风险；提高运动耐受性	静息状态下收缩压超过200mmHg或舒张压超过110mmHg禁忌有氧运动
抗阻运动	重复进行改善主要肌群的8~10种练习，举重、练器械、举哑铃等	每周2~3次	60%~80%的1RM，老年人、身体虚弱或存在心脏病的患者应低于1RM的40%	1组至少8~12次，老年人、身体虚弱或存在心脏病的患者重复10~15次	适当采取超负荷原则逐步达到满意训练模式	提高肌力，降低肌肉力量运动时的血压（如负重、举重）	静息状态下收缩压超过160mmHg或舒张压超过110mmHg禁忌力量训练
柔韧性练习	主要肌群的静力牵张，如瑜伽	每周2~3次	动作以拉伸到紧张或稍微不适为准	各主要肌群每次保持10~30秒，重复2~4次	每个肌群能忍受至少4次静力牵张	改善日常生活能力，减少损伤	牵张前热身

（三）注意事项

①运动前、中、后要注意对血压的监测。②在温暖、舒适、安全的环境中运动。③降压药物，如β受体阻滞剂、钙通道阻滞剂以及血管扩张剂，会引起运动后血压突然下降，需要延长整理活动时间并密切观察。④运动方案时效与调整，运动3周后可增加运动时间和强度，或评估是否继续运动，或是调整下一阶段的训练。⑤跟踪和复诊，运动初期以及运动一段时间后随访患者运动后的情况，复诊血压情况。

（四）运动康复中急性事件的预防和处理[3]

①高血压患者急性心肌梗死的识别与处理：结合患者发作时症状进行识别。教导患者如运动中出现胸闷、胸痛、憋气等症状，应采取以下步骤：立即坐下或平躺；如有硝酸甘油应舌下含服1片，如有阿司匹林，嚼服3片；如不适症状在3~5分钟内无缓解或加重，可再次含服硝酸甘油1片。如果症状无缓解或无硝酸甘油，应马上呼救，拨打求救电话，需紧急转运至最近医院的急诊中心，不可自行驾车。②高血压合并糖尿病患者的常见运动风险及预防[11]：低血糖是糖尿病患者进行运动面临的最严重问题。运动后可能会发生急性血糖下降，即使在高血糖阶段也会发生，症状包括心悸、大汗、颤抖、手口发麻及神志异常、头痛、视力障碍、反应迟钝、遗忘、昏迷等神经系统症状。注意避免空腹时进行锻炼，建议在餐后1小时开始运动，避免在胰岛素作用处于高峰期时进行运动，以防止胰岛素吸收过快而引起低血糖反应。运动时可携带一些糖。需要注意的是，低血糖可能会在运动后12小时内出现，患者应注意避免运动时间过晚，否则会增加夜间低血糖发生的风险。一些药物可掩盖或加重运动后的低血

糖反应，如 β 受体阻滞剂、华法林、钙通道阻滞剂和利尿剂等。剧烈运动还可加重退行性关节、视网膜病变以及外周神经病变。外周神经病变的患者由于触觉以及对冷、热及其他刺激的缺失，需注意对双手及双脚的保护，避免受伤。③高血压合并冠心病或经皮冠状动脉介入治疗（percutaneous coronary intervention，PCI）术后患者的运动风险及预防指导[12]：不完全血运重建的 PCI 术后患者，运动诱发心肌缺血的风险增加。应评估此类患者支架置入部位再发生狭窄的可能性。发生心绞痛的患者应注意监测症状发生的频率、持续时间、诱因以及相关的运动强度。需注意中至高强度抗阻运动比有氧运动更容易使血压升高。保障康复现场有检测和复苏设备，包括除颤仪及相关药物。强调运动前热身及运动后放松的重要性。④对于高血压合并冠心病或经皮冠状动脉介入治疗术后患者，其运动干预推荐见表 6-6。

表 6-6　高血压合并冠心病或经皮冠状动脉介入治疗术后患者运动处方推荐[3]

运动类型	运动频率	运动强度	持续时间	运动方式
有氧运动	每周至少 3~5 次；运动耐力较差的患者，可每日进行多次短时运动（每次 1~10 分钟）	中等强度（达到 40%~60%储备心率）；以确定心脏缺血阈值的患者，运动处方强度应低于缺血阈值心率值 10 次/分；在运动测试后或在康复过程中 β 受体阻滞剂的服用剂量发生改变时，建议重新进行运动测试，调整运动强度	每次 20~60 分钟，首次运动后，逐次增加 1~5 分钟，直到运动时间累计达到最大推荐量 60 分钟	快走（≥5km/h），走跑结合（跑步时间<10 分钟），骑自行车，有条件时可使用上肢功率车、下肢功率车、划船机、跑步机
抗阻运动	每周 2~3 次（同一组肌群间歇时间至少 48 小时）	上肢 30%~40%的 1-RM，下肢 50%~60%的 1-RM	每组 8~12 个，共 3 组，组间休息 2~3 分钟	举重、举哑铃、练器械、俯卧撑、平板支撑等

注：有氧运动的强度可用运动目标心率估算。目标心率（次/分）=储备心率×期望强度（%）+安静心率，其中储备心率（次/分）=220-年龄-安静心率；无氧运动的强度 1-RM 指在保持正确姿势且没有疲劳感的情况下，一个人一次能举起的最大重量。

参考文献

［1］　Antonio P, Sanjay S, Sabiha G, et al. 2020 ESC Guidelines on sports cardiology and exercise in patients with cardiovascular disease. The Task Force on sports cardiology and exercise in patients with cardiovascular disease of the European Society of Cardiology (ESC) [J]. European Heart Journal, 2020, 00: 1-80.

［2］　Niebauer J, Borjesson M, Pelliccia A, et al. Recommendations for participation in competitive sports of athletes with arterial hypertension: a position statement from the sports cardiology section of the European Association of Preventive Cardiology (EAPC) [J]. Eur Heart J, 2018, 39: 3664-3671.

［3］　胡盛寿. 中国高血压健康管理规范（2019）[J]. 中华心血管病杂志，2020，48（1）：10-46.

［4］　Mancia G, Fagard R, Ryden L, et al. 2013 ESH/ESC Guidelines for the management of arterial hypertension: the Task Force for the management of arterial hypertension of the European Society of Hypertension (ESH) and of the European Society of Cardiology (ESC) [J]. Eur Heart J, 2013, 34: 2159-2219.

［5］　Wen H, Wang L. Reducing effect of aerobic exercise on blood pressure of essential hypertensive patients: a meta-analysis [J]. Medicine (Baltimore), 2017, 96: e6150.

［6］　王正珍. ACSM 运动测试与运动处方指南 [M]. 10 版. 北京：北京体育大学出版社，2019.

［7］　JonathanK. Ehrman, Paul M. Gordon, Paul S. Visich, et al. 刘洵译. 慢性疾病运动康复 [M]. 3 版. 北京：

人民军医出版社，2015.

［8］ 刘力生，中国高血压防治指南（2018 年修订版）［J］. 中国心血管杂志，2019，24（1）：24－56.

［9］ Williams B, Mancia G, Desormais I, et al. 2018 ESC/ESH Guidelines for the management of arterial hypertension [J]. Eur Heart J, 2018, 39: 3021－3104.

［10］ MacDonald HV, Johnson BT, Pescatello LS, et al. Dynamic resistance training as standalone antihypertensive lifestyle therapy: a meta-analysis [J]. J Am Heart Assoc, 2016, 5: 1－7.

［11］ 中国康复医学会心血管病专业委员会. 中国心脏康复与二级预防指南 2018 精要 ［J］. 中华内科杂志，2018，57（11）：802－810.

［12］ 中国医师协会心血管内科医师分会预防与康复专业委员会. 经皮冠状动脉介入治疗术后运动康复专家共识 ［J］. 中国介入心脏病学杂志，2016，24（7）：361－369.

第7章
运动与冠心病及血脂调节药物

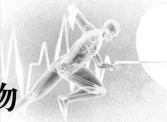

第1节　冠心病简介

冠心病是一种常见心脏疾病。近年来随着生活水平提高和生活方式改变，冠心病的发病率也在逐年增加，严重威胁着人们的健康。

什么是冠心病呢？如果把心脏这个器官比作一片"良田"，冠状动脉（简称冠脉）就是给"良田"提供灌溉的"河道"。当冠状动脉发生粥样硬化或者冠状动脉痉挛会导致"河道"狭窄或闭塞，形成冠心病。其后果是导致心肌细胞缺血而受损害，甚至坏死。

一、冠心病的分型

一般临床上将冠心病分为五种类型：无症状型、心绞痛型、心肌梗死型、缺血性心肌病和猝死型。其中心绞痛型多见。

二、冠心病的临床表现

很多病人早期可能症状不明显，或者是症状不一定与心脏位置有关，因而很容易被忽略，导致延误治疗。常见症状有心悸、气短、头晕、目眩、大量出汗、胸闷、胸痛、胸前压榨感、紧缩感、左肩/右上臂/背部/颈部/下颌/牙齿/喉咙痛、上腹部疼痛不适、恶心、呕吐等。

三、冠心病发生的相关因素

①不良生活习惯，如吸烟、大量饮酒，高脂肪、胆固醇、糖和盐饮食，缺少运动、熬夜等；②基础疾病，如高血压、高血脂、高血糖和肥胖与动脉粥样硬化密切相关，可促进冠心病的发生和发展；③遗传因素：虽然冠心病不是遗传病，但有心、脑血管病家族史的人群，相对会更容易患冠心病；④情绪因素：情绪经常处于激动、压抑和焦虑的人，冠心病的发病率相对比较高；⑤年龄、性别：一般40岁以上的成年人多发，但近年患病人群有越来越年轻趋势，女性绝经后发病率明显增高。

四、冠心病诊断的常规检查项目

血常规、血糖、血脂、心肌损伤标志物、心电图、心脏彩超、冠脉 CT 及冠脉造影等。

五、冠心病的治疗

冠心病的治疗方法包括改变生活方式、药物治疗和手术治疗。由专科医生根据病人的症状表现、冠脉病变程度及患者身体状况综合分析评估，给出适当的治疗方式建议。

1. 改变生活方式　如调节饮食结构，如低盐、低糖、低脂等，适当增加运动，保证充足睡眠，规避情绪激动等。

2. 药物治疗　常用药物有硝酸酯类药物、抗血小板药物、调脂药物、β受体阻滞剂、钙通道阻滞剂、血管紧张素转化酶抑制剂、血管紧张素受体拮抗剂等，可改善心肌缺血、减轻不适或预防不良后果等。

3. 手术治疗　当病情比较严重时，需要通过手术改善心肌缺血问题，常用的手术方式是冠脉介入手术和冠脉搭桥手术。特殊情况下可能需要两种手术方式联合，甚至需要心脏移植手术。

其中血脂调节药物，在冠心病的防治中发挥着重要作用。通过调节血液中各种脂质、脂蛋白比例，使脂质、脂蛋白维持在相对恒定水平，从而起到预防和治疗动脉粥样硬化相关疾病的作用。

第2节　血脂调节药物的分类与作用机制

一、血脂调节药物的分类

目前临床上常用的血脂调节药有五大类：①他汀类；②胆汁酸螯合剂；③烟酸类；④苯氧芳酸类；⑤其他血脂调节药。

二、血脂调节药物的作用机制和药理学特性

（一）他汀类血脂调节药

他汀类血脂调节药也称为3-羟-3-甲-戊二酸单酰辅酶A（HMG-CoA）还原酶抑制剂。他汀类药物与HMG-CoA的化学结构具有相似之处，且和HMG-CoA还原酶的亲和力相比，要高出数千倍，因而对HMG-CoA还原酶发生竞争性抑制，从而使胆固醇合成受阻。其调脂作用主要表现在降血清、肝脏中的总胆固醇（TC）及降低极低密度脂蛋白胆固醇（VLD-C））、低密度脂蛋白胆固醇（LDL-C）水平，其中以降低LDL-C的作用最强，TC次之，降三酰甘油（TG）作用最小，略有升高高密度脂蛋白胆固醇（HDL-C）作用。临床上主要用于杂合子家族遗传性高胆固醇血症和其他原发性高胆固醇血症及遗传性家族性高脂血症引起的混合性高脂血症和三酰甘油血症。一般用药2周可见明显疗效，4~6周达最佳疗效状态，需要长期服药保持疗效。除了调脂作用以外，他汀类药物还具有抑制血管平滑肌细胞的增殖和迁移、抗氧化作用、抗炎作用、抑制血小板聚集、改善血管内皮功能和抗血栓作用等，对于控制动脉硬化的形成或稳定和缩小动脉粥样硬化斑块有积极作用，还可以纠正因脂质代谢异常引发的慢性肾损害。

目前临床上常用的他汀类药物亲水性依次为：辛伐他汀＜洛伐他汀＜氟伐他汀＜阿托伐他汀＜匹伐他汀＜瑞舒伐他汀＜普伐他汀。他汀类药物的相关药动学参数见表 7-1。

表 7-1　他汀类药物的药动学参数

	洛伐他汀	辛伐他汀	普伐他汀	氟伐他汀	匹伐他汀	阿托伐他汀	瑞舒伐他汀
生物利用度	30%	5%	17%	24%	＞80%	14%	20%
血浆蛋白结合率	95%	95%	53.1%	98%	96%	98%	88%
$t_{1/2}$	3h	3h	1.5h	1.2h	11h	14h	13～20h
肝药代谢酶	3A4	3A4	无	2C9	2C9（弱）	3A4	2C9, 2C19
代谢物活性	有	有	无	无	无	70%活性	有?
粪便排泄	83%	60%	80%	90%	98%	98%	90%
尿排泄	10%	13%	2%～3%	5%	2%	2%	10%（影响肾功能）

他汀类药物的主要不良反应有：①肝药酶升高和肌肉疾病。在服用他汀类药物治疗的患者中，约有 0.5%～2%患者出现无症状的肝药酶升高，一般停药后可恢复正常。罕见出现严重肝毒性。建议使用他汀类药物之前进行肝功能检查，三个月后复查，再之后每半年查一次。②他汀类药物最常见和严重的不良反应是横纹肌溶解相关的肌病，其发生率及严重程度与他汀类药物的剂量呈正相关性，主要症状为肌肉剧痛、肌肉压痛和肌无力，一般首先出现在上肢和大腿，然后蔓延至全身。也可表现出发热和全身不适症状，随着药物继续使用，从而出现横纹肌溶解症状，即导致致命性血红蛋白尿引发急性肾衰竭。如怀疑有肌病发生，应立即停药，监测肌酸激酶（CK）升高至正常上限的 10 倍以上即可确诊。

（二）胆汁酸螯合剂

临床上常用的药物有考来烯胺和考来替泊。这类药物口服不吸收，其作用机制是在肠道通过离子交换与胆汁酸结合后发生如下作用：①胆汁酸与其结合失去活性，从而减少食物中脂类（包括胆固醇）的吸收；②抑制胆汁酸在肠道的重吸收；③因胆汁酸大量丢失，肝内胆固醇经 7α-羟化酶的作用转化为胆汁酸，增加了肝内胆固醇的利用；④肝细胞中的胆固醇减少，从而肝细胞表面 LDL 受体增加或活性增强；⑤LDL-C 经受体可使血浆 TC 和 LDL-C 水平降低；⑥若与他汀类合用，能协同降低 TC 和 LDL-C，其强度与剂量有关，同时还可以降低 Apo B，但对 HDL 影响不大，对 TG 和 VLDL 的影响也较小。临床上主要用于Ⅱa 及Ⅱb 和家族性杂合子高脂蛋白血症，对纯合子家族性高胆固醇血症效果不明显。本类药物的主要不良反应是胃肠道方面的，便秘多见。

（三）烟酸类血脂调节药

烟酸类血脂调节药属于 B 族维生素，高剂量使用，即超过作为维生素常规剂量时，则表现出明显的降脂作用。烟酸在脂肪组织中可以抑制脂肪细胞内激素敏感性相关脂肪酶活性，使脂肪分解减少，进而降低肝内游离脂肪酸，最终结果是降低肝脏 TG 的生成。另外，烟酸在肝脏组织中，还可以抑制脂肪酸的合成以及减少 TG 的合成，起到降低 VLDL 和 LDL 的水平。烟酸能增强脂蛋白酯酶活性，促进乳糜粒及 VLDL 的清除。此外烟酸还可以通过降低

HDL 的清除而不是增加 HDL 的合成，进而升高 HDL-C 的水平，并且口服易吸收，半衰期 60 分钟左右，低剂量时在肝中代谢，代谢物从尿中排泄，高剂量时，则大部分以原型从尿中排泄。所以，烟酸类目前是临床上升高 HDL-C 最好的药物，并有较好的降 TG 作用。其主要不良反应是面部潮红，可能与血管内皮释放前列腺素相关，也可见肝毒性、血糖升高和尿酸升高。

（四）苯氧芳酸衍生物（贝特类）

苯氧芳酸衍生物是一类以有效降低 TC 为主兼具升高 HDL-C 的调脂药。作用机制主要是通过激活核转录因子过氧化物酶增殖物激活受体（PPAR），提高载脂蛋白 A I（Apo A I）和 A II（Apo A II）的基因表达，从而使肝脏及脂肪组织中脂蛋白酯酶的活性提高，VLDL 中 TG 的分解代谢加速，肝脏中 VLDL 的合成和分泌较少。另一方面是通过调控基因表达，减少 HDL-C 的代谢和增加 HDL-C 的合成，增加 HDL-C 水平。口服吸收好，与食物同服可增加其吸收。苯氧芳酸衍生物的血浆蛋白结合率高，可达 95% 以上，且大部分以葡糖醛酸结合物形式从肾脏排出。临床上因其降 TG 的作用比降 TC 作用明显，常被考虑用于有可能引发胰腺炎的严重高 TG 血症（如 III、IV、V 型高脂血症）及复合性高脂血症患者，且一般和他汀类药物联合使用，临床获益更大。目前临床主要使用品种有非诺贝特、吉非贝齐和苯扎贝特。主要不良反应有胃肠功能紊乱、胆石症、肌病和肝功能受损。

（五）其他血脂调节药

常用的其他血脂调节药有普罗布考和依折麦布。还有多烯脂肪酸和黏多糖/多糖类药物，但在临床上较少使用，在此不做赘述。

1. 普罗布考　调节血脂的作用机制尚未完全清楚，一般认为是降低胆固醇合成和促进胆固醇分解，还可加强胆固醇的逆向转运和促进外周组织胆固醇的清除。普罗布考口服吸收约 10%，与食物同服可增加其吸收，主要经胆汁和粪便排泄。因其脂溶性好，主要分布于脂肪组织中。临床上主要用于家族性高胆固醇血症。不良反应主要表现在胃肠道方面，罕见严重 Q-T 间期延长及室性心动过速。

2. 依折麦布　通过与小肠上皮刷状缘上的 NPC1L1 蛋白（胆固醇关键转运蛋白）特异性结合，抑制饮食和胆汁中胆固醇的吸收，而不影响胆汁酸和其他物质的吸收。与他汀类合用显示良好的血脂调节作用，可克服他汀类增加剂量而效果不显著、不良反应增加的缺陷。口服吸收不受食物影响，在小肠和肝脏中与葡萄糖醛酸结合，主要经粪便排出。可单独或与其他血脂调节药联合使用。不良反应少见且轻微。

第 3 节　运动对血脂的影响

血脂是血浆或血清中所含的脂类的统称，包括胆固醇、三酰甘油、磷脂及游离脂肪酸等主要成分。其中，根据脂蛋白的成分和含量的差异，胆固醇又被进一步划分为极低密度脂蛋白胆固醇、低密度脂蛋白胆固醇和高密度脂蛋白胆固醇。血浆中的脂质成分本身具有重要的生物学功能，如三酰甘油是机体能量的最主要来源；胆固醇则是人体各种生物膜的重要原料，也是多种生理活性物质（如各种类固醇激素）的重要合成前体。

当各种血浆脂蛋白在血浆中的比例失调时，称为血脂代谢异常。其中，高三酰甘油血症、高低密度脂蛋白胆固醇血症是临床最常见的高脂血症；而脂蛋白 a（LPa）升高，或高密度脂蛋白降低，亦为常见有致病意义的血脂代谢异常。高脂血症是疾病发生的一个重要因素，尤其是高低密度脂蛋白胆固醇血症，是冠心病的主要危险因素。高三酰甘油血症亦与其他如包括冠心病及急性胰腺炎在内的疾病有关。本节将从正常的血脂代谢过程（以三酰甘油及低密度脂蛋白胆固醇代谢为主）以及运动对血脂的影响两个部分展开，具体讨论人体内血脂的消化吸收及其代谢的主要过程与发生场所（器官）；进一步讨论运动及不同的运动类型对血脂水平的影响及产生影响的机制。

一、正常脂质代谢过程

（一）血脂的来源

血脂的来源主要有两条途径：①从食物中摄入后经由消化道吸收；②自身的合成。以三酰甘油及胆固醇为例：

三酰甘油是机体储存能量的主要形式，其主要合成场所为肝脏、脂肪组织及小肠，其中肝脏是三酰甘油合成最主要的器官。合成三酰甘油所需要的甘油及脂肪酸主要由葡萄糖的代谢所提供，因此，即便完全不摄取脂肪，亦可由葡萄糖大量合成脂肪，储存于肝脏及脂肪细胞（脂肪组织）中。

与三酰甘油类似，机体内胆固醇的来源亦分为由消化道吸收而来的外源性途径和以肝脏及小肠作为主要场所的内源性合成途径。其合成原料主要来自葡萄糖、氨基酸及脂肪酸代谢所产生的乙酰 CoA，因此，即便没有直接摄入胆固醇，身体也能利用糖、蛋白质和脂肪的分解代谢产物进行自身合成。不同于三酰甘油，胆固醇的吸收与合成过程会相互影响：当摄入过多胆固醇时，则会抑制胆固醇的进一步摄入以及体内的合成过程。

（二）血脂的代谢

绝大多数的三酰甘油储存于脂肪组织，另有少量分别储存于骨骼肌（约为脂肪组织中三酰甘油总量的 1/60）及血浆（约为骨骼肌中三酰甘油含量的 1/600）。脂肪组织中的三酰甘油水解为脂肪酸，通过血液循环进而为全身各组织器官提供能量的过程，称为脂肪的动员[1]。这一过程将三酰甘油最终转化为 ATP 而直接发挥能量供应作用。当吸收及合成代谢所产生的脂肪超过其分解代谢时，则会导致脂肪肝以及肥胖等状态。

胆固醇的主要代谢途径则主要包括转变为胆汁酸、转化为类固醇激素、胆固醇酯以及维生素 D_3。以 LDL-C 为例，它是肝脏合成的内源性胆固醇的主要转运形式，可被肝脏及动脉壁细胞等组织的细胞膜特异性的识别和结合。生理状态下，约 50% 的 LDL-C 被肝细胞结合、摄取并最终降解（指 VLDL 被降解）；另外，单核-吞噬细胞系统中的巨噬细胞及血管内皮细胞则是结合并清除 LDL-C 的另一主要场所。因此，当胆固醇的吸收及合成代谢增多时，可导致其超过生理状态下的清除速度而在血液过量富集（即高胆固醇血症）或沉积于被特异性结合的部位，当其过量沉积于动脉血管内壁时，可能引起动脉粥样硬化；反之亦然，当诸如肾病综合征或家族性高胆固醇血症（familial hypercholesterolemia，FH）等病因导致肝脏清除能力下降时，可引起血脂增高及局部胆固醇的沉积。

二、运动对脂质代谢的影响

在体育运动中，机体所需能量的来源主要是糖（glucose）及脂肪酸（fatty acid）的氧化产能，对于二者的绝对及相对需求量，主要集中于膳食状态、运动强度及运动状态。其中，脂肪酸主要来源于脂肪组织的脂解作用，其次来源于循环血浆中肝脏来源的脂蛋白或者血浆中的游离脂肪酸，最后部分来源于肌内三酰甘油（intramuscular triacylglycerols，IMTGs）。运动有助于改善血脂代谢，可减少血浆中 50% 的三酰甘油，并可将 HLDL-C 升高 5%～10%。但其对于外周血 LDL-C 的降低作用较弱，仅可降低约 5%。

生理状态下，经过一夜的禁食后，身体在静息状态下的能量供应主要来自于脂肪组织中三酰甘油的脂肪酸的 β 氧化。脂肪分解过程主要决定于促进或抑制三酰甘油水解的激素水平。例如，当促进三酰甘油水解反应的激素（儿茶酚胺类为主）分泌增多时，则脂肪分解增加；反之，当抑制三酰甘油水解反应的激素（如胰岛素）分泌增多时，则脂肪分解减少。但是在静息状态下，分解释放入血的脂肪酸，仅有少量被氧化分解为能量供应躯体的消耗，多数则被肝脏吸收后再次酯化为三酰甘油储存。

在运动状态下，经由脂肪分解入血的脂肪酸的 β 氧化过程显著加强。例如，轻到中等强度的运动（即 25%～65%最大摄氧量时），脂肪酸氧化的强度相较静息时提高 5～10 倍；同时，脂肪组织的脂肪分解过程亦会增强 2～3 倍，以弥补由骨骼肌迅速 β 氧化而消耗的脂肪酸。但有研究表明[2]，在运动开始后的前两个小时，除来自于脂肪组织的脂解过程产生的脂肪酸外，骨骼肌消耗的脂肪酸来源还有肌内三酰甘油。而随着运动时间的逐渐延长，骨骼肌所消耗的脂肪酸来源中，肌内三酰甘油所占的比例逐渐降低，机体转而更多地消耗来源于脂肪组织的脂肪酸。

经过耐力运动训练后，在次极量运动强度下，肌肉组织对于脂肪的氧化能力会进一步增强，主要原因在于：骨骼肌中线粒体的比例提高导致氧化能力直接增强；同时，骨骼肌中的毛细血管密度增高，导致血液对骨骼肌的脂肪酸供应进一步增加；另外，生物膜的转运酶水平亦会显著上调，从而使得脂肪酸进入肌肉细胞以及进一步进入线粒体膜的效率显著提升。因此，相比未接受长期耐力训练者，在以相同的运动强度（以最大耗氧量百分比计）进行锻炼时，接受过耐力训练者的脂解速度显著增强，且其对于肌内三酰甘油的依赖性更少；后者对于脂肪酸的 β 氧化能力亦显著增强，因此其利用脂肪酸所提供的能量的效率显著提升。同时，由于长期运动可显著改善胰岛素敏感性，也使得脂肪动员能力在耐力训练后得到显著增强。两种变化的综合效果，则是肌肉利用能量的效率提高，且可以更好地起到减脂效果。

当个体存在代谢综合征时，运动时的脂肪代谢过程与正常人以及接受过耐力训练的人存在显著差异。具体体现在脂肪酸来源以及脂肪利用（β 氧化）的速度上：对于胰岛素抵抗的患者，由于血浆脂肪酸饱和度更高且其骨骼肌线粒体对脂肪酸的氧化能力显著下降，其运动中所消耗的脂肪酸主要由血浆游离脂肪酸供应，其脂肪组织动员来源的脂肪酸以及肌内三酰甘油来源的脂肪酸相对较少。而经过规律的耐力训练后，这一状态会得到显著改善。研究表明[3]，经过 4～16 周的耐力训练，在包括正常人、2 型糖尿病以及肥胖患者等多种人群，其胰岛素敏感性均能得到显著提升。

· 参考文献 ·

[1] 周春燕，药立波. 生物化学 ［M］. 9 版. 北京：人民卫生出版社，2018.

[2] Horowitz JF, Klein S. Lipid metabolism during endurance exercise ［J］. The American journal of clinical nutrition, 2000, 72: 558s－563s.

[3] Gemmink A, Schrauwen P, Hesselink MKC. Exercising your fat (metabolism) into shape: a muscle-centred view ［J］. Diabetologia, 2020, 63: 1453－1463.

第 4 节　血脂调节药物的运动药理学

一、运动对血脂调节药物药动学的影响

运动会导致一些生理变化，如血流重新分配、皮肤温度和水合作用增加、血浆中水分流失以及其他可能改变某些药物的药动学的变化[1]。血流改变是影响药物动力学的最重要的生理因素之一。一般而言，流向特定组织的血液与该组织的代谢活动有关。正常成年人体内含有大约 5L 的血液。休息时，流向肝脏的血液最多（占 27%），其次是肾脏（22%）。在一次剧烈的体力活动中，心率和每搏输出量都会增加，从而提高心输出量（心率和每搏输出量的乘积，单位为 L/min）。表 7-2 为身体在休息、低强度、中等强度和高强度运动时血液在身体各器官的分布情况[2]。

表 7-2　休息和低、中、高强度运动时的血液分布情况

	休息		低强度运动		中强度运动		高强度运动	
	L/min	%	L/min	%	L/min	%	L/min	%
肝	1.35	27	1.10	12	0.60	3	0.30	1
肾	1.10	22	0.90	10	0.60	3	0.25	1
肌肉	1.00	20	4.50	47	12.50	71	22.00	88
大脑	0.70	14	0.75	8	0.75	4	0.75	3
心脏	0.20	4	0.35	4	0.75	4	1.00	4
皮肤	0.30	6	1.50	15	1.90	12	0.60	2
其他	0.35	7	0.40	4	0.40	3	0.10	1
合计	5.00	100	9.50	100	17.50	100	25.00	100

运动对血脂调节药物的药代动力学特性影响的研究并不是很多，由于血脂调节药物大多经肝脏进行代谢，因此可以从基本的药动学特点，推断血脂调节药物可能与运动的相互作用。由于胆固醇的生物合成主要发生在夜间，许多血脂调节药物都是在睡前服用的，因此多数情

况下运动对其药代动力学的直接影响较小，但血脂调节药物经常需要长期服用，很多患者甚至需要终生用药，而运动可以补充和增强这些药物的血脂调节活性，因此对于血脂异常的患者，强烈建议保持规律运动。

他汀类药物适用于高胆固醇血症和以胆固醇升高为主的混合型高脂血症，是最全面的降脂药物，也是降脂的首选药物，能有效地降低 LDL-C 水平，适度增加 HDL-C 和降低三酰甘油，能够延缓动脉粥样硬化，全面防治冠心病、心肌梗死、脑卒中等心脑血管疾病。他汀类药物主要通过抑制合成胆固醇的限速酶发挥降脂作用。肝脏是合成内源性胆固醇的主要场所，由于人体合成胆固醇的酶在夜间的活性最强，所以短效他汀类药物如普伐他汀最好在睡前服用，能够更好的抑制该酶，发挥最大的降脂效果。而阿托伐他汀和瑞舒伐他汀因其半衰期长，可于任何时间服用。前药形式的洛伐他汀和辛伐他汀，在胃肠道代谢为活性代谢产物后发挥作用。大多数他汀类药物具有较强的首过效应，生物利用度为 40%～70%，大多数药物通过胆汁排出，少部分由肾排出。血脂调节药的服用时间与运动时间有重叠的情况，需考虑运动带来的药动学的变化。另外运动对机体生理指标的改变不会随运动的停止而结束，这种延迟作用，对非运动时间服药亦可能存在影响。

由于剧烈运动时肝脏的血流量从休息时占总循环血量的 27%下降为 1%，血流分布比例大大降低，主要经肝脏代谢的血脂调节药的代谢变慢，因此对于每日多次给药的他汀类药物来说，运动可能会延长该药物的半衰期，从而使血药浓度较不运动时增加。他汀类药物相关肌病与血药浓度相关，因此对于有规律运动习惯的患者，特别是使用高强度他汀类药物治疗时，应监测血药浓度，关注不良反应风险，及时调整治疗剂量。

除了剧烈运动，低体重指数和高龄可能是他汀类药物血药浓度水平升高的因素。药物相互作用和饮食因素也会改变他汀类药物的代谢状况并增加可能的不良反应。可能与他汀类药物产生负面相互作用的药物，如某些抗真菌药、钙通道阻滞剂（CCB）和抗生素会影响 CYP450 氧化酶，减少他汀类药物的代谢/消除，并增加肌病的风险。西柚汁或酸果蔓汁可抑制肝药酶活性，与他汀类药物同时服用，可能造成血药浓度的升高，从而增加肌肉损伤的风险。此外过量饮酒也与药物代谢的改变和肌病等不良反应增加有关。

烟酸类药物具有广谱的调脂作用，可作为单一或联合治疗用药，主要用于高三酰甘油血症和混合性高脂血症患者，在 HLDL-C 降低或合并三酰甘油增高时尤为适用。烟酸主要由肝脏代谢，运动可能导致其血药浓度水平的升高。

高三酰甘油水平的患者通常需服用贝特类药物。常见的贝特类药物是非诺贝特。非诺贝特是一种前药，可以转化为其活性形式非诺贝特酸，可随餐或空腹服用，血药浓度在 6～8 小时内达到峰值，非诺贝特酸具有相对较长的半衰期约为 20 小时，约 60%通过尿液排泄，约 25%通过粪便排泄。对于肾功能不全的患者，需密切观测血药浓度水平。较高强度运动时，流向肾脏和肝脏的血液减少，因此可能导致血药浓度水平升高。

尚无运动对中药类血脂调节药物药动学影响的文献发表，希望有更多的临床医生和药学专家关注运动对中药类血脂调节药物药动学的影响，从而更好的指导临床用药。

二、运动对血脂调节药物的药效学影响

运动和血脂调节药都会引起血液中胆固醇的变化。高脂、高胆固醇和高热量的饮食会导

致 LDL-C 升高、HDL-C 水平降低和三酰甘油水平升高三联征，高脂饮食也是导致代谢综合征的原因。在运动、服用药物或调整饮食和戒烟后，通常血脂情况会有所改善。运动和饮食可以改善动脉粥样硬化。但是，当遗传、代谢综合征、肥胖、吸烟、年龄，甚至种族和性别共同导致使血脂水平难以控制时，则需要药物。保持良好的饮食习惯和积极的生活方式可以减少这些药物的使用频率和剂量。

Wittke[3]的研究提示耐力训练可使氟伐他汀对脂质代谢的作用增强，提示氟伐他汀联合适度的耐力训练是一种合理的治疗方式。他汀类药物联合运动训练（ET）对改善老年血脂异常合并症患者的功能状态、控制胆固醇水平和总体心血管危险因素比单纯他汀类药物治疗更有效[4]。一项前瞻性队列研究[5]，纳入 1 万多名的退伍军人，中位随访时间达 10 年以上，结果证实他汀类药物治疗和增加运动训练与血脂异常患者的低死亡率独立相关，他汀类药物与运动相结合的方法比单独使用他汀类药物的死亡率低得多，说明运动训练对血脂异常患者的重要性。一项横断面研究[6]也表明运动训练联合降脂药物可进一步降低高血脂患者心血管疾病的发病率和死亡率。一项关于瑞舒伐他汀治疗联合 ET 的研究[7]，证实了联合方案可进一步降低 CRP（C-反应蛋白），减少炎性单核细胞的数量，提示运动具有额外的抗炎作用。一项随机、双盲、安慰剂对照的临床试验中[8]提示 ET 和他汀类药物的联用有助于控制 HIV 合并血脂异常患者的血脂和炎症状况，降低 CVD 标志物，改善多普勒超声检查结果、肌力和心肺功能。

Head[9]的研究提示，选择性血脂调节药物如烟酸类和贝特类血脂调节剂可能减少运动代谢的脂肪利用率而降低运动耐量。在一项交叉研究中[10]，探索有氧运动与血脂调节药物之间的相互作用，提示对于高血脂患者，需注意中等强度和高强度运动时，贝特类药物导致的脂肪代谢受损引起过早疲劳的可能性。

他汀类药物用于预防和治疗动脉粥样硬化性心血管疾病，但也可能会导致肌病和线粒体功能障碍。Parker[11]开展的一项马拉松运动对他汀类药物的影响研究，提示他汀类药物对运动性肌肉损伤的易感性随年龄增加而增加，他汀类药物增加了运动相关的肌肉损伤风险。Meex[12]的研究提示他汀类药物联合 ET 是安全的，对于容易发生胰岛素抵抗的受试者应予以考虑。HF-ACTION 试验[13]是一项慢性心衰患者队列研究，无证据表明他汀类药物的使用与 ET 的有氧能力和生活质量的短期变化之间存在相互作用。他汀类药物与相关肌病的综述[14]认为，他汀类药物可能增加运动相关肌肉损伤的发生率，还可以增加运动诱导的肌酶升高，但不同研究中他汀类药物降低肌肉强度、耐力、整体运动性能或体力活动的结论并不一致。这可能与研究中纳入的受试者类型、药物种类及服用剂量不同有关，尚需进行更多的研究探索。

总之，他汀类药物引起肌肉损伤时可能会干扰训练，因为肌肉不适会导致依从性降低，但这可能与运动强度、时间与他汀类药物的治疗剂量相关，运动强度对于心血管疾病的获益非常重要，服用他汀类药物时进行高强度运动的安全性是一个值得关注和研究的问题。特别是针对不同运动需求的人群，如老年高血脂症患者、专业运动员等，服用不同种类、不同剂量的血脂调节药时，开展更多前瞻性 RCT 研究是非常必要的。

运动与血脂调节药联合应用的研究结果，见表 7-3。

表 7-3 运动与血脂调节药联合应用的研究结果

研究（年份）	样本量	药物治疗方案	运动方案	结果
Wittke, 1999[3]	n=18 久坐男性（38~65 周岁）对照组（n=6）未接受药物治疗；预处理组（n=6）在开始训练计划之前已经服用氟伐他汀至少 3 个月；治疗组（n=6）从训练计划开始每天服用氟伐他汀	氟伐他汀 20mg/d，3 个月	耐力训练，一次 1 小时，2 次/周，为期 3 个月	单独增加体力活动（对照组）血清 TG 下降 24.7%，HDL-C 升高 19.3%，LDL-C 下降 12.8%；预处理组 TG 下降 12.88%，HDL-C 升高 13.81%，LDL-C 下降 8.7%；治疗组 TG 下降 33.1%，HDL-C 升高 34.7%，LDL-C 下降 40.5%，TC 下降30.5%
Head et al., 1993[9]	n=24 健康男性志愿者	A 组（n=24）辛伐他汀 20mg，2 次/日；B 组（n=24）吉非贝齐 600mg，2 次/日；C 组（n=24）烟酸衍生物 600mg，2 次/日	每位受试者分别在服用药物和安慰剂的情况下接受一次运动试验	他汀类药物对运动中的脂肪氧化和血液中游离脂肪酸、甘油和葡萄糖的水平无影响；贝特类药物的治疗可降低游离脂肪酸水平（但差异无统计学意义）；烟酸类药物的治疗，可显著减少脂肪氧化和血液中游离脂肪酸、甘油和葡萄糖的水平
Baptista et al., 2018[4]	n=981 老年血脂异常患者 A 组多成分运动训练（EX；n=298；74% 女性）；B 组他汀类药物（ST；n=178；65% 女性）；C组综合治疗运动加 ST 治疗（ST+EX；n=505；79%女性）	阿托伐他汀（10mg）普伐他汀（20mg）匹伐他汀（2mg）瑞舒伐他汀（20mg）辛伐他汀（20mg）	3 次/周，一次 1 小时，为期 24 个月；运动训练方案（5~10 分钟热身，20~30 分钟有氧运动，15~20 分钟的阻力训练，10 分钟的平衡训练，拉伸 10 分钟，5~10 分钟的放松训练）	三组的 TG 和 HDL-C 维持不变，TC 下降；EX 和 ST+EX 组 LDL-C 下降，而 ST 组 LDL-C 未下降。EX 组和 ST+EX 组体重指数（BMI）、收缩压和舒张压均降低；ST 组这些指标数值反而上升
Kokkinos et al., 2013[5]	n=10043 退伍军人（男性 9700 名和女性 343 名；>58 周岁）	不同类型，不同剂量的他汀类药物治疗（n=5033）	低强度运动（≤5METs）中强度运动（5~9METs）高强度运动（>9METs）	运动联合他汀类药物治疗可进一步降低死亡率，且死亡率风险随着运动强度的增加而降低
Kelly et al., 2016[13]	n=2331 慢性心衰患者	他汀类药物治疗（n=1358）	ET	没有证据表明他汀类药物的使用与 ET 对生活质量或运动能力的改变有交互作用，也没有证据表明他汀类药物和 ET 对这些终点的反应有不同的相关性
Zanetti et al., 2020[8]	n=83 HIV 感染者安慰剂（PL）组、他汀类（STA）组、PL+运动训练组（PLET）和 STA+运动训练（STAET）组	STA 组和 STAET 组，10mg 瑞舒伐他汀，每日 1 次，12 周	PLET 组和 STAET 组每周进行 3 次 ET，12 周	与 PL 组比较，STA、PLET 和 STAET 组的 TC、TG、LDL、CRP、Fib、IL-1β 和右颈动脉内膜厚度降低；与 STA 组和 PLET 组相比，STAET 组的 TC、TG、LDL、IL-1β、IL-6 和 IL-8 水平和左右颈动脉内膜厚度降低，HDL-C 水平升高；相较于 PL 组和 STA 组，PLET 组和 STAET 组的 IL-10 水平、PSV、EDV 和壁面剪切率均升高，体脂含量和体脂百分比下降，瘦体重、MS 和心肺适能增加
Eagles et al., 1993[10]	n=16 健康受试者	交叉设计，随机顺序接受苯扎贝特（400mg），氟伐他汀（40mg）和安慰剂治疗 21 日，每日晚餐后服药，组间洗脱期为 2 周	低强度运动 中等强度运动 高强度运动	与安慰剂和氟伐他汀组相比，苯扎贝特组脂肪氧化水平和血浆游离脂肪酸水平较低，氟伐他汀组的脂肪氧化率与安慰剂组相似

续表

研究（年份）	样本量	药物治疗方案	运动方案	结果
Konig et al., 2005[6]	n=436 受试者（＞64 周岁）	不同类型，不同剂量的他汀类药物治疗（n=260）	低体力活动（≤1 次/周）高体力活动（≥3 次/周）	高水平 PA（＞3 次/周）的患者 CRP、Fib 和 SAA 明显低于低水平的 PA 患者，与低水平 PA 和单纯服用降脂药物的患者相比，高水平 PA 和降脂药物联合可进一步降低 CRP 和 SAA 水平，而 Fib 没有额外降低
Coen et al., 2010[7]	n=33 久坐受试者（23 名男性和 26 名女性；＞51 周岁）	瑞舒伐他汀（治疗组，n=18），10mg/d，20 周	踏车运动（20 分钟；60～70rHR）和抗阻运动（8 组）；3 次/周；10 周	CRP 水平下降炎性单核细胞水平下降
Parker et al., 2012[11]	n=80 受试者（59 名男性和 21 名女性）	不同类型，不同剂量的他汀类药物治疗（n=37，29 名男性和 8 名女性）	一次马拉松长跑	马拉松运动 24 小时后他汀组的 CK 和 CK-MB 水平明显高于对照组
Meex et al., 2010[12]	n=36 肥胖老年男性；他汀类药物联合运动组（n=14）；单独运动组（n=22）	他汀类药物治疗（n=14）	3 次/周，每次 45 分钟的运动训练	两组在线粒体功能和密度均得到改善；血脂水平、胰岛素敏感性（+72%）、非氧化和氧化葡萄糖处理（+38% 和 +112%）以及胰岛素介导的脂肪氧化抑制（−62%）仅在 ST 组得到改善

ET：运动训练；ML：肌肉负荷；MS：肌力；TC：总胆固醇；TG：三酰甘油；HDL-C：高密度脂蛋白胆固醇；LDL-C：低密度脂蛋白胆固醇；CK：肌酸激酶；CK-MB：肌酸激酶同工酶；CRP：C-反应蛋白；IL-6：白细胞介素 6；METs：代谢当量；Fib：纤维蛋白原；SAA：血清淀粉样蛋白 A；rHR：静息心率；PSV：收缩期峰值血流速度；EDV：舒张末期血流速度；PA：体力活动。

三、血脂调节药物对运动的影响

（一）血脂调节药和运动之间的关系

随着社会的不断发展进步，食物日益丰富，大部分人的劳动强度减少了，造成高血脂病人越来越多。目前临床上有多类血脂调节药，其中他汀类药物在临床上的地位已被广泛认可，早在 2013 年美国心脏协会/美国心脏病学会就已经扩大了他汀类药物的适应证，如心血管事件一、二级预防使用等，他汀类药物的使用人群不断扩大。同时，各个年龄段，尤其是中老年人积极参与体育锻炼和力量训练的人群也不断增加。血脂调节药对人们参与体育锻炼影响［如胆汁酸螯合剂、烟酸、苯氧芳酸衍生物（贝特类）及普罗布考和依折麦布］的相关研究资料甚少。相对而言，有关广泛使用的他汀类药物对于运动影响的研究更多。

（二）他汀类药物相关肌病的作用机制

他汀类药物的主要不良反应是骨骼肌肉损害，必然也可诱发运动员或参加高强度运动体育训练者的骨骼肌肉损害。早在 2014 年美国他汀类药物肌肉安全工作组对骨骼肌肉损害相关问题作了定义[15]，如肌痛是一种肌肉的不适导致的感觉，包括疼痛、酸痛、抽筋、痉挛或疼痛，CK 水平不升高；肌病指的是肌无力，伴有或不伴 CK 升高；肌炎，是肌肉炎症，与 CK 水平升高相关；严重的肌坏死，与肌红蛋白尿或急性肾功能衰竭有关，临床表现为横纹肌溶解。

多种机制可能导致他汀类药物产生肌病[16]：①降低肌细胞胆固醇，减少了肌纤维膜、内质网或 T-小管膜稳定性所需的胆固醇。②辅酶 Q_{10}（CoQ_{10}）是一种线粒体正常运输蛋白，他汀类药物可抑制 CoQ_{10} 的产生，即在他汀类药物治疗期间，他汀类药物诱导 LDL-C 与 VLDL 减少，循环 CoQ_{10} 水平下降。③其他可能机制包括细胞稳定性所需 GTP 结合蛋白，如 Ras、ROCK 和 Rho 减少脂肪基础代谢可能改变线粒体功能；受损骨骼肌修复失败可能与 atrogin-1 活性降低、维生素 D 不足和炎症有关；还可能包括诱导骨骼肌纤维凋亡、泛素-蛋白酶体活性途径改变、线粒体功能障碍和萜烯缺失。

他汀类药物根据活性基团的取代基不同，分为脂溶性和水溶性。脂溶性他汀类药物可自行穿透脂质细胞膜进入细胞内。而水溶性他汀类药物则无法直接穿透细胞膜，需要特殊转运蛋白的帮助才能进入细胞，而肝细胞表面存在这种转运蛋白，故水溶性他汀类也有高度肝选择性特点。它既可以有效降低血清胆固醇水平，也同时可避免他汀类药物进入肌肉引起肌痛的不良反应。即亲脂性越强，肌病发生概率越大。且他汀类药物骨骼肌肉相关不良反应与其剂量呈依赖性相关。

（三）血脂调节药对于运动影响的循证评价

血脂调节药物对于运动的影响，目前尚缺乏系统的深入研究。从这些药物的作用机制和基本的药动学特性，可推断出这些药物对运动可能产生的影响，特别是需要经肝脏代谢、同时对肌肉及心脏可能产生不良作用的药物。

他汀类药物和运动训练（ET）结合可以提高健康水平并降低心血管疾病风险，同时也有可能增加不良事件的风险。已经报道[17-18]他汀类药物和 ET 联合使用引发的不良事件，包括运动能力下降、肌肉损伤、肌痛、关节问题、肌肉力量下降和疲劳。

他汀类药物剂量、药物相互作用、遗传变异、辅酶 Q_{10} 缺乏、维生素 D 缺乏和潜在的肌肉疾病是导致患者对服用他汀类药物和 ET 相结合不耐受的相关因素。

根据他汀类药物在临床上的广泛使用，国际血脂专家组[19]（International Lipid Expert Panel，ILEP）于 2020 年 2 月对他汀类药物治疗和运动相关问题发表如下建议：

国际血脂专家组对他汀类药物治疗和运动的一般建议：运动员或者定期进行中高强度体育锻炼的个体有可能出现他汀类药物诱导的肌病和 CK 升高。其中无氧肌肉训练是 CK 升高的主要原因，可能超出正常值上限的 4 倍，此时需要停用正在使用的他汀类药物 2~3 周；可以考虑更换其他他汀类药物 2 种以上，CK 仍然升高 10 倍以上，则需要终止使用他汀类药物；当 CK 升高小于正常值上限 4 倍，无氧训练可进一步升高 CK，则需要根据其心血管疾病风险情况全面评估，考虑减少或降低训练强度。

国际血脂专家组对计划进行高强度体力消耗的患者停用他汀类药物时间的建议：定期高强度训练或者剧烈运动，如马拉松运动，至少 2 天前或之后减少他汀类药物的使用，甚至停用；根据个人独立风险评估，对于高危 CK 中度升高的患者，不建议长期停用他汀类药物治疗，以避免增加心血管事件发生的风险。

国际血脂专家组对定期锻炼者的他汀类药物相关肌病的防治建议：体育锻炼可以提高 CK 水平，尽管一些运动员 CK 水平只是无症状的适度提高；接受他汀类药物治疗的患者，最好在运动后 48 小时监测 CK 水平；他汀类药物对运动能力似乎影响不大；接受他汀类药物治疗的老年患者，不应因其肌病风险而放弃适度锻炼。

国际血脂专家组对预防和管理运动员的他汀类药物相关骨骼肌肉不良事件的建议：常规锻炼的患者，接受他汀类药物治疗 4～6 周，需要检测 CK 水平，或者接受他汀类药物治疗的患者，开始常规锻炼后 4～6 周监测 CK 水平；如果 CK 显著升高，大于正常值上限 4 倍以上，停用他汀类药物至少 2 周，或者减少/改变运动强度；如果 CK 大于正常值上限 10 倍，则需要停药和停止运动，每 2 周监测一次 CK，恢复至正常以后，可以减少他汀类药物剂量，对于高风险患者，可以小剂量他汀类药物联合依折麦布一起使用；对于隔天或者每周 2 次给药方案，他汀类或非他汀类药物单用/联用，都可能是有用的，如果 CK 水平没有超过正常值上限 4 倍，运动强度可以逐渐增加。

国际脂专家小组对于接受他汀类药物治疗的运动员监测相关生物指标建议：接受他汀类药物治疗的运动员或者定期需要高强度训练者，应考虑监测甲状腺功能、维生素 D 和辅酶 Q_{10} 水平，以预防早期肌病。

参考文献

［1］ Lenz TL. The effects of high physical activity on pharmacokinetic drug interactions [J]. Expert Opinion on Drug Metabolism & Toxicology, 2011, 7 (3): 257－266.

［2］ Lenz TL, Lenz NJ, Faulkner MA. Potential interactions between exercise and drug therapy [J]. Sports Medicine, 2004, 34 (5): 293－306.

［3］ Wittke R. Effect of fluvastatin in combination with moderate endurance training on parameters of lipid metabolism [J]. Sports Med, 1999, 27: 329－335.

［4］ Baptista LC, Veríssimo Manuel Teixeira, Martins RA. Statin combined with exercise training is more effective to improve functional status in dyslipidemic older adults [J]. Scandinavian Journal of Medicine and ence in Sports, 2018, 28 (12): 2659－2667.

［5］ Kokkinos PF, Faselis C, Myers J, et al. Interactive effects of fitness and statin treatment on mortality risk in veterans with dyslipidaemia: a cohort study [J]. Lancet, 2013, 381 (9864): 394－399.

［6］ Konig D, Deibert P, Winkler K, et al. Association between LDL-cholesterol, statin therapy, physical activity and inflammatory markers in patients with stable coronary heart disease [J]. Exerc Immunol Rev, 2005, 11: 97－107.

［7］ Coen PM, Flynn MG, Markofski MM, et al. Adding exercise to rosuvastatin treatment: influence on C-reactive protein, monocyte toll-like receptor 4 expression, and inflammatory monocyte (CD14$^+$CD16$^+$) population [J]. Metabolism Clinical & Experimental, 2010, 59 (12): 1775－1783.

［8］ Zanetti HR, Gonçalves A, Paranhos Lopes LT, et al. Effects of Exercise Training and Statin Use in People Living with Human Immunodeficiency Virus with Dyslipidemia [J]. Med Sci Sports Exerc, 2020, 52 (1): 16－24.

［9］ Head A, Jakeman PM, Kendall MJ, et al. The impact of a short course of three lipid lowering drugs on fat oxidation during exercise in healthy volunteers [J]. Postgrad Med J, 1993, 69: 197－203.

[10] Eagles CJ, Kendall MJ, Maxwell S. A comparison of the effects of fluvastatin and bezafibrate on exercise metabolism: a placebo-controlled study in healthy normolipidemic subjects [J]. Br J Clin Pharmacol, 1993, 41: 381－387.

[11] Parker BA, Augeri AL, Capizzi JA, et al. Effect of statins on creatine kinase levels before and after a marathon run [J]. American Journal of Cardiology, 2012, 109 (2): 282－287.

[12] Meex RC, Phielix E, Schrauwen-Hinderling VB, et al. The use of statins potentiates the insulin-sensitizing effect of exercise training in obese males with and without type 2 diabetes [J]. Clin Sci (London, England), 2010, 119: 293－301.

[13] Kelly JP, Dunning A, Schulte PJ, et al. Statins and Exercise Training Response in Heart Failure Patients Insights From HF-ACTION [J]. JACC Heart Fail, 2016, 4 (8): 617－624.

[14] Noyes AM, Thompson PD. The Effects of Statins on Exercise and Physical Activity [J]. Journal of Clinical Lipidology, 2017, 11 (5): 1134－1144.

[15] Mark D Mamrack. Exercise and Sport Pharmacology [M]. Scottsdale, AZ: Holcomb Hathaway Publishers, Inc., 2015.

[16] Richard E. Deichmann, MD, CarlJ. Lavie, MD, et al. The interaction between statins and exercise: mechanisms and strategies to counter the musculoskeletal side effects of this combination therapy [J]. The Ochsner Journal, 2015, 15: 429－437.

[17] Auer J, Sinzinger H. Muscle-and skeletal-related side-effects of statins: tip of the iceberg [J]. Eur J Prev Cardiol, 2016, 23 (1): 88－110.

[18] Ya-jun Gui, Cai-xiu Liao. Efficacy and safety of statins andexercise combination therapy compared to statin monotherapy in patients with dyslipidaemia: A systematic review and meta-analysis [J]. European Journal of Preventive Cardiology, 2017, 24 (9): 907－916.

[19] Niki Katsiki a, Dimitri P Mikhailidis. Statin therapy in athletes and patients performing regular intense exercise-Position paper from the International Lipid Expert Panel (ILEP) [J]. Pharmacological Research, 2020, 155: 1－9.

第 5 节　高脂血症患者的运动处方

运动对于 LDL-C 的影响比较小，其对血脂的影响主要在于三酰甘油的水平。研究表明[1]，每周进行 3.5～7 小时（或者每日 30～60 分钟，每周进行多次）适度活跃的运动，则可实现对于血脂代谢紊乱的有效改善。而对于高三酰甘油血症和高胆固醇血症，则需要强度更大的体育锻炼，其目的除了改善血脂代谢以外，更主要的在于降低心血管疾病发生的风险，同时，亦可通过改善代谢综合征（即增加胰岛素敏感性）的途径，改善其他心血管疾病危险因素。

研究表明[2]，有氧运动结合阻抗运动，对于血糖控制、血压异常以及血脂代谢紊乱的效果更优。因此，参照 2020 年 ESC 指南对于肥胖、高血压、脂代谢异常以及糖尿病的运动处方（在该指南中，此四种疾病状态的运动处方一致），推荐每周进行 5～7 次中等强度或高强度有氧训练，每次运动时间不少于 30 分钟；同时，额外进行每周≥3 次阻抗运动，旨在降低心血管疾病发生的风险。而对于已经发生冠心病等的患者，其运动处方则主要按照冠心病患者的运动处方进行。

对于长期进行剧烈运动的运动员，额外的运动处方对以他汀类药物治疗为主的血脂水平的影响甚微，另外，对于基因缺陷所致的家族性高胆固醇血症，由于患者肝细胞处理血浆中 LDL-C 的水平显著下降是其发病的主要机制，因此运动处方对于降低这类特殊人群的外周血胆固醇水平仅可作为辅助手段。

另外，值得注意的是，高脂血症患者在接受运动处方时，往往会同时接受他汀类药物治疗。而运动本身会导致肌肉酸痛以及肌酸激酶升高等与他汀类药物相关肌病相混淆。国际血脂专家组于 2020 年发布的共识指出，接受运动处方的高脂血症患者，若同时服用他汀类药物治疗，则需要注意他汀类药物相关肌病的检测与应对：在排除饮食及其他药物与他汀类药物相互作用的基础之上，评估患者的肌肉酸痛及肌酶升高是否为他汀类药物相关性肌病，并进一步评估患者是否可以耐受他汀类药物治疗，或者是否可以继续按当前的运动强度进行运动。

·参考文献·

[1] Pelliccia A, Sharma S, Gati S, et al. 2020 ESC Guidelines on sports cardiology and exercise in patients with cardiovascular disease [J]. European Heart Journal, 2020: ehaa605.

[2] Gemmink A, Schrauwen P, Hesselink MKC. Exercising your fat (metabolism) into shape: a muscle-centred view [J]. Diabetologia, 2020, 63: 1453－1463.

第 6 节 儿童心血管病患者的运动处方

随着"健康中国 2030"纲要的提出，国家越来越重视青少年儿童，尤其是特殊群体青少年儿童的体质健康的干预。低水平的身体活动直接导致低水平的心肺耐力，又因体脂含量增加和静坐少动的生活方式，给生长发育过程中的儿童和成年后带来近视、肥胖、高血压、高血脂和糖尿病等严重危害健康的疾病。一定强度、持续时间和频率的运动会使青少年儿童受益，降低上述疾病的发生率[1]。

儿童心血管病患者较为特殊，相较于冠心病、高血压和风湿性心脏病患者，真正的儿童心血管病患者较少。其构成主要来自两部分，心脏内科的患者，如川崎病（皮肤淋巴黏膜综合征）、心肌炎和心律失常患者；心脏外科的患者，主要有根治性手术患者（手术后患者心脏循环和正常人一致）和姑息手术患者（各种单心室和功能性单心室患者，手术后患者只有一个可用心室，心脏功能显著不能满足竞技运动的需求）。

此外，医生和体育指导老师积累的经验主要是来自成人心脏病患者的运动康复经验。2007 年 WHO 发布的《心血管病危险因素评价和处理指南》中也指出："无论男性或女性，中年人或老年人，是否进行体力运动与心血管病发生危险因素及病死率均互为关联，不充足的体力运动与大约 1/3 的心血管病病死率有关"。

在制订运动处方时，首先应对患儿的心肺功能及整体的技能水平进行科学细致的科学评估，明确患者是否具有禁忌证和相应的危险等级，根据评估的情况制订科学合理的运动方式，保证运动安全有效，最终达到心脏康复的目的。心血管病患者运动处方的形式多样，其基础和要点是有氧运动，包括柔韧运动和阻抗运动等。其中有氧运动是运动处方的核心[2]，有氧运动主要是从心脏功能出发，更多的采用中低强度大肌群参与的周期性运动形式，如走路、游泳、骑自行车、爬楼梯等，可因地制宜的进行，应用范围广，安全系数大，不宜进行剧烈运动。有氧运动的时间对于年长儿童（主要指中小学生）一般为 30～60 分钟，包括热身运动在内。3～6 岁的学龄前儿童，因为注意力时间有限，各种运动形式宜控制在 30 分钟以内。运动的频率推荐 3～5 次/周即可。

运动的强度可以通过心率变化衡量，一般说来，基础心率上升 20%～30%为低强度运动（与安慰剂效果相似），中等强度运动心率提升 30%～40%，才能达到从运动中获取健康收益的效果。

心功能评价是儿童心血管病患者参加运动的一个参考因素。NYHA（纽约心脏病学会）心衰分级中Ⅲ级及以上患者，一般体力活动即可出现心悸、气促及气喘[3]。显然这部分儿童心血管病患者，主要还是以日常必需活动或非对抗阻力的运动为主，待心功能改善以后，再考虑提升运动耐力和强度。定期运动有助于改善儿童患者心血管疾病的危险系数和心肺功能，以及可调节血脂水平和体重指数，并可降低约 0.3%的糖化血红蛋白（hemoglobin A1c，HbA1c）。

参考文献

[1] 王晓倩，李艳. 有氧运动对大学生心肺适能健康促进研究 [J]. 文体用品与科技，2020，（450）：60－61.

[2] 王艾青，陈玉芳，王彩香，等. 运动处方对心血管疾病患者生活质量的影响 [J]. 卫生职业教育，2019，037（002）：138－140.

[3] J. WHMD, Douglas CMMD, Alexander RW. The use of the New York Heart Association's classification of cardiovascular disease as part of the patient's complete Problem List [J]. Clinical Cardiology, 2010, 22 (6): 385－390.

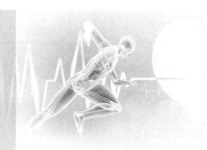

第8章
运动与糖尿病及降糖药物

第1节　糖尿病简介

　　糖尿病（diabetes mellitus，DM）是一种复杂的慢性代谢性疾病，主要表现为血糖升高，具有病程长、并发症多、预后差等特点。随着我国人口结构改变和生活方式的变化，DM 变成一种流行病，1980 年我国的 DM 发病率仅 0.67%，2020 年已经上升至 11.2%，近年来还有上升趋势和年轻化趋势，DM 已成为威胁人类的健康生活水平和加重医疗负担的疾病之一。国内较为常用的 DM 分型方法是按病因将 DM 分为 1 型糖尿病（type 1 diabetes mellitus，T1DM）、2 型糖尿病（type 2 diabetes mellitus，T2DM）、妊娠期糖尿病（gestational diabetes mellitus，GDM）和其他类型糖尿病。前三种类型是临床上常见的，其中又以 T2DM 最为常见，约占全部 DM 的 90% 以上。T1DM、T2DM 的病因和发病机制尚未完全明确，T1DM 显著的病理特征是胰岛 B 细胞数量显著减少和消失所导致的胰岛素分泌显著下降或缺失，T2DM 显著的病理特征是胰岛素调控葡萄糖代谢能力的下降（即胰岛素抵抗）伴随胰岛 B 细胞功能缺陷所导致的胰岛素分泌减少（或相对减少）。GDM 是指妊娠期间发生的不同程度的糖代谢异常，但血糖未达到显性 DM 的水平，占孕期 DM 的 80%~90%。另外，还有较少见的 DM 类型，病因学相对明确，包括胰岛 B 细胞功能遗传性缺陷等基因突变引起的特殊类型 DM。

　　众所周知，DM 的发病与不健康的饮食、生活方式密切相关，如少动多食，超过 80% 的 T2DM 发病与肥胖和身体惰性有关，通过运动治疗可显著降低发病率。研究发现，个体体力活动水平与全因死亡率相关，少坐加多动的生活方式具有最低的死亡风险，而久坐加少动则被认为死亡风险最高。《中国糖尿病运动治疗指南》指出，规律的运动能显著改善代谢相关指标，如体重、腰围、体内脂肪分布、胰岛素敏感性及身体健康指数，并能延缓 DM 进展和预防 DM 并发症发生；运动与饮食因素也产生有益的相互作用，剧烈运动之后产生临时性食欲下降，平素饮食高脂肪、高碳水、低膳食纤维的人群运动量较低。因此，虽然运动干预治疗并不能完全替代药物治疗，只能作为辅助手段，但对于 DM 患者来说是全方位管理的一部分，与药物治疗有着相同重要的治疗地位。

　　运动治疗的目标是通过运动增强骨骼肌对葡萄糖的利用，促进身体组织局部血液循环，增加机体组织对胰岛素的敏感性，使机体在血浆胰岛素较低水平的情况下能够维持正常的血糖代谢，从而降低血糖、缓解糖尿病的症状。DM 患者运动治疗需要长期、适度、持续地慢性运动，需根据患者个体差异选择个体化运动方式，具体的运动方式选择建议见表 8-1。

表 8-1　DM 患者运动方式选择建议

运动类别及目的	有氧运动	自行车	广场舞	慢跑	爬楼梯	游泳	快走
肌肉耐力	√	√	√	√	√	√	
心肺耐力	√	√		√	√	√	√
灵活性	√		√			√	
体重指数	√		√	√		√	
速度/灵敏		√	√				
协调	√		√			√	

机体能量代谢方式随运动强度的不同而发生改变,低强度运动能量代谢以利用脂肪为主;中等强度运动则有明显的降低血糖和尿糖的作用。一般情况下,运动治疗对 DM 患者是安全且必要的,但由于 DM 患者的特殊病理生理特点,若无专业人员的监督和指导,不恰当的运动方式还有可能使患者发生不良反应。可依据表 8-2 所示为患者选择恰当的运动强度和运动方式。

表 8-2　不同运动强度的运动方式

运动强度	高	高、中	中	中、低	低
运动方式	篮球、足球、羽毛球等	举重物或其他抗阻训练,如器械练习阻力达本人最大力量的 50%~75% 以上	躯干和非受累肢体的牵张训练、手摇车等有氧运动	太极拳、瑜伽、步行等舒缓放松的有氧运动	太极拳、步行、骑车等有氧运动
时间	30~60 分钟/次	30 分钟/次	≥30 分钟/次	≥30 分钟/次	20~45 分钟/次
频率	3~4 天/周	2~3 天/周	每天一次	>4 天/周	3~4 天/周

日常适当规律的锻炼对 DM 患者特别是伴超重、肥胖的人来说是至关重要的。在运动过程中,运动方式、运动强度和运动时间的不同,与 T2DM 和肥胖型 DM 患者不同的锻炼效果直接相关,应视患者情况而区别对待。许多老年 T2DM 患者都同时伴有高血压、动脉硬化相关的心脑血管疾病。针对这类患者的初始锻炼计划应该是低强度的,直到心血管健康得到显著改善、体重明显减轻才可进行锻炼计划的调整。规律的有氧运动对老年 T2DM 患者生活质量、代谢调节、生理功能等均可产生积极影响。

早在 17 世纪,就有推荐怀孕期间适当的运动,可确保身体健康和防止流产。但是,GDM 患者因其特殊的生理状态改变及合并的高血糖状态,孕期运动的安全性和风险变得不确定,因此需要由专业人员评估运动的获益与风险,在适当的监督指导下进行运动。美国妇产科医师协会制定了孕期运动的绝对禁忌证和相对禁忌证,具体见表 8-3。建议没有医学禁忌证的 GDM 患者应进行中等强度的有氧运动和抵抗运动,如步行、游泳,每周至少 3 次,每次 30~60 分钟。对于孕期前很少有运动史的女性,运动量随个体差异逐渐增加至可承受范围。孕期适当规律的运动有助于减轻孕期恶心、呕吐、疲劳等不适,控制母体血糖水平,促进胎儿神经系统发育和减轻胎儿出生体重、缩短产程。

大多数 T1DM 患者体重不健康(约 60% 超重或肥胖),约 40% 有高血压,约 60% 有血脂异常,而且大多数患者没有进行足够有规律的体育锻炼。定期运动有助于改善儿童患者人群心血管疾病的危险系数和心肺功能，以及可调节血脂水平和体重指数，并可降低约 0.3% 的糖化血红蛋白（hemoglobin A1c，HbA1c）。

表 8-3　怀孕期间运动的绝对和相对禁忌证

绝对禁忌证	早产、胎膜早破、伴有明显血流动力学异常的心脏病、妊娠期高血压综合征或先兆子痫、持续的妊娠中/晚期出血、宫颈闭锁不全、限制性肺病、超过 26 周的胎盘前置、多胞胎（≥3 胞胎）
相对禁忌证	重度吸烟、久坐不动的生活方式、受限制的骨科疾病、高血压控制不良、极度病态肥胖、孕妇心律失常、慢性支气管炎、重度贫血、控制不良的 T1DM、极度体重过轻 BMI<12kg/m²、胎儿宫内生长受限、控制不良的癫痫、控制不良的甲状腺功能亢进、双胎妊娠 28 周后营养不良或饮食失调、既往自然流产性贫血

受不同的运动形式影响，患者的血流分布情况、肝血流量、肝药酶活性和机体炎症反应均会发生变化，从而改变患者服用药物的效应和风险。例如，运动时，肝脏生成和分泌胆汁增加，而肠道重吸收则因有氧活动而减少，则促进了以肝脏胆汁排泄为主要排泄途径的药物排出体外，减少药物作用时间，如感冒药对乙酰氨基酚。运动结束后，二氧化碳大量积累转化成碳酸氢盐，碳酸氢盐在尿液快速排出而使尿液呈碱性。尿液 pH 的变化，影响弱酸/弱碱性药物的重吸收和排泄。同时，由于某些药物可增加蛋白质合成、改变肌肉耐力、刺激中枢兴奋性、增强运动耐力，而被广泛用于提高运动员成绩。自 1968 年起，以国际奥委会为首的国际反兴奋剂的斗争始终没有停止过。在《2020 年兴奋剂目录》中纳入了七大类药物，其中包含用于治疗 DM 患者的胰岛素。因此，患有 DM 的运动员应个体化调整降糖方案和运动训练计划。

第 2 节　降糖药的分类与作用机制

DM 治疗药物可分为胰岛素类和非胰岛素类。其中，非胰岛素类降糖药可分为以下几类：胰岛素增敏剂，如双胍类、噻唑烷二酮类（thiazolidinediones，TZDs）；胰岛素促泌剂，如磺脲类、格列奈类、胰高血糖素样肽 1（glucagon like peptide 1，GLP-1）受体激动剂、二肽基肽酶 4（dipeptidyl peptidase type 4，DPP-4）抑制剂；其他机制降糖药，如 α-葡萄糖苷酶抑制剂、钠-葡萄糖同向转运体 2（sodium-glucose co-transporter-2，SGLT2）抑制剂。

一、胰岛素及其类似物

胰岛素参与调节糖代谢，控制血糖平衡，是机体内唯一降低血糖的激素。胰岛素治疗是控制高血糖的重要手段。T1DM 患者需依赖胰岛素维持生命，也必须使用胰岛素控制高血糖，并降低 DM 并发症的发生风险。T2DM 患者虽不需要胰岛素来维持生命，但当口服降糖药效果不佳或存在口服药使用禁忌时，仍需使用胰岛素，以控制高血糖，并减少 DM 并发症的发生几率。尤其是病程长、血糖不达标时，胰岛素治疗可能是最主要的治疗措施。目前各国积极推荐 T1DM/T2DM 患者均应及早使用基础胰岛素、长效胰岛素。

根据作用特点的差异，胰岛素又可分为超短效胰岛素类似物、速效胰岛素、中效胰岛素、长效胰岛素、长效胰岛素类似物、预混胰岛素和预混胰岛素类似物，常用胰岛素见表 8-4。根据来源和化学结构的不同，胰岛素可分为动物胰岛素、人胰岛素和胰岛素类似物。胰岛素类似物与人胰岛素相比控制血糖的效能相似，但在减少低血糖发生风险方面胰岛素类似物优于人胰岛素。

表 8-4　常用胰岛素制剂及作用特点

胰岛素分类	起效时间	峰值时间	作用持续时间
短效胰岛素	15～60min	2-4h	5-8h
速效胰岛素类似物，如门冬胰岛素	10～15min	1～2h	4～6h
速效胰岛素类似物，如赖脯胰岛素	10～15min	1～1.5h	4～5h
中效胰岛素	2.5～3h	5～7h	13～16h
长效胰岛素	3～4h	8～10h	20h
长效胰岛素类似物，如甘精胰岛素 100/300	2～3h	无峰	30h
长效胰岛素类似物，如地特胰岛素、德谷胰岛素	3～4h	3～14h	24h
预混胰岛素，如 HI 30R、HI 70/30	0.5h	2～12h	14～24h
预混胰岛素，如预混 50R	0.5h	2～3h	10～24h
预混胰岛素类似物，如预混门冬胰岛素 30	10～20min	1～4h	14～24h
预混胰岛素类似物，如预混赖脯胰岛素 25	15min	30～70min	16～24h
预混胰岛素类似物，如预混门冬胰岛素 50、预混赖脯胰岛素 50	15min	30～70min	16～24h

注：1.30R（30）、50R（50）、25 指短效胰岛素在预混胰岛素（短效胰岛素和中效胰岛素）中的占比分别为 30%、50%、25%。

二、非胰岛素类降糖药

（一）胰岛素增敏剂

1. 双胍类　双胍类是一种口服降糖药物，主要作用于肝脏，抑制糖原异生，减少肝糖输出；作用于外周组织（肌肉、脂肪），改善肌肉糖原合成，降低游离脂肪酸，提高胰岛素敏感性，增加对葡萄糖的摄取和利用；作用于肠道，抑制肠壁细胞摄取葡萄糖，提高 GLP-1 水平；激活腺苷 5′-磷酸腺苷依赖的蛋白激酶 [adenosine 5′-monophosphate(AMP)-activated protein kinase，AMPK]，改善肌肉、脂肪、肝脏的能量代谢。AMPK 在骨组织内广泛存在，可刺激成骨细胞分化，二甲双胍激活 AMPK 可直接影响骨代谢，通过激活 AMPK 信号通路，诱导成骨细胞的分化成熟，减少成骨细胞凋亡，抑制破骨细胞形成，增加骨密度和骨质量。在《2020年兴奋剂目录》第七类中，纳入了 AMPK 激动剂，但这并不意味着双胍类被列为运动员禁用药品，这可能是因为双胍类通过 AMPK 和非 AMPK 双途径改善肌肉代谢所致。二甲双胍是目前 DM 中应用较多的双胍类药物，多国和组织制定的 DM 诊治指南中均推荐二甲双胍作为 T2DM 患者控制高血糖的一线用药和药物联合中的基本用药。二甲双胍具有可靠的降糖疗效，单药治疗可使 HbA1c 下降 1.0%～2.0%。二甲双胍还可减少肥胖的 T2DM 患者心血管事件和死亡率。当单药治疗血糖控制不佳时，二甲双胍可与其他降糖药物联用，二甲双胍单用时低血糖发生率较低，与其他降糖药物联用时低血糖的发生风险升高。对于年龄较大、肥胖和糖耐量受损的 DM 前期患者，二甲双胍也能有效预防 T2DM。二甲双胍最常见的不良反应是胃肠道反应，也有发生维生素 B$_{12}$ 缺乏的可能性，我国禁用于肾功能不全（eGFR＜45ml/min）的患者，以及肝功能不全、严重感染、缺氧或接受大手术的患者。

2. 噻唑烷二酮类（TZDs）　TZDs 主要通过增加靶细胞对胰岛素作用的敏感性而降低血糖。目前在我国上市的 TZDs 主要有罗格列酮和吡格列酮，临床研究结果显示 TZDs 可使 HbA1c 下降 0.7%～1.0%。TZDs 主要作用于肌肉和脂肪组织，选择性激活核受体过氧化物酶体增殖活化受体 γ（peroxisome proliferator-activated receptor γ，PPAR γ），增加肝细胞及骨骼肌细胞对胰岛素的敏感性，促进胰岛素靶细胞对血糖的摄取、转运和氧化利用；同时促进脂肪组织储存游离脂肪酸（free fatty acid，FFA），从而降低血浆 FFA 浓度和肝脏内 FFA 的蓄积，FFA 的减少可以增强骨骼肌和肝脏的胰岛素敏感性，改善胰岛素抵抗。虽然 TZDs 对 T2DM 具有较好的疗效，但 PPAR γ 在骨代谢中起着非常重要的作用，过度刺激 PPAR γ 会导致骨髓间充质干细胞向脂肪细胞分化。TZDs 可促进骨髓间充质干细胞分化为脂肪细胞，降低其分化为成骨细胞的能力，因此可能出现骨折。在日常生活中，DM 患者补充钙剂和维生素 D、规律合理的锻炼、控制血糖等均有助于减少骨折的发生和发展。另外 TZDs 还可能引发体重增加、水肿和心力衰竭等不良反应，使 TZDs 的应用受到限制，吡格列酮已经从美国和欧洲市场上撤回或暂停销售，罗格列酮在美国仍可买到，但年销量已大幅下降。

（二）胰岛素促泌剂

1. 磺脲类　磺脲类药物多年来一直被认为是 T2DM 的传统治疗药物之一，可直接结合并阻断细胞膜上的钾离子通道，从而激活电压依赖性钙离子通道，钙离子进入细胞触发胰岛素（和胰岛淀粉样多肽）从分泌小泡释放，降低体内血糖水平。磺脲类药物降糖作用强大，可使 HbA1c 降低 1.0%～1.5%。目前在我国上市的磺脲类药物主要为中长效促泌剂格列本脲、格列美脲、格列齐特，以及短效促泌剂格列吡嗪和格列喹酮。磺脲类药物最严重的不良反应是低血糖，特别是老年患者和肝肾功能不全者，因为这些药物的代谢和清除取决于肝肾功能，肝肾功不全时可选用格列喹酮治疗。磺脲类药物具有导致患者体重增加的不良反应，同时也应该注意 DM 患者使用后有发生低血糖的风险。运动时使用此类药物可产生协同作用，提高血浆胰岛素浓度，故此类患者运动时需依据个体差异减少运动量，避免患者出现低血糖危险，且需要提前做好应对低血糖措施。磺脲类降糖药有交叉过敏反应，若患者既往对某种磺脲类药物过敏，以后应尽量避免使用。

2. 格列奈类（glinides）　目前我国常用的品种有瑞格列奈、那格列奈和米格列奈。格列奈类药物可以阻断的钾离子通道与磺脲类药物相同，刺激胰岛素的早时相分泌而降低餐后血糖，可降低 HbA1c 0.5%～1.5%。此类药物起效迅速且作用持续时间短，宜餐前给药以减少餐后高血糖。此类药物不影响心血管系统，对心血管损伤风险低，患有心脏疾病的老年人群使用安全。如果用餐时间延迟或餐中碳水化合物含量低，可能发生低血糖。那格列奈对单纯的餐后高血糖患者有效，那格列奈比磺脲类促泌剂能更快地促进胰岛素释放。格列奈类与二甲双胍等药物联合使用，有助于控制夜间或空腹血糖水平。格列奈类出现体重增加的风险与磺酰脲类相似，发生低血糖的风险可能低于磺脲类药物。瑞格列奈和那格列奈对慢性肾功能不全患者可以全程使用，不用调整剂量；米格列奈在肾功能损伤时可能增加其在体内的暴露时间，增加发生低血糖风险，应慎用。瑞格列奈与 CYP2C8 的强抑制剂（如氯吡格雷）存在相互作用，合用时可减少对瑞格列奈的清除，从而增加发生低血糖的风险。

3. 胰高糖素样肽-1 受体激动剂（GLP-1 受体激动剂） GLP-1 受体激动剂通过与 GLP-1 受体结合来发挥作用，GLP-1 受体广泛分布于全身各个部位，因此 GLP-1 受体激动剂对 T2DM 患者具有多效降糖作用：以葡萄糖浓度依赖性方式促进胰岛素生物合成和分泌、抑制胰高血糖素分泌，维持 B 细胞稳态并促进其功能恢复，抑制肝糖原生成，抑制食欲、增加饱腹感，延缓胃排空和胃肠蠕动。同时，GLP-1 受体激动剂还通过作用于外周和中枢系统发挥减重作用，调节血脂，改善胰岛素抵抗而改善心血管危险因素。运动也可通过上述多个系统介导谷氨酰胺 GLP-1 的增加，从而提高胰岛素的敏感性、减少能量摄入和改善血糖水平。GLP-1 受体激动剂可有效降低血糖，单独使用时不会导致低血糖，当与其他降糖药物联用时，发生低血糖风险增加，可通过适当减少剂量而避免引发低血糖。根据作用时间的长短，GLP-1 受体激动剂可分为短效和长效制剂两大类，短效制剂包括艾塞那肽、利司那肽、贝那鲁肽；长效制剂包括利拉鲁肽和艾塞那肽周制剂。GLP-1 受体激动剂的常见不良反应为胃肠道不适，如恶心、呕吐、腹泻等，大多数胃肠道反应轻微，为一过性，很少因此导致停药。

4. 二肽基肽酶 4 抑制剂（DPP-4 抑制剂） DPP-4 存在于体液内，并附着于全身内皮细胞表面。DPP-4 通过裂解 GLP-1 和葡萄糖依赖性促胰岛素分泌多肽（glucose-dependent insulinotropic polypeptide，GIP）的 N-末端导致其失活。通常，GIP 和 GLP-1 在体内会被 DPP-4 快速灭活，血浆半衰期极短，DPP-4 抑制剂通过抑制 DPP-4 的活性减少 GLP-1 的分解、增加 GLP-1 浓度从而促进胰岛 B 细胞分泌胰岛素。在进食期间，GLP-1 和 GIP 从小肠释放到脉管系统，增加胰岛素分泌，且以葡萄糖浓度依赖性方式促进胰岛素分泌。GLP-1 半衰期的延长，使其成为治疗 T2DM 的一种有效的口服降血糖药物，临床研究发现 DPP-4 抑制剂可降低 HbA1c 0.4%～0.9%。单独使用 DPP-4 抑制剂不增加低血糖发生的风险，DPP-4 抑制剂对体重的作用为中度或轻度增加。通过动物模型研究发现，运动联合 DPP-4 抑制剂治疗，可有效地改善肝脏脂肪变性，降低肝脏三酰甘油和二酰甘油含量，且在高糖血症前期，联合治疗有助于维持胰岛细胞的功能和形态，增强细胞增殖，延长代偿性胰岛素高分泌期，延缓疾病的进程。

目前，国内上市的品种有西格列汀、维格列汀、沙格列汀、阿格列汀和利格列汀。此类药物主要不良反应有鼻咽炎、头痛、上呼吸道感染等。不推荐在有胰腺炎病史的患者中使用 DPP-4 抑制剂。其中沙格列汀和阿格列汀有引发心衰的风险，对有心衰高风险的患者，在治疗期间应观察患者有否心衰的症状和体征，如出现心衰，应规范处理并停用。

（三）α-葡萄糖苷酶抑制剂

α-葡萄糖苷酶是一种消化道酶，可将复杂的多糖碳水化合物转化为单糖并吸收入血，从而增加血糖浓度。α-葡萄糖苷酶抑制剂，国内上市的包括阿卡波糖、伏格列波糖和米格列醇，口服后会以剂量依赖的方式抑制 α-葡萄糖苷酶，延迟淀粉、低聚糖和双糖衍生的葡萄糖的消化和吸收，减慢葡萄糖的吸收和餐后血糖升高速率。α-葡萄糖苷酶抑制剂适用于以碳水化合物为主要食物的餐后高血糖患者。α-糖苷酶抑制剂可单独服用也可与磺酰脲类等其他降糖药物合用。由于使用后结肠中长期残留未消化的碳水化合物，α-葡萄糖苷酶抑制剂常见肠胃胀气、腹痛和腹泻的不良反应，应从小剂量开始，缓慢增加剂量。同时，随着时间的推移，小肠下段的葡萄糖苷酶活性增加，这些症状会减轻。

（四）钠-葡萄糖协同转运蛋白 2 抑制剂（SGLT2 抑制剂）

SGLT 是一种葡萄糖转运体，SGLT 家族包括多个成员，其中在近曲小管分布的主要为 SGLT2 和 SGLT1，SGLT2 主要分布于近曲小管 S1 段及 S2 段，其具有高容量、低亲和力的特点，可重吸收流经近曲小管的约 90%葡萄糖。因此抑制 SGLT2 可以减少尿液中葡萄糖的重吸收，降低肾糖阈，促进尿葡萄糖排泄，从而达到降低血液循环中葡萄糖水平的作用。SGLT2 抑制剂是一类通过抑制肾脏近端小管的 SGLT2 活性的降糖药，目前国内上市的品种有恩格列净、卡格列净、达格列净。临床研究认为 SGLT2 抑制剂可使 HbA1c 降低 0.5%～1.0%。另外，SGLT2 抑制剂可降低尿酸水平，减少尿蛋白排泄，降低 TG 的同时升高 HDL-C 和 LDL-C，但不增加 LDL 和 HDL 比值。SGLT2 抑制剂单独使用时不增加低血糖发生的风险，联合胰岛素或磺脲类药物时，发生低血糖风险增加。SGLT2 抑制剂可以减量使用于中度肾功能不全的患者，重度肾功能不全患者中因降糖效果显著下降不建议使用。SGLT2 抑制剂的常见不良反应为生殖泌尿道感染，罕见的不良反应包括酮症酸中毒（主要发生在 T1DM 患者）。

第 3 节　运动对糖尿病的影响

运动的过程是肌肉耗能的过程。人体在静息时，肌肉主要消耗葡萄糖和血浆游离脂肪酸，能量消耗较少。随着运动量的逐渐增加，肌肉内三酰甘油和肌糖原都会被消耗，在短时间高强度有氧运动时以葡萄糖为主要供能来源；在中低强度有氧运动时游离脂肪酸功能比例则较多。

无论是糖尿病患者，还是正常人群，运动后人体对胰岛素的敏感性在 24～48 小时内均会出现一定程度的增加，同时运动过程中骨骼肌对葡萄糖摄取增加，上述过程均能够导致血糖下降；此外，运动能够促进肝脏糖原分解和糖异生，在运动过程中内源性胰岛素分泌水平下降，运动时儿茶酚胺和胰高血糖素水平升高，以上过程均可能升高血糖[1]。正常人群运动过程中骨骼肌对葡萄糖摄取的增加伴随着肝脏糖原分解和糖异生，因此血糖能够维持在正常范围。糖尿病患者糖调节能力下降，尤其表现在肝脏糖原分解过程较正常人群迟缓，发生运动相关低血糖的风险升高。因此无论有无低血糖症状，运动前后监测血糖，对糖尿病患者的运动治疗来说能够保障运动的安全性。

升糖激素水平的变化与运动强度和运动种类存在相关性。一般来说，运动种类包括有氧运动和抗阻运动，运动强度可根据最大耗氧量、目标心率决定。中等强度有氧运动时，骨骼肌主要消耗葡萄糖和游离脂肪酸，而导致能量代谢方式发生变化的激素为胰高血糖素与胰岛素的比值，胰高血糖素分泌升高，同时内源性胰岛素分泌下降，进而决定了能量代谢方式。当机体进行高强度抗阻运动时（无氧运动），骨骼肌主要消耗葡萄糖而较少消耗游离脂肪酸，这种能量代谢的模式主要与骤然升高的儿茶酚胺水平相关。研究发现，儿茶酚胺在高强度抗阻运动后比之前升高 14～18 倍，而胰岛素水平在运动过程中保持不变，在高强度抗阻运动后可能出现升高，因此抗阻运动基本不导致低血糖，甚至在儿茶酚胺升糖作用下可能出现运动后高血糖的现象[2]。

针对各脏器来说，运动能够升高肝脏胰岛素敏感性，消耗肝脏糖原，尤其是有氧运动还能够降低肝脏三酰甘油的沉积。肌肉组织中，运动可增加骨骼肌对葡萄糖的摄取，促进葡萄糖和游离脂肪酸的氧化，并增加肌肉组织对胰岛素的敏感性。脂肪细胞中，运动能够改善白色脂肪组织的慢性炎症反应，降低脂肪量，并提高脂肪组织对胰岛素的敏感性。胰腺中，运动能够改善胰岛细胞功能和数量，改善内源性胰岛素分泌功能，调节胰高血糖素的分泌。循环系统中，运动能够降低血浆三酰甘油和游离脂肪酸水平，餐后有氧运动能够降低血糖、协助控制糖化血红蛋白，同时有一定程度的降低血压的作用[3]。

如前述，有氧运动和抗阻运动对人体能量代谢和激素水平的影响不同，而两种不同的运动模式对机体的作用也不同。有氧运动如快走、慢跑、游泳、健美操等运动模式，由于在运动过程中同时消耗葡萄糖和游离脂肪酸，其主要作用为消耗能量和脂肪组织，进而降低体脂率，改善体成分，起到减轻体重的作用。抗阻运动如举哑铃等，以运动后肌肉微微酸痛为特点（其机制为葡萄糖无氧代谢产生乳酸），主要能够增加肌肉量，而随着肌肉量的增加、体成分改变，起到改善胰岛素抵抗的作用，故推荐于已经在进行规律的中等强度有氧运动的 2 型糖尿病患者。

对糖尿病患者来说，虽然 1 型糖尿病患者进行运动治疗时，发生低血糖的风险较 2 型糖尿病患者更高，需要在运动前后更加频繁的监测血糖以调节碳水化合物的补充量或胰岛素剂量。虽然运动在控制血糖方面没有显著获益，但运动治疗对 1 型糖尿病患者来说能够改善身体成分和心理状态，可以使 1 型糖尿病患者更加融入社会。2 型糖尿病患者在餐后进行运动是降低餐后血糖的重要治疗方法之一，还能够改善并发症发生率、控制血压和血脂、减轻体重、改善体成分，同时辅助适宜的抗阻运动还能够增加肌肉量，改善胰岛素抵抗，进一步降低空腹血糖[4]。

综上，运动对糖尿病和非糖尿病患者具有明确的代谢获益，科学合理的运动治疗是糖尿病治疗的重要组成部分。

参考文献

[1] Camacho RC, Galassetti P, Davis SN, et al. Glucoregulation during and after exercise in health and insulin-dependent diabetes [J]. Exerc Sport Sci Rev, 2005, 33 (1): 17−23.

[2] DiMenna FJ, Arad AD. Exercise as 'precision medicine' for insulin resistance and its progression to type 2 diabetes: a research review [J]. BMC Sports Sci Med Rehabil, 2018, 23 (10): 21.

[3] Kirwan JP, Sacks J, Nieuwoudt S. The essential role of exercise in the management of type 2 diabetes [J]. Cleve Clin J Med, 2017, 84 (7 Suppl 1): S15−S21.

[4] Yang Z, Scott CA, Mao C, et al. Resistance exercise versus aerobic exercise for type 2 diabetes: a systematic review and meta-analysis [J]. Sports Med, 2014, 44 (4): 487−499.

第 4 节　降糖药的运动药理学

一、运动对降糖药药动学的影响

降糖药的药动学，是研究机体对降糖药物处置的动态变化，包括降糖药在机体内的吸收、分布、代谢、排泄的过程，特别是血药浓度随时间变化的规律。运动影响降糖药在体内代谢的速度和程度，均会影响其药动学，如中等以上强度运动后，血液分配到皮肤、肌肉，造成胃肠缺血，影响口服药物的吸收和生物利用度；慢性运动可增加肝脏大小和药物代谢酶数量，从而影响药物的代谢速率；大多数药物的消除途径是尿和胆汁，运动影响药物经胆汁排泄和肾排泄的量。此外，不同人群由于年龄、性别、遗传等因素的影响，药动学特征存在很大差异，尤其是肝肾功能损害、老人、儿童、孕妇，在制定降糖方案和运动治疗计划时，需根据个体差异进行相应的评估和剂量调整。

低至中强度的锻炼不会明显的改变肝肾血液供应和各种代谢酶活性，不必考虑运动对降糖药物药动学带来的影响。但值得注意的是，运动可增加胰岛素敏感性、降低血糖，从而使药物的降糖效果增强，引发低血糖的风险。建议运动方式、强度、时间与药物的剂量、种类、品种数搭配应该相对固定。随着个体适应水平的提高、运动强度变化和持续时间的增加，应重新评估药物用量和运动效果。如研究发现，1 型糖尿病患者在腿部注射速效和长效胰岛素后，进行 1 小时的间歇运动。在运动最初的 15 分钟内注入腿部的胰岛素的消失速率较运动结束后休息时快 135%；在整个 1 小时的运动期间，胰岛素的吸收速率比休息时提高 50%。同时，胰岛素注射在腹部和手臂的低血糖发生率与注射在腿部相比分别降低 89% 和 57%。药物随动脉血流入肝脏后，一部分被肝脏摄取清除，其余的随静脉以原形流出肝脏。如果肝脏摄取率 >20%，则此类药物为高抽提比药物，代谢受肝血流量影响比较大；若肝脏摄取率 <20%，代谢则受酶活性影响较大，受肝血流量影响较小。胰岛素为低抽提比药物，规律运动提高肝药酶活性，使清除速率加快。

规律游泳训练诱导肾小球毛细血管壁有机阳离子转运蛋白的表达，从而使二甲双胍经肾消除增加，因此服用二甲双胍的 DM 患者需调整给药方案。

但是，现有关于运动对非胰岛素类降糖药物药动学影响的研究资料有限，因此运动是否会对其他类型的降糖药物体内过程产生影响尚未可知。目前能采取的措施是，在新开始或调整运动方案时，严格监测血糖和不良反应情况，根据观察的结果进行个体化降糖方案调整。在血糖波动比较大时，减少运动，血糖控制比较平稳时，可以按计划运动，另外有酮症时应避免剧烈运动，但对于轻度高血糖，随机血糖 <13.9mmol/L 的患者，只要其感觉良好且没有酮血症或酮尿症，可进行运动锻炼。

二、运动对降糖药药效学的影响

降糖药的药效学是指降糖药物对机体的作用及其作用规律。药效学与药物的理化性质、化学结构、剂型、剂量，患者的年龄、性别、个体差异和病理生理状态有关。运动过程中，随着全身耗氧量的增加，对能量的需求增多。骨骼肌除了动员自身储存的糖原和三酰甘油外，还消耗血液中的葡萄糖和游离脂肪酸。肝脏则可补充大量血糖，脂肪组织则分解三酰甘油来维持血浆游离脂肪酸的水平。中枢神经系统发挥正常生理功能依赖于葡萄糖，所以在运动的过程中必须保持稳定的血糖水平。

（一）胰岛素

大多数情况下，DM 患者联合运动治疗时，应在综合衡量患者既往胰岛素使用情况、当前血糖水平、患者对饮食和运动的相应反应后，严格遵循个体化原则调整患者胰岛素给药方法、剂量、剂型。胰岛素剂量调整以防止低血糖事件发生为主要原则，遵循"由大剂量调至小剂量""由粗调至细调"的调整方法。在高强度、长时间的运动后，通常需要减少胰岛素剂量 50%；低强度、短时间的运动后，则不需调整胰岛素剂量。具体调整方式可参考表 8-5 进行。

表 8-5　运动时间与胰岛素剂量的调整

运动时间	胰岛素剂量调整
早餐前运动	不推荐或仅为较轻松的热身运动
餐后运动	在注射胰岛素 1～2 小时后运动
	根据运动强度和时间，个体化减少餐前和餐后的胰岛素剂量
长时间运动	如果参加全天的徒步运动，减少运动前一天睡前基础胰岛素剂量 50%和运动当天的餐前胰岛素及运动后的胰岛素剂量 30%～50%
	减少参加全天运动后的当天睡前胰岛素剂量 10%～20%
间断高强度运动	减少餐前胰岛素剂量 70%～90%
	如果运动时间小于 60 分钟，可不减少餐前胰岛素剂量

患者佩戴胰岛素泵治疗时，胰岛素剂量调整方式如下：①在运动前 30～60 分钟及运动中，将基础胰岛素剂量减少 50%～75%；②在餐后 1～3 小时运动时，个体化减少餐前胰岛素的剂量；③在运动中可以停泵，但再次启用时注意泵管堵塞的问题；④将夜间的基础胰岛素剂量减少 10%～30%。

（二）非胰岛素类降糖药

非胰岛素类降糖药对血糖的影响与降糖药物作用机制、患者当前的血糖水平和患者采取的运动模式紧密相关。高强度运动时，若搭配合理的饮食指导可予以暂停口服药物治疗；进行低强度的运动时，可不予调整口服降糖药剂量。运动治疗时，各类降糖药物的调整情况具体如下：①格列奈类降糖药能促进胰岛素的分泌，其起效迅速且作用时间比较短，但仍有引起低血糖发生的风险，患者在服用该类药后运动需要监测血糖并注意防止低血糖的发生。瑞格列奈起效迅速，30 分钟内即可起效，降低餐后血糖效果明显，但是，对餐前空腹血糖控制欠佳。采取运动疗法结合瑞格列奈治疗，可有效维持空腹血糖和餐后血糖水平平稳。②剧烈或高强度的运动后，机体进行无氧呼吸，产生过多的乳酸，双胍类的降糖机制为抑制乳酸转变为葡萄糖，造成血浆乳酸水平升高，若患者当前降糖治疗方案中含有双胍类可能使患者体内乳酸过分堆积，从而增加乳酸酸中毒发生的风险；对于肝功能受损或饮酒的 DM 患者，服用二甲双胍后在运动时肝糖输出会减少，有诱发低血糖的可能。③口服 α-葡萄糖苷酶抑制剂的 DM 患者，运动治疗不仅能改善患者的血糖控制情况，还可以降低心血管事件的发生。用 α-葡萄糖苷酶抑制剂单药合并运动治疗 DM，未见有低血糖反应的报道，但联合胰岛素或其他降糖药物低血糖发生的风险升高。④利拉鲁肽以葡萄糖浓度依赖性增加胰岛素的分泌，可抑制食欲，减轻患者体质量。有氧运动与利拉鲁肽、胰岛素结合治疗 T2DM，可有效地降低患者血糖、血脂水平，减少不良反应的发生，提高患者生活质量。

三、降糖药对运动的影响

DM 是一种需要终生治疗的慢性疾病，在日常使用降糖药物时，也会对运动产生影响。当药物与运动配合不当时，可以导致发生心血管事件风险增加，诱发酮症或高血糖、低血糖。因此，在降糖药与运动配合治疗 DM 时，应尽可能使上述风险降至最低。

由于低血糖是所有降糖药物都可能出现的不良事件，并且低血糖症状如心累、气短、冒汗等与运动时的症状相似，容易判断失误而延误病情。故在此介绍低血糖的紧急处理步骤：①当自觉出现低血糖症状时，应立即测量血糖水平以明确诊断；无法测定血糖时暂时按低血糖处理。②意识清楚的患者，应尽快口服 15～20g 糖类食品（葡萄糖最好）；对意识障碍的患者，尽快静脉注射 50% 葡萄糖溶液 20ml 或肌肉注射胰高血糖素 0.5～1mg。③每 15 分钟监测一次血糖，按监测结果采取不同的处理方式：血糖仍然 ≤3.9mmol/L，再给予 15g 葡萄糖口服；血糖在 3.9mmol/L 以上，但距离下次用餐时间间隔 >1 小时的，给予少量含淀粉或蛋白质的食物；血糖仍 ≤3.0mmol/L，继续给予 50% 葡萄糖溶液静脉注射。④经上述处理后，若低血糖已纠正，则需要进行以下工作：a. 了解低血糖的发生原因；b. 注意低血糖诱发的心脑血管疾病；c. 建议患者经常进行自我血糖监测；d. 对患者实施糖尿病教育，携带糖尿病急救卡。若低血糖仍未纠正，则需要：a. 静脉注射 5% 或者 10% 葡萄糖溶液；b. 及时转诊。

（一）胰岛素

胰岛素最大的不良反应是低血糖，高风险的患者在运动时可能诱发低血糖，对患者造成严重伤害。因此，使用胰岛素的患者，必须熟悉低血糖的紧急处理方式，携带好应对低血糖的物品，若患者是未成年人，则应对其监护人做好相关的 DM 教育。在开始锻炼以前要先制定运动计划，得到医生批准之后才可进行锻炼，以免出现低血糖。另外患者还应监测运动前后的血糖水平，并详细的记录下来，包括所进行的运动和运动前后的血糖水平和不良事件发生情况，以了解身体对不同类型的运动的反应。未成年 DM 患者运动时，最好在知道如何预防和及时纠正低血糖措施的监护人或成年人陪同下进行，以避免未成年 DM 患者在运动时因出现低血糖处理不当带来的风险。

另外，因胰岛素与合成类固醇（如睾酮）一起发挥作用，可以改善肌肉质量，防止肌肉分解，胰岛素曾被不少运动员滥用，健美运动员率先非法使用胰岛素，滥用现象现已延伸到其他运动类型。国际奥委会在 1998 年禁止使用胰岛素。胰岛素也被列入世界反兴奋剂机构的禁用物质清单，并根据其作用机制，于 2013 年被移至代谢调节剂类别。患有 DM 的运动员，可以有资格获得治疗用途豁免。鉴于胰岛素很容易获得，而且很难检测出来，胰岛素对于没有 DM 的人来说，可能会导致严重的低血糖风险，因此不建议非 DM 患者使用胰岛素来改善肌肉质量。若胰岛素注射时间与运动时间发生冲突，则将运动前胰岛素剂量降低约 30%，这对于长时间运动（超过 60 分钟）尤其重要。为了防止胰岛素吸收增多，勿将胰岛素注射到即将运动的肌肉部位。例如，若要骑车运动，则应注射至手臂。打网球时会同时运动四肢，故首选腹部注射。虽然在休息状态下腹部胰岛素吸收快于四肢，但运动时差异会反转。还可在运动前 60～90 分钟注射胰岛素，以尽可能消除吸收增加的问题。

（二）非胰岛素类降糖药

药物治疗和运动均可引起血糖降低，当联合治疗时降血糖作用增强。运动时增加骨骼肌对葡萄糖的摄取，使葡萄糖吸收加快，同时，运动也刺激肝脏糖原分解和糖异生来增加血糖水平。因此，血糖水平的波动取决于运动时总能量消耗和运动后的恢复时间。无论是否合并药物治疗，运动均会使体内胰岛素水平下降，但在运动时合并使用胰岛素促泌剂，胰岛素的下降幅度较小，对肝葡萄糖生成的抑制作用更大，因此联合治疗时可观察到葡萄糖水平降低。

二甲双胍可提高患者的胰岛素敏感性，改善患者神经元状态和维持神经元星形胶质细胞间代谢平衡等，间接改善患者认知功能。有氧运动除可改善糖代谢之外，还可延缓患者大脑特定区域脑萎缩，从而改善认知功能，减少心脑血管疾病发生风险，缓解患者脑组织缺血、缺氧状态。有氧运动联合二甲双胍疗法用于 T2DM 合并认知功能障碍患者，可协同增效，改善患者认知功能和高血糖状态。二甲双胍结合中/低强度跑步运动在控制血糖水平和降低胰岛素抵抗方面效果显著，运动强度也容易完成和坚持。另外二甲双胍通常耐受良好，常见的不良反应主要表现为胃肠不适，对于长期使用的患者若出现该不良反应通常能自我察觉，因此对运动的影响较小。

使用其他非胰岛素类降糖药的患者，除注意引发低血糖这一不良事件外，还应注意一些药物的不良反应可能给运动带来的其他风险。其中使用磺酰脲类药物的患者可能出现神经系统损害、偏瘫、起立性头晕及因精神紊乱而出现的意识障碍等不良事件，若在运动过程中发生上述情况，则会给患者带来较高的跌倒风险，故使用磺脲类药物的患者最好在他人陪同下运动，避免独自一人运动时发生危险贻误救治时机。T2DM 老年男性患者发生股骨或髋部骨折的可能性是无 DM 老年男性患者的 6.7 倍，使用 TZDs 的患者有出现骨折的风险，虽补充钙剂和维生素 D、规律合理的锻炼、控制血糖等均有助于减少骨折的发生和发展，但运动本身也有一定发生骨折的风险，因此使用 TZDs 的患者（尤其是老年患者）在进行运动时要注意强度，并在运动开始前做好热身准备活动，尽可能避免运动过程中发生骨折的风险。

虽降糖药物与运动之间会有一些相互影响，但是对于 DM 患者仍有必要坚持科学合理的运动计划，因为坚持运动会给 DM 患者的心血管系统带来长期获益，并降低死亡率。因此，在正确规范的指导下，运动对于 DM 患者的利是远远大于弊的。

第 5 节 糖尿病患者的运动处方

糖尿病，尤其是 2 型糖尿病严重危害着人类健康。运动治疗是糖尿病的重要治疗手段之一，贯穿糖尿病治疗始终。然而，在目前我国糖尿病治疗的临床实践中，运动治疗仍难以广泛化、标准化、个性化地实现。根据《中国糖尿病运动治疗指南》进行可循证的、规范的、具有专业水平的糖尿病运动治疗，是内分泌科医师和运动治疗师急需开展的工作[1]。

运动能够通过增加胰岛素敏感性、改善脂肪和蛋白质代谢、提高骨骼肌容量和功能，进而起到控制血糖、防治糖尿病并发症的作用，同时能够改善患者的心理状态。基于以上优势，运动治疗是糖尿病治疗的重要组成部分[2]。

内分泌科医师或运动治疗师为糖尿病患者制定运动处方时，需要遵循一定的治疗原则。首先，需要保障运动过程中的安全性，预防运动相关关节肌肉损伤、低血糖发生和心脑血管事件等，开具运动处方前应除外糖尿病酮症酸中毒、空腹血糖控制不佳（大于 16.7mmol/L）、增殖期视网膜病变、血肌酐明显升高、严重心脑血管疾病和急性感染等情况。其次，运动处方需要具有科学性、有效性，根据固定的原则制定个体化的运动处方。第三，对运动处方的实践和调整需要专业人员指导，以受过相关培训的内分泌医师或运动师为宜，达到全方位管理、监测的目的并可以实施及时的治疗计划调整。

对于运动时间，推荐每周进行 150 分钟有氧运动和 2 次抗阻训练，以有氧运动与抗阻训练相结合，餐后 90 分钟运动能够降低餐后血糖。运动频率以每周 3~7 天为宜，每次至少 20 分钟，如每次运动量较小或患者情况允许，每天坚持 1 次运动最为理想，如每次运动量较大，可间隔 1~2 天，每周保持 3 次运动[3]。

对于运动强度，有氧运动可以选择中等强度有节奏的节律性运动，如散步、慢跑、骑自行车、游泳、有氧体操和一些球类活动。不同的运动形式或方式对肌肉力量和耐力、心肺功能、体重指数、灵活性和协调性等方面具有不同的锻炼效果，例如一般的有氧运动如骑自行车能够锻炼心肺功能、肌肉耐力，而跳健美操除了肌肉耐力以外还能锻炼灵活性、降低体重指数、增加身体协调性，运动处方可根据患者的特点选择有氧运动的种类。运动强度较低时能够利用脂肪，当运动强度升高到中等时，能够起到降低血糖的作用。推荐糖尿病患者运动强度制定在最大摄氧量的 40%~70%，而超过最大摄氧量的 80% 的运动强度存在一定危险性，如条件允许可通过运动试验获得靶心率。如上述检查难以实现，记录目标心率或主观体力感觉也是评估运动强度是否合适的简易方法，主观体力感觉以运动时出汗、微微气喘、运动后感觉放松为宜，目标心率计算方法如下（其中训练强度多为最大心率或储备心率的 60%~80%）：

$$最大心率=220-年龄（岁）$$
$$目标心率=（最大心率-静态心率）×训练强度+静态心率$$

一个完整的运动处方应根据患者的基础情况和既往运动处方的完成情况进行调整，遵循循序渐进的原则，其内容需包括长期与短期目标设定（体重减轻的目标）、运动方式、频率、时机、运动持续时间和运动强度等。患者在遵循运动处方进行运动时，也可以记录非医疗性的运动日记，包括餐后运动的时机、运动持续时间、运动前后的血压、血糖、心率、是否出现不适感等，上述内容均对运动处方的调整有帮助。

不同的运动方式对肌肉力量和耐力、心肺功能、肢体灵活性、减重等方面锻炼的侧重点不同，可以根据患者的运动需求、目标和能力进行选择。表 8-6 列举了不同运动方式的获益，有助于临床医师和运动师为患者选择合理的运动方式[1]。

表 8-6   运动方式选择指南

目的	肌肉强度	肌肉耐力	心肺功能	灵活性	体重指数/减重	速度/灵敏	协调性
有氧运动		✓	✓	✓	✓		✓
自行车		✓	✓			✓	
健美操		✓		✓	✓	✓	✓
高尔夫							✓
滑雪	✓	✓	✓	✓	✓		✓
慢跑		✓	✓		✓		
壁球		✓	✓	✓	✓	✓	✓
爬楼梯		✓	✓				
伸展				✓			
游泳		✓	✓	✓	✓		✓
快速走		✓					
举重	✓	✓				✓	✓

举例来说，以改善心肺功能、降低体重和体脂肪含量、改善胰岛素敏感性为目的制定的中强度有氧运动处方见表 8-7（以 50 岁、静态心率 60 次/分为例）[1]。

表 8-7   中强度有氧运动的运动处方

运动项目	运动强度	运动时间	运动频率
慢跑（110~120 米/分钟）	中等强度（目标心率为 126 次/分）	30 分钟/天，餐后 90 分钟进行	4~5 天/周

以增加机体糖、脂代谢，增强骨骼肌力量和肌容积、减少骨骼肌间脂肪沉积为目的，制定的一组中、高强度抗阻训练运动处方见表 8-8[1]。

表 8-8   抗阻训练运动处方

运动项目	运动强度	运动时间	运动频率
举重或弹力带	中、高强度，器械练习阻力达本人最大力量的 50%~75% 以上	30 分钟/天	2~3 天/周，避免连续 2 天进行抗阻训练

在患者遵循运动处方进行运动后，应及时随访并根据患者的自身体验、耐受性进行运动处方的调整，以 3~6 个月为周期进行代谢指标（包括血糖、HbA1c、胰岛素、血脂）、身体素质相关指标（血压、心率、肺活量）、身体成分指标（体重指数、腰围、臀围、肱三头肌皮褶厚度，有条件的单位还可以进行生物电阻抗法体成分分析）和运动能力的评估（运动试验、肌肉力量测试、身体平衡能力评分等），针对代谢指标、体成分的改善目标进行运动处方的调整[4]。

在运动处方的调整过程中，遵循运动次数由少到多、运动强度由轻至重、运动频率由稀至繁的原则，在患者能够耐受、适应的情况下逐渐增加运动强度、时间和频率，以 3~6 个月为周期、在患者适应了运动强度后进行调整，尤其是抗阻运动训练中逐渐增加负荷量，并适当恢复（至少间歇休息 1~2 天），让运动处方成为动态变化、贯穿始终的糖尿病治疗方法。

综上，遵循安全性、循序渐进的治疗原则，糖尿病运动处方能够改善糖尿病患者生活质量、降低餐后血糖、改善体成分和胰岛素抵抗，临床上应将糖尿病运动处方科学、持续地贯穿在糖尿病治疗的全程。

· **参考文献** ·

[1] 郭晓蕙，孙子林. 中国糖尿病运动治疗指南，2012，1-107.

[2] Kearney ML, Thyfault JP. Exercise and postprandial glycemic control in type 2 diabetes [J]. Curr Diabetes Rev, 2016, 12 (3): 199-210.

[3] Stefani L, Galanti G. Physical exercise prescription in metabolic chronic disease [J]. Adv Exp Med Biol, 2017, 1005: 123-141.

[4] Buresh R, Berg K. Exercise for the management of type 2 diabetes mellitus: factors to consider with current guidelines [J]. J Sports Med Phys Fitness, 2018, 58 (4): 510-524.

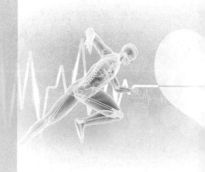

第 9 章
运动与消化系统疾病及治疗药物

第 1 节 消化系统疾病简介

一、消化性溃疡

消化性溃疡（peptic ulcer）是指在各种致病因子的作用下，黏膜发生炎性反应与坏死、脱落、形成溃疡，溃疡的黏膜坏死缺损穿透黏膜肌层，严重者可达固有肌层或更深。病变可发生于食管、胃或十二指肠，也可发生于胃–空肠吻合口附近或含有胃黏膜的 Meckel 憩室内，其中以胃、十二指肠最常见。本病在全世界均常见，一般认为人群中约有 10%在其一生中曾患消化性溃疡。但在不同国家和地区，其发病率有较大差异。消化性溃疡在我国人群中的发病率尚无确切的流行病学调查资料。本病可见于任何年龄，以 20～50 岁居多，男性多于女性[（2～5):1]，临床上十二指肠溃疡多于胃溃疡，两者之比约为 3:1。

消化性溃疡的发病机制主要与胃、十二指肠黏膜的损伤因素和黏膜自身防御–修复因素之间失衡有关。其中，Hp 感染、NSAID 和阿司匹林的广泛应用是引起消化性溃疡最常见的损伤因素，胃酸和（或）胃蛋白酶引起黏膜自身消化亦是导致溃疡形成的损伤因素。其他药物，如糖皮质激素、部分抗肿瘤药物和抗凝药的广泛使用也可诱发消化性溃疡，亦是上消化道出血不可忽视的原因之一。尤其应重视目前已广泛使用的抗血小板药物，其亦能增加消化道出血的风险，如噻吩吡啶类药物氯吡格雷等。吸烟、饮食因素、遗传、应激与心理因素、胃十二指肠运动异常等在消化性溃疡的发生中也起一定作用。

中上腹痛、反酸是消化性溃疡的典型症状，可呈周期性、节律性发作。胃溃疡的腹痛多发生于餐后 0.5～1.0 小时，而十二指肠溃疡的腹痛则常发生于空腹时。近年来由于检查手段的发展以及抗酸剂和抑酸剂等的广泛使用，症状不典型的患者日益增多。由于 NSAID 和阿司匹林有较强的镇痛作用，临床上 NSAID 溃疡以无症状者居多，部分以上消化道出血为首发症状，或表现为恶心、畏食、食欲缺乏、腹胀等消化道非特异性症状。

消化性溃疡的主要并发症包括上消化道出血、穿孔和幽门梗阻等。胃镜检查是诊断消化性溃疡最主要的方法。对消化性溃疡应常规做尿素酶试验、组织学检测或核素标记 ^{13}C 或 ^{14}C 呼气试验等，以明确是否存在 Hp 感染。细菌培养可用于药物敏感试验和细菌学研究。血清抗体检测只适用于人群普查，因其不能分辨是否为现症感染，故亦不能用于判断 Hp 根除治疗是否有效。国际共识认为，粪便抗原检测方法的准确性与呼气试验相似。

消化性溃疡的治疗包括一般治疗与药物治疗。一般治疗包括戒烟、戒酒、注意饮食、休息等。消化性溃疡的药物治疗主要包括抑酸治疗、抗 Hp 治疗、其他药物治疗、NSAID 溃疡的防治、消化性溃疡并发出血的治疗、消化性溃疡的复发及预防，药物主要有 PPI、H_2 受体拮抗剂、抗菌药物、胃黏膜保护剂、益生菌、中医药等。

二、慢性胃炎

慢性胃炎（chronic gastritis）是指多种原因引起的胃黏膜慢性炎症和（或）腺体萎缩性病变。由于多数慢性胃炎患者无任何症状，因此难以获得确切的患病率。

慢性胃炎的病因主要与幽门螺杆菌感染密切相关。我国成年人的感染率比发达国家明显增高，感染阳性率随年龄增长而增加。胃窦炎患者感染率一般为 70%～90%。其他原因如长期服用损害胃黏膜的药物，主要为非甾体抗炎药，如阿司匹林、吲哚美辛等。十二指肠液反流，其中胆汁、肠液和胰液等可减弱胃黏膜屏障功能，使胃黏膜发生炎症、糜烂和出血，并使胃腔内 H^+ 反弥散至胃黏膜内，刺激肥大细胞，促进组胺分泌，引起胃壁血管扩张、炎性渗出而使慢性炎症持续存在。此外，口鼻咽部慢性感染灶、酗酒、长期饮用浓茶、咖啡等以及胃部深度 X 线照射也可致胃炎。我国胃炎多以胃窦损伤为主，炎症持续可引起腺体萎缩和肠腺化生。慢性胃炎的发病常随年龄增长而增加。胃体萎缩性胃炎常与自身免疫损害有关。

多数慢性胃炎患者无任何症状，有症状者主要为消化不良，且为非特异性；消化不良症状的有无和严重程度与慢性胃炎的内镜所见及胃黏膜的病理组织学分级无明显相关性。

慢性胃炎的分类尚未统一，一般基于其病因、内镜所见、胃黏膜病理变化和胃炎分布范围等相关指标进行分类。基于病因可将慢性胃炎分成 H.pylori 胃炎和非 H.pylori 胃炎两大类。基于内镜和病理诊断可将慢性胃炎分成萎缩性和非萎缩性两大类。基于胃炎分布可将慢性胃炎分为胃窦为主胃炎、胃体为主胃炎和全胃炎三大类。

慢性胃炎的治疗应尽可能针对病因，遵循个体化原则。治疗目的是去除病因、缓解症状和改善胃黏膜炎性反应。

（1）Hp 阴性的慢性非萎缩性胃炎无需特殊治疗。

（2）Hp 阳性的慢性胃炎有胃黏膜萎缩、糜烂或消化不良症状者，推荐根除 Hp。

（3）有胃黏膜糜烂和（或）以反酸、上腹痛等症状为主者，可根据病情或症状严重程度选用抑酸剂、H_2 受体拮抗剂或质子泵抑制剂（PPI）。根据患者症状可选用促动力药、消化酶制剂等。

（4）上腹饱胀、恶心或呕吐等为主要症状者可用促动力药，而伴胆汁反流者则可应用促动力药和（或）有结合胆酸作用的胃黏膜保护剂。

（5）具有明显的进食相关的腹胀、纳差等消化不良症状者，可考虑应用消化酶制剂。

（6）有明显精神心理因素的慢性胃炎患者可用抗抑郁药或抗焦虑药。中医药可用于慢性胃炎的治疗。

药物治疗：①抗酸药物。包括各类弱碱性物质及各种复方制品，如复方氢氧化铝、铝碳酸镁等，特点是作用快而强。②解痉药。当胃炎导致胃痉挛性疼痛时可适当选用抗胆碱药物，如颠茄、阿托品、山莨菪碱、匹维溴铵等。③胃黏膜保护药。主要作用是促进黏液分泌、细胞再生，稳定细胞膜，增加内源性前列腺素 E。④根除 Hp 治疗。Hp 感染是慢性胃炎的重要致病原因之一，根除 Hp 治疗有利于慢性胃炎的恢复。虽然 Hp 是慢性胃炎的重要致病因素，但根除治疗后其症状缓解率只有 30%左右。⑤促动力药。动力失调与慢性胃炎互为因果，促进胃排空有利于改善胃炎症状和防止复发。⑥抑酸治疗。慢性胃炎患者胃酸可增高或降低，有明显反酸症状者，适当抑制胃酸分泌有利于减轻胃黏膜的损伤和炎症的修复。⑦助消化药物。当腺体萎缩，胃黏膜屏障作用减退，胃酸、消化酶分泌减弱，致胃化学性消化功能减退，如胀满，使用消化酶类药物，可协助改善消化不良症状。胃消化酶分泌减少可适当配合消化酶制剂。

三、慢性腹泻

腹泻（diarrhea）指排便次数增多，粪质稀薄，或带有黏液、脓血或未消化的食物。如排便次数超过一日 3 次，或每天粪便总量大于 200g，其中粪便含水量大于 85%，则可认为是腹泻。腹泻可分为急性与慢性两种，病程超过 2 个月者属慢性腹泻。

腹泻的发病机制及病因相当复杂，涉及多种病理生理机制包括免疫、神经及内分泌系统，共同调节黏膜通透性、跨膜离子转运、肠道动力及黏膜血流和代谢，当上述调节功能障碍时，就会出现腹泻症状。慢性腹泻常见的病因主要有：慢性肠道感染性疾病、肠道炎症性疾病、肠道肿瘤、内分泌肿瘤、消化不良和吸收不良、动力障碍性腹泻以及药源性腹泻等。

慢性腹泻的药物治疗应针对病因，但相当部分的腹泻需要根据其病理生理特点给予对症支持治疗。对于感染性腹泻需要根据病原体进行治疗。乳糖不耐受症和麦胶性肠病需分别剔除食物中的乳糖或麦胶类成分。高渗性腹泻应停食高渗的食物或药物。胆盐重吸收障碍引起的腹泻可用考来烯胺吸附胆汁酸而止泻。治疗胆汁酸缺乏所致的脂肪泻，可用中链脂肪代替日常食用的长链脂肪等。对症治疗首先要纠正腹泻所引起的水、电解质及酸碱平衡失调。对严重营养不良者，应给予营养支持。严重的非感染性腹泻可用止泻药。也可酌情使用微生态调节制剂。

四、便秘

便秘（constipation）是一种（组）症状，表现为排便困难和（或）排便次数减少、粪便干硬。排便困难包括排便费力、排出困难、排便不尽感、肛门直肠堵塞感、排便费时和需辅助排便。排便次数减少指每周排便少于 3 次。国内一项流行病学调查结果显示，便秘的症状谱以排便费力最为常见（76%），其他症状依次为排便次数减少（65%）、排便不尽感（54%）、硬便（52%）、肛门直肠堵塞感（36%）和需辅助排便（18%）。我国幅员辽阔、民族众多，各地文化和人口学特征有明显不同，慢性便秘的患病率也存在一定差异，成人慢性便秘的患病率为 4%～10%。慢性便秘患病率随年龄增长而升高，70 岁以上人群慢性便秘的患病率达 23%，80 岁以上可达 38%，在接受长期照护的老年人中甚至高达 80%。另外，女性的患病率明显高于男性。

慢性便秘的病因包括功能性、器质性和药物性便秘。慢性便秘根据病因可进一步分为原发性便秘（也称特发性便秘或功能性便秘）和继发性便秘。功能性疾病所致便秘主要由于结肠、直肠肛门的神经平滑肌功能失调所致，包括功能性便秘、功能性排便障碍和便秘型肠易激综合征等。继发性便秘与多种因素有关，主要是器质性疾病和药物相关的原因。引起便秘的器质性疾病主要包括代谢性疾病、神经源性疾病、结肠原发疾病（如结肠癌）等。药物性便秘主要由抗胆碱能药物、阿片类药、钙离子通道阻滞剂、抗抑郁药、抗组胺药、解痉药、抗惊厥药等诱发。在治疗便秘中首先要解决器质性疾病或药物相关因素的原因，因此仔细询问病史，以及行相关实验室检查排除器质性和药物性因素相关的便秘十分重要。

慢性便秘的诊断主要基于症状，可借鉴功能性便秘罗马Ⅳ标准，排便次数采用自发排便次数进行计数。便秘治疗的目的是缓解症状，恢复正常肠道动力和排便生理功能。因此，总的治疗原则是个体化综合治疗。如对于器质性疾病继发的便秘，应重视器质性疾病的诊断及治疗，可同时对便秘症状给予相应处理。对于无报警症状（如消瘦、贫血、便血、腹痛、腹部包块等）以及全身其他器质性疾病存在的证据或经过检查除外相关器质性疾病而诊断为功能性便秘者，治疗原则是首先对患者进行科学的生理管理，培养良好的精神、心理状态，合理的膳食结构和良好的排便习惯。除特殊情况，如冠心病不能用力排便者或有痔出血风险者，一般不首先使用泻药，更不能滥用泻药。对于以上科学的生理管理仍不能解除便秘的患者，可选择药物治疗。

五、功能性消化不良

功能性消化不良（functional dyspepsia，FD）是消化内科日常临床诊疗中最常见的一组临床综合征，指位于上腹部的一个或一组症状，主要包括上腹部疼痛、上腹部烧灼感、餐后饱胀感及早饱，也包括上腹部胀气、嗳气、恶心和呕吐等慢性消化不良症状，但不能用器质性、系统性或代谢性疾病等来解释产生症状的原因。欧美国家流行病学调查显示，普通人群中有消化不良症状者占 19%～41%，我国调查资料显示，功能性消化不良占胃肠病专科门诊患者的 50%左右。

目前认为多种因素共同参与功能性消化不良的发病过程，这些因素包括以胃排空延迟和容受性舒张功能下降为主要表现的胃十二指肠动力异常、内脏高敏感、胃酸、幽门螺杆菌感染、精神心理因素和遗传、饮食、生活方式等。①胃十二指肠运动功能紊乱和内脏高敏感是 FD 的重要病理生理学机制。胃十二指肠运动功能紊乱主要表现为胃排空延迟和胃容受性舒张功能下降。与健康人相比，FD 患者胃排空时间显著延长，FD 人群中存在胃排空延迟的比例接近 40%。胃容受性舒张是指进食后胃底反射性扩张以容纳食物，保证食物在胃内得到充分消化。相当比例的 FD 患者胃容受性舒张功能下降。FD 患者对机械扩张表现为高敏感反应，可能是餐后腹痛、嗳气、恶心、饱胀等消化不良症状的重要原因。②部分 FD 患者的症状可能与胃酸、Hp 感染等因素有关。作为胃内局部环境的重要影响因素，胃酸和幽门螺杆菌在 FD 的发病中可能有一定作用。与健康人相比，FD 患者对酸的清除能力下降，十二指肠 pH 值更低，酸暴露时间更长，十二指肠酸化可导致近端胃松弛、对扩张的敏感度增加并抑制胃容受性舒张功能，从而导致消化不良症状的产生。FD 患者感染 Hp 率较高。Hp 可能通过影响胃部炎性反应、胃酸分泌、胃肠激素等途径引起 FD 症状。多项 Meta 分析显示，与安慰剂相比 Hp 根除治疗可改善部分 FD 患者的消化不良症状。③精神心理因素与 FD 的发病密切相关。与健康人相比，FD 患者焦虑、抑郁评分更高，经历的应激生活事件也更多、更严重。抗焦虑、抗抑郁治疗对部分 FD 患者的症状有显著的缓解作用。④FD 的发病可能有遗传、饮食、生活方式等因素的参与。某些特定饮食习惯、生活方式可能与 FD 症状的发生或加重相关。研究发现碳酸饮料、牛奶、洋葱等可能与腹胀症状相关，而咖啡、巧克力、辣椒等食物摄入可能与胃灼热症状有关。

FD 的诊断评估内容包括病史、体格检查、实验室检查以及内镜评估，以排除可导致这些症状的器质性/结构性疾病。根据罗马Ⅳ标准，功能性消化不良定义为存在下列 1 种或 1 种以上症状：餐后饱胀、早饱、上腹疼痛或上腹烧灼感；并且没有可解释这些症状的结构性病变证据（包括上消化道内镜检查）。

FD 的治疗主要以缓解症状、提高患者的生活质量为主要目的。遵循综合治疗和个体化治疗的原则。要帮助患者认识、理解病情，指导其改善生活方式、调整饮食结构和习惯、去除与症状相关的可能发病因素，提高患者应对症状的能力。药物治疗主要有三大类：胃酸分泌抑制剂、促胃肠动力药、根除 Hp 药。胃酸分泌抑制剂和促胃肠动力药多为经验性治疗时的首选药物。此外，精神心理治疗对伴有焦虑抑郁的功能性消化不良患者以及消化酶辅助治疗FD 患者也有效。

第 2 节　消化系统疾病治疗药物的分类与作用机制

一、抗酸药

抗酸药是一类能中和胃酸、降低胃内容物酸度，迅速缓解胃灼热、疼痛等症状的弱碱性无机化合物。此类药物的作用特点是作用时间短，服药次数多。抗酸药一般分为两类：①吸收性抗酸药：此类药物（如碳酸氢钠）经口服后，除在胃内中和胃酸外，尚易被肠道吸收而引起碱血症，因此还可用于酸血症和碱化尿液。②非吸收性抗酸药：此类药物含有难吸收的阳离子，口服后只能直接中和胃酸而不被胃肠道吸收。有些胶体制剂（如氢氧化铝凝胶、三硅酸镁）除能中和胃酸外，尚能在溃疡面上形成一层保护性薄膜，减少胃酸和胃蛋白酶对溃疡面的腐蚀和消化作用。

二、抑酸药

抑酸药是指能通过各种机制抑制胃酸分泌的药物。人类胃壁细胞生成并分泌 H^+，在壁细胞膜上存在 3 种促胃酸分泌的受体，即组胺-2（H_2）受体、乙酰胆碱受体和促胃泌素受体。拮抗其中任何一个受体都可抑制胃酸分泌。通常情况下，这些受体接受相应的刺激后会促使细胞内 cAMP 水平增加，通过激活蛋白激酶而活化碳酸酐酶，从而使细胞内 H_2CO_3 形成 H^+ 和 HCO_3^-。H^+ 在壁细胞内经质子泵，即 H^+,K^+-ATP 酶排泌到腺腔内并进入胃囊。前列腺素可抑制 H^+ 的产生。当分泌的 H^+ 增加时，胃囊内即形成高酸状态，而出现临床症状甚至相关疾病。药物能通过各种机制抑制 H^+ 的产生和分泌，可分为以下几类：①H_2 受体拮抗药：此类药物通过选择性抑制 H_2 受体而减少胃酸分泌，降低胃酸和胃蛋白酶活性，如西咪替丁、雷尼替丁、法莫替丁、尼扎替丁等。②PPI：系通过特异性地作用于胃黏膜壁细胞，降低细胞中 H^+,K^+-ATP 酶的活性，从而抑制胃酸分泌的一类药物，如奥美拉唑、泮托拉唑、兰索拉唑、雷贝拉唑、艾司奥美拉唑等。③选择性抗胆碱药：此类药物对胃壁细胞的毒蕈碱受体有高度亲和性，可选择性地抑制胃酸分泌，而对其他部位的胆碱能受体作用微弱，如哌仑西平。④胃泌素受体拮抗药：如丙谷胺，由于与胃泌素组成相似，可竞争性地拮抗胃泌素的作用，抑制胃酸分泌。

三、H₂ 受体拮抗剂

H₂ 受体拮抗剂（H₂ receptor antagonist，H₂RA）可通过阻断 H₂ 受体减少胃酸分泌，尤其是可以非常有效地抑制夜间基础胃酸分泌，对促进溃疡愈合具有非常重要的意义。H₂ 受体拮抗剂可减轻 GERD 患者的症状，治疗功能性消化不良，能够促进 NSAID 相关性溃疡的愈合，尤其是十二指肠溃疡。高剂量 H₂ 受体拮抗剂可用于治疗卓-艾综合征，但更倾向于使用质子泵抑制药。

四、质子泵抑制剂

质子泵抑制剂（proton pump inhibitor，PPI）通过阻断胃壁细胞上的质子泵而抑制胃酸分泌。本类药物都属于弱酸性的苯并咪唑类化合物，pK_a 约为 4。此类药物为前体药物，其激活需要酸性环境。在酸性的壁细胞分泌小管内，转化为次磺酸和亚磺酰胺。后者与 H^+,K^+-ATP 酶 α 亚单位的巯基共价结合使酶失活，减少胃酸分泌。由于：①H^+,K^+-ATP 酶是胃酸分泌的最后环节，M 胆碱受体、胆囊收缩素受体、H₂ 受体和胃泌素受体兴奋最终都是通过激活 H^+,K^+-ATP 酶而增加胃酸分泌，PPI 对各种因素引起的胃酸分泌均有抑制作用；②PPI 体内活性代谢产物与质子泵的结合牢固不可逆。因此，PPI 抑制胃酸分泌的作用强大（可使胃酸分泌减少 80%～95%）而持久（24～48 小时），尽管它们的血浆半衰期仅为 0.5～2 小时。抑制 H^+,K^+-ATP 酶是最直接最有效的抑制胃酸分泌的手段。本类药物使胃内 pH 升高，可反馈性地使胃黏膜中的 G 细胞分泌胃泌素，从而使血中胃泌素水平升高。由于本类药对组胺、五肽胃泌素等刺激引起的胃酸分泌亦有明显抑制作用，所以继发性胃泌素水平升高并不显著影响其抑制胃酸分泌效果。此外，本类药物还使胃蛋白酶的产生减少，对胃黏膜有显著的保护作用；体内、外实验证明此类药物对幽门螺杆菌有抑制作用。临床上用于消化性溃疡、反流性食管炎、幽门螺杆菌感染、上消化道出血、卓-艾综合征和非甾体类抗炎药所致的胃溃疡。

五、其他抑酸药

其他抑酸药主要是抗毒蕈碱类和抗胃泌素类，如盐酸哌仑西平。抗胃泌素类有降低胃酸分泌的作用，而抗毒蕈碱类不仅可以抑制胃酸，而且可以抑制胃蛋白酶分泌，更有意义的是其可以降低胃蠕动，减慢胃的排空，因而适于治疗十二指肠溃疡，以减轻疼痛并增加抗酸药的中和效能，但不宜用于治疗胃溃疡。

六、胃黏膜保护剂

胃黏膜保护剂是预防和治疗胃黏膜损伤、保护胃黏膜、促进组织修复和溃疡愈合的药物。胃黏膜保护剂的主要作用机制：①增加胃黏膜血流；②增加胃黏膜细胞黏液和碳酸氢盐的分泌；③增加胃黏膜细胞前列腺素的合成；④增加胃黏膜和黏液中糖蛋白的含量；⑤增加胃黏膜和黏液中磷脂的含量，从而增加黏液层的疏水性。胃黏膜保护剂种类很多，有的还兼有一定的抗酸作用和杀灭幽门螺杆菌的作用：①胶体铋剂：此类药物具有胶体特性，可在胃黏膜上形成牢固的保护膜，并通过铋离子对幽门螺杆菌的杀灭作用而发挥抗溃疡作用，如枸橼酸铋钾、胶体果胶铋等。②前列腺素及其衍生物：此类药物有强大的细胞保护作用，并能通过降低细胞 cAMP 水平而减少胃酸分泌，从而发挥抗溃疡作用。③其他：硫糖铝、甘草锌、替普瑞酮、吉法酯等，分别通过不同机制保护胃黏膜，促进溃疡愈合。

对于老年人消化性溃疡、难治性溃疡、巨大溃疡和复发性溃疡，建议在抑酸、抗 Hp 治疗的同时，联合应用胃黏膜保护剂，可提高消化性溃疡的愈合质量，有助于减少溃疡的复发。胃黏膜保护剂可增加前列腺素合成、清除并抑制自由基、增加胃黏膜血流等作用，对 NSAID 相关溃疡有一定的治疗作用。

七、助消化药

助消化药多为消化液中成分或促进消化液分泌的药物，能促进食物消化，用于消化不良、消化道功能减弱等。

胃蛋白酶（pepsin）来自动物胃黏膜。胃蛋白酶常与稀盐酸同服，辅助治疗胃酸及消化酶分泌不足引起的消化不良和其他胃肠疾病。本药不能与碱性药物配伍。

胰酶含蛋白酶、淀粉酶、胰脂酶。口服用于消化不良。

乳酶生（lactasin）为干燥的活乳酸杆菌制剂，能分解糖类产生乳酸，提高肠内容物的酸性，抑制肠内腐败菌繁殖，减少发酵和产气。用于消化不良、腹泻及小儿消化不良性腹泻。不宜与抗菌药或吸附药同时服用，以免降低疗效。

复方阿嗪米特含阿嗪米特（azintamide）、胰酶、二甲硅油及纤维素酶。阿嗪米特为一种强效促进胆汁分泌的药物，它不仅可增加胆汁分泌量，而且可以增加胰酶的分泌量。二甲硅油可改变气体表面的张力，使气泡破裂融合易于排出，以消除腹部胀气。该制剂具有促进胆汁分泌、补充多种消化酶、减少肠腔气体等多重作用，主要用于因胆汁分泌不足或消化酶缺乏而引起的消化不良，对各种消化不良症状的总有效率较高。

八、促动力药

促动力药是促使胃肠道内容物向前移动的药物。胃动力低下时，胃内容物排空延迟，可引起许多胃肠疾病，表现为恶心、呕吐、胃灼热、餐后不适及消化不良等，并可引起胃食管反流等。促动力药根据作用机制可分为 M 胆碱受体激动药、胆碱酯酶抑制药、多巴胺 D_2 受体拮抗药、5-HT$_4$ 受体激动药。其中 M 胆碱受体激动药和胆碱酯酶抑制药可增强胃肠动力，但不能产生胃与十二指肠的协调活动以增加有效胃排空，且同时还会增加涎液、胃液、胰液的分泌。多巴胺 D_2 受体拮抗药可增加食管下部括约肌的张力，增加胃收缩力，改善胃十二指肠蠕动的协调性，促进胃排空。5-HT$_4$ 受体激动药增加食管下部括约肌的张力，增强胃收缩力并且增加胃、十二指肠的协调性。临床上以多巴胺 D_2 受体拮抗药和 5-HT$_4$ 受体激动药应用较多。

九、止泻药

止泻药为治疗腹泻的对症治疗药。主要通过减少肠蠕动或保护肠道免受刺激而达到止泻效果。根据作用机制，可分为吸附药和收敛药、抗动力药、抗分泌药。①吸附药和收敛药：有吸附肠道毒素和保护肠黏膜的作用，如蒙脱石、活性炭、鞣酸蛋白等；②抗动力药：可抑制肠道平滑肌收缩，减少肠蠕动，如洛哌丁胺、地芬诺酯等；③抗分泌药：抑制肠道分泌，能减轻腹泻患者的腹泻、恶心、腹痛等症状，如脑啡肽酶抑制剂卡多曲等。

十、泻药

泻药是刺激肠蠕动、软化粪便、润滑肠道促进排便的药物。临床主要用于治疗功能性便秘。按作用机制分为渗透性泻剂、容积性泻剂、刺激性泻剂和润滑性泻剂。①渗透性泻剂：渗透性泻剂主要通过将身体的水分吸到肠道或防止大便中的水分被吸收来增加肠道中的水分。代表药有乳果糖、聚乙二醇等。其中乳果糖是肠道不吸收的双糖，可以降低粪便 pH，抑制产氨细菌的增殖，因而可以用于肝性脑病。聚乙二醇是无活性的乙二醇多聚体，在胃肠道中不被吸收，通过增加局部渗透压，使水分保留在结肠肠腔内。②容积性泻剂：容积性泻剂主要通过增加粪便量，刺激肠蠕动，从而缓解便秘症状，对粪便干结为主者效果较好，但药物一般需要几天才能发挥作用。代表药物如小麦纤维素颗粒、欧车前亲水胶等。③刺激性泻剂：也称接触性泻药，主要作用是刺激结肠推进性蠕动，产生泻下作用。包括比沙可啶、酚酞、蒽醌类药物和蓖麻油等。酚酞又称果导，口服后与碱性肠液反应，形成可溶性钠盐，具有刺激肠壁的作用，同时也抑制水分的吸收。比沙可啶，与酚酞同属二苯甲烷类刺激性泻药，口服或直肠给药后，转换成有活性的代谢物，在结肠产生较强刺激作用。刺激性泻剂能够增加肠道蠕动，常引起腹痛，肠梗阻患者应禁用。④润滑性泻剂：滑润性泻剂是通过局部滑润并软化粪便而发挥作用。代表药主要有甘油和液体石蜡。甘油由于高渗压刺激肠壁引起排便反应，并有局部润滑作用，数分内引起排便。液体石蜡不被肠道消化吸收，产生滑润肠壁和软化粪便的作用，使粪便易于排出。

十一、微生态制剂

微生态制剂（microecologics）亦称为微生态调节剂，是根据微生态学原理，通过调整微生态平衡，对宿主产生健康效益的一种制剂。微生态制剂可分为三类，即益生菌（probiotics）、益生元（prebiotics）和合生元（synbiotics）。国际上将益生菌定义为一种适量摄入后对宿主有益的活微生物，其制剂包括活菌体、死菌体、菌体成分及其代谢产物。益生元是通过调节微生物群，对宿主产生健康效益的一种无活性的食物成分。绝大多数益生元包含非淀粉类寡糖和果糖，常被用作食品添加剂。目前常用的益生元包括菊粉、低聚果糖、低聚半乳糖、乳果糖等。合生元是益生菌与益生元的混合制剂。

微生态制剂与消化系统疾病密切相关。目前已有较多研究益生菌被用于抗菌药物相关性腹泻、急性感染性腹泻、慢性便秘、炎症性肠病、肠易激综合征、幽门螺杆菌、非酒精性脂肪性肝病、肝性脑病的预防与治疗。微生态制剂种类繁多，以双歧杆菌属和乳杆菌属应用最为广泛。

第 3 节 运动对消化系统疾病的影响[1]

一、消化道肿瘤

运动对预防消化道肿瘤有一定的作用，并且对改善消化道肿瘤的症状及预后有一定的益处[2-4]。

既往研究报道经常运动的人群较不运动的人群,消化道肿瘤尤其是大肠癌的发病率显著下降。其机制可能与运动可促进肠道蠕动,减少致癌物质与肠黏膜的接触相关。并且运动可影响人的免疫功能,胰岛素、TG 及自由基清除酶的活性,而这些在大肠癌的发病中也起到一定的作用。

运动对改善消化道肿瘤的症状和预后有一定的益处[2]。既往的研究表明运动对癌症相关性症状如疼痛、疲劳、乏力及不良情绪有改善作用。癌症相关性疼痛是消化道肿瘤最常见的症状,适当的体育锻炼可作为治疗疼痛的一种持续性替代或补充治疗方案。癌症相关性疲劳是消化道肿瘤患者另一个常见症状。引起疲劳的原因可能与机体免疫系统下调、代谢失衡有关,尤其是一些患者由于消化道肿瘤进食减少,蛋白消耗,出现低蛋白血症、电解质紊乱更容易引发疲劳乏力,并且与肿瘤坏死因子的增加相关。有研究表明与药物、营养及心理干预等措施相比,运动在减轻疲劳方面也有显著作用[4],但其具体机制尚不明确。运动还可以改善患者的不良情绪,如缓解焦虑及抑郁,提高患者的生活质量。此外,运动在提高患者的生存率方面也有一定的作用。研究表明与常规组相比,运动干预组患者血浆胰岛素及肿瘤坏死因子水平下降,患者的中位生存期延长。

二、便秘

运动不仅能预防功能性便秘,并且也是功能性便秘综合治疗中的一部分。

运动可以促进肠道的蠕动,腹肌收缩可以增加结肠压力,这些也可减少便秘发生。在治疗功能性便秘上,体育锻炼结合膳食纤维的摄入可以增加排便次数,缓解症状,减少泻药的使用或用量。

三、胆囊结石

既往的研究表明缺乏运动可能是引发胆囊结石的危险因素之一[5]。体育锻炼与防止胆石症的发生呈明显的剂量-反应关系。其机制可能与运动减少胆固醇分泌、促进胆囊和肠管运动相关。此外,体育锻炼还可影响与胆固醇性胆石症形成有关的因素如葡萄糖耐量、血清胰岛素和 TG 水平、缩胆囊素分泌等。

四、消化系统其他疾病

剧烈的运动可以引起胃肠道症状,如恶心、呕吐等。其机制可能是,运动时胃肠道所需的血流首先供给了皮肤和骨骼肌。在最大运动强度时,内脏血流量可减少 80%,所以胃肠黏膜血流也明显减少。并且运动后仍能发现抗胰蛋白酶和溶菌酶含量增加,表明可能炎症反应导致了局部黏膜损害。然而恰当的体育锻炼对胃肠道可能有保护作用。既往研究表明每周至少参加 3 次体育锻炼的受试者,其胃肠道出血的相对危险性较低。也有研究发现,合理的体育锻炼可改善消化性溃疡部位的微循环,促进消化性溃疡的愈合。

•参考文献•

［1］钱可大，昂健. 体育运动和体育锻炼对消化系统及消化系统疾病的影响［J］. 浙江医学，2002，24（5）：
315-317.

［2］韩文峰，魏航之，李诗鹏，等. 运动干预改善消化道肿瘤相关症状及预后的 meta 分析［J］. 华南国防
医学杂志，2019，33（03）：54-61.

［3］Morey MC, Snyder DC, Sloane R, et al. Effects of home-based diet and exercise on functional outcomes
among older, overweight long-term cancer survivors: RENEW: a randomized controlled trial［J］. JAMA, 2009,
301 (18): 1883-1891.

［4］Mustian KM, Alfano CM, Heckler C, et al. Comparison of Pharmaceutical, Psychological, and Exercise
Treatments for Cancer-Related Fatigue. A Meta-analysis［J］. JAMA Oncol, 2017, 3 (7): 961-968.

［5］扎西措姆，李仁勇，金峰，等. 超重、运动、吸烟、饮酒与西藏人群胆囊结石患病风险的横断面调查研
究［J］. 中华临床医师杂志（电子版），2011，05（2）：431-434.

第 4 节　消化系统疾病治疗药物的运动药理学

Keum N[1]等研究了身体活动类型和强度与消化系统癌症风险的关系。该研究探讨了身体
活动与消化系统癌症风险之间的关系，包括运动量、类型（有氧运动 vs 抵抗）和强度。该项
研究前瞻性随访了从 1986 年到 2012 年健康卫生系统中的 43479 名男性。在登记时，符合条
件的参与者年龄为 40 岁或 40 岁以上、没有癌症、并有身体活动。每 2 年周期的随访率超过
90%。总活动量以代谢当量任务（MET）表示（活动量-小时/周）。结果显示高活动量人群消
化系统癌症发生风险更低。有氧运动对消化系统癌症尤其有益，观察到的最佳效果约为每周
30MET-小时/周。此外，只要有氧运动达到相同的 MET-小时水平，无论有氧运动的强度如
何，风险降低的程度都是相似的。因此，身体活动与男性消化系统癌症，尤其是消化道癌症
的风险呈负相关。观察到的最佳效果是任何强度的有氧运动，其能量消耗相当于以平均速度
每周约步行 10 小时。

•参考文献•

［1］Keum N, Bao Y, Smith-Warner SA, et al. Association of Physical Activity by Type and Intensity With
Digestive System Cancer Risk［J］. JAMA Oncology, 2016, 2 (9): 1146-1153.

第 5 节　消化系统疾病患者的运动处方

一、消化系统肿瘤

消化系统肿瘤患者根据自身疾病的轻重及治疗方案的不同，所采取的运动方式应量力而

行、因人而异[1]。

运动形态为基本运动，频率因人而异，但建议每周至少进行一次有氧运动，强度为感觉微喘，运动类型可以为快走、骑车或游泳等。确诊消化道肿瘤，根据具体的病情，是否手术、是否存在贫血、是否存在纳差等临床表现，制定不同的运动处方，并且运动尽可能安排在饭后1～2小时；运动宜循序渐进，感到疲劳就及时停止，做适当调整。

二、功能性便秘

一定强度的运动有助于改善功能性便秘。运动形态为基本运动，频率为每天，建议每天2次，强度至出汗；运动类型可以选取做操、快走、骑车等。运动安排在饭后1～2小时[2]。

· 参考文献 ·

［1］ 韩文峰，魏航之，李诗鹏，等. 运动干预改善消化道肿瘤相关症状及预后的 meta 分析［J］. 华南国防医学杂志，2019，33（03）：54－56.
［2］ 易惺钱，陈晓凡，乐毅敏，等. 运动疗法治疗老年性便秘疗效与安全性的系统评价［J］. 中国康复医学杂志，2016，31（4）：457－460.

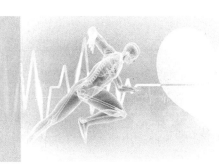

第 10 章
运动与脑血管病及治疗药物

第 1 节　脑血管病简介

脑血管病是一组致死率、致残率均较高的疾病，是导致人类死亡或致残的重要疾病之一[1]。在存活的脑血管病患者中，约有 3/4 的患者不同程度地丧失劳动能力。根据《中国脑卒中防治报告（2018)》，我国脑卒中呈现出高发病率、高致残率、高死亡率、高复发率、高经济负担五大特点，我国每 12 秒就有一人发生脑卒中，每 21 秒就有一人死于脑卒中。

一、脑血管病的分类

脑血管病是脑血管病变导致的脑功能障碍的一类疾病总称，患者常表现为语言感受和表达功能丧失、认知功能下降和意识水平降低等症状，可分为出血性脑血管病和缺血性脑血管病，具体分类如表 10-1 所示[2]。

表 10-1　中国脑血管病分类（2015）

顺序	类型	疾病种类
一	缺血性脑血管病	短暂性脑缺血发作 脑梗死（急性缺血性脑卒中） 脑动脉盗血综合征 慢性脑缺血
二	出血性脑血管病	蛛网膜下腔出血 脑出血 其他颅内出血
三	头颈部动脉粥样硬化、狭窄或闭塞 （未导致脑梗死）	
四	高血压脑病	
五	颅内动脉瘤	
六	颅内血管畸形	
七	脑血管炎	
八	其他脑血管病	
九	颅内静脉系统血栓形成	
十	无急性局灶性神经功能缺损症状的脑血管病	
十一	脑卒中后遗症	
十二	血管性认知障碍	
十三	脑卒中后情感障碍	

二、脑血管病的危险因素

脑血管病的危险因素分为可干预因素与不可干预因素，不可干预的危险因素包括年龄、性别、种族和家族遗传性等。随着年龄的增长，脑卒中的危险性持续增加；总体看，脑血管病的发病率男性高于女性，男女之比为（1.1～1.5）：1；有家族遗传史的人群患病率高于无家族遗传史的人群。可干预的一些主要危险因素包括高血压，心脏病尤其房颤、糖尿病、吸烟、酗酒、血脂异常、颈动脉狭窄等。高血压是脑出血和脑梗死最重要的危险因素；房颤是脑血管病的一个重要的危险因素，非瓣膜病性房颤的患者每年发生脑卒中的危险性为 3%～5%，约占血栓栓塞性脑血管病的 50%；其他类型心脏病包括扩张型心肌病、瓣膜性心脏病（如二尖瓣脱垂、心内膜炎和人工瓣膜）、先天性心脏病（如卵圆孔未闭、房间隔缺损、房间隔动脉瘤）、急性心肌梗死等，也增加血栓栓塞性脑卒中发生的危险；酒精可能通过多种机制导致脑卒中发病率增加，包括升高血压、导致高凝状态、心律失常、降低脑血流量等，脑血管病的危险因素如表 10-2 所示。

表 10-2　脑血管病的危险因素

危险因素	是否与运动相关
不可干预危险因素	与运动不相关
年龄	
性别	
种族	
家族遗传性	
可干预危险因素	
高血压	与运动相关
心脏病	与运动相关
糖尿病	与运动相关
吸烟	可能相关
酗酒	可能相关
血脂异常	与运动相关
肥胖	与运动相关
颈动脉狭窄	与运动相关
缺乏体育锻炼	与运动相关

第 2 节　脑血管病治疗药物的分类与作用机制

由于脑血管病的致死率和致残率都很高，其三级预防更应引起重视，包括一级预防、二级预防和三级预防，一级预防是指在发病前，通过改变不健康的生活方式，如吸烟、嗜酒以及不健康的饮食习惯等积极主动地控制各种危险因素，预防脑血管病的发生，进而降低发病率；二级预防是指对已发生过脑血管病的患者进行个体化的预防以防止复发，包括寻找首次发病原因，积极控制危险因素，如根据患者的具体情况，对患者高血压、糖尿病、冠心病、房颤等疾病进行治疗，也是防治脑血管病的关键；三级预防主要是促进功能恢复，提高生存质量，运动在三级预防中发挥重要作用[3]。脑血管病种类众多，本节主要介绍常见的脑血管病的药物治疗。

一、短暂性脑缺血发作

短暂性脑缺血发作（transient ischemic attack，TIA）是由颅内血管病变引起的一过性或短暂性、局灶性脑或视网膜的功能障碍。TIA 在老年人群中较为多见，男性患者多于女性。发病突然，持续时间短暂，发作持续时间一般为 10～15 分钟，多在 1 小时内，不超过 24 小时，发作后可完全恢复，不遗留神经功能缺损的相关体征，可反复发作。TIA 是脑卒中的高危因素，需对其进行积极治疗，治疗方案应尽可能个体化。

对 TIA 患者，尤其是反复发病的患者应首选抗血小板药物，如环氧化酶（COX）抑制剂阿司匹林 150mg/d；环核苷酸磷酸二酯酶抑制剂，如双嘧达莫；二磷酸腺苷（ADP）诱导的血小板聚集抑制剂，如噻氯匹定、氯吡格雷、普拉格雷等，使用噻氯匹定的患者可能出现中性粒细胞减少等严重不良反应，应引起注意。高危 TIA 患者应在发病 24 小时内启动双抗治疗，即阿司匹林 100mg/d、氯吡格雷 75mg/d（首日负荷剂量为 300mg）联合治疗，持续 21 天后可改成氯吡格雷单药 75mg/d，能显著降低 90 天内的脑卒中复发，但是不推荐使用三抗（阿司匹林、氯吡格雷和双嘧达莫）用于 TIA 的治疗[4]。

TIA 患者可能发生血液成分的改变，如纤维蛋白原含量明显增高，临床上对合并某些使血液处于高凝状态的疾病，如房颤或椎-基底动脉 TIA 患者可考虑进行抗凝治疗，若进行抗血小板治疗后仍频繁发作的患者也可考虑选用抗凝治疗或巴曲酶或降纤酶治疗，除此之外，TIA 患者还可进行外科治疗。

二、脑梗死

脑梗死是指因脑部血液循环障碍，缺血、缺氧所致的局限性脑组织的缺血性坏死或软化，主要原因有血管壁病变、血液成分和血液动力学改变等。多数患者在静态下急性起病，在活动过程中起病者以心源性脑梗死多见，部分患者在脑梗死发病前有 TIA 发作。临床表现主要取决于梗死灶的大小和部位，主要为局灶性神经功能缺损的症状和体征，如失语、共济失调、偏瘫、偏身感觉障碍等，部分可有头痛、呕吐、昏迷等全脑症状。

脑梗死的诊断和治疗应在发病时间、临床表现、病因及病理的基础上进行分型分期，综合全身状态，实施个体化治疗。按病程时间，可将脑梗死分为超急性期、急性期、恢复期和后遗症期。在超急性期和急性期制定积极、合理的治疗方案，采取治疗措施尤为重要。不同类型脑梗死在急性期应进行分型治疗，治疗方案不尽相同，如腔隙性脑梗死患者不宜脱水，主要治疗为改善循环；大、中梗死灶应积极抗脑水肿降颅压，防止脑疝的发生。治疗方案是在一般内科支持治疗的基础上，酌情选用改善脑循环、脑保护、抗脑水肿降颅压等措施。

支持治疗包括卧床休息、头部放平，对气道损害的患者给予气道支持和辅助通气，必要时吸氧，使患者体温维持在正常范围内，制定合理的营养与补液计划，预防感染和静脉血栓形成等。

脑梗死是脑组织缺血所致，恢复或改善缺血组织的灌注是脑梗死治疗的重心，以保持良好的脑灌注。临床常用的措施可归纳为下列几方面：

1. 溶栓治疗　大多数脑梗死是由血栓栓塞引起的颅内动脉闭塞，病变中心部位缺血坏死是不可逆性损害，但是及时恢复血流和改善组织代谢可以抢救梗死灶周围仅有功能改变的半暗带组织，避免进一步坏死。溶栓治疗前应评估患者情况，判断是否有溶栓的适应证和禁忌证，有需要溶栓的临床表征，且在溶栓的窗口期内的成年人患者，取得家属的知情同意后方可进行溶栓治疗。

溶栓常用的药物有：重组组织型纤溶酶原激活剂（rt-PA），0.9mg/kg（最大剂量 90mg），前 1 分钟先静脉推注 10%，其余剂量连续静脉滴注，60 分钟滴完；尿激酶，100 万～150 万IU，溶于 100～200ml 0.9%氯化钠注射液中，持续静脉滴注 30 分钟；对于链激酶，现已很少用于治疗缺血性脑卒中。血压升高而其他方面无静脉使用 rt-PA 溶栓禁忌证的患者，应当在溶栓前谨慎降压，将血压控制在收缩压＜180mmHg，舒张压＜105mmHg；静脉 rt-PA 溶栓治疗后 24 小时内血压应＜180/105mmHg。对于出血风险较高的患者，可以选择静脉给予低剂量 rt-PA，0.6mg/kg（最大剂量为 60g），其中 15%在前 1 分钟内静脉推注，剩余的 85%以输液泵形式进行静脉滴注，滴注时间持续 1 小时。由于基底动脉血栓形成的死亡率较高，溶栓治疗可能是有效的抢救患者生命的方法，因而对溶栓治疗的时间窗和适应证管理上可以适当放宽。

2. 降纤治疗　血栓栓塞是脑梗死最常见的病因，因此脑梗死急性期的血浆中纤维蛋白原和血液黏滞均出现增高。用于降纤治疗的巴曲酶可显著降低患者血液纤维蛋白原水平，且不良反应较轻；降纤酶也可有效地降低纤维蛋白原水平，改善神经功能，并降低脑卒中的复发率。但是若将纤维蛋白原降至 130mg/dl 以下，则会使出血倾向增加，因此，降纤治疗过程中应注意预防出血的发生，其他降纤治疗药物，如蚓激酶等在临床也有较多应用。

3. 抗血小板聚集治疗　患者在发病后 24～48 小时内即可使用阿司匹林进行抗血小板治疗，但是对于静脉使用 rt-PA 治疗的患者，通常需推迟到溶栓治疗 24 小时后方可使用阿司匹林。阿司匹林（50～300mg/d）或氯吡格雷（75mg/d）单药治疗均可以作为首选抗血小板的药物治疗方法，但是对于适合 rt-PA 静脉溶栓或机械取栓治疗的患者，不建议将抗血小板聚集治疗作为溶栓的替代治疗；在不具备阿司匹林或氯吡格雷治疗的条件时，西洛他唑可作为阿司匹林的替代药物用于脑梗死患者；替罗非班可用于桥接治疗或血管内治疗的围手术期用药，建议剂量 0.1～0.2μg/（kg·min），持续泵入不超过 24 小时。对于未接受静脉溶栓治疗的轻型脑卒中患者，建议在发病 24 小时内启动双重抗血小板治疗即阿司匹林 100mg/d 联合氯吡格雷 75mg/d（首日负荷剂量为 300mg），或阿司匹林 100mg/d，能显著降低 90 天的脑卒中复发率。

4. 抗凝治疗　一般情况下，不推荐急性脑梗死患者常规立即使用抗凝剂，溶栓治疗 24 小时内也不建议使用抗凝剂，但是心源性脑梗死患者、易栓症患者等在无出血倾向、严重肝肾疾病、血压＞180/100mmHg 等禁忌证时可选择普通肝素（unfractionated heparin，UFH）、低分子肝素（low molecular weight heparin，LMWH）、华法林等进行抗凝治疗，预防脑梗死的复发。

大面积脑梗死患者合并脑水肿和颅内压增高的风险较高，可选择渗透性药物如高渗盐水、甘露醇等进行治疗，并抬高床头，短暂适度地过度换气。神经保护剂也是脑梗死患者治疗过程中常用的药物，常用的有胞磷胆碱、依达拉奉、CCB 等，使用神经保护剂可能减少细胞损伤、加强溶栓效果，或者改善脑代谢；此外，还有外科治疗、血管内介入治疗、中药治疗、亚低温治疗、高压氧疗、康复治疗等治疗方法。

三、脑出血

脑出血是指非外伤性脑实质内的出血，是急性脑血管病中死亡率最高的疾病。脑 CT 扫描是诊断脑出血最有效、最迅速的方法。脑出血的治疗主要是对有指征者应及时清除血肿、积极降低颅内压、保护血肿周围脑组织。

一般情况下，脑出血患者应卧床休息 2～4 周，避免情绪波动及血压升高，保持呼吸道通畅，便秘者可选用缓泻剂，采取上述措施以避免血管压力的变化，并根据患者的情况采取吸氧、鼻饲、预防感染等措施，严密监测患者的意识、瞳孔大小、血压、呼吸等生理状态的改变，有条件时应对昏迷患者进行监护。过度烦躁不安的患者可适量使用镇静药。

高血压是脑出血的重要危险因素之一，但是现在对于脑出血患者血压的控制并无一定的标准，应综合考虑患者的年龄、有无高血压病史、有无颅内压增高、出血原因、发病时间等情况而定。对于收缩压＞150mmHg，无急性降压禁忌证的脑出血患者，将收缩压降至140mmHg 是安全的，并且可能改善患者的功能预后；当患者收缩压＞220mmHg 时，应在持续的血压监测下积极进行降压。在降压治疗期间应监测血压，平稳降压，避免出现较大波动。脑出血患者还应当密切监测其血糖水平并做相应处理，以避免发生高血糖和低血糖，目标是达到正常血糖水平。

颅内压升高是脑出血患者死亡的主要原因，降颅压是治疗脑出血的重要任务。降颅压治疗以高渗脱水药为主，如甘露醇或甘油果糖、甘油氯化钠等，也可选用呋塞米（速尿）、白蛋白等，用药过程中应注意对尿量、血钾及心肾功能的监测。

对于使用抗栓药导致的脑出血，需要根据使用的抗栓药进行拮抗治疗，如对于服用直接口服抗凝药（DOACS）的患者，如达比加群、利伐沙班或阿哌沙班，可个体化选用 FⅧ抑制物旁路活性药物（FEIBA），也可以考虑其他如抗抑制物凝血复合物（PCC）或重组活化人凝血因子Ⅶ（rFⅦa）。若 2 小时前服用过以上药物并发生出血时可使用活性炭；服用达比加群的患者可选择 Idarucizumab 特异性拮抗剂逆转治疗，服用沙班类则可用 Andexanet 作为特异性拮抗剂，和（或）采取血液透析治疗；使用普通肝素引起的脑出血患者可使用鱼精蛋白治疗；对溶栓药物相关特异性脑出血，凝血因子Ⅶ的冷沉淀物和氨甲环酸均可使用；使用抗栓药物发生的脑出血，抗栓治疗的恢复需要对患者情况进行评估，权衡利弊后作出决定。其他病因引起的脑出血一般不使用止血药物，若患者有再出血风险，又不能及时进行动脉瘤闭塞等治疗，且无绝对禁忌证时，可应用氨甲环酸或氨基己酸等止血药物，使用时间不超过 72 小时。

除此之外，脑出血的治疗还包括亚低温治疗、手术治疗，以及尽早进行康复治疗等。

四、蛛网膜下腔出血

原发性的蛛网膜下腔出血（subarachnoid hemorrhage，SAH）是指脑表面的血管破裂后，血液进入蛛网膜下腔引起相应症状的一种脑卒中，常见病因为颅内动脉瘤、脑血管畸形、高血压性动脉硬化、抗凝治疗并发症等。临床表现与出血量、出血与积血部位、脑脊液循环受损程度等相关，该病多在情绪激动或用力等情况下血管压力急骤增高而发病。主要的临床表现为突发的不能缓解或进行性加重的剧烈头痛，多伴有恶心、呕吐；部分患者可有短暂的意识障碍或烦躁、谵妄等精神症状，少数患者甚至可能出现癫痫发作。

对 SAH 的治疗首先应维持生命体征稳定：加强对患者的护理，保持气道通畅，维持呼吸、循环系统功能，预防感染、窒息等不良事件的发生，有条件情况下应争取监护治疗，密切监测生命体征和神经系统体征的变化。

内科治疗主要包括血压管理，可采取适当限制液体入量、防治低钠血症等措施以降低颅内压。急性期 SAH 降压幅度尚无确定的循证证据支持，但收缩压降至 160mmHg 以下，并维持平稳是合理的，血压＜130mmHg 可能是有害的。临床上降颅压药物主要是脱水剂，如甘露醇、呋塞米、甘油果糖、高渗盐水或甘油氯化钠等，若脑内血肿的体积较大时，应尽早进行手术清除血肿，降低颅内压以抢救生命。同时应监测生理指标的变化，纠正水、电解质平衡紊乱，警惕低钾血症的发生，避免引起或加重心律失常。还应进行对症治疗，如对烦躁者给予镇静药，头痛者给予镇痛药。

此外，还应采取维持正常血压和血容量、使用他汀类药物、早期使用法舒地尔或尼莫地平、腰穿放脑脊液（CSF）或 CSF 置换术等措施以预防脑动脉痉挛、迟发性脑梗死及脑缺血、脑积水等并发症的发生。

五、颅内静脉系统血栓形成

根据病因，颅内静脉系统血栓可分为感染性和非感染性，前者常继发于头面部或其他部位的化脓性感染，血栓栓塞形成后，使用的抗菌药物不易抵达病灶，难以发挥疗效，所以一经确诊应尽早使用抗感染药；非感染性血栓形成的治疗，应在治疗原发病的基础上，纠正脱水、增加血容量、降低血黏度、改善脑血液循环等。

脑水肿引起的颅内高压患者，应积极脱水降颅压治疗，常用甘露醇快速静脉滴注，可与利尿剂同时使用，以辅助脱水，该过程中应注意对血液黏度、电解质及肾功能的监测，也可用乙酰唑胺抑制脑脊液分泌；对症治疗，如对癫痫发作者行抗癫痫治疗，高热患者予以物理降温，对意识障碍的患者应加强基础护理及支持治疗，并预防并发症。

在允许时间内针对血栓的抗凝、溶栓治疗，解除静脉栓塞、恢复血流再通，是获取最佳疗效、改善预后的最有效措施。肝素类药物治疗脑静脉血栓的机制在于阻止血栓扩大，预防相关静脉内血栓形成脑梗死，改善侧支循环，增加回流等，静脉给予普通肝素与皮下注射低分子肝素的抗凝治疗最为常用。脑静脉血栓形成的全身静脉给药的溶栓疗法，局部药物浓度较低且易致颅内出血，现已极少应用，现有的治疗方案还有导管介入的局部药物溶栓、机械破坏结合药物溶栓疗法等。

第 3 节　运动对脑血管病的影响

运动对脑血管疾病的影响主要体现在患者发病前的预防，即改善脑血管病的可干预危险因素以及发病后的康复过程中，是预防脑血管的发生和发病后维持正常机体功能的重要途径。

运动几乎可以改善所有脑血管病的可干预危险因素，如高血压、心脏疾病、糖尿病、血脂异常、肥胖、颈动脉狭窄等。通过适量运动来干预脑血管病的危险因素，有助于降低脑血管病的发生率。

1. 高血压　根据《中国心血管健康与疾病报告 2019》，我国高血压患者逐年递增，如果治疗所有高血压患者，每年脑卒中发病可减少 69.0 万例。血压正常高值人群的总心脑血管事件风险增加 37.0%，缺血性脑卒中风险增加 56.0%。适量运动可以预防高血压，缓解轻度高血压，与药物共同治疗轻至中度高血压。理想运动量是 30 分钟中等强度（64%～76%HR_{max}）的有氧运动，可使收缩压和舒张压分别下降 10～20mmHg 和 6～10mmHg。

2. 心脏疾病　根据《中国心血管健康与疾病报告 2019》中国心血管病患病率处于持续上升阶段，2017 年心血管病死亡率仍居首位，农村和城市心血管病分别占死因的 45.91% 和 43.56%。运动具有诸多的心血管效应，例如增加心肌收缩能力，增加冠状动脉血流，促进冠脉侧支形成；可以调节血压和心率，降低血管阻力；抑制心肌纤维化和病理性重构；抑制和延缓动脉粥样硬化的发生和进展；减少血小板凝集，改善内皮功能，抑制炎症反应等。这些效应都有助于预防心血管疾病的发生和再次发作。美国运动医学会（ACSM）在《ACSM 运动测试与运动处方指南（第十版）》中明确指出[5]，多项大规模的流行病学研究已经阐述了不同种族男性和女性有氧能力与心血管疾病的早期死亡率存在负相关关系。

3. 糖尿病　糖尿病是脑卒中的独立危险因素，糖尿病可使脑卒中的风险增加 1 倍以上，而大约 20% 的糖尿病患者最终均死于脑卒中。中国慢性病前瞻性研究发现，糖尿病可明显增加缺血性心脏病（RR=2.40，95%CI：2.19～2.63）和脑卒中风险（RR=1.98，95%CI：1.81～2.17）。"中国大庆糖尿病预防研究"表明生活方式干预是遏制糖尿病蔓延的有效方式，30 年的随访证实运动加饮食的生活方式干预可使糖尿病的发生率降低 39%。有氧运动能够迅速改变胰岛素抵抗，增强血糖的摄取，降低血糖水平；抗阻运动可以使肌肉的质量增加，而增加肌肉对血糖的利用；低、中强度的运动中和运动后 2～72 小时血糖水平都低于运动前水平，适当运动可以使 2 型糖尿病的糖化血红蛋白（HbA1c）平均下降 0.4%。

4. 血脂异常　调查研究发现，我国居民的总胆固醇（TC）、三酰甘油（TG）和低密度脂蛋白胆固醇（LDL-C）水平明显升高[3]。血脂异常与脑卒中发病之间存在明显相关性。亚太组织合作研究项目通过对 352033 名受试者的研究发现，总胆固醇每升高 1mmol/L，脑卒中的发病风险增加 25%[2]。有氧运动可降低血脂异常是明确的，研究表明，经过 3～6 个月的锻炼，血液总胆固醇出现下降，坚持锻炼 8 个月，下降率可以达到 10% 以上。通过运动或锻炼，身体产生适应性变化，高密度脂蛋白浓度升高。国外的研究表明，即使是轻微运动也有升高 HDL-C 水平的效应，每周运动 1 小时以上者比运动少于 1 小时者的 HDL-C 浓度高 0.15～0.21mmol/L（6～8mg/dl）。3～6 个月的锻炼可以使高密度脂蛋白（HDL）增加 5% 以上。运动也能降低低密度脂蛋白（LDL），12 周的中等强度运动可以使 LDL 下降 17%。长时间的有氧耐力运动可以大量消耗脂肪，因此也可以促进三酰甘油的降低。

5. 超重和肥胖　2012 年我国≥18 岁居民超重率 30.1%，肥胖率 11.9%，与 2002 年比，增幅分别为 32.0% 和 67.6%，农村增幅高于城市。中国慢性病前瞻性研究发现，保持正常的体重指数（BMI）可预防 5.8% 的主要冠心病事件、7.8% 的缺血性心脏病和 4.5% 的缺血性脑卒中，以及 34.4% 的 2 型糖尿病；与腰围正常者（男性＜85.0cm，女性＜80.0cm）相比，腹型肥胖者（男性≥90.0cm，女性≥85.0cm）发生缺血性心脏病风险增加 29.0%、急性冠心病事件风险增加 30.0%，缺血性心脏病死亡风险增加 32.0%。相对于 BMI＜24.0kg/m² 的人群，36.0% 的 2 型糖尿病归因于超重/肥胖。运动可通过有效地改善超重和肥胖状态，降低脑血管

整合运动药理学

疾病发生的风险。

6. 颈动脉狭窄 脑卒中高危人群发生颈动脉狭窄的风险较高，主要与年龄、BMI、血压、空腹血糖、三酰甘油、血尿酸、吸烟史等危险因素有关，临床上应根据其危险因素采取预防对策。

7. 身体活动 《中国心血管健康与疾病报告 2019》揭示，2014 年中国居民经常锻炼率为 33.9%。20 岁及以上的人群为 14.7%，其中，城市（19.5%）高于农村（10.4%），20～39 岁人群最低，60～69 岁人群最高。如图 10-1 所示，1991～2009 年，中国成年居民平均身体活动总量从 385.9MET·h/w 下降到 212.8MET·h/w。男性职业活动量从 1991 年至 2009 年间下降了 46.9%，女性的趋势类似。静态行为时间从 1991 年的平均 15.1h/w 增加至 2009 年的 20.0h/w。预计 2030 年中国成年居民平均身体活动总量将下降至 188.5MET·h/w，静态行为时间将增至 25.2h/w。人群体力活动严重不足所带来的一系列公共卫生问题，如肥胖、糖尿病、心脑血管疾病的发病率增加，导致疾病负担加重和与之相关的健康及寿命损失。体力活动不足成为世界范围内仅次于吸烟的第二大死亡原因。美国著名运动流行病学专家 Steven Blair 指出：体力活动不足将成为 21 世纪最大的公共卫生问题。近年来对各类人群的大量研究结果表明：较高体力活动水平与许多疾病或健康风险的降低有关。

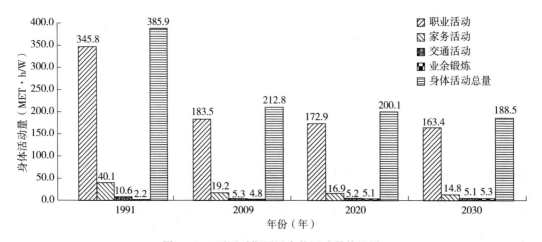

图 10-1　不同时期居民身体活动量统计图

《中国脑血管病一级预防指南 2019》指出，增加规律的日常身体活动可降低脑卒中风险，且不受性别或年龄的影响。研究发现积极参加身体活动的男性和女性，无论是与工作相关的身体活动还是休闲时间的身体活动，其脑卒中和死亡风险都比身体活动较少的人降低，其中与工作相关的身体活动脑卒中发病风险降低 36%（RR=0.64，95%CI 0.48～0.87），而参加休闲时间的身体活动降低脑卒中发病风险 15%（RR=0.85，95%CI 0.78～0.93）。身体活动的量或强度与脑卒中风险之间呈现剂量-效应关系[2]。

提高身体活动水平能够改善几乎所有与脑血管病的可干预危险因素，是预防和治疗脑血管病的重要途径之一。在未来对于脑血管病的防治中，应特别重视运动的作用，并且加强身体活动与脑血管病的人群流行病学研究。

第 4 节　脑血管病治疗药物的运动药理学

一、运动对脑血管病药物药动学的影响

出血性脑血管病急性期应绝对卧床，缺血性脑血管病的急性期治疗时间较短，因此运动影响脑血管病治疗药物的药动学，主要为对高血压、糖尿病、冠心病、房颤等疾病的治疗药物，包括阿司匹林、氯吡格雷及华法林等的药动学的影响，用于高血压、糖尿病、冠状动脉粥样硬化性心脏病等疾病治疗的降压药、降糖药、调脂药的他汀类药物等在前面章节均已经介绍，本章不再赘述。目前，对于运动影响药物药动学的研究较少，在上述药物中，研究只涉及阿司匹林和华法林，对于这两种药物和其他的药物仍需要进一步进行运动药理学的研究。

运动对华法林药动学的影响尚无定论，但是使用华法林抗凝的患者在运动后 INR 降低，运动可能通过对患者血浆蛋白的影响，进而影响华法林的药动学，最终表现为药效学的改变。急性运动时，由于失水过多或补水不及时，患者血液会出现浓缩状态，血浆中水分减少，血浆蛋白浓度增高，血浆蛋白与药物的结合能力也随之增强，华法林与血浆蛋白的结合增多，血浆中游离的华法林浓度减少，从而导致国际标准化比值（INR）降低，减弱了抗凝效果。

长期锻炼对阿司匹林的药动学的影响目前还不清楚。运动前服用阿司匹林可增加肠道和胃十二指肠的通透性，但该影响是否具有临床意义尚不能确定。与休息 3 小时相比，运动期间血标本的血浆浓度、清除率或半衰期无变化[6]，但是目前研究中阿司匹林的剂量＞1g，比通常用于预防的剂量要高得多，运动对阿司匹林的预防剂量的药代动力学是否有影响、影响是否有临床意义等问题还需进一步的研究。

二、运动对脑血管病药物药效学的影响

由于运动导致的华法林药动学的改变，游离状态的华法林浓度减小，可能导致使用华法林的患者 INR 降低，华法林的抗凝效果减弱，甚至在部分进行体育锻炼的人群中，需要增大华法林的剂量才能达到预期的抗凝效果。

目前，还没有对运动影响阿司匹林的药效学的相关研究，根据运动对阿司匹林的药动学影响推测运动对阿司匹林的药效学影响甚微，但是具体的影响要根据进一步的药效学研究来确定。

三、脑血管病药物对运动的影响

使用华法林、肝素、低分子肝素等抗凝药以及氯吡格雷、阿司匹林等抗血小板药物的脑血管病患者在运动时应更加谨慎，做好防护措施，避免发生出血，造成严重损伤。

此外，经常进行体育锻炼的患者导致 INR 值降低，减弱华法林的抗凝效果，可能需要调整华法林的剂量，因此使用华法林进行抗凝治疗的患者的运动量，包括运动强度、时间、种类等均应保持相对稳定，以防造成 INR 的波动较大，造成出血或者血栓形成，加重患者病情。

第5节 脑血管病的运动处方

根据美国心脏协会和美国中风协会的联合推荐[5]，脑血管疾病患者的运动处方见表 10-3。

表 10-3　脑血管疾病患者的运动处方推荐

	有氧运动	抗阻运动	柔韧性
频率	每周 3~5 次	每周 2 次，隔天进行	每周至少 2~3 次，每天锻炼效果更好
强度	根据近期运动负荷试验，强度为 40%~70%储备心率；若未进行运动负荷试验，则将主管疲劳感觉控制在 11~14（6~20 评分）	1 次最大重复次数的 50%~70%	达到拉紧或轻度不适感
时间	从每天 20 分钟逐渐增加到每天 60 分钟；考虑分次完成，每次持续 10 分钟	1~3 组，重复 8~15 次	静态拉伸保持 10~30 秒；每个动作重复 2~4 次
方式	可选择功率车和半坐卧式踏步机，根据功能和认知障碍进行调整；若患者平衡能力允许，且步行时不需或仅需简单的帮助，可以考虑在跑台上步行	力量、耐力或平衡能力欠佳的患者应使用安全的设备，进行安全的运动，如使用器械或自由负重、杠铃或手握式负重、坐或站位	静态、动态和（或）PNF 拉伸

除此之外，脑血管疾病患者在运动过程中应避免憋气，以防血压过度升高，危及患者安全。

（赵志刚　吴云鹏　王雅君）

· 参考文献 ·

[1] 美国运动医学学会，王正珍. ACSM 运动测试与运动处方指南［M］. 10 版. 北京：北京体育大学出版社，2019.

[2] 中华医学会神经病学分会，中华医学会神经病学分会脑血管病学组. 中国脑血管病一级预防指南 2019［J］. 中华神经科杂志，2019（09）：684-709.

[3] Chen I J, Liu C Y, Chiu J P, et al. Therapeutic effect of high-dose green tea extract on weight reduction: A randomized, double-blind, placebo-controlled clinical trial [J]. Clin Nutr, 2016, 35 (3): 592-599.

[4] 曹勇，张谦，于洮，等. 中国脑血管病临床管理指南（节选版）-脑血管病高危人群管理［J］. 2019，13（7）：700-708.

[5] 刘丽萍，陈玮琪，段婉莹，等. 中国脑血管病临床管理指南（节选版）-缺血性脑血管病临床管理［J］. 中国卒中杂志，2019，14（7）：709-726.

[6] Lenz TL, Lenz NJ, Faulkner MA. Potential interactions between exercise and drug therapy [J]. Sports Med, 2004, 34 (5): 293-306.

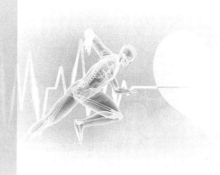

第11章
运动与哮喘、慢性阻塞性肺疾病及治疗药物

第1节　哮喘、慢性阻塞性肺疾病简介

一、哮喘定义及流行病学

哮喘（asthma）是常见的慢性呼吸道疾病之一，近年来其患病率在全球范围内有逐年增加的趋势。在全世界各个国家各年龄段的人们都可能会受到这种慢性呼吸道疾病的困扰，如果控制不好，会严重影响日常生活，甚至有时会影响生命安全。

哮喘是多种细胞参与的气道慢性炎症性疾病，多种细胞包括气道的炎性细胞和结构细胞（如嗜酸性粒细胞、肥大细胞、T淋巴细胞、中性粒细胞、平滑肌细胞、气道上皮细胞等）和细胞组分。慢性炎症导致气道高反应性，会出现广泛多变的可逆性气流受限，并引起反复发作性的喘息、呼吸困难、胸闷或咳嗽等症状，常在夜间和（或）清晨发作、加剧，多数患者可自行缓解或经治疗缓解。

二、慢性阻塞性肺疾病

慢性阻塞性肺疾病（chronic obstructive pulmonary disease，COPD）是一种具有气流受限特征的疾病，气流受限不完全可逆，且呈进行性发展，与肺部对烟雾等有害气体或有害颗粒的异常炎症反应有关。COPD主要累及肺脏，但也可引起全身（或称肺外）的不良效应。2000年全世界有六亿患者罹患COPD，三百万人死于该病，居全球死亡原因的第4位。在我国，COPD同样是严重危害人民身体健康的重要慢性呼吸系统疾病。近期对我国7个地区20245位成年人群进行调查，40岁以上人群COPD的患病率达8.2%，其患病率之高十分惊人，并且，男性患病率高于女性。

COPD与慢性支气管炎和肺气肿密切相关。通常，慢性支气管炎是指在除外慢性咳嗽的其他已知原因后，患者每年咳嗽、咳痰3个月以上，并连续2年者。肺气肿则指肺部终末细支气管远端气腔出现异常持久的扩张，并伴有肺泡壁和细支气管的破坏而无明显的肺纤维化。当慢性支气管炎、肺气肿患者肺功能检查出现气流受限，并且不能完全可逆时，则可诊断为COPD。如患者只有"慢性支气管炎"和（或）"肺气肿"，而无气流受限，则不能诊斯为COPD。

COPD的发病机制尚未完全明了。目前普遍认为COPD以气道、肺实质和肺血管的慢性炎症为特征，在肺的不同部位有肺泡巨噬细胞、T淋巴细胞（尤其是CD）和中性粒细胞增多，部分患者有嗜酸性粒细胞增多。除炎症外，肺部的蛋白酶和抗蛋白酶失衡、氧化与抗氧化失衡以及自主神经系统功能紊乱（如胆碱能神经受体分布异常）等也在COPD发病中起重要作用。药物治疗用于预防和控制症状，减少急性加重的频率和严重程度，提高运动耐力和生活质量，主要药物包括支气管扩张剂、糖皮质激素、祛痰药等。

第2节　哮喘、慢性阻塞性肺疾病治疗药物的分类与作用机制

一、治疗哮喘的药物

治疗哮喘的药物可以分为控制症状的药物和缓解症状的药物。

控制症状的药物需要每日服用。主要通过抗炎作用使哮喘得到控制，其中包括吸入性和全身用糖皮质激素、长效β₂受体激动剂[与吸入糖皮质激素（ICS）联合应用]、白三烯调节剂、茶碱、色甘酸钠、抗IgE抗体及其他有助于减少全身激素剂量的药物等。目前，ICS是最有效的哮喘控制药物。

缓解症状的药物应按需服用。这些药物通过迅速解除支气管痉挛从而缓解哮喘症状，其中包括吸入性速效β₂受体激动剂、吸入性抗胆碱能药物、短效茶碱及短效口服β₂受体激动剂等。哮喘常用药物见表11-1。

表11-1　哮喘常用药物

药物分类	常用药物
糖皮质激素	二丙酸倍氯米松、布地奈德、丙酸氟替卡松、环索奈德、甲泼尼龙、氢化可的松
β₂受体激动剂	沙丁胺醇、特布他林、非诺特罗、沙美特罗、福美特罗等
白三烯调节剂	孟鲁司特、扎鲁司特、异丁司特
茶碱	氨茶碱、茶碱、多索茶碱
抗胆碱药	噻托溴铵、异丙托溴铵、溴化异丙托品、溴化氧托品
抗IgE治疗	抗IgE单克隆抗体
变应原特异性免疫疗法（SIT）	通过皮下给予常见吸入变应原提取液（如尘螨、猫毛、豚草等），可减轻哮喘症状和降低气道高反应性，适用于变应原明确但难以避免的哮喘患者
H₁受体拮抗剂	如酮替芬、氯雷他定、阿司咪唑、氮卓斯丁、特非那丁
免疫调节剂	甲氨蝶呤、环孢素、金制剂等

（一）糖皮质激素

糖皮质激素是最有效的控制气道炎症的药物。给药途径包括吸入、口服和静脉应用等，吸入给药为首选途径。

1. 吸入给药　ICS的局部抗炎作用强，通过吸气过程给药，药物直接作用于呼吸道，所需剂量较小。通过消化道和呼吸道进入血液的药物大部分被肝脏灭活，因此全身性不良反应

较少。研究证明 ICS 可以有效缓解哮喘症状、提高生命质量、改善肺功能、降低气道高反应性、控制气道炎症，减少哮喘发作的频率和减轻发作的严重程度，降低病死率。当使用不同的吸入装置时，可能产生不同的治疗效果。然而，ICS 不能治疗哮喘，只能在数周或几个月内终止部分哮喘患者的临床恶化程度。

多数成人哮喘患者吸入小剂量糖皮质激素即可较好的控制哮喘。过多增加 ICS 剂量对控制哮喘的获益较小而不良反应增加。由于吸烟可以降低糖皮质激素的效果，故吸烟患者须戒烟并给予较高剂量的 ICS。ICS 的剂量与预防哮喘严重急性发作之间有非常明确的关系，所以，严重哮喘患者长期大剂量应用 ICS 是有益的。ICS 在口咽部局部的不良反应包括上呼吸道炎症引起的发音困难和偶尔咳嗽、念珠菌感染。吸药后务必及时用清水含漱口咽部，选用干粉吸入剂或加用储雾器可减少上述不良反应。ICS 的全身不良反应与药物剂量、药物的生物利用度、在肠道的吸收、肝脏首过代谢率及全身吸收药物的半衰期等因素有关。已上市的 ICS 中丙酸氟替卡松和布地奈德的全身不良反应较少。成人哮喘患者每天吸入低至中剂量糖皮质激素，不会出现明显的全身不良反应。长期高剂量使用 ICS 后可能出现全身不良反应，包括皮肤瘀斑、肾上腺功能抑制和骨密度降低等。已有证据表明 ICS 可能与白内障和青光眼的发生有关，但前瞻性研究没有证据表明与后囊下白内障的发生有明确关系。目前也没有证据表明 ICS 可以增加肺部感染（包括肺结核）的发生率，因此伴有活动性肺结核的哮喘患者可以在抗结核治疗的同时给予 ICS 治疗。

2. 气雾剂给药　临床上常用的 ICS 有 4 种，包括二丙酸倍氯米松、布地奈德、丙酸氟替卡松、环索奈德等。一般而言，使用干粉吸入剂比压力定量气雾剂方便，吸入下呼吸道的药量较多。

3. 溶液给药　布地奈德溶液经以压缩空气为动力的射流装置雾化吸入，对患者吸气配合的要求不高，起效较快，适用于轻至中度哮喘急性发作时的治疗。ICS 是长期治疗哮喘的首选药物，常用药物见表 11-2。

表 11-2　常用吸入型糖皮质激素的每天剂量与互换关系

药物	低剂量（μg）	中剂量（μg）	高剂量（μg）
二丙酸倍氯米松	200～500	500～1000	1000～2000 及以上
布地奈德	200～400	400～800	800～1600 及以上
丙酸氟替卡松	100～250	250～500	500～1000 及以上
环索奈德	80～160	160～320	320～1280 及以上

4. 口服给药　适用于中度哮喘发作、慢性持续哮喘吸入大剂量 ICS 联合治疗无效的患者和作为静脉应用糖皮质激素治疗后的序贯治疗。一般使用半衰期较短的糖皮质激素（如泼尼松、泼尼松龙或甲泼尼龙等）。对于糖皮质激素依赖型哮喘，可采用每天或隔天清晨顿服给药的方式，以减少外源性糖皮质激素对下丘脑-垂体-肾上腺轴的抑制作用。泼尼松的维持剂量最好每天≤10mg。长期口服糖皮质激素可以引起骨质疏松症、高血压、糖尿病、下丘脑-垂体-肾上腺轴的抑制、肥胖症、白内障、青光眼、皮肤菲薄导致皮纹和瘀癜、肌无力。对于伴有结核病、寄生虫感染、骨质疏松、青光眼、糖尿病、严重忧郁或消化性溃疡的哮喘患者，

全身给予糖皮质激素治疗时应慎重并应密切随访。长期甚至短期全身使用糖皮质激素的哮喘患者易感染致命的疱疹病毒，应引起重视，这些患者尽量避免暴露于有疱疹病毒的环境中。全身使用糖皮质激素不是一种经常使用的缓解哮喘症状的方法，但是对于严重的急性哮喘是需要的，因为它可以预防哮喘的恶化、减少因哮喘而就诊或住院的机会、预防早期复发、降低病死率。推荐剂量：泼尼松龙 30～50mg/d，用药 5～10 日。具体使用应根据病情的严重程度给药，当症状缓解或其肺功能已经达到个人最佳值，可以考虑停药或减量。地塞米松因对垂体-肾上腺的抑制作用大，不推荐长期使用。

5. 静脉给药 严重急性哮喘发作时，应经静脉及时给予琥珀酸氢化可的松（400～1000mg/d）或甲泼尼龙（80～160mg/d）。无激素依赖倾向者，可在短期（3～5 日）内停药；有激素依赖倾向者应延长给药时间，控制哮喘症状后改为口服给药，并逐步减少激素用量。

（二）β₂受体激动剂

通过对气道平滑肌和肥大细胞等细胞膜表面的β₂受体的作用，舒张气道平滑肌、减少肥大细胞和嗜碱性粒细胞脱颗粒和介质的释放、降低微血管的通透性、增加气道上皮纤毛的摆动等，缓解哮喘症状。此类药物较多，可分为短效（作用维持 4～6 小时）和长效（维持 12 小时）β₂受体激动剂，后者又可分为速效（数分钟起效）和缓慢起效（30 分钟起效）2 种，见表 11-3。

表 11-3　β₂受体激动剂的分类

起效时间	作用维持时间	
	短效	长效
速效	沙丁胺醇吸入剂	福莫特罗吸入剂
	特布他林吸入剂	
	非诺特罗吸入剂	
慢效	沙丁胺醇口服剂	沙美特罗吸入剂
	特布他林口服剂	

1. 短效β₂受体激动剂（SABA） 常用的药物如沙丁胺醇（salbutamol）和特布他林（terbutalin）等。

（1）吸入给药 可供吸入的短效β₂受体激动剂包括气雾剂、干粉剂和溶液等。这类药物松弛气道平滑肌作用强，通常在数分钟内起效，疗效可维持数小时，是缓解轻至中度急性哮喘症状的首选药物，也可用于运动性哮喘。如每次吸入 100～200μg 沙丁胺醇或 250～500μg 特布他林，必要时每 20 分钟重复 1 次，1 小时后疗效不满意者应向医生咨询或就诊。这类药物应按需间歇使用，不宜长期、单一使用，也不宜过量应用，否则可引起骨骼肌震颤、低血钾、心律失常等不良反应。压力定量手控气雾剂（pMDI）和干粉吸入装置吸入短效β₂受体激动剂不适用于重度哮喘发作；其溶液（如沙丁胺醇、特布他林、非诺特罗及其复方制剂）经雾化泵吸入适用于轻至重度哮喘发作。

（2）口服给药 如沙丁胺醇、特布他林、丙卡特罗片等，通常在服药后 15～30 分钟起效，疗效维持 4~6 小时。如沙丁胺醇 2~4mg，特布他林 1.25~2.5mg，每天 3 次；丙卡特罗 25~50μg，每天 2 次。使用虽较方便，但心悸、骨骼肌震颤等不良反应比吸入给药时明显。缓释剂型和控释剂型的平喘作用维持时间可达 8~12 小时，特布他林的前体药班布特罗（bambuterol）的作用可维持 24 小时，可减少用药次数，适用于夜间哮喘患者的预防和治疗。长期、单一应用 β_2 受体激动剂可造成细胞膜 β_2 受体的向下调节，表现为临床耐药现象。

（3）注射给药　虽然平喘作用较为迅速，但因全身不良反应的发生率较高，国内较少使用。

（4）贴剂给药　为透皮吸收剂型。现有妥洛特罗（tulobuterol），分为 0.5mg、1mg、2mg 3 种剂量。由于采用结晶储存系统来控制药物的释放，药物透皮吸收，因此可以减轻全身不良反应，每天只需贴敷 1 次，效果可维持 24 小时。

2. 长效 β_2 受体激动剂（LABA）　临床使用的吸入型 LABA 有 2 种，沙美特罗（salmeterol）：经气雾剂或碟剂装置给药，给药后 30 分钟起效，平喘作用维持 12 小时以上。推荐剂量 50μg，每天吸入 2 次。福莫特罗（formoterol）：经吸入装置给药，给药后 3~5 分钟起效，平喘作用维持 8~12 小时及以上。平喘作用具有一定的剂量依赖性，推荐剂量 4.5~9μg，每天吸入 2 次。吸入 LABA 适用于哮喘（尤其是夜间哮喘和运动诱发哮喘）的预防和治疗。福莫特罗因起效迅速，可按需用于哮喘急性发作时的治疗。

近年来推荐联用 ICS 和 LABA（即二联疗法），另有三联疗法，即再加一种长效抗胆碱药物 LAMA 治疗哮喘，充分发挥抗炎和平喘的协同作用，可获得相当于（或优于）应用加倍剂量 ICS 时的疗效，并可增加患者的依从性、减少较大剂量吸入糖皮质激素引起的不良反应，尤其适合于中至重度持续哮喘患者的长期治疗。不推荐长期单独使用 LABA，应该在医生指导下与 ICS 联合使用。

（三）白三烯调节剂

白三烯调节剂（leukotriene modifiers）包括半胱氨酰白三烯受体拮抗剂和 5-脂氧化酶抑制剂。除 ICS 外，白三烯调节剂是唯一可单独应用的长效控制药，可作为轻度哮喘的替代治疗药物和中至重度哮喘的联合治疗用药。国内主要使用半胱氨酰白三烯受体拮抗剂，通过对气道平滑肌和其他细胞表面白三烯受体的拮抗抑制肥大细胞和嗜酸性粒细胞释放出的半胱氨酰白三烯的致喘和致炎作用，产生轻度支气管舒张和减轻变应原、运动和二氧化硫（SO_2）诱发的支气管痉挛等作用，并具有一定程度的抗炎作用。本品可减轻哮喘症状、改善肺功能、减少哮喘的恶化。但其作用不如 ICS，也不能取代激素。作为联合治疗中的一种药物，本品可减少中至重度哮喘患者每天 ICS 的剂量，并可提高 ICS 治疗的临床疗效，本品与 ICS 联用的疗效比吸入 LABA 与 ICS 联用的疗效稍差。但本品服用方便，尤适用于阿司匹林哮喘、运动性哮喘和伴有过敏性鼻炎哮喘患者的治疗。本品使用较为安全。虽然有文献报道接受这类药物治疗的患者可出现 Churg-Strauss 综合征（变应性肉芽肿血管炎），但其与白三烯调节剂的因果关系尚未肯定，可能与减少全身应用激素的剂量有关。5-脂氧化酶抑制剂齐留通（zileuton,）可能引起肝脏损害，需监测肝功能。白三烯受体拮抗剂扎鲁司特 20mg，每天 2 次；孟鲁司特 10mg，每天 1 次；异丁司特 10mg，每天 2 次。

（四）茶碱

茶碱具有舒张支气管平滑肌作用，并具有强心、利尿、扩张冠状动脉、兴奋呼吸中枢和呼吸肌等作用。有研究资料显示，低浓度茶碱具有抗炎和免疫调节作用。作为症状缓解药，尽管现在临床上在治疗重症哮喘时仍然静脉使用茶碱，但短效茶碱用于治疗哮喘发作或恶化还存在争议，因为其舒张支气管作用，与足量使用的快速β_2受体激动剂相比，没有任何优势，但是其可能改善呼吸驱动力。不推荐已经长期服用缓释型茶碱的患者使用短效茶碱，除非该患者的血清中茶碱浓度较低或者可以进行血清茶碱浓度监测时。

（1）口服给药　包括氨茶碱和控（缓）释型茶碱。用于轻至中度哮喘发作和维持治疗。一般剂量为每天 6～10mg/kg。口服控/缓释型茶碱后昼夜血药浓度平稳，平喘作用可维持 12～24 小时，尤适用于夜间哮喘症状的控制。联合应用茶碱、激素和抗胆碱药物具有协同作用。但茶碱与β_2受体激动剂联合应用时，易出现心率增快和心律失常，应慎用并适当减少剂量。

（2）静脉给药　氨茶碱加入葡萄糖溶液中，缓慢静脉注射或静脉滴注，适用于哮喘急性发作且近24小时内未用过茶碱类药物的患者。负荷剂量为4～6mg/kg，维持剂量为0.6～0.8mg/（kg·h）。由于茶碱的"治疗窗"较窄，以及茶碱代谢存在较大的个体差异，可引起心律失常、血压下降，甚至导致死亡，应监测其血药浓度，及时调整浓度和滴速。茶碱有效、安全的血药浓度范围应为 6～15mg/L。影响茶碱代谢的因素较多，如发热性疾病、妊娠、抗结核治疗可以降低茶碱的血药浓度；而肝脏疾病、充血性心力衰竭以及合用西咪替丁或氟喹诺酮类、大环内酯类等药物（均为肝药酶抑制剂）可影响茶碱代谢而使其排泄减慢，增加茶碱的毒性作用，应引起临床医师的重视，并酌情调整剂量。多索茶碱的作用与氨茶碱相同，但不良反应较轻。双羟丙茶碱的作用较弱，不良反应也较少。

（五）抗胆碱药物

吸入型抗胆碱药物如溴化异丙托品、溴化氧托品和噻托溴铵等，可阻断节后迷走神经传出支，通过降低迷走神经张力而舒张支气管。抗胆碱药物舒张支气管的作用比β_2受体激动剂弱，起效也较慢，但长期应用不易产生耐药，对老年人的疗效也较好。该药有气雾剂和雾化溶液两种剂型。经 pMDI 吸入溴化异丙托品气雾剂，常用剂量为 20～40μg，每天 3～4 次；经雾化泵吸入溴化异丙托品溶液的常用剂量为 50～125μg，每天 3～4 次。噻托溴铵（长效抗胆碱药物），对 M_1 和 M_3 受体具有选择性抑制作用，仅需每天 1 次吸入给药。抗胆碱药物与β_2受体激动剂联合应用具有协同、互补作用。抗胆碱药物对有吸烟史的老年哮喘患者较为适宜，但对妊娠早期妇女和患有青光眼或前列腺肥大的患者应慎用。尽管短效抗胆碱药物被用于一些不能耐受β_2受体激动剂的哮喘患者，但是到目前为止尚无证据表明它对哮喘长期控制方面有显著效果。

（六）抗 IgE 单克隆抗体

抗 IgE 单克隆抗体（奥马珠单抗；omalizumab）可应用于血清 IgE 水平增高的哮喘患者。主要用于经过 ICS 和 LABA 联合治疗后症状仍未控制的严重哮喘患者。目前在 11～50 岁的哮喘患者的治疗研究中尚未发现抗 IgE 治疗有明显不良反应，但因该药临床使用的时间尚短，其远期疗效与安全性有待进一步观察。价格昂贵也使其临床应用受到限制。

（七）变应原特异性免疫疗法

变应原特异性免疫疗法（SIT）应在严格的环境隔离和药物干预无效（包括 ICS）情况下考虑的治疗方法。通过皮下给予常见吸入变应原提取液（如尘螨、猫毛、豚草等），可减轻哮喘症状和降低气道高反应性，适用于变应原明确但难以避免的哮喘患者。其远期疗效和安全性尚待进一步研究与评价，变应原制备的标准化也有待加强，哮喘患者应用此疗法应严格在医师指导下进行。目前已试用舌下给药的变应原免疫疗法。尚无比较与其他药物疗效差异的研究。缺乏证据支持使用复合变应原进行免疫治疗的价值。

（八）其他治疗哮喘的药物

抗组胺药物：口服第二代抗组胺药物（H_1 受体拮抗剂）如酮替芬、氯雷他定、阿司咪唑、氮卓斯丁、特非那丁等具有抗变态反应作用，在哮喘治疗中的作用较弱，可用于伴有变应性鼻炎哮喘患者的治疗。这类药物的不良反应主要是嗜睡。阿司咪唑和特非那丁可引起严重的心血管不良反应，应谨慎使用。可能减少口服糖皮质激素剂量的药物：包括口服免疫调节剂（甲氨蝶呤、环孢素、金制剂等）、某些大环内酯类抗菌药物和静脉应用免疫球蛋白等。其疗效尚待进一步研究。

（九）中医中药

采用辨证施治的中药治疗，有助于对慢性缓解期哮喘的治疗。有必要对中成药或方剂开展多中心随机双盲的临床研究。

二、治疗慢性阻塞性肺疾病的药物

在慢性阻塞性肺疾病（COPD）的治疗中，戒烟是最重要和有效的干预措施。成功的戒烟可以降低疾病进展的风险和减慢疾病的发展进程。目前没有可以改变 COPD 病情自然进展的有效药物，对 COPD 的药物治疗主要是缓解症状和减少气流阻塞。支气管扩张剂可以通过降低支气管平滑肌的张力改善气流，是治疗 COPD 的核心药物。常见 COPD 治疗药物见表 11-4。

表 11-4　常见 COPD 治疗药物

药物分类	常用药物
β_2 受体激动剂	沙丁胺醇、特布他林、非诺特罗、沙美特罗、福美特罗等
抗胆碱药	噻托溴铵、异丙托溴铵、溴化异丙托品、溴化氧托品
糖皮质激素	二丙酸倍氯米松、布地奈德、丙酸氟替卡松、环索奈德、甲泼尼龙、氢化可的松
祛痰药（黏液溶解剂）	氨溴索、乙酰半胱氨酸
抗氧剂	N-乙酰半胱氨酸
免疫调节剂	甲氨蝶呤、环孢素、金制剂等
疫苗	每年给予 1 次（秋季）或 2 次（秋、冬）
抗菌药物	根据患者感染的病原菌类型及药物敏感情况选用抗菌药物治疗

（一）支气管扩张剂

支气管舒张剂可松弛支气管平滑肌、扩张支气管、缓解气流受限，是控制 COPD 症状的主要治疗措施。短期按需应用可缓解症状，长期规律应用可预防和减轻症状，增加运动耐力，但不能使所有患者的 FEV_1 都得到改善。与口服药物相比，吸入剂不良反应小，因此多首选吸入治疗。

主要的支气管舒张剂有 β_2 受体激动剂、抗胆碱药及甲基黄嘌呤类，根据药物的作用及患者的治疗反应选用药物。不同作用机制与作用时间的药物联合可增强支气管舒张作用、减少不良反应。β_2 受体激动剂与短效抗胆碱药联合、LABA 与短效抗胆碱药联合、LABA 与 LAMA 联合、LABA 与 ICS 联合，均有效果。茶碱血药浓度监测对估计疗效和不良反应有一定意义。血茶碱浓度>5mg/L 即有治疗作用；>15mg/L 时不良反应明显增加。吸烟、饮酒、服用抗惊厥药、利福平等肝药酶诱导剂，可缩短茶碱半衰期；老人、持续发热、心力衰竭和肝功能明显障碍者，同时应用肝药酶抑制剂西咪替丁、大环内酯类药物（红霉素等）、氟喹诺酮类药物（环丙沙星等）和口服避孕药等都可使茶碱血药浓度增加。主要支气管扩张剂见表 11-5。

表 11-5　主要支气管扩张剂

分类		药物	常用剂量	达峰和持续时间
β_2 受体激动剂	短效	沙丁胺醇 特布他林 （MDI & DPI）	按需使用，每次 100～200μg，24 小时内不超过 8～12 喷	15～30 分钟达到峰值，作用持续 4～5 小时
	长效	福莫特罗 （MDI & DPI）	每日 2 次，每次 4.5～9μg	1～3 分钟起效，作用持续 12 小时以上
抗胆碱药	短效	异丙托溴铵（MDI）	每天 3～4 次，每次 40～80μg	30～90 分钟达最大效果，维持 6～8 小时
	长效	噻托溴铵（MDI）	每天 1 次，吸入剂量 18μg	作用长达 24 小时以上
甲基嘌呤类		茶碱	缓控释制剂每天 1 次或 2 次	

MDI：定量吸入器；DPI：干粉吸入器。

（二）糖皮质激素

COPD 稳定期长期应用 ICS 并不能阻止其 FEV_1 的降低趋势。长期规律的使用 ICS 较适用于 FEV_1<50%预计值（Ⅲ级和Ⅳ级）并且有临床症状以及反复加重的 COPD 患者。联合使用 ICS 和 β_2 受体激动剂，比各自单用效果好，目前有布地奈德/福莫特罗、氟替卡松/沙美特罗两种联合制剂。对 COPD 患者不推荐长期口服糖皮质激素治疗。

（三）其他药物

1. 祛痰药（黏液溶解剂）　COPD 气道内可产生大量黏液分泌物，可促使继发感染，并影响气道通畅，应用祛痰药有利于气道引流通畅，改善通气，但除少数有黏痰患者获效外，总的来说效果并不十分确切。常用药物有盐酸氨溴索、乙酰半胱氨酸等。

2. 抗氧化剂　COPD 气道炎症使氧化负荷加重，加重 COPD 的病理、生理变化。应用抗氧化剂如 N-乙酰半胱氨酸可降低疾病反复加重的频率。但目前尚缺乏长期、多中心临床研究结果。

3. 免疫调节剂　如卡介苗相关制剂对降低 COPD 急性加重可能有一定作用,但尚未得到确证,不推荐作常规使用。

4. 疫苗　流感疫苗可减少 COPD 患者的严重程度和死亡,可每年接种 1 次(秋季)或 2 次(秋、冬)。它含有灭活的或活的、无活性病毒,应每年根据预测的病毒种类制备。肺炎球菌疫苗含有 23 种肺炎球菌荚膜多糖,已在 COPD 患者中应用,但尚缺乏有力的临床观察资料。

5. 抗菌药物　当患者呼吸困难加重,咳嗽伴痰量增加、有脓性痰时,应根据患者感染的病原菌类型及药物敏感情况积极选用抗菌药物治疗。

6. 中医治疗　对 COPD 的治疗应辨证施治。实践证明某些中药具有祛痰、舒张支气管、调节免疫等作用,值得深入的研究。

三、慢性阻塞性肺疾病急性加重的治疗

慢性阻塞性肺疾病(COPD)急性加重是指包括呼吸状态在内的健康状况急性恶化,包括呼吸困难加重、咳嗽、咳痰的增加。根据症状的严重性和患者基础情况处理分为门诊随诊或住院治疗。COPD 急性加重期的主要治疗包括吸氧、加强联合支气管扩张剂吸入治疗,短期全身使用激素治疗和抗菌药物治疗。

(一)控制性氧疗

氧疗是 COPD 加重期住院患者的基础治疗。无严重合并症的 COPD 加重期患者氧疗后易达到满意的氧合水平($PaO_2 > 60mmHg$ 或 $SaO_2 > 90\%$)。但吸入氧浓度不宜过高,需注意可能发生潜在的 CO_2 潴留及呼吸性酸中毒,给氧途径包括鼻导管或文丘里(Venturi)面罩,文丘里面罩可更精确地调节吸入氧浓度。氧疗 30 分钟后应复查动脉血气,以确认氧合满意,且未引起 CO_2 潴留及(或)呼吸性酸中毒。

(二)抗菌药物治疗

COPD 急性加重多由细菌感染诱发,故抗菌药物治疗在 COPD 加重期治疗中具有重要地位。当患者呼吸困难加重,咳嗽伴有痰量增多及脓性痰时,应根据 COPD 严重程度及相应的细菌分层情况,结合当地常见致病菌类型及耐药流行趋势和药敏情况尽早选择敏感抗菌药物。如对初始治疗方案反应欠佳,应及时根据细菌培养及药敏试验结果调整抗菌药物。通常 COPD Ⅰ级(轻度)或Ⅱ级(中度)患者加重时,主要致病菌多为肺炎链球菌、流感嗜血杆菌及卡他莫拉菌。属于Ⅲ级(重度)及Ⅳ级(极重度)COPD 急性加重时,除以上常见细菌外,尚有肠杆菌科细菌、铜绿假单胞菌及耐甲氧西林金黄色葡萄球菌。发生铜绿假单胞菌的危险因素有:近期住院、频繁应用抗菌药物、有铜绿假单胞菌分离或寄植史等。要根据细菌可能的分布采用适当的抗菌药物治疗。抗菌治疗应尽可能将细菌负荷降低到最低水平,以延长 COPD 急性加重的间隔时间。长期应用广谱抗菌药物和糖皮质激素易继发深部真菌感染,应密切观察真菌感染的临床征象并采用防治真菌感染措施。COPD 急性加重期常用抗菌药物见表 11-6。

表 11-6　COPD 急性加重期住院患者抗菌药物应用参考

组别	病原微生物	抗菌药物
Ⅰ级及Ⅱ级COPD急性加重	流感嗜血杆菌、肺炎链球菌、卡他莫拉菌等	青霉素、β-内酰胺酶抑制剂(阿莫西林/克拉维酸)、大环内酯类(阿奇霉素、克拉霉素、罗红霉素等)、第1代或第2代头孢菌素(头孢呋辛、头孢克洛)、多西环素、左氧氟沙星等，一般可口服
Ⅲ级及Ⅳ级COPD急性加重无铜绿假单孢菌感染危险因素	流感嗜血杆菌、肺炎链球菌、卡他莫拉菌、肺炎克雷白菌、大肠埃希菌、肠杆菌属等	β-内酰胺酶抑制剂、第二代头孢菌素(头孢呋辛)、氟喹诺酮类(左氧氟沙星、莫西沙星、加替沙星)、第三代头孢菌素(头孢曲松、头孢噻肟)等
Ⅲ级及Ⅳ级COPD急性加重有铜绿假单孢菌感染危险因素	以上细菌及铜绿假单孢菌	第三代头孢菌素(头孢他啶)、头孢哌酮/舒巴坦、哌拉西林/他唑巴坦、亚胺培南、美洛培南等，也可联合用氨基糖苷类、氟喹诺酮类(环丙沙星等)

(三)支气管扩张剂治疗

短效β₂受体激动剂较适用于COPD急性加重期的治疗。若效果不显著，建议加用抗胆碱能药物(异丙托溴铵、噻托溴铵等)。对于较为严重的COPD加重者，可考虑静脉滴注茶碱类药物。由于茶碱类药物血药浓度个体差异较大，治疗窗较窄，监测血清茶碱浓度对于评估疗效和避免不良反应的发生都有一定意义。β₂受体激动剂、抗胆碱能药物及茶碱类药物由于作用机制不同，药动学特点不同，且分别作用于不同大小的气道，所以联合应用可获得更大的支气管舒张作用。

(四)糖皮质激素治疗

COPD加重期住院患者宜在应用支气管舒张剂基础上，口服或静脉滴注糖皮质激素，激素的剂量要权衡疗效及安全性，建议口服泼尼松30~40mg/d，连续7~10天后逐渐减量至停药。也可以静脉给予甲泼尼龙40mg，每天1次，3~5天后改为口服。延长给药时间不能增加疗效，反而会使不良反应增加。

(五)机械通气治疗

可通过无创或有创方式给予机械通气，根据病情需要，可首选无创性机械通气。无论是无创或有创方式都只是一种生命支持方式，在此条件下，通过药物治疗消除COPD加重的原因使急性呼吸衰竭得到逆转。进行机械通气患者应进行动脉血气监测。

(六)其他治疗措施

在出入量和血电解质监测下适当补充液体和电解质，维持液体和电解质平衡；注意补充营养，对不能进食者需经胃肠补充要素饮食或予静脉高营养；对卧床、红细胞增多症或脱水的患者，无论是否有血栓栓塞性疾病史，均需考虑使用肝素或低分子肝素；注意采取痰液引流，积极排痰治疗(如刺激咳嗽、叩击胸部、体位引流等方法)；识别并治疗伴随疾病(冠心病、糖尿病、高血压等)及合并症(休克、弥漫性血管内凝血、上消化道出血、胃功能不全等)。

第 3 节　运动对哮喘、慢性阻塞性肺疾病的影响

传统观念认为，运动会诱发哮喘以及引起一系列气道炎症反应，然而根据近年哮喘管理和预防的全球策略（GINA），以及美国胸科协会（ATS）和欧洲呼吸学会（ERS）提出的肺康复理念认为，管理适当、结合患者个人情况的适量运动是安全且必要的。此外，在慢性阻塞性肺疾病诊断、治疗和预防的全球策略（GOLD）中，运动锻炼作为肺康复中的一个重要环节，能够对于患者个体化治疗以及对疾病的全面评估进行综合干预，使患者心理及生理状态得到改善，已成为对 COPD 患者治疗及其康复的一个低成本、高效益的重要策略。

一、运动对哮喘的影响

根据中华医学会呼吸病学分会哮喘学组所制定的"支气管哮喘防治指南"中的诊疗方案，哮喘的分级与分期一般依据患者的临床症状。根据临床表现可分为哮喘急性发作期、慢性持续期和临床缓解期。根据哮喘严重程度，可分为间歇状态（第 1 级）、轻度持续（第 2 级）、中度持续（第 3 级）和重度持续（第 4 级）共四个等级。其中 1、2 级为轻度哮喘，3 级为中度哮喘，4 级为重度哮喘。对许多患者来说，运动是哮喘症状的重要刺激因素，症状和支气管收缩通常在停止运动后恶化。

研究显示，除药物治疗外，运动锻炼已成为目前作为协助控制哮喘症状和降低哮喘未来发作风险的非药物治疗相关手段之一。对于中至重度急性发作期的哮喘患者，应严格监测患者症状控制情况及有无急性发作的高危因素，而运动作为哮喘常见的高危诱发因素之一，应当在此期间尽量避免运动带来的刺激。

非急性发作期，以及轻至中度哮喘为适宜进行运动锻炼治疗的阶段。根据"GINA 指南"，哮喘患者应定期进行体育活动，以获得体育锻炼带来的健康益处。症状控制良好的哮喘患者在常规体育运动中一般不会出现运动性哮喘[1]。运动前应当充分热身，使用短效　受体激动剂（SABA）。如果患者的症状与运动无关，或有其他危险因素，规律予以吸入性糖皮质激素（ICS）或白三烯受体拮抗剂（LTRA）可减少运动性哮喘。突发运动性哮喘提示哮喘控制差，通过进一步的哮喘控制治疗，如检查吸入装置等可降低运动相关的哮喘症状。对于哮喘控制不佳仍有运动引发的支气管收缩的患者，运动前予以 SABA 或 LTRA 可减轻运动后的症状。对于中度哮喘患者而言，还应在运动前使用低剂量 ICS-LABA（吸入性糖皮质激素-长效β受体激动剂），以减轻运动所引起的支气管收缩、气道炎症，控制哮喘症状，及防止哮喘急性发作。

除了常规的体育运动以外，呼吸训练可使哮喘患者获益。呼吸训练作为哮喘药物治疗的一个补充手段，能够帮助患者减轻哮喘症状，提高生活质量。此外，哮喘患者常伴随情志障碍如焦虑、抑郁等，呼吸训练有利于缓解患者心理方面的压力。但呼吸训练对于提高肺功能以及减少急性发作风险并没有显著益处。

对于肥胖哮喘患者而言，运动对于哮喘的治疗同样有帮助，但单独增加运动锻炼不能有效达到控制哮喘的效果。有氧运动和力量训练联合减重计划有利于患者改善哮喘症状、肺功

能以及炎症标志物，以及减少用药需求。研究发现[2]，减重 5%～10%可显著改善哮喘症状，提高患者生活质量。

二、运动对慢性阻塞性肺疾病的影响

根据"GOLD 全球策略"，慢性阻塞性肺疾病（COPD）可分为稳定期和急性加重期，可根据不同气流受限的严重程度，通过对肺功能检测分为轻度、中度、重度、极重度四个等级。COPD 的一大特征为气流受限，造成了呼气相气体陷闭，引起过度充气。静态过度充气使吸气容量减少，通常和运动时动态肺过度充气相关，引起呼吸困难加重及活动耐力不足。患者的运动能力受损，也是 COPD 的一大特征，通过评估患者运动能力，可一定程度反映患者预后[3]。

COPD 急性加重期可以降低患者的生活质量，增加住院率和再住院率，加速疾病进展。急性加重期间肺过度充气和气体陷闭加重、呼气流量减少，加重呼吸困难症状。运动作为急性加重的风险因素之一，在 COPD 急性加重期患者应尽量避免参加体育活动。运动锻炼应在 COPD 稳定期患者中展开。稳定期 COPD 患者应戒烟，保持或增加体育锻炼，并保持足够的睡眠和健康饮食习惯。运动锻炼对改善中至重度患者运动能力和健康相关的生活质量更明显。

稳定期 COPD 患者的症状、一般状况和运动能力等，均可通过运动锻炼获得改善。运动锻炼作为 COPD 患者肺康复的重要组成部分之一，其意义旨在改善患者的健康管理能力和意识，调节其心理健康状况，提升患者的运动能力，以及改变现阶段由于疾病带来的社会环境、并发症等对患者的局限性。除减轻症状、以及减少急性加重的频率和严重程度外，COPD 患者的运动耐力可通过药物治疗来得到改善，进一步提升健康水平。支气管扩张剂可以提高COPD 患者运动耐力，通过改变气道平滑肌的张力引起气道扩张，改善呼气相气流，提高 FEV_1或者改善其他肺功能参数，从而改善患者运动耐力。在坚持使用吸入制剂的情况下，其身体状况和精神状态可得到提高。

研究显示，体育锻炼总体上对改善抑郁状态有益处[4]，因此体育锻炼对疾病的潜在影响应当被重视。对大部分 COPD 患者而言，持续运动时间应控制在 6～8 周，并且应根据个人具体情况，在专业医护人员或固定的康复人员指导下，进行相应的运动锻炼，锻炼内容可包括耐力、抗阻力以及间歇训练等。理想情况下，应当包括上下肢训练，如步行、灵活性、吸气肌训练等。患者力量训练可通过有氧训练中增加相应项目来实现，但对于患者的运动耐力以及一般状况的改善尚缺乏研究数据支持。上肢运动训练可提高手臂的力量和耐力，并改善上肢的活动能力。吸气肌训练增加吸气肌肉的力量，但这并不会提升机体性能，也不能缓解呼吸困难，但若同时完成一个全面的肺康复计划，则可能对上述情况有所改善。联合应用恒定负荷或间断力量训练比任何一种方法单用能够更好地改善 COPD 患者预后。理想状态下，在耐力训练中患者的最大心率应控制在症状极限的 60%～80%，或 Borg 量表中的中至重度患者呼吸困难或疲劳评分 4～6 之间。连续或间歇运动训练可达到锻炼患者耐力的目的，在患者运动能力受到明显限制时，可通过后者以间歇性的模式完成短时高强度的运动量。运动作为认知行为治疗和身心干预的方法之一，除了提高运动能力以外，可以减少 COPD 患者的焦虑和抑郁情绪，还可以改善 COPD 患者的躯体终点事件如肺功能、呼吸困难和疲劳以及心理问题。

·参考文献·

［1］ Mark D Mamrack. Exercise and Sport Pharmacology [M]. 2nd edition. New York: Routledge, 2021.

［2］ Scott HA, Gibson PG, Garg ML, et al. Dietary restriction and exercise improve airway inflammation and clinical outcomes in overweight and obese asthma a randomized tia [J]. Clin Exp Alergy, 2013, 43: 36−49.

［3］ Eagles CJ, Kendall MJ, Maxwell S. A comparison of the effects of fluvastatin and bezafibrate on exercise metabolism: a placebo-controlled study in healthy normolipidemic subjects [J]. Br J Clin Pharmacol, 1996, 41: 381−387.

［4］ Chung J, Brass EP, Ulrich RG, et al. Effect of atorvastatin on energy expenditure and skeletal muscle oxidative metabolism at rest and during exercise [J]. Clin Pharmacol Ther,2008,83:243−245.

第 4 节　哮喘、慢性阻塞性肺疾病治疗药物的运动药理学

一、运动对哮喘、慢性阻塞性肺疾病药物药动学的影响

运动过程中，许多支气管扩张剂会受到气道通畅性的限制。有些药物（例如茶碱）的半衰期为 4～6 小时。大多数人运动时间不会在一个小时以上，因此茶碱的药物疗效与运动无关。但对于耐力运动员来说，茶碱的疗效可能会与运动相关。茶碱及其代谢产物的不良反应（厌食、恶心、头痛、焦虑症以及大剂量服用药物可能引起癫痫和心律失常），及其有效浓度应该在积极训练的患者中进行监测。运动的同时会增加接触过敏原的机会而激发组胺反应，并且在运动后血液中的组胺水平升高。因此，服用抗组胺药的患者其治疗效果会下降，可能要增加剂量。运动还可以通过释放儿茶酚胺来增加支气管扩张作用，该作用与沙丁胺醇的作用相加。训练也会增加精英运动员的支气管扩张能力，改善老年人及残障人士的通气功能。因此，运动会降低组胺药疗效，但会增加支气管扩张剂的作用。

二、运动对哮喘、慢性阻塞性肺疾病药物药效学的影响

在正常人群中，运动受心输出量和氧气利用的限制大于通气。由于入肺的氧气通常不限制运动，因此除非存在肺部基础疾病的患者，否则支气管扩张剂不会影响运动表现。在有通气障碍人群中，较低 VO_{2max} 与较低的 FEV_1 相关。肺功能可能会限制哮喘患者或老年人的运动能力。当然，COPD 也会限制运动能力。

运动还可以改善老年人哮喘控制[1]。运动可能会增加β受体的数量或敏感性，类似于骨骼肌中观察到的β受体反应[2]。然而，运动与支气管扩张剂之间有着复杂的关系。运动可以改善支气管扩张和空气的交换；患有哮喘的精英运动员在最大强度运动后具有支气管扩张的最大记录，单剂量沙丁胺醇可增加其反应[3]。但是，许多研究发现，明显的支气管扩张并没有

益处，尽管有些研究发现，许多耐力运动员（例如铁人三项运动员）仍然会使用β受体激动剂雾化吸入，以改善其发挥。即使没有明显的成绩提高，这些参与者也能受到心理因素的影响。

（一）吸入β$_2$受体激动剂

β$_2$受体激动剂通常为吸入剂型，因此其全身生物利用度相对较低，且对心率的影响很小。此外，心脏的主要受体为β$_1$受体，β$_2$受体激动剂（如沙丁胺醇）对心率的直接影响很小。除了是肺组织中的普遍受体外，β$_2$受体还广泛存在于骨骼肌中，其表达会随着运动而增加。在脂肪细胞中，三酰甘油分解释放出游离脂肪酸，该过程受大部分β$_1$受体控制。骨骼肌三酰甘油的分解则受β$_2$受体影响。肾上腺素同时作用于两个受体，因此在运动过程中，两种脂肪来源都会得到利用。

全身性β$_2$受体激动剂优先激活肌肉中脂质分解。在最大运动下，内源性儿茶酚胺处于高水平状态，吸入β$_2$受体激动剂不会产生其他作用。根据 Edelman 等人研究，在数周时间内，经常使用β$_2$受体激动剂即会产生耐受作用[4]。但长期暴露于全身性β$_2$受体激动剂可能对骨骼肌有作用。基于此因，β$_2$受体激动剂的作用在运动中将会受到限制。

对β$_2$受体激动剂应用是否具有增效作用已经进行广泛研究。由于许多运动员需要治疗哮喘或运动过程中引起的支气管收缩，因此问题在于是否通过吸入这些药物而增效。大型荟萃研究收集的数据表明，在推荐剂量吸入时，β$_2$受体激动剂不能提供人体工程学益处[5]。在随后的研究中发现，单剂量吸入沙丁胺醇对健康男子运动摄氧量或有氧运动能力没有急性影响[6]。研究发现，在 5 公里计时赛中，沙丁胺醇的日剂量在 WADA 允许的上限内并不能改善跑步性能。然而，在已经发现的研究中特布他林（一种在美国不再可用的β$_2$受体激动剂）可增加受过训练的男性的肌肉力量和冲刺能力[7]，研究也说明在比赛期间应限制大剂量特布他林使用。后续的研究进一步在最大冲刺运动周期中评估了大剂量特布他林使用的利弊[8]。在一项随机双盲交叉设计中，9 位受过中等训练的男性在吸入 15mg 特布他林或安慰剂后，进行了 10 秒的冲刺。冲刺前及冲刺后 10 秒内收集肌肉活检样本。对他们代谢物和肌肉纤维类型进行分析。特布他林治疗可增加功率输出，特布他林还减弱了 II 型纤维中 ATP 的降低，这表明特布他林可能推迟了这些纤维中的疲劳进展。但在另外一项研究中，超生理剂量的口服特布他林不会改变哮喘运动员的摄氧量[9]。

（二）全身性β$_2$受体激动剂

2012 年的一项研究中[10]发现，口服沙丁胺醇对短跑运动员具有增强机能作用，在药物治疗组中血乳酸浓度明显提高，并且急性治疗比 3 周治疗更有效。急性或 2 周治疗后，口服沙丁胺醇还可以提高 Wingate 测试中优秀男运动员的能力。福美特罗比沙美特罗更能引起骨骼肌肥大[11]。福美特罗还引起小鼠骨骼肌肥大，与肌肉蛋白质合成增加和肌肉蛋白质降解减少有关[12]。福美特罗与β$_2$受体结合的特异性比新型沙美特罗更高。

克伦特罗（clenbuterol）在欧洲获批上市，是一种强效长效β$_2$受体激动剂，但在美国尚未批准用于人体。被称作"营养重分配剂"，它可以促进脂肪燃烧，且能促长瘦肌肉。在欧美多用于牲畜以改善肌肉质量（即所谓瘦肉精），之后虽被禁止，但私用仍大量存在。克伦特罗在赛马中也被用作支气管扩张剂，大多数州对赛马都有赛后血液和尿液的检测。有趣的是，长时间使用（21 天）后，马的气道功能下降。一篇关于克伦特罗被广泛引用的文章[13]回顾了克伦特罗在动物中的使用，在当时作者也对克伦特罗在人类中无监督使用的行为感到震惊。一些人认为该药是合成代谢类固醇药，可以通过网上购买获得。著明棒球运动员和其他职业运动员使用克伦特罗的检测结果为阳性。游泳者因服用该药而取消奥运会资格时有发生。2010 年环法自行车赛冠军阿尔贝托•康塔多（Alberto Contador）的尿液检测呈阳性，并声称其尿液中发现的少量瘦肉精是来自被污染的肉。但此辩护未被接受，因此被剥夺了冠军头衔。

对于克伦特罗的研究，可能有助于说明服用长效 β_2 受体激动剂对人产生的作用。例如在大鼠中克伦特罗治疗 2 周后可增加瘦肌肉质量，但大鼠表现出更早出现疲劳[14]。其他细胞变化提示药物治疗可趋向快速抽搐表型的转变。将接受克伦特罗治疗的大鼠与为期 8 周的渐进式等距测力程序的大鼠进行比较[15]，结果两组均导致肌肉质量增加，并引起持续性的从快到慢的表型变化，而糖酵解酶的活性没有增加。

克伦特罗在啮齿动物中的治疗结果表明，克伦特罗可用于人类的肌肉萎缩性疾病（营养不良、艾滋病、癌症等），并且人们对于研究 β_2 受体激动剂与肌肉萎缩的相关性有很大兴趣。但是，长期使用身体会产生严重不适，可能是由于钙稳定引起的[16]。长效 β_2 受体激动剂会引起慢抽搐，导致肌肉中 β_2 受体下调，从而最大程度降低它们在肌肉萎缩性疾病中的作用。这些药物也会引起心肌肥大和功能障碍[17]。

还进行了克伦特罗对膝关节术后患者肌肉面积和力量恢复的测试。在这项随机双盲对照研究中，对 20 名慢性患者进行术后 4 周的治疗，然后进行 2 周冲洗。在接受手术的小腿中，克伦特罗治疗可以使膝盖伸肌的力量恢复的更快。经过 6 周训练，未接受手术的腿力量得到改善。然而 6 周结束后，对照组和治疗组之间没有显著性差异[18]。有限数据的结论是，长期服用全身性 β_2 受体激动剂确可产生不良反应和负面生理影响，应谨慎使用。

（三）其他药物

在哮喘患者和非哮喘患者中，异丙托溴铵（抗毒蕈碱药）对心脏、肺部和其他运动参数没有影响。白三烯拮抗剂能有效治疗运动引起的支气管收缩，且不影响心率或 VO。奈多罗米（肥大细胞稳定剂）对运动员的最大摄氧量没有影响。ICS 对心血管、代谢或肺部运动也没有影响。但对下丘脑-垂体-肾上腺轴（HPA）可产生系统性的作用。一项研究探索 ICS 是否会影响运动对 HPA 的反应，一名健康男性使用 ICS（氟替卡松，每日 2 次）2 周，在自行车测功机上进行 30 分钟运动，运动量约为峰值率的 70%。结果表明，吸入皮质类固醇激素后，可观察到皮质醇、肾上腺皮质激素和生长激素的反应减弱[19]。尽管有研究表明皮质类固醇激素在儿童中是安全的，但这些结果及其他结果表明，应检测儿童和运动员长期服用皮质类固醇激素的安全性。

茶碱抑制支气管收缩，增加外周肾上腺素水平，增强游离脂肪酸的动员，增加心输出量，并刺激中枢神经系统。但是，其也有利尿作用，拮抗腺苷并降低促红细胞生成素（促红细胞生成素：一种作用于骨髓干细胞以刺激红细胞生成的激素）的产生。茶碱可以加快静息心率，但对运动心率影响不大。茶碱还具有中枢神经系统作用，通过对 CO_2 的敏感性来刺激延髓呼吸中枢。茶碱以剂量依赖性方式抑制运动引起的支气管收缩[20]。

·参考文献·

［1］ Dogra S, Kuk JL,Baker J,et al. Exercise is associated with improved asthma control in adults [J]. Eur Respir J, 2011, 37 (2)：318－323.

［2］ Sato T, Bewtra AK, Hopp RJ, et al. Alpha-and beta-adrenergic-receptor systems in bronchial asthma and in subjects without asthma:reduced mononuclear cell beta-receptors in bronchial asthma [J]. J Allergy Clin Immunol, 1990, 86 (6 Pt 1):839－850.

［3］ Todaro A. Exercise-induced bronchodilatation in asthmatic athletes [J]. J Sports Med Phys Fitness, 1996, 36 （1）：60－66.

［4］ Edelman GM. Immunoglobulin, beta 2－microglobulin and histocompatibility antigen (author's transl) [J]. Tanpakushitsu Kakusan Koso, 1976, 21(3):217－223.

［5］ Pluim BM, de Hon O, Staal JB, et al. β_2－Agonists and physical performance:a systematic review and meta-analysis of randomized controlled trials [J]. Sports Med, 2011, 41(1): 39－57.

［6］ Elers J, Mørkeberg J, Jansen T, et al. High-dose inhaled salbutamol has no acute effects on aerobic capacity or oxygen uptake kinetics in healthy trained men [J]. Scand J Med Sci Sports, 2012, 22(2):232－239.

［7］ Hostrup M, Kalsen A, Bangsbo J, et al. High-dose inhaled terbutaline increases muscle strength and enhances maximal sprint performance in trained men [J]. Eur J Appl Physiol, 2014, 114(12):2499－2508.

［8］ Kalsen A, Hostrup M, Söderlund K, et al. Inhaled Beta2－Agonist Increases Power Output and Glycolysis during Sprinting in Men [J]. Med Sci Sports Exerc, 2016, 48(1):39－48.

［9］ Sanchez AM, Borrani F, Le Fur MA, et al. Acute supra-therapeutic oral terbutaline administration has no ergogenic effect in non-asthmatic athletes [J]. Eur J Appl Physiol, 2013, 113(2):411－418.

［10］ Sanchez AM, Collomp K, Carra J, et al. Effect of acute and short-term oral salbutamol treatments on maximal power output in non-asthmatic athletes [J]. Eur J Appl Physiol, 2012, 112(9):3251－325.

［11］ Ryall JG, Sillence MN, Lynch GS. Systemic administration of beta2－adrenoceptor agonists, formoterol and salmeterol, elicit skeletal muscle hypertrophy in rats at micromolar doses [J]. Br J Pharmacol, 2006, 147(6):587－595.

［12］ Koopman R, Gehrig SM, Léger B, et al. Cellular mechanisms underlying temporal changes in skeletal muscle protein synthesis and breakdown during chronic {beta}－adrenoceptor stimulation in mice [J]. J Physiol, 2010, 588(Pt 23):4811－4823.

［13］ Prather ID, Brown DE, North P, et al. Clenbuterol:a substitute for anabolic steroids [J]? Med Sci Sports Exerc, 1995, 27(8):1118－1121.

［14］ Dodd SL, Powers SK, Vrabas IS, et al. Effects of clenbuterol on contractile and biochemical properties of skeletal muscle [J]. Med Sci Sports Exerc, 1996, 28(6):669－676.

［15］ Mounier R, Cavalié H, Lac G, et al. Molecular impact of clenbuterol and isometric strength training on rat EDL muscles [J]. Pflugers Arch, 2007, 453(4):497－507.

［16］ Sirvent P, Douillard A, Galbes O, et al. Effects of chronic administration of clenbuterol on contractile properties and calcium homeostasis in rat extensor digitorum longus muscle [J]. PLoS One, 2014,

9(6):e100281.

［17］ Ryall JG, Schertzer JD, Murphy KT, et al. Chronic beta2-adrenoceptor stimulation impairs cardiac relaxation via reduced SR Ca^{2+}-ATPase protein and activity [J]. Am J Physiol Heart Circ Physiol, 2008, 294(6):H2587-2595.

［18］ Maltin CA, Delday MI, Watson JS, et al. Clenbuterol, a beta-adrenoceptor agonist, increases relative muscle strength in orthopaedic patients [J]. Clin Sci(Lond), 1993, 84(6):651-654.

［19］ Schwindt CD, Zaldivar F, Eliakim A, et al. Inhaled fluticasone and the hormonal and inflammatory response to brief exercise [J]. Med Sci Sports Exerc, 2010, 42(10):1802-1808.

［20］ Magnussen H, Reuss G, Jörres R. Methylxanthines inhibit exercise-induced bronchoconstriction at low serum theophylline concentration and in a dose-dependent fashion [J]. J Allergy Clin Immunol, 1988, 81(3):531-537.

第 5 节　哮喘、慢性阻塞性肺疾病患者的运动处方

一、哮喘患者的运动处方

哮喘的康复原则在于达到哮喘症状的控制，减少急性发作和减少肺功能的不可逆损害等风险，提高运动耐力，改善呼吸困难和生活质量。康复前需进行相关量表评估、6 分钟步行试验及心肺运动试验等评估，要充分评估患者的运动损伤风险，必要时采用安全监控措施。目前国际上关于哮喘运动的研究不多，主要在评估运动诱发风险后，采用有氧运动和呼吸训练相结合的方式指导训练。由于研究大多为横断面研究，例数偏少，人口学差距明显，不能很好的推广。哮喘康复涉及的内容均以参考为主，应用时还应根据临床实际情况调整。

（一）运动频率

理想状态下每周 2～3 次，最好坚持 3 个月以上。

（二）运动强度

关于哮喘的最佳运动强度尚无共识,建议前 2 周运动强度为 VO_{2max}（最大摄氧量）的 60%，在后期训练中增加运动强度时可以采用波浪式提高运动负荷的方式，从增加运动量开始，然后逐渐的增加运动强度，避免出现过度运动诱发哮喘的情况，逐渐增加到 VO_{2max} 的 70%。在此之后，如果患者连续两个训练课程没有出现哮喘症状，运动强度将会增加 5%。如果 PEF（呼气峰流量）<70%最佳值，建议在运动前 15 分钟使用硫酸沙丁胺醇气雾剂（200μg）。在每次运动结束时，通过测量 PEF 值和哮喘症状来监测运动的安全性。需要注意的是，短期的剧烈运动对总体活动水平没有太大影响，更加频繁的中等强度的活动，如步行、跑步等，为运动训练改善哮喘症状提供了更大可能性。

（三）运动形式

美国运动医学学会运动测试与运动处方指南（ACSM）指出运动处方的标准原则可以应

用于包括哮喘在内的呼吸系统疾病患者,运动方式推荐步行或者是其他任何形式的有氧运动,如游泳、骑自行车、跑步、划船、健美操、中国传统功法等,除此之外,哮喘患者可能需要在更加安全的空气条件下进行运动训练。

1. 开始阶段 不能进行较大强度的耐力训练,不能使患者出现急促喘息,宜通过一些小强度的训练,例如,快走练习、慢走练习、四肢力量训练、传统体育八段锦、五禽戏的训练。另外,在每次训练开始时一定要做充分的准备活动,使患者得到充分的适应,还要告诉患者在运动过程中出现喘息是正常的现象不要过度害怕,让患者在训练开始前有充分的心理准备,解除患者对于"喘"的惧怕。在训练的过程中应该注意休息,注意及时监测患者的心率及血氧,随时注意运动负荷的变化及患者的自我感觉、面部表情、运动表现,如果出现面色苍白、喘息过度剧烈及时让患者减速,逐渐的降低负荷,不要让患者突然坐下,让患者经过一段慢走再逐渐的坐下休息。在训练结束的时候要让患者做一些拉伸、呼吸练习、静坐等活动使患者得到充分的放松。

2. 适应阶段 应该先从患者的力量耐力训练开始,以数量少、多组重复、缓慢进行为主,在训练中要注意呼吸模式与动作模式相配合、呼吸节奏与动作节奏相配合,并注意有意识的练习患者控制呼吸节奏与动作节奏的能力。

3. 提高阶段 要在第一阶段的基础上提高运动负荷,特别是耐力训练,可以先从短时间低强度的耐力训练开始逐渐过渡到长时间中至高强度的耐力训练,例如不同时间的耐力训练、走跑相间的耐力训练、长时间的耐力训练,可适当的提高哮喘患者的心肺耐力,提高患者的无氧阈。在本阶段患者可能经过第一阶段的训练基本已适应训练负荷,还要注意对患者运动负荷的监测,负荷的增加应遵循循序渐进的原则,避免过度训练诱发哮喘复发,在康复的实践中发现,过大强度的运动负荷导致哮喘在晚上加重,服药后可缓解,因此在哮喘康复训练中要及时监测运动负荷,强度过大时提醒患者降低运动强度避免诱发哮喘。另外,康复训练的提高阶段,需要提高运动负荷,但是运动负荷提高的前提是,患者在前阶段的训练中没有出现哮喘诱发影响患者休息等症状,在提高时可以采用波浪式提高运动负荷,从增加运动量开始,然后逐渐的增加运动强度。

4. 保持阶段 要保持患者前三阶段已经获得的训练成果。经过前三个阶段的训练运动负荷已经达到患者能适应的极限负荷,如果再提高运动负荷可能会诱发哮喘,或者造成过度训练,给患者带来伤害。因此,在此阶段要使用一些短时间高强度训练与低强度训练相结合的训练(如快速的垫步与慢跑相结合、冲刺跑与慢跑或者走相结合的变速训练),激发患者的运动乐趣,缓解患者的精神压力。

(四)运动训练周期

运动训练的最佳持续时间是连续活动 20~60 分钟,时间长短应结合患者病情和耐受程度来决定,且每次训练前应充分热身,有氧训练的时间不低于 10 分钟,对于不能忍受 20 分钟持续活动的患者,建议另选 2~3 分钟的高强度间歇训练。

二、慢性阻塞性肺疾病患者的运动处方

2013 年美国胸科学会(ATS)及欧洲呼吸学会(ERS)组织的肺康复专家共识提出:肺

康复是慢性呼吸系统疾病管理中重要部分，并明确指出运动训练是肺康复计划的基石，是改善 COPD 患者肌肉功能的最佳手段[1-2]。运动受限是 COPD 患者的普遍表现，ATS 和 ERS 专家共识认为，运动训练可以提高心肺耐力、力量及柔韧性，好的运动处方能够全面促进健康相关体能，即提高心肺功能、肌肉力量、柔韧性和神经动作适能[3]，使慢性阻塞性肺疾病患者从临床症状到控制病情全方位获益。康复前需进行量表工具、6 分钟步行试验及运动肺功能等评估，要充分评估患者的运动损伤风险，必要时采用安全监控措施。

COPD 患者运动训练的原则与健康人甚至运动员没有区别，为了使体能训练有效，总训练负荷必须根据个体的需要而定，超过其日常生活中的负荷，以改善有氧能力和肌肉力量（即训练阈值），并且必须随着改善而进一步提高训练负荷，具体康复处方如下：

（一）运动频率

建议运动频率为每周 2～3 次，但是对于 COPD 老年患者来说，耐受力较低，即使在密切的监督下也难以达到目标强度或训练时间，这种情况下建议每周至少进行 3～5 次以上的运动训练[4]。

（二）运动强度

运动强度是次运动极量，运动强度并不是静止的，体力活动的消耗每天都有强度变化，因此在设置运动强度时应上下浮动 10% 的范围，此外，虽然低强度运动训练也能改善患者的运动耐受能力，但是高强度的运动训练能够获得更加明显的益处[5]，需结合患者的实际情况制定，对于有明显间歇性跛行、肌肉萎缩、体质衰弱的患者不能持续进行规定的运动强度时，可以采取间断的运动方案[6]，即出现症状时终止运动，休息后等症状消失时再开始运动直到再次出现症状，这样重复至各段运动时间总和达到预计的运动时间要求，以减少心律失常发生，安全缓慢的提高运动强度。

（三）运动形式

根据可行、安全的原则，以及患者的偏好、运动能力，运动方式可选择游泳、步行、中医传统功法、骑自行车、划船等自由活动，卧位康复操等床上限制性活动，或针灸诱发肌肉收缩、辅助运动等被动活动。

1. 中医辨证论治个体化处方　中医强调通过辨证论治从整体上调节机体阴阳、气血平衡，与现代医学方法有本质的不同。五脏理论是中医中极为重要的一项，五脏各有特点，互相联系，相互影响又相互克制，所有疾病均可通过特定脏器失调来阐释治疗，故医家常常通过调摄五脏来治疗各种疾病。中医理论讲五脏六腑是互通互用的，而通过五体来调形反之也可促进各脏腑功能的调节，因此我们创新性提出"五体养五脏"的理论，基于中医五脏合五体的理论，即心合脉、肝合筋、脾合肉、肺合皮、肾合骨，通过对筋、脉、肉、骨、皮的训练来提高人的肝、心、脾、肺、肾的功能。通过中医的辨证论治，尤以辨"五体"为主，从而针对患者内脏功能短板进行强化训练，使五脏功能维持在相对平衡的状态，调节脏腑功能。同时结合现代体育强调训练人体运动功能、提高心肺能力、提高自主神经协调性等理论，制定了以锻炼"五体"为主的个体化运动处方，通过传统与现代相结合的运动功法，调摄五脏功能，从而达到治未病、强身健体等作用。

2. 通用运动处方，即中西结合式运动方法

（1）柔韧训练　人体关节活动幅度以及关节韧带、肌腱、肌肉、皮肤和其他组织的弹性和伸展能力，即关节和关节系统的活动范围的训练。可采用现代柔韧性训练方法和传统气功柔韧性训练方法（陈氏太极拳的静力练习法和动力练习法），任何能保持和增加动作灵活性的肢体活动，如不断转向的运动（Z 型跑等）和反应速度训练。

柔韧性训练应按照循序渐进、逐步提高的原则进行，不要因急于求成而造成损伤。动力练习法活动强度大，练习前一定要做好充分热身活动，提高肌肉的温度，降低肌肉内部的黏滞性，从而收到良好的效果。

（2）力量训练——抗阻训练

1）练习方式　举重物、自由负重、器械负重、气动阻力、弹力带、爬楼梯、蹲姿训练。

2）初始运动强度　予低负荷/阻抗、高频率的方法来增强肌肉耐受性。或者低强度者予 40%～50% 的最大心率单次最大重复重量（1RM），高强度者予 60%～70% 的单次最大重复重量。

如上肢抗阻力训练，主要训练的肌群是肱二头肌、肱三头肌、胸大肌、胸小肌、背阔肌、三角肌和菱形肌。采用哑铃举重的方法，哑铃的重量以可以反复进行 10 次举重而没有不适反应为准，如果患者连续 2 周训练没有出现关节痛、严重的肌肉酸痛、呼吸困难或手臂乏力不适，可以逐渐增加哑铃重量。每次训练前后采用 Brog 呼吸困难评分评价。

（3）有氧运动

1）练习方式

下肢：行走（跑步机、地面行走、助步车或轮椅辅助行走），骑自行车、功率自行车。

上肢：臂力器、上肢上举或举重训练、踏步练习。

传统功法：八段锦、太极拳、行桩等。

2）耐力训练要求　ACSM 建议：低强度活动，30%～40% 最大强度，可改善症状和 HRQOL 及日常活动；高强度活动，60%～80% 最大强度，改善运动生理学表现。训练替代标准：Borg CR10 评分 4～6 分。ATS/ERS、AACVPR 仅建议高强度活动。

（4）呼吸训练和呼吸运动　呼吸肌肌力影响 COPD 患者对氧的摄取。呼吸肌分为主要呼吸肌及辅助呼吸肌，呼吸肌分为主要吸气肌（膈肌、肋间外肌）、辅助吸气肌（胸肌、斜方肌、胸锁乳突肌、背阔肌）及呼气肌（肋间内肌和腹壁肌肉组成）。无论腹式还是胸式呼吸，气体都是从气管到肺中，肺在密闭的胸腔中，本身没有平滑肌，不能主动的扩大和缩小，但是肺富含弹性纤维，可以被动的由胸廓的舒缩来带动肺的开合，从而产生所谓的呼吸运动。而胸廓舒缩的动力来自于肌肉，即我们常说的呼吸肌，在用力吸气时，通过主要的吸气肌、辅助吸气肌的收缩使胸廓扩大从而使肺内压降低空气进入。呼气时，膈肌和肋间外肌舒张使胸廓回位完成呼气。因此有效的加强呼吸肌的锻炼能增大肺的扩张，从而增大氧气的摄入。训练方式如侧举、上举、扩胸、卷腹等训练。还可采用缩唇呼吸和腹式呼吸等方式。

（四）运动训练周期

运动治疗一次时间建议 20～60 分钟，时间长短应结合患者病情和耐受程度。需要注意的是每次有氧训练的时间不低于 10 分钟。对于无法耐受持续有氧训练的患者，建议采用高强度间歇运动方式，同时给予氧疗和或无创通气下运动，增加运动强度和持续时间。

·参考文献·

［1］ Spruit Martijn A, Singh Sally J, Garvey Chris, et al. An official American Thoracic Society/European Respiratory Society statement: key concepts and advances in pulmonary rehabilitation [J]. American Journal of Respiratory and Critical Care Medicine, 2013, 188 (8): e13－64.

［2］ Clément Médrinal，Guillaume Prieur. Résumé des recommandations ATS/ERS 2013 [J]. Kinésithérapie，la revue, 2014, 14 (148): 24－30.

［3］ 美国运动医学学会. ACSM 运动测试与运动处方指南［M］. 王正珍译. 9 版. 北京：北京体育大学出版社，2018：162－321.

［4］ Rodriguez-Roisin R, Rabe KF, Vestbo J, et al. All previous and current members of the Science Committee and the Board of Directors of GOLD (goldcopd.org/committees/). Global Initiative for Chronic Obstructive Lung Disease (GOLD) 20th Anniversary: a brief history of time [J]. Eur Respir J, 2017, 50 (1): 1700671.

［5］ Normandin Edgar A, McCusker Corliss, Connors Mary Lou, et al. An evaluation of two approaches to exercise conditioning in pulmonary rehabilitation [J]. Chest, 2002 ,121 (4): 1085－1091.

［6］ Salman GF，Mosier MC，Beasley BW，et al. Rehabilitation for patients with chronic obstructive pulmonary disease [J]. J Gen Intern Med，2003，18：213－221.

第 6 节　儿童哮喘患者的运动处方

支气管哮喘（哮喘）患者的气道反应性增高，体育运动或体力活动容易诱发其出现咳嗽、喘息、气促、胸闷等症状，从而在不同程度上限制了其运动，亦即运动或活动受限。儿童哮喘患者运动受限并不少见，我国一项研究报道 78.5%的儿童哮喘患者曾出现运动受限，且儿童哮喘患者的运动时间显著低于正常同龄儿童[1]。由于运动会诱发哮喘症状，因此医生、家长及患儿对运动的态度较为慎重，很多患儿不敢参加体育活动，难以保证身心健康。但许多研究证实运动可改善哮喘症状，提升患儿生活质量，改善患儿心肺功能，增加患儿对治疗的信心，增加自身运动协调性。因此，全球哮喘防治创议委员会（Global Initiative for Asthma，GINA）鼓励哮喘患者在哮喘控制情况下参加体育活动，并提出可参加正常的体育活动是哮喘达到最佳控制的目标之一。澳大利亚运动科学学会（Australian Association for Exercise and Sports Science，AAESS）、美国运动医学学会（American College of Sports Medicine，ACSM）均认为运动可提升哮喘患者的身体素质。

一、儿童哮喘患者选择运动类型的原则

应根据儿童的特点，考虑运动的全面性，同时应科学、有效、可行、实用、针对性强并具有趣味性等。各种运动类型要科学搭配，让患儿循序渐进地进行运动，健康、完整、高效地完成功能练习。ACSM 建议医生在每次为患儿开具运动处方之前应检测其体重指数（body mass index，BMI），并描记体重指数百分位数，若体重指数描记超过 85%百分位点，就应该注意询问其家庭体育活动状况，再用"5A"法则（评估、建议、共识、帮助、实施）帮助患儿制定锻炼计划，如首先对患儿全面的健康状况进行评估并判断其是否有能力完成规律运动，患儿应在运动前、运动过程中、运动后使用峰流速仪进行简易肺功能监测，客观了解哮喘的控制状况，以及评估哮喘严重程度。向患儿提供运动建议时，还应考虑患儿的身体素质和发育状况。不同年龄患儿的运动目标和运动类型差别很大，医生及专业人员应协助患儿及其父母为患儿选择最适合的运动方式，恰当地安排随访，监测运动效果。患者教育很重要，应对患儿家长强调运动的益处，并告知运动引发哮喘症状时的具体处理办法[2]。

二、适宜不同年龄儿童哮喘患者的运动建议

0~3 岁（婴幼儿）：婴幼儿的成长和发展是全方面的，1 岁以下婴儿应鼓励每天进行不同方式活动，特别是爬行，尽可能多地活动身体。1~3 岁幼儿每天至少运动 3 小时，鼓励户外活动，如站立、走动、跳跃、跑动、攀爬、翻滚、水中游戏、追逐、球类游戏等均可。孩子活动时，家长应在旁看护。

3~6 岁（学龄前儿童）：此阶段是基本动作技能发展的关键时期，需要尽可能丰富多样的运动，全面发展，每天应包括室内和户外的各种身体活动，累计时间可达 3 小时，其中至少 60 分钟的中/高强度的科学运动，具体运动建议见表 11-7。

表 11-7　学龄前哮喘儿童运动建议

哮喘良好控制、缓解期、非急性发作期（PEF≥80%预计值）	
运动目标	提升健康技能、骨骼肌功能、关键素质（反应、协调、灵敏）、心肺功能等
运动环境	室内、户外、地面、水中
运动形式	跑、跳、投、骑车、攀登、体操、舞蹈、球类、武术、游泳等
运动强度	结合个性差异化，通常分为低、中、高
运动时间	室内，每天累计应至少运动 180 分钟，全天户外运动累计应至少 120 分钟
运动安排	目标合理、循序渐进，避免过早的专项化运动

6 岁以上（学龄儿童）：锻炼全部身体部位，增加有氧运动和抗阻训练。为防止运动损伤，强调任何运动前均应先进行 10 分钟的准备活动及伸展性活动。有氧运动也不宜突然结束，需要 5 分钟的整理活动平复心率，具体运动建议见表 11-8。

表 11-8　学龄哮喘儿童运动建议

哮喘良好控制、缓解期、非急性发作期（PEF≥80%预计值）	
运动目标	增强身体机能、提升心肺功能等
运动环境	室内、户外、地面、水中
运动强度	个体化，随运动能力调整，以不出现相关症状为限，如咳嗽、胸闷等，渐进性中等强度为宜，达到最大心率的 40%～65%
运动时间	以每天 20～40 分钟抗阻/有氧运动相结合为宜，每周不少于 150～300 分钟
运动频率	每周至少进行 3 天有氧运动，每周 2 天抗阻运动，以周为计划单位 每次至少 20～30 分钟，如不能坚持 20 分钟运动，中间安排休息 2～3 分钟

三、儿童哮喘患者运动的注意事项

（一）儿童哮喘患者运动的前提条件

进行体育的基本要求是哮喘病情获得良好控制，坚持使用长期控制药物或按需使用药物，症状恶化的患儿在症状和气道功能改善前应暂停运动。运动前需进行 10 分钟低强度、安全性高的热身活动，避免发生运动诱发的支气管痉挛（exercise-induced bronchoconstriction，EIB）。为预防发生 EIB，运动前可以使用预防性药物，如运动前 15 分钟经口吸入 2 喷短效支气管舒张剂（沙丁胺醇 100μg/喷），运动超过 2 小时，出现喘憋症状可重复吸入一次。长时间运动或运动前不方便用药的患儿可选用长效制剂，现已证实哮喘长期控制用药吸入激素-长效支气管舒张剂，如布地奈德-福莫特罗可预防运动诱发的支气管痉挛，患儿早晨吸入一次可预防日间活动引发的哮喘发作[3]。有研究报道，孟鲁司特钠联合运动处方能够改善哮喘患儿临床症状、肺功能以及减轻心理负担[4]。运动中如出现喘憋症状，应立即停止运动，吸入 3 喷速效支气管舒张剂，若喘息未能有效缓解或缓解维持时间短于 4 小时应立即就医[5]。运动结束前需逐步降低运动强度与心率，不可突然停止。

（二）不适于运动的情况及措施

患儿身体状况不佳时，如疲劳、病毒感染，运动可增加 EIB 发生的风险，患儿应避免在冷、干空气及吸入变应原较高或污染明显的环境中运动，花粉季节运动时避开花粉浓度高的区域，严冬时要注意干冷天气和天气质量的影响，必要时戴口罩。运动时间持续过长、强度过高，同样会增加哮喘发作的危险。研究证实哮喘患儿最适合中等强度的运动训练，患儿从事运动训练可能需要更长时间的适应期，运动计划应循序渐进，缓慢增加强度、持续时间与频率[6]。长期口服糖皮质激素的患儿可能会出现外周肌肉萎缩，可以进行抗阻训练加以预防。

支气管哮喘属于慢性疾病，所用药物的疗程较长，目前尚不能达到所谓"根治"。因此，临床上需要采取多种措施，综合干预，从而改善哮喘预后，减少儿童期哮喘进入成年期哮喘。运动处方应用于哮喘治疗中，能够有效改善症状、增强体质、减少发作、预防并发症，还能够有效缓解哮喘儿童的焦虑以及抑郁情绪，促进其心理健康发展。

· 参考文献 ·

［1］ Cheng BL, Huang Y, Shu C, et al. A cross-sectional survey of participation of asthmatic children in physical activity[J]. World Journal of Pediatrics, 2010, 6(3): 238－243.

［2］ Thompson PD, Arena R, Riebe D, et al. ACSM's new preparticipation health screening recommendations from ACSM's guidelines for exercise testing and prescription[J]. Current Sports Medicine Reports, 2013, 12(4): 215－217.

［3］ Lazarinis N, Jørgensen L, Ekström T, et al. Combination of budesonide/formoterol on demand improves asthma control by reducing exercise-induced bronchoconstriction[J]. Thorax, 2014, 69(2): 130－136.

［4］ 李涛，李丽华，白雪明. 孟鲁司特钠联合运动处方在儿童哮喘防治中的临床研究［J］. 临床肺科杂志，2015，20（6）：1099－1101.

［5］ 中华医学会儿科学分会呼吸学组,《中华儿科杂志》编辑委员会. 儿童支气管哮喘诊断与防治指南[J]. 中华儿科杂志，2016，54（3）：167－181.

［6］ Wanrooij VH, Willeboordse M, Dompeling E, et al. Exercise training in children with asthma: a systematic review[J]. British Journal of Sports Medicine, 2014, 48(13): 1024－1031.

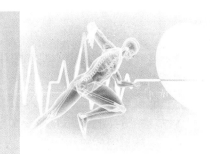

第 12 章
运动与慢性疼痛及止痛药物

第 1 节　慢性疼痛简介

一、慢性疼痛的定义

疼痛是常见症状，通常预示着组织损伤的发生。与组织损伤、炎症或相对短暂（数天或数周）的疾病过程相关的疼痛通常被称为急性疼痛[1]。这种疼痛被描述为"伤害性"疼痛或由身体外围潜在有害刺激引发的疼痛。根据国际疼痛研究协会（IASP）的定义，当疼痛持续超过 3 个月时，就被定义为慢性疼痛[2]。

二、慢性疼痛的分类

疼痛是运动员中的常见问题，常与运动损伤有关，疼痛也可以独立于损伤而发生，或在损伤治愈后持续存在。疼痛被定义为"与实际或潜在的组织损伤相关的不愉快的感觉和情感体验，或用这种损伤来描述"。疼痛是一种受多种因素影响的个人体验，包括神经生理、免疫、认知、情感和社会/环境影响。疼痛持续的时间越长，心理、社会和环境或环境相关因素影响疼痛和相关问题（如功能残疾）的机会就越多[3]。

慢性疼痛是一个常见、复杂且令人困扰的问题，对个人和社会都有深远的影响。由于疾病或受伤而经常出现；然而，它不仅是伴随的症状，而且是具有自身医学定义和分类法的独立疾病[4]。疼痛可分为三种主要类型：伤害性、炎症性和病理性。

（一）伤害性疼痛

伤害性疼痛是指由于实际或潜在的组织破坏事件激活周围组织中伤害性感受器而产生的疼痛。伤害感受器是外围神经末梢，可以通过改变人体组织的机械、热或化学状态来激活，转导并编码对人体组织潜在危险或有害的刺激。伤害感受是指编码和处理有害刺激的神经过程。痛觉可以在没有疼痛的情况下发生，可以通过在比赛中不感到受伤的痛苦来证明，但是一旦比赛结束就感到痛苦。疼痛可能在没有伤害感受器激活的情况下发生（如幻肢痛）。运动中的亚急性（疼痛持续时间 6～12 周）伤害性疼痛可能与一系列基于组织的问题有关。也可能存在超出其能力的持续/重复组织负荷（例如外上髁痛），其中肘部伸肌腱中可能存在过度使用的重复应变模式。可能是由于周围反作用力不足（通常与不适当的训练、恢复或两者兼而有之有关）即施加在肘关节肌腱上的累积重复力不平衡所致，从而使肌腱反应性增加[5]。

（二）炎症性疼痛

疼痛与关节发炎、肌肉扭伤或手术造成的损伤恢复有关，称为炎症性疼痛，因为是由炎症反应引起的。炎症—修复—重塑—炎症的持续循环可以改变局部组织（包括肌腱和关节组织）的机械特性，从而引入新的伤害感受激活局部来源。受损或恢复的区域是"过敏性"或"触痛性"的，因此尽量减少关节的使用或不鼓励与受影响的区域接触，愈合反应才会有所改善。这种类型的疼痛阈值较低，通常无害的刺激会启动回避反应来减轻疼痛，例如与扭伤脚踝相关的疼痛会阻碍行走。

（三）病理性疼痛

病理性疼痛是神经系统的一种疾病状态。病理性疼痛的常见原因包括酗酒、截肢、糖尿病、多发性硬化症和带状疱疹。如果神经损伤是主要原因，病理性疼痛称为神经病理性疼痛。神经性疼痛不需要激活伤害性感受器。在运动员中，可在周围神经、神经根或脊髓受到直接伤害/创伤后引起神经性疼痛。运动员的神经病理性疼痛也可在运动损伤手术后发生，或经常进行耐力运动运动员的周围神经受到反复机械和炎性刺激所致。重要的是，在治疗神经病理性疼痛时，要了解其主要作用是神经系统损伤，而不是组织损伤。当没有明显的神经损伤或炎症时，这种疼痛被称为功能性疼痛。当对有害刺激的需求与处理中心分离时，或者当产生疼痛的阈值降低到容易达到的程度时，病理性疼痛就会发生。变得对疼痛过敏或转变为慢性适应不良疼痛的敏感性可能是遗传的，某些基因型可能易患这种类型的神经疾病。

三、运动与慢性疼痛

神经系统是"神经可塑性"的，或者说是动态的，这意味着在慢性疼痛状态下发生的不适应变化是可以逆转的。锻炼是一种被证明可以改善慢性疼痛的护理方式，而这种改善的原因远远超出了肌肉骨骼健康的范畴[6-7]。研究表明，即使在力量、柔韧性或耐力没有改善的情况下，运动也能改善疼痛。同时也发现，锻炼身体的非疼痛部位可以对疼痛部位产生止痛效果。

久坐行为导致局部和全身循环中存在更多的炎性细胞因子和更少的抗炎性细胞因子，这种不平衡有助于维持慢性疼痛。另一方面，体育锻炼具有良好的抗炎作用，运动可以减轻全身性炎症，进而可以减轻慢性疼痛。具体地说，有规律的运动可以减少促炎细胞因子，增加抗炎细胞因子，从而使中枢神经系统的神经免疫信号正常化，甚至可以防止逆转痛觉过敏。因此，即使低强度、短时间持续的日常活动，也应受到鼓励。在健康的成年人中，体育锻炼会触发内源性阿片类物质的释放，产生"运动性镇痛"（EIA），从而减轻运动中和运动后的疼痛感。不幸的是，在某些慢性疼痛情况下，如纤维肌痛和慢性疲劳综合征时 EIA 可能会功能失调甚至消失。因此，锻炼可以对慢性疼痛产生有利的影响。

第2节　镇痛药物的分类与作用机制

运动导致急性外伤或器官、组织、关节等慢性受损，可因伤情的轻重不同而产生不同程度的疼痛。这种疼痛是一种保护性反应，但大多需要用止痛药物缓解。剧烈疼痛既给患者带来痛苦、紧张不安等情绪反应，还可引起机体生理功能紊乱，甚至还影响正常生活。因此，控制疼痛是临床药物治疗的主要目的之一。

止痛药物按药理机制大致可分为非甾体镇痛抗炎药（NSAIDs）、镇痛药和其他类止痛药。

一、解热镇痛抗炎类药

解热镇痛抗炎类药（antipyretic-analgesic and anti-inflammatory drugs），又称为非甾体镇痛抗炎药（NSAIDs），其药理机制与抑制体内环氧化酶（cycloxygenase，COX）活性、减少局部组织前列腺素（protaglandin，PG）的生物合成有关。

通过抑制花生四烯酸代谢过程中的环氧酶，进而抑制前列腺素和血栓素合成产生镇痛作用；通过作用于下视丘体温调节中枢引起外周血管扩张、皮肤血流增加、出汗，使散热增加发挥解热作用。其作用机制示意图见图 12-1。

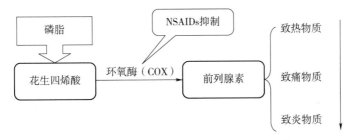

图 12-1　解热镇痛抗炎药作用机制示意图

本类药物主要不良反应是胃肠道副作用（胃肠黏膜糜烂、溃疡、出血、穿孔或胃肠道梗阻）、肾脏损害（急性肾功能不全、间质性肾炎及肾坏死），还可引起血液系统、中枢神经系统、皮肤和肝脏等副作用，其中以胃肠道副作用最为常见。

解热镇痛抗炎药主要代表药物见表 12-1。

表 12-1　解热镇痛抗炎药主要代表药物

药品名称	临床应用	禁忌证
阿司匹林	有较强的解热镇痛、抗炎、抗风湿作用，用于头痛、牙痛、肌肉痛、痛经及感冒发热等	水杨酸盐或含水杨酸物质、非甾体抗炎药导致哮喘的；急性胃肠道溃疡；出血体质；严重的肾功能衰竭；严重的肝功能衰竭；严重的心功能衰竭患者禁用
对乙酰氨基酚	缓解轻至中度疼痛，如头痛、关节痛、偏头痛、牙痛、肌肉痛、神经痛、痛经	对本品过敏者禁用
布洛芬	缓解轻至中度疼痛，如头痛、关节痛、偏头痛、牙痛、肌肉痛、神经痛、痛经；用于普通感冒或流行性感冒引起的发热	对其他非甾体抗炎药过敏者禁用；对阿司匹林过敏引起的哮喘患者禁用
吲哚美辛	用于关节炎，可缓解疼痛，和肿胀；软组织损伤和炎症；解热；其他；用于治疗偏头痛、痛经、手术后痛、创伤后痛等	对本品过敏者禁用；哮喘患者禁用；眼部周围、黏膜、湿疹斑疹、伤口部位、脚气和顽癣等化脓部位禁用；禁止长期使用
双氯芬酸	炎性和退行性风湿病；非关节性的各种软组织风湿生疼痛，痛风急性发作；手术后、创伤后、劳损后各种疼痛	冠状动脉搭桥手术（CABG）围手术期疼痛的治疗禁用；活动性消化道溃疡/出血，或者既往曾复发溃疡/出血的患者禁用。重度心力衰竭患者、肝功能衰竭的患者、肾功能衰竭的患者 ［GFR＜15ml/（min·1.73m²）］禁用；妊娠后三个月患者禁用

续表

药品名称	临床应用	禁忌证
依托考昔	治疗骨关节炎急性期和慢性期的症状和体征；治疗急性痛风性关节炎；治疗原发性痛经	充血性心衰［纽约心脏病学会（NYHA）心功能分级Ⅱ～Ⅳ］；确诊的缺血性心脏病，外周动脉疾病和（或）脑血管病，包括近期进行过冠状动脉旁路移植术或血管成形术的患者
吡罗昔康	缓解各种关节炎及软组织病变的疼痛和肿胀的对症治疗	患者有或曾经发生过阿司匹林敏感性哮喘的患者禁用；服用其他NSAIDs后引起荨麻疹、鼻炎、血管性水肿患者禁用；14岁以下患者禁用
塞来昔布	缓解成人类风湿关节炎的症状和体征；治疗成人急性疼痛；缓解强直性脊柱炎的症状和体征	对磺胺过敏者禁用；服用阿司匹林或其他包括环氧化酶-2（COX-2）特异性抑制剂在内的NSAIDs后诱发哮喘、荨麻疹或其他过敏型反应的患者禁用；冠状动脉旁路搭桥（CABG）手术、有活动性消化道溃疡/出血的患者、重度心力衰竭患者禁用
草乌甲素	用于风湿性及类风湿关节炎、腰肌劳损、肩周炎、四肢扭伤、挫伤等	心脏病患者禁用；孕妇及哺乳期妇女禁用；对本品过敏者禁用
洛索洛芬	风湿关节炎、骨性关节炎、腰痛症、肩关节周围炎、颈肩腕综合征、牙痛；手术后，外伤后及拔牙后的镇痛和消炎；解热和镇痛、急性上呼吸道炎（包括伴有急性支气管炎的急性上呼吸道炎）	严重血液学异常的患者；严重肝功能损害者；严重肾功能损害者；重度心力衰竭患者；对本品成分有过敏反应既往史患者；冠状动脉搭桥手术（CABG）围手术期疼痛的患者禁用
洛芬待因	中等强度疼痛止痛，适用于术后痛和中度癌痛止痛	对本品过敏的患者禁用；12岁以下儿童禁用，哺乳期妇女禁用，已知为CYP2D6超快代谢者禁用
双醋瑞因	用于髋、膝关节的骨关节炎治疗	已知对双醋瑞因或所含辅料过敏或有蒽醌衍生物过敏史的患者禁用；对曾出现过肠道不适（尤其是过敏性结肠）的患者，必须考虑使用的益处及相对风险；炎性肠病（溃疡性结肠炎、克罗恩病）患者禁用；肠梗阻或假性梗阻的患者禁用；腹痛原因不明的患者禁用；患有罕见的遗传性半乳糖不耐受症，原发性肠乳糖酶缺乏或葡萄糖–半乳糖吸收不良的患者禁用

二、镇痛药

（一）阿片类镇痛药

运动伤首要的症状主要是疼痛。目前发现疼痛与多种受体和离子通道有关，包括阿片肽受体、胆碱能受体、电压依赖性钠离子通道和电压依赖性钙离子通道。

其中作用于阿片受体的阿片类药物是一类最经典的镇痛药，本类药物的镇痛作用强大，多用于剧烈疼痛。阿片受体因其分布广泛、功能多样且不同阿片受体间在功能上相互作用，药理学作用非常复杂。多次应用后容易产生成瘾性，可致依赖，不宜长期应用。阿片受体主要分μ、κ、δ三型，各受体分布、功能情况见表12-2。

表12-2　阿片受体分布、功能情况

阿片受体类型	μ（μ_1、μ_2）	κ（κ_1、κ_2、κ_3）	δ（δ_1、δ_2）
分布	边缘系统、纹状体、下丘脑、中脑导水管周围灰质区	脊髓、大脑皮层	大脑
功能	脊髓上镇痛、镇静、呼吸抑制、减少肠胃蠕动、心率减慢、药物依赖性	脊髓镇痛、镇静、轻度呼吸抑制、致幻作用、利尿	脊髓镇痛、呼吸抑制、缩瞳

阿片类镇痛药作用机制大致分为以下几种。①镇痛作用：镇痛作用强大，对绝大多数急、慢性疼痛均有效，对持续性钝痛比间断性锐痛及内脏绞痛作用强；②镇静作用：改善疼痛引起的紧张等情绪反应，产生镇静作用，也可产生欣快感；③呼吸抑制：呼吸抑制的程度与使用剂量正相关，呼吸抑制是吗啡急性中毒致死的主要原因；④镇咳作用：可抑制延髓咳嗽中枢，使咳嗽反射减轻或消失，产生镇咳作用；⑤平滑肌：可兴奋胃肠道平滑肌、减慢胃肠道蠕动，引起便秘，使胆道、输尿管、支气管张力增加；⑤心血管系统：可促进内源性组胺释放而使外周血管扩张、血压下降；⑥免疫系统：对免疫系统有抑制作用。

根据阿片类药物的药理作用机制，阿片类镇痛药分为三类：①阿片受体激动药；②阿片受体部分激动药；③阿片受体拮抗药。阿片类镇痛药的代表药物及其特征见表 12-3。

表 12-3　阿片类镇痛药代表药物

药品名称	临床应用	禁忌证
吗啡	镇痛：可缓解或消除严重创伤、烧伤、手术等引起的剧痛以及癌痛；心源性哮喘；心肌梗死；止泻；麻醉前给药	禁用于脑外伤颅内高压、慢性阻塞性肺疾病、肺源性心脏病、甲状腺功能减退、皮质功能不全、排尿困难、肝功能减退的患者；禁用于妊娠期、哺乳期妇女，新生儿和婴儿
哌替啶	各种剧痛，如创伤、烧伤、烫伤、术后疼痛等；心源性哮喘；麻醉前给药；内脏剧烈绞痛；与氯丙嗪、异丙嗪等合用进行人工冬眠	除吗啡的禁忌证外，因有阿托品样作用，可致心率加快、室上性心率过速患者不宜使用
布桂嗪	偏头痛、三叉神经痛、炎症性及外伤性疼痛、关节痛、痛经、癌痛等	对本品过敏者禁用
羟考酮	缓解中至重度疼痛	中至重度肝功能障碍、重度肾功能障碍、妊娠期妇女或哺乳期妇女均禁用；手术前或手术后 24 小时内不宜使用
地佐辛	用于术后痛、内脏及癌性疼痛	冠心病患者慎用

（二）非阿片类镇痛药

非阿片类镇痛药的代表药物及其特征见表 12-4。

表 12-4　非阿片类镇痛药代表药物

药品名称	临床应用	禁忌证
舒马普坦	用于治疗急性偏头痛和丛集性头痛	高血压、缺血性心脏病、心肌梗死及冠状动脉病变者
普瑞巴林	外周神经痛；带状疱疹后遗神经痛；癫痫部分发作的辅助治疗；还可用于焦虑症、社交恐惧症、关节炎	肾功能减退的患者应调整剂量，推荐剂量适用于肌酐清除率≥60ml/min 的患者；儿童和青少年不推荐使用本品
氟吡啶	用于术后痛、头痛、创伤及烧伤所致的疼痛，也用于中度疼痛（如运动性肌肉痉挛导致的疼痛）	对本品过敏者、胆汁淤积症患者、重症肌无力患者、肝性脑病患者孕妇、哺乳期妇女禁用
曲马多	用于中至重度急慢性疼痛，口服后 0.5 小时生效，持续 6 小时；亦用于术后痛、创伤痛、癌性痛、心脏病突发性痛、关节痛、神经痛及分娩痛	对本品过敏者禁用；妊娠期、哺乳期慎用；肝肾功能不全者慎用
齐考诺肽	用于适合鞘内注射并且对其他治疗（如全身镇痛药、辅助治疗或鞘内注射吗啡）不能耐受或无效的严重慢性疼痛患者	精神病史者禁用
罗通定	用于因疼痛而失眠的患者；亦用于胃溃疡及十二指肠溃疡的疼痛、月经痛、分娩后宫缩痛、紧张性失眠、痉挛性咳嗽等	儿童、老年患者慎用；驾驶作业、操作精密仪器者慎用

（三）中成药类镇痛药

本类药物多数味苦寒，性寒凉，具有抗惊厥、解热、镇痛等中枢抑制作用。现代药理作用研究结果显示，该类中药可抑制体内热源的产生、降低下丘脑中 cAMP 含量及升高精氨加压素（AVP）的含量；抑制前列腺素（PGE_2）的合成、降低血清中（NO）含量；部分药物作用类似阿片类药物，作用于受体后，引起膜电位超极化，使神经递质释放减少，从而阻断神经冲动的传递而产生镇痛效应；调节下丘脑-垂体-肾上腺皮质轴（HPA轴）中药抗炎机制复杂，一些中药通过调节 HPA 轴增加内源性皮质醇的分泌而实现其抗炎作用[7]。

该类中成药主要具有活血化瘀、接骨续筋、消肿止痛之功，兼有通络、益气血、补肝肾等作用，适用于外伤或内伤等引发的跌打肿痛、闪腰岔气骨折筋伤等病症，本类药物因为味苦寒，易伤脾胃，故脾胃虚弱者慎用，孕妇禁用。

中成药类镇痛药的代表药物见表 12-5。

表 12-5　中成药类镇痛药代表药物

药品名称	临床应用	注意事项
接骨七厘片	活血化瘀，接骨续筋。主治跌打损伤，闪腰岔气，骨折筋伤，淤血肿痛	骨折、脱白者应先复位后再用本品治疗
接骨丸	活血散瘀，消肿止痛。主治跌打损伤，闪腰岔气，筋伤骨折，淤血肿痛	本品所含的马钱子粉有大毒，故应在医生指导下使用；切勿过量或者持久服用
云南白药	化瘀止血，活血止痛，解毒消肿。主治跌打损伤，淤血肿痛，吐血，咯血，便血，痔血，崩漏下血，疮疡肿毒及软组织损伤，闭合性骨折，支气管扩张及肺结核咯血，溃疡性出血，以及皮肤感染性疾病	过敏者慎用；服药一日内，忌食蚕豆鱼类及酸冷食物；外用前必须清洁创面，用药后如出现过敏反应，应立即停用，并视症状轻重给予抗过敏治疗；若外用可先清除药物
跌打丸	活血散瘀，消肿止痛。主治跌打损伤，筋断骨折，淤血肿痛，闪腰岔气	骨折、脱白者应先复位后，再用本品治疗；不宜过量或者持久服用
舒筋活血片	活血散瘀，舒筋活络。主治筋骨疼痛，肢体拘挛，腰背酸痛，跌打损伤	妇女月经期间慎服；香加皮含强心苷而有毒，故不宜过量或持久服，禁与含强心苷的西药同服
活血止痛散	活血散瘀，消肿止痛。主治跌打损伤，淤血肿痛	不宜大剂量使用；妇女月经期及哺乳期慎用；服药期间忌生冷、油腻食物

三、其他类止痛药

（一）局麻药

局麻药是一类以适当浓度应用于局部神经末梢或神经干周围，在意识清醒的条件下可使局部痛觉感觉暂时消失的药物。局麻药阻滞神经细胞膜上的电压门控钠离子通道，使钠离子在其作用期内不能进入细胞内，抑制膜兴奋性，发生传导阻滞，产生局麻作用。

该类药物的主要不良反应有中枢神经系统先兴奋后抑制；对心血管系统有直接抑制作用；变态反应，如普鲁卡因麻醉前应做皮试。

局麻药的代表药物见表 12-6。

表 12-6　局麻药代表药物

药品名称	临床应用	禁忌证
普鲁卡因	用于浸润麻醉（0.5%～1%）、阻滞麻醉、硬膜外麻醉（2%）及封闭疗法；1%～2%普鲁卡因帮助诊断和判断注射部位是否正确，注射后局部压痛及活动时疼痛消失	心、肾功能不全，重症肌无力等患者禁用
利多卡因	用于浸润麻醉、硬膜外麻醉、表面麻醉（包括在胸腔镜检查或腹腔手术时作黏膜麻醉用）及神经传导阻滞；用于洋地黄类中毒、心脏外科手术及心导管引起的室性心律失常；0.5%～1%利多卡因帮助诊断和判断注射部位是否正确，注射后局部压痛及活动时疼痛消失	对局部麻醉药过敏者禁用；阿-斯综合征（急性心源性脑缺血综合征）、预激综合征、严重心传导阻滞（包括窦房、房室及心室内传导阻滞）患者静脉禁用

（二）糖皮质激素类止痛药

糖皮质激素抗炎作用机制为：①对炎症抑制蛋白及某些靶酶的影响，如诱导脂皮素-1 的生成，继之抑制磷脂酶 A_2，影响花生四烯酸代谢的连锁反应，使炎症介质和白三烯类等减少，抑制诱导型一氧化氮合成酶和环氧化酶-2 的表达，阻断相关介质的产生，发挥抗炎作用；②对细胞因子及黏附因子的影响：抑制多种炎症细胞因子的产生，在转录水平上直接抑制黏附分子 E-选择素及细胞间黏附分子-1 的表达；③对炎症细胞凋亡的影响。

糖皮质激素类止痛药的代表药物见表 12-7。

表 12-7　糖皮质激素类止痛药代表药物

药品名称	临床应用	禁忌证
醋酸氢化可的松	对于运动导致的损伤，一般采用与 1%～2%的普鲁卡因混合做局部注射，主要适用于创伤性腱鞘炎、滑囊炎、肘内侧副韧带损伤、肌肉拉伤、肩袖损伤等	活动性消化性溃疡、严重高血压、精神病、糖尿病、骨质疏松、青光眼、库欣综合征、水痘、麻疹、霉菌感染等禁用
泼尼松龙	用于过敏性与自身免疫性炎症疾病；运动导致的损伤，一般采用与 1%～2%的普鲁卡因混合做局部注射，主要适用于创伤性腱鞘炎、滑囊炎、韧带损伤、肌肉拉伤	严重的精神病和癫痫，活动性消化性溃疡病，新近胃肠吻合手术，骨折，创伤修复期，角膜溃疡，肾上腺皮质功能亢进症，高血压，糖尿病，孕妇，抗菌药物不能控制的感染水痘、麻疹、霉菌感染、较重的骨质疏松症等
曲安奈德	可经关节内注射或囊内注射，直接进行腱鞘或关节囊给药，这种给药方式能够对疼痛、关节肿胀、僵直（创伤、风湿性关节炎、骨关节炎、滑膜炎、黏液囊炎、腱炎的典型症状）给予有效的局部、短期治疗；治疗弥漫性关节疾病时关节内注射曲安奈德	活动性胃溃疡、结核病、急性肾小球炎或任何未为抗生素所控制的感染禁用

（三）作用于中枢神经的止痛药

作用于中枢神经的止痛药见表 12-8。

表 12-8　作用于中枢神经的止痛药

药品名称	临床应用	禁忌证
乙哌立松	颈肩臂综合征、肩周炎、腰痛症；脑血管障碍、痉挛性脊髓麻痹、颈椎病、手术后遗症（包括脑、脊髓肿瘤）、外伤后遗症（脊髓损伤、头部外伤）、肌萎缩性侧索硬化症、婴儿脑性瘫痪，脊髓小脑变性、脊髓血管障碍、亚急性视神经脊髓病（SMON）及其他脑脊髓疾病引起的痉挛性麻痹	对本品中任何成分有过敏史的患者禁用

● 参考文献 ●

[1] Crofford LJ. Chronic pain: where the body meets the brain[J]. Trans Am Clin Climatol Assoc, 2015, 126: 167−183.

[2] Sluka KA, O'Donnell JM, Danielson J, et al. Regular physical activity prevents development of chronic pain and activation of central neu-rons[J]. J Appl Physiol, 2012, 114(6): 725−733.

[3] Mills SEE, Nicolson KP, Smith BH. Chronic pain: a review of its epidemiology and associated factors in population-based studies[J]. Br J Anaesth, 2019, 123(2): e273−e283.

[4] Anthony C, Johannes F, Carol A, et al. Age-related structural changes in upper extremity muscle tissue in a nonhuman primate model[J]. J Shoulder Elbow Surg, 2015, 24(10): 1660−1668.

[5] Erik Iversen, Vibeke Røstad, Arne Larmo. Intermittent blood flow restriction does not reduce atrophy following anterior cruciate ligament reconstruction[J]. J Sport Health Sci, 2016, 5(1), 115−118.

[6] Sam B Ballak, Hans Degens, et al. Aging related changes in determinants of muscle force generating capacity: a comparison of muscle aging in men and male rodents[J]. Ageing Res Rev, 2014, 14: 43−55.

[7] 魏春华，程虹毓，朱继孝. 中药解热镇痛抗炎作用机制研究进展［J］. 中国药通报，2016，04（23）：59−63.

第3节　运动对慢性疼痛的影响

一、慢性疼痛的概念[1]

当组织水平发生机械损伤或炎症损伤时，会产生急性疼痛。这种疼痛被称为"伤害性"疼痛，它是对潜在危险的生理反应刺激，是身体的警告信号，可防止进一步的伤害。疼痛产生是一个复杂的过程，周围神经系统将刺激信息传递到脊髓的外角，最后感受信号传递到大脑，并被大脑视为疼痛信号。大多数遭受急性伤害性的疼痛会得到缓解。然而，20%～30%患者的疼痛会持续存在。此时，疼痛不再是一种刺激信号，也不是一种保护性信号。

根据国际疼痛协会的建议，将持续 3 个月的疼痛定义为慢性疼痛。3 个月的时间节点是最常见的对于慢性疼痛时限的定义。然而，这种通过时间进行定义的方式过于简单，不能反映导致疼痛发生的病理状态。例如，某些形式的慢性疼痛如骨关节炎（OA）、类风湿关节炎（RA）和癌症疼痛，具有一定的病理学特征。然而，无论最初的疼痛机制如何，慢性疼痛可能发生在任何疾病。此外，慢性疼痛通常是多灶性、不精确的，并且通常与其他躯体症状并存，例如睡眠障碍、记忆力受损或注意力不集中、情绪低落等。

二、运动治疗慢性疼痛的机制[2]

神经系统具有一定的可塑性，其发育过程也是动态发展的。这意味着慢性疼痛状态在特殊的神经刺激下是可以被逆转的。运动可以改善慢性疼痛，而这种对于疼痛的缓解远远超出了其对肌肉骨骼健康的作用。一些研究表明，运动可以缓解疼痛，哪怕其并没有达到提高运动强度、柔韧性或耐力的程度。

久坐行为会导致局部和全身循环系统中炎性因子增多、抗炎因子减少，这种失衡会导致慢性疼痛。另一方面，运动具有良好的抗炎作用。运动可以减轻全身性炎症反应，减轻慢性疼痛。定期运动可以减少体内促细胞因子的产生，并增加抗炎因子的数量，最终使中枢神经系统中的神经免疫信号正常化，从而可以防止甚至逆转痛觉敏化的发生。因此，即使强度低、持续时间短，也应坚持日常运动。

在健康成年人中，运动会触发内源性阿片类物质的释放，从而产生"运动引起的镇痛作用"。然而，在某些慢性疼痛情况下，运动引起的镇痛作用可能会功能失调，甚至消失，如纤维肌痛和慢性疲劳综合征等。这就使运动的实施变得更加复杂，因为这些情况下，增加运动量有增加疼痛严重性的风险，最终影响运动的依从性。

在慢性疼痛中，已证明中枢神经递质（如 5-羟色胺、多巴胺和去甲肾上腺素）会出现失衡。这可能与单胺代谢途径中的相关基因表达变化有关，也可能是由久坐行为引起的。此外，运动会触发神经内分泌系统的应激反应，从而改变这些神经递质的平衡状态。例如，运动可增加 5-羟色胺的释放，从而发挥镇痛作用。运动也可以影响其他神经递质，如多巴胺和去甲肾上腺素。在慢性疼痛状态下，脊髓和大脑中的分子和细胞的改变可以通过运动得以恢复。例如，运动时会发生轴突再生，进而帮助中枢神经系统更适当地响应疼痛信号。运动还可以诱导轴突的表型改变，从而提高疼痛阈值。啮齿类动物模型表明，运动可以增加神经元存活率，提高脑组织的损伤抵抗力，进而可以缓解慢性疼痛。

慢性疼痛还可使患者对运动产生恐惧，这也是引起运动减少的常见原因。这种恐惧症可以促使感知和调节运动功能的皮质网络发生变化。运动水平的增加可以重新聚焦并锐化"身体模式"图，并通过大脑皮层调节对疼痛的感知。众所周知，疼痛是由认知介导的，即可以通过修改不正确的认知或信念来改变。需要加强患者的健康教育，告诉他们疼痛不再是真正危险的信号，在受控和有监督的情况下，让患者敢于参加运动，并最终缓解疼痛。这种方式属于系统脱敏的一种形式，它可以促进人们对先前担心的运动产生新的记忆，且这种印象是一种对运动安全有效的认知。通过运动可以减轻患者的恐惧感和痛苦，并通过提高自我效能，来促进认知的重建。

三、运动可以缓解多个器官的慢性疼痛

缓解慢性疼痛目的不仅是减轻疼痛，而且应着眼于运动对功能的改善和生活质量的提高。例如，运动可缓解下腰痛[2]，运动对于下腰痛的缓解有作用。例如，研究发现太极拳可以减轻下腰部疼痛，并改善腰椎功能，瑜伽也可减轻疼痛和改善功能。一项系统评价发现，低至中等质量的证据表明，瑜伽在治疗下腰痛 3～6 个月时，获得功能改善及疼痛缓解的效果。由于下腰痛的发生与肥胖有关，因此运动尤其适合肥胖且患有下腰痛的患者。考虑药物治疗的不良反应，现已经将运动和认知治疗列入下腰痛治疗的指南，又如运动可治疗骨关节炎[2]。骨关节炎（OA）是最常见的肌肉骨骼疾病，会导致关节疼痛和关节功能进行性丧失。在全球范围内，骨关节炎已是导致残疾的重要原因。现有多部指南已经将运动治疗作为核心推荐意见。现有证据显示，太极、八段锦以及气功可以缓解骨关节炎患者的

疼痛以及改善关节功能。跑步是否可以治疗膝关节骨关节炎存在争议，有学者认为跑步会加重骨关节炎的进展。然而也有学者则推荐慢跑，以确保身体保持健康的同时预防膝关节骨关节炎和髋关节骨关节炎的发生或进展。有证据表明，跑步也可以在一定程度上避免由于膝关节骨关节炎而接受手术治疗，当保守治疗方法无效时，可以选择跑步。然而，运动对骨关节炎的作用机制尚不完全清楚。有基础研究认为，高剂量的日常运动可能会对膝关节软骨产生负面影响，而中等剂量的日常运动可能会对膝关节软骨产生积极影响。一项系统评价显示，长期运动后，患者骨关节炎的影像学严重程度以及软骨形态无变化。然而，纳入研究的质量不高，且研究人群主要是肥胖者，这可能影响了最终合并分析的结果。拉伸运动是为了抵消由慢性炎症引起的运动受限，从而缓解关节周围结构的纤维化。此外，肌肉力量的改善，通常伴随协调性的改善和疼痛减轻。当然，骨关节炎患者接受运动治疗的最大益处之一可能是有利于减轻体重。而超重恰恰是骨关节炎发病的风险因素之一。

四、针对运动治疗慢性疼痛的建议

即使在运动直接益处可能很小的条件下，也要积极推荐运动。因为运动在大多数与慢性疼痛相关疾病的多模式治疗中占有独特的位置。运动的间接益处包括：有利于心血管健康、控制 BMI、提高幸福感、减少疼痛引起的致残。

任何针对缓解慢性疼痛的运动计划，都应从患者的自身出发，以患者的整体健康状况为基础进行个性化评估。每个运动处方都应包括运动方式、强度、持续时间、运动频率以及训练过程中强度水平的变化等。一般情况下，运动的目标应包括：柔韧性、肌肉力量、核心稳定性、心血管健康状况以及步态稳定性。在运动过程中，高血压、情绪低落、自我管控力差的患者应得到严格的监督。组织结构合理的监督和群体运动，可以帮助上述患者接受运动治疗，而不应过度强调疼痛程度，以避免患者对疼痛的过度警觉。密切关注疼痛和功能的改善情况，有效设定目标以及合理的奖励制度，可以提高运动对疼痛的缓解效果。

开取运动处方比口头告知的效果好。通过开取运动处方可以提高患者的依从性，可以对患者实施严密的监督。通过记录患者的运动进而提高运动治疗疼痛的效果。当然，患者在选择运动方式时应尽可能考虑其他因素，如个人的身体健康水平、运动经历等因素。

任何程度的运动都比不运动好。进度缓慢的低强度运动可产生更好的依从性和运动效果。当然，也应注意运动并不能替代必要的药物治疗、外科手术以及其他非药物治疗方法。

· 参考文献 ·

[1] Rodenbeck A, Huether G, E Rüther, et al. Advances in Experimental Medicine and Biology[J]. Advances in Experimental Medicine and Biology, 1999, 467(1): 89−93.

[2] Ambrose KR, Golightly YM. Physical exercise as non-pharmacological treatment of chronic pain:Why and when[J]. Best Pract Res Clin Rheumatol, 2015, 29(1): 120−130.

第 4 节　镇痛药的运动药理学

一、运动对镇痛药药动学的影响

（一）运动对 NASIDs 的药动学的影响

人体运动，尤其是剧烈运动时，血液发生重新分配，大部分血液流向骨骼肌和皮肤，内脏器官的血液供应急剧减少，作为药物主要吸收器官的胃肠道的血液供应减少更为显著，导致 NASIDs 口服剂型吸收减少、减慢，达峰时间延后，生物利用度降低，但同时运动也可导致胃肠道蠕动减少，胃排空时间延长，对主要经胃吸收的弱酸性药物（如布洛芬普通片剂）可使其吸收增加，但目前常见弱酸性药物大多为 NASIDs 肠溶制剂，胃排空时间延长会导致肠溶制剂吸收减慢，影响起效时间；另外内脏器官受交感神经和副交感神经的双重支配，在运动过程中交感神经的兴奋性加强，副交感神经的兴奋性减弱，抑制了胃肠道血管活性多肽（VIP）、胃泌素、胃动素等物质的分泌，从而引起胃的容受性舒张减弱，同时神经末梢 ACh 释放量减少、胃酸分泌减少以及胃肠电节律和动作电位出现频率减少[1]，影响了药物的吸收，也影响了 NASIDs 的生物利用度。运动导致机体损伤时，损伤局部的 COX-2 浓度升高，NASIDs 的蛋白结合率高，可使药物随血清蛋白进入相应的炎症部位。衰竭性游泳大鼠体内的 P450 酶合成减少，提示大运动量下通过 P450 酶代谢的药物（如吡罗昔康等）代谢受阻，半衰期延长。同时运动状态下，肝脏血流减少，可能导致药物代谢速率变慢，但目前尚无确切的人体研究证实。运动强度依赖性地对肝脏代谢及肾脏产生影响[2]，而 NASIDs 经肝脏代谢、经肾脏排泄，运动对肝脏及肾脏功能的影响将延长其血清半衰期。运动对血液流向再分配的效应可使透皮吸收的外用贴剂吸收增多增快。

（二）运动对阿片类药物的药动学的影响

阿片类药物口服给药存在明显的首过效应，但运动是否导致其肝首过效应出现变化，目前并无研究证实，同时对于中等或更高强度的运动者，阿片类药物的使用并不常见，运动状态对阿片类药物的吸收影响可能并不需要格外关注。对组织灌注的影响将直接导致阿片类药物的分布改变。阿片类药物在高灌注组织中分布良好。

阿片类药物在体内一般被代谢为吗啡或吗啡类似物而起效，最终变为水溶性代谢产物而从肾脏排出，运动对内脏血流的影响可能导致阿片类药物代谢及排泄减慢，从而使该类药物半衰期和作用时间延长。

二、运动对镇痛药药效学的影响

（一）运动对 NASIDs 药效学的影响

NASIDs 主要通过抑制合成前列腺素所需的环氧酶（COX）发挥镇痛作用，但各个药物在选择性上有一定的差异，属于外周性镇痛药。部分药物的解热镇痛抗炎作用强度见表 12-9。

表 12-9　NASIDs 的解热镇痛抗炎作用比较

药品名称	解热作用	镇痛作用	抗炎抗风湿作用	抗血小板聚集作用
对乙酰氨基酚	++	+	−	−
阿司匹林	++	++	++	++
布洛芬	++	+++	++	−
吲哚美辛	+++	+++	+++	+
双氯芬酸	++++	++++	++++	+

长期有氧运动训练能增强血小板 NOS 活性[3,4]，从而抑制血小板聚集，但并无研究直接表明运动会影响 NASIDs 的抗血栓作用。

由于其抗炎作用，NSAIDs 可以延缓骨骼愈合，减少蛋白质合成，并抑制运动后骨骼肌中的肌腱周围充血和肌卫星细胞增殖。

对乙酰氨基酚能抑制前列腺素合成而产生解热镇痛作用。关于运动对对乙酰氨基酚作用的研究较少，而骨质疏松是老年人乃至年轻人常见的骨骼问题。建议老年人通过渐进抗阻训练（PRT）来预防骨质疏松。有研究表明[5]，每次运动前服用推荐剂量的对乙酰氨基酚（1000mg）并不能减弱或增强 PRT 对中年男性 FFM（无脂肪质量）的影响。另一项研究表明[6]，在对老年人进行为期 12 周的膝关节伸展阻力训练时，每天口服对乙酰氨基酚（4000mg）会导致肌腱肥大，可使肌腱僵硬程度降低而肌张力增加。

在传统力量训练时，布洛芬对急性发作后白细胞的炎症组织学表现没有影响[7]；在长跑运动中，布洛芬并未降低肌肉损伤和疼痛对运动的影响，预防性使用 NSAIDs 对男性长跑运动员运动引起的肌肉损伤后的跑步表现并无有利作用[8]。在训练恢复过程中，没有明确证据表明使用布洛芬对肌肉功能和肌肉损伤有积极作用[9]。

（二）运动对阿片类药物药效学的影响

吗啡作为阿片类药物的代表药，有强效止痛作用。有氧训练能促进机体分泌内源性大麻素和内啡肽[9]。而运动可以减少吗啡的使用，并可能通过内源性阿片类物质的释放来调节疼痛。有氧运动对吗啡的中枢镇痛作用的影响比对吗啡外周镇痛作用的影响更有效，这可能与中枢抗伤害感受机制有关[10]。目前没有相关研究能够完整解释原因，但有氧运动可以刺激内源性阿片类肽和内源性内啡肽的释放，导致训练后疼痛阈值增加，对患者疼痛的缓解也能起到积极的作用。

（三）运动对中成药及其他类镇痛药药效学的影响

糖皮质激素类药物可增强运动耐力，属于兴奋剂类药物，运动员禁用，而一般的运动损伤治疗较少使用糖皮质激素。局麻药一般用于运动损伤后的局部镇痛治疗；中成药具有消肿止痛、活血化瘀、舒筋活络等作用，对运动所造成的疼痛具有明显效果。

三、镇痛药对运动的影响

在运动中，镇痛药被广泛用于预防或治疗损伤引起的疼痛和炎症。最常见的 NASIDs 是治疗运动引起的肌腱和骨骼肌疼痛的优选。越来越多的证据表明，为了提高成绩，世界各地的运动员广泛使用不属于兴奋剂类的药物——对乙酰氨基酚、布洛芬、酮洛芬和双氯芬酸等 NASIDs。在世界杯期间，至少 50%的球员在比赛期间使用过。虽然镇痛药的药理作用与疗效已得到证实，但它们对运动的影响仍存在争议[11-14]。

（一）NASIDs 对运动的影响

NSAIDs 对运动影响的研究主要集中在对运动引起的肌肉损伤和疼痛的方面，对运动表现影响的研究有限。从运动表现的角度来看，如果运动员预防性地使用 NSAIDs，将抑制炎症介质的产生，减少肌肉酸痛和疲劳，最终缩短恢复时间[13]。血浆肌酸激酶是肌细胞损伤的一个指标，在血清中含量非常低，当运动员肌肉损伤后，血液中的肌酸激酶水平升高。有证据表明预防性的使用 NSAIDs 在减轻疼痛方面是有效的，运动后肌酸激酶的浓度比安慰剂组低，然而，其他研究未能发现非甾体抗炎药摄入对肌肉炎症细胞浓度的影响[14]。

疼痛在运动后 24～48 小时最为严重，为延迟发作的肌肉酸痛，NSAIDs 可以缓解比赛或训练后肌肉和关节的疼痛症状。NSAIDs 也用于治疗急性肌肉骨骼损伤，如脚踝扭伤。在急性损伤的初始阶段（如肌肉拉伤、突然发作的肌腱病或脚踝扭伤），NSAIDs 可以通过限制损伤和肿胀的程度来促进愈合。然而，当服用这些药物一段时间后，就会出现身体的正常愈合过程是否被阻滞的问题，例如 COX-2 抑制剂抑制骨折的早期愈合[15]。

在抵抗耐力实验中，布洛芬、氟比洛芬和阿司匹林对运动引起的疼痛或运动表现不产生影响[16,17]。在正常剂量下阿司匹林不影响胰岛素、葡萄糖、游离脂肪酸的利用或性能。NSAIDs 可以在长跑比赛或长时间训练之前或期间减少运动员的疼痛而提高其成绩。例如，在铁人三项和马拉松比赛中[16]，30%～50%的参与者承认在比赛前和比赛中使用了 NSAIDs。对乙酰氨基酚可以通过增加疼痛耐受性提高运动表现。一项 16.1km 自行车计时赛研究表明，服用对乙酰氨基酚后骑行时间得到适度改善，对乙酰氨基酚组输出功率增加了 4%，心率和血乳酸水平提高，完成时间缩短，痛觉感受没有差异。在反复冲刺骑行运动试验中，对乙酰氨基酚可以在给定的骑行速度下，减少痛觉并提高运动表现，可使平均输出功率提高 5%。运动表现是由痛觉调节的，服用对乙酰氨基酚可以通过增加疼痛耐受力来改善运动表现，从而使运动员能够更接近身体极限来完成练习。对乙酰氨基酚还可以在运动中更好地保存肌肉的活力来改善最大自主收缩，从而增加受试者膝关节最大伸展时的临界扭矩；另外，对乙酰氨基酚能够通过增加皮质-脊髓兴奋性，提高肌肉系统的力量输出。

对乙酰氨基酚具有显著的解热作用，在高温条件下，通过降低发热人群和无发热人群的核心温度和体表温度，降低对温度的敏感性，从而提高高温条件下的运动能力。但是在湿热条件下以固定的代谢热产生率进行运动时，对乙酰氨基酚对体温调节控制或知觉反应没有任何影响。因此，在高温环境下运动时，要谨慎使用对乙酰氨基酚。

NSAIDs 的使用与运动中低钠血症、肾衰竭、溃疡出血、心血管事件、胃肠痉挛、出血、通透性和肾功能不全的风险增加有关。尤其需要注意 NASIDs 具有抑制血小板的作用，在涉及身体接触或创伤的运动中使用 NSAIDs，机体的凝血机制可能减少高达 50%。另外，NSAIDs 可以让运动员在组织完全愈合之前提前恢复活动，这可能会导致进一步损伤。因此，频繁使用 NSAIDs 可能会由于组织愈合延迟而增加受伤风险。

（二）阿片类药物对运动的影响

阿片类强效镇痛药在中枢和外周都有镇痛作用，能够抑制疼痛信号在脊髓的上下传递，并抑制大脑产生的情感或是情绪疼痛，还能刺激感觉细胞外周末梢的 M 受体。通过抑制感觉细胞的反应，阿片类药物可以抑制伤害性疼痛，并为炎症性疼痛提供镇痛作用。阿片类药物对减轻疼痛感在短期内是有帮助的，但长期使用阿片类药物治疗神经性疼痛会产生成瘾问题。吗啡、可卡因、哌替啶等都属于兴奋剂类药物，被世界反兴奋剂机构禁止。这类药物是否能够提高运动效果目前缺乏更多的数据支持。

参考文献

[1] 周艺添. 运动对口服药物生物利用度的影响 [C]. 2012 年中国药学大会暨第十二届中国药师周论文集. 2012.

[2] MAMRACK MD. Exercise and Sport Pharmacology [M]. New York：Routledge，2021：256.

[3] 武宝爱，吴丽君. 不同运动形式对人体血液流变性及血小板功能的影响 [J]. 成都体育学院学报，2012，38（04）：81－85.

[4] Jankowski CM, Gozansky WS, MacLean PS, et al. N-acetyl-4-aminophenol and musculoskeletal adaptations to resistance exercise training[J]. Eur J Appl Physiol, 2013, 113(5): 1127－1136.

[5] Carroll CC, Dickinson JM, LeMoine JK, et al. Influence of acetaminophen and ibuprofen on in vivo patellar tendon adaptations to knee extensor resistance exercise in older adults[J]. J Appl Physiol, 2011, 111(2): 508－515.

[6] Vella L, Markworth JF, Paulsen G, et al. Ibuprofen ingestion does not affect markers of post-exercise muscle inflammation[J]. Front Physiol, 2016, 7: 86.

[7] Da Silva E, Pinto RS, Cadore EL, et al. Nonsteroidal anti-inflammatory drug use and endurance during running in male long-distance runners[J]. J Athl Train, 2015, 50(3): 295－302.

[8] Fraga GS, Aidar FJ, Matos DG, et al. Effects of Ibuprofen intake in muscle damage, body temperature and muscle power in paralympic powerlifting athletes[J]. Int J Environ Res Public Health, 2020, 17(14): 5157.

[9] Lima LG, Bonardi JTM, Campos GO, et al. Combined aerobic and resistance training: are there additional benefits for older hypertensive adults?[J]. Clinics, 2017, 72(6): 363－369.

[10] Ahmadi S, Radahmadi M, Alaei H, et al. Effect of aerobic exercise on morphine self-administration and pain modulation in rats[J]. Adv Biomed Res, 2018, 7: 70.

[11] Holgado D, Hopker J, Sanabria D, et al. Analgesics and sport performance: beyond the pain-modulating effects[J]. PMR, 2018, 10(1): 72－82.

[12] Lundberg TR, Howatson G. Analgesic and anti-inflammatory drugs in sports: Implications for exercise performance and training adaptations[J]. Scand J Med Sci Sports, 2018, 28(11): 2252－2262.

[13] Gump BS, McMullan DR, Cauthon DJ, et al. Short-term acetaminophen consumption enhances the

exercise-induced increase in Achilles peritendinous IL-6 in humans[J]. J Appl Physiol, 2013, 115(6): 929-936.

[14] Carroll CC. Analgesic drugs alter connective tissue remodeling and mechanical properties[J]. Exerc Sport Sci Rev, 2016, 44(1): 29-36.

[15] Correa CS, Cadore EL, Baroni BM, et al. Effects of prophylactic anti-inflammatory non-steroidal Ibuprofen on performance in a session of strength training[J]. Rev Bras Med Do Esporte, 2013, 9: 116-119.

[16] Semark a, Noakes TD, St Clair Gibson a, et al. The effect of a prophylactic dose of flurbiprofen on muscle soreness and sprinting performance in trained subjects[J]. J Sports Sci, 1999, 17: 197-203.

[17] Hudson GM, Green JM, Bishop Pa, et al. Effects of caffeine and aspirin on light resistance training performance, perceived exertion, and pain perception[J]. J Strength Cond Res, 2008, 22: 1950-1957.

第 5 节　慢性疼痛患者的运动处方

一、解热镇痛药的种类及其应用

解热镇痛药为一类具有解热、镇痛、抗炎作用的药物（包括口服、外用、静脉等剂型）。其解热作用比镇痛效果更强，有的还具有抗炎和抗风湿作用。此类药物具有相似的化学结构。其构效关系是发挥药物作用的关键，即通过抑制体内前列腺素的生物合成进而发挥解热、镇痛的作用。这类解热镇痛药，包括水杨酸类（阿司匹林）、乙酰苯胺类（非那西丁、对乙酰氨基酚）及部分吡唑酮类的单方或复方制剂（氨基比林、安乃近）。在临床工作中，缓解疼痛是患者就医的主要诉求之一，因此解热镇痛药在临床上应用非常广泛。例如，很多常见部位的疼痛（头痛、神经痛、关节痛、肌肉痛、牙痛、风湿痛）都会使用此类药物。

二、解热镇痛药的不良反应

解热镇痛药的不良反应很常见。例如，水杨酸类制剂的不良反应虽然较少，但是高剂量或长期应用时，可导致胃肠道不良事件的发生，包括恶心、呕吐、消化道出血等。还有一些非特异性的药物反应（过敏反应），如皮疹、荨麻疹、紫癜等。如果长期大剂量应用还可能会造成肝损害、慢性间质性肾炎、血管神经性水肿等。

乙酰苯胺类的镇痛药物引起的消化道不良事件通常较轻，有时会出现轻度的恶心、呕吐等，但很少引起消化道出血。也有一些非特异性的过敏反应（荨麻疹、皮炎、支气管痉挛等）。正常剂量的乙酰苯胺类药物具有较高的安全性，且对肝脏无损害。但是必须避免超说明书使用。如长期或过量使用乙酰苯胺类药物可能引起急性肾炎、肾小球坏死等肾脏系统疾病和急性肝损伤。

吲哚类镇痛药物如吲哚美辛、舒林酸等的常见不良反应，也发生在胃肠道，包括恶心、呕吐、腹泻、腹痛等症状。尽管有些非口服吲哚类镇痛抗炎药在临床选择使用，但仍需注意药物的剂量。超说明书或长期使用也会引起严重的中枢神经系统症状（嗜睡、神志不清等），肝功能损害（黄疸），抑制造血系统（贫血）等反应。

安乃近为氨基比林和亚硫酸钠相结合的化合物，易溶于水，解热、镇痛作用较氨基比林快而强。安乃近属于强效解热镇痛药，主要用于高热的解热镇痛治疗，也可以用于头痛、偏头痛、肌肉酸痛、关节痛、痛经的缓解，同时有比较强的抗风湿作用，可用于类风湿和风湿性关节炎的治疗。但安乃近有较明显的不良反应，如过敏性皮疹、荨麻疹、药物热，个别病例可发生过敏性休克，严重者会出现剥脱性皮炎、再生障碍性贫血等，长期使用可引起粒细胞缺乏，国外很多国家已退市，国家药品监督管理局已对安乃近进行警告，并要求部分剂型在国内退市。安乃近经常和阿司匹林有交叉过敏反应，所以一般不作首选用药，仅在急性高热、病情急重又无其他有效解热药可用的情况下用于紧急退热。

三、解热镇痛药的选用原则

此类药物中以阿司匹林、对乙酰氨基酚、氨基比林、双氯芬酸等解热作用较好。对炎症导致的疼痛以吲哚美辛、双氯芬酸、氯芬那酸的作用较好。对抗风湿，以阿司匹林、氨基比林（不单用）、吲哚美辛作用较强。另解热镇痛药常与组胺拮抗剂、中枢镇静药、镇咳药、抗病毒药等组成复方制剂。用于感冒的对症治疗，一般应选用疗效确切、毒性低、价格较便宜的药物，如阿司匹林及其复方制剂和对乙酰氨基酚、布洛芬等，疗程不应超过 1 周[1]。

特殊人群：儿科用药最好选择阿司匹林（警惕罕见的 Reye 综合征）、对乙酰氨基酚和布洛芬，或以三者的复方制剂为佳。妊娠期妇女应该慎用解热镇痛药，必须使用时，建议选择对乙酰氨基酚。年老体弱者在高热骤然降下时，有可能引起虚脱。故在应用本类药物时，应严格掌握用量、避免滥用，老年人应适当减量并注意间隔一定的时间（如间隔 4～6 小时），同时在解热时增加饮水并补充电解质。对于伴有胃炎、消化性溃疡及其他出血性疾病的患者建议选用对乙酰氨基酚[2]。

大剂量使用解热镇痛药可延长止痛作用时限。然而，大剂量使用解热镇痛药不会增强止痛效果。相反，大剂量或超说明书使用会增加不良反应的发生率，且随着剂量加大不良事件也会增多。因此，在使用解热镇痛药时，建议少量多次间断给药，既能达到止痛效果，又能降低不良反应的发生。

四、使用解热镇痛药与运动的关系

以骨关节炎患者为例，运动是多部指南推荐的核心或背景治疗，因此运动应该贯穿患者治疗的全程。可以在开展运动治疗的基础上辅以药物治疗，如使用解热镇痛药物等。鉴于上述不同解热镇痛药物的优劣，医生在开具运动处方时应权衡利弊，必要时合理联用解热镇痛药物。

应用解热镇痛药物是否影响运动处方的开具问题尚无定论。基于解热镇痛药物安全性的信息推测，应用此类药物不影响运动处方。因此，合理选择镇痛药物与运动处方开具，是相辅相成互为促进的协同关系。

·参考文献·

［1］ Elia JR. Aspirin, NSAIDs, and Inflammatory Bowel Disease: An Exercise Physiology Perspective[J]. Inflamm Bowel Dis, 2020, 26(9): e93.

［2］ Jankowski CM, Shea K, Barry DW, et al. Timing of Ibuprofen Use and Musculoskeletal Adaptations to Exercise Training in Older Adults[J]. Bone Rep, 2015, 1: 1−8.

第 13 章
运动与抑郁症及抗抑郁药物

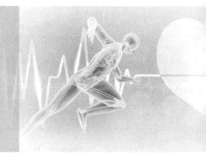

第 1 节　抑郁症简介

一、定义及流行病学

抑郁障碍是一种常见的心境障碍，可由各种原因引起，以显著而持久的心境低落为主要临床特征，且心境低落与其处境不相称，临床表现可以从闷闷不乐到悲痛欲绝，甚至发生木僵，部分病例有明显的焦虑和运动性激越，严重者可出现幻觉、妄想等精神病性症状。多数病例有反复发作的倾向，每次发作大多数可以缓解，部分可有残留症状或转为慢性。抑郁障碍主要包括：抑郁症、恶劣心境、心因性抑郁症、脑或躯体疾病患者伴发抑郁、精神活性物质或非成瘾物质所致精神障碍伴发抑郁、精神病后抑郁等。抑郁症是抑郁障碍的一种典型症状，符合抑郁发作标准至少 2 周，有显著情感、认知和自主神经功能改变并在发作间期症状缓解。

随着我国精神医学事业发展，国际诊断标准的普及，国内调查显示抑郁障碍的患病率呈现上升趋势。根据国际精神疾病流行病学调查资料，在全球 10 个国家（包括美洲、欧洲和亚洲）37000 成人样本中，抑郁障碍的终生患病率为 3.0%～16.9%，大多数国家为 8%～12%；亚太地区资料显示为 1.1%～19.9%。

2003 年，马辛等人[1]以国际疾病分类第 10 版精神与行为障碍分类中，抑郁障碍的诊断标准为依据，对北京市 15 岁以上的人群进行抑郁障碍的流行病学研究。结果发现，抑郁障碍患者的终生患病率 6.87%，其中男性终生患病率为 5.01%，女性终生患病率为 8.46%。抑郁障碍患者的时点患病率（point prevalence rate）为 3.31%（年患病率为 4.12%），其中男性时点患病率为 2.45%，女性时点患病率为 4.04%。

抑郁障碍具有高发病、高复发、高致残的特点，所带来的后果就是沉重的经济负担，给社会造成巨大的经济损失。美国 2000 年因抑郁障碍所致的费用为 831 亿美元，其中仅 1/3 是直接医疗费用，其余则是因患者致病或致残后所造成的各种损失。

近年来抑郁障碍已成为临床上最常见的一个问题。抑郁障碍如给予及时恰当的治疗，则能提高临床治愈率，但目前诊治的情况不容乐观，对抑郁障碍的总体识别率较低，尤其是在综合医院。WHO 的多中心合作研究显示，15 个不同国家或地区的内科医生对抑郁症的识别率平均为 55.6%，中国上海的识别率为 21%，远远低于国外水平。大多数抑郁症状并未引起患者、家属及医生的重视，大多数躯体疾病伴发的抑郁障碍被忽视，而对抑郁障碍引发的自杀自伤和药物、酒精依赖等问题的治疗/干预率则更低。

抑郁障碍具有高复发的特性,近期研究显示其复发率高达 80%。因此临床医师要充分认识,及时予以识别和处理,提高对抑郁障碍的识别率,提供各种有效途径使患者得到及时正确的诊断和治疗,改善其预后,降低直接与间接经济损失。对抑郁障碍的治疗要有针对性,自始至终、全面改善或消除抑郁的核心症状,恢复患者的社会功能(工作、学习、生活),最大限度地减少复发。同时应提高人群对精神健康的意识及对精神疾病的正确认识,纠正不正确的看法,消除患者及家属的病耻感,促使患者主动就医治疗。全社会应争取不断改善抑郁障碍防治,提高患者的治愈率及改善患者的生活质量,降低疾病负担。

二、发病原因及诱发因素

抑郁障碍的发生与生物、心理和社会因素有关。在生物因素中,遗传研究提示,抑郁症患者的亲属,特别是一级亲属,罹患抑郁症的危险性明显高于一般人群的 2~10 倍。一方面基因型赋予个体对环境因素的敏感性或易感性,易感性高的个体当遇到环境中的相关风险因素时更容易引发疾病;另一方面,环境也能够影响基因的表达,基因的表达异常,导致相应神经递质及激素的合成代谢异常,导致发病。

在心理和社会因素中,应激性生活事件是抑郁障碍的主要危险因素。负性生活事件,如婚姻不和谐、离异、分居、丧偶,失学、失业,严重躯体疾病,家庭成员重病或病故,家庭经济状况差,长期的生活压力、工作压力以及人际关系不良等,均可导致抑郁障碍的发生。

三、诊断标准及治疗目标

抑郁障碍的诊断要点主要是根据病史、临床症状、病程特点、体格检查和实验室检查,依照相关的疾病诊断分类标准确定。在三种不同形式的抑郁发作(轻度、中度、重度)典型发作中,通常有心境低落、兴趣和愉快感丧失,导致劳累增加、活动减少、精力降低以及稍做事情即觉明显倦怠。其他常见症状是:

(1)集中注意和注意的能力降低;

(2)自我评价和自信降低;

(3)自罪观念和无价值感(即使在轻度发作中也有);

(4)认为前途暗淡悲观;

(5)自伤或自杀的观念或行为;

(6)睡眠障碍;

(7)食欲下降。

轻度抑郁发作,具有典型的抑郁症状但较轻微。整个发作持续至少 2 周。轻度抑郁发作的患者通常为症状困扰,继续进行日常工作和社交活动有一定困难。中度抑郁发作,整个发作至少持续 2 周以上,通常继续进行工作、社交或家务活动有相当困难。

重度抑郁发作,虽不伴有精神病性症状,但患者常表现出明显的痛苦或激越。如以激越或迟滞这类主要症状为突出特征时,上述表现可不明显。自尊丧失,无用感、自罪感很突出。在极严重的病例,自杀是显而易见的危险。重度抑郁发作中几乎均存在躯体症状。抑郁发作一般持续 2 周，但在症状极为严重或起病非常急骤时，依据不足 2 周的病程作出这一诊断也是合理的。

抑郁障碍的治疗目标：提高临床治愈率，最大限度减少病残率和自杀率。成功治疗的关键在于彻底消除临床症状，减少复发风险；提高生存质量，恢复社会功能，达到真正意义的治愈，而不仅是症状的消失或预防复发。

抑郁为高复发性疾病（＞50%），环境、行为和应激可以改变基因表达。抑郁复发可影响大脑生化过程，增加对环境应激的敏感性和复发的风险。药物虽非病因治疗，却可通过减少发作和降低基因激活的生化改变而减少复发，尤其对于既往有发作史、家族史、女性、产后、慢性躯体疾病、生活负担重、精神压力大、缺乏社会支持和物质依赖的高危人群。

对于抑郁症，目前倡导全程治疗。全程治疗分为：急性期治疗、恢复期（巩固期）治疗和维持期治疗三期。单次发作的抑郁症，50%～85%会有第 2 次发作，因此常需维持治疗以防止复发。

急性期治疗：推荐 8～12 周。控制症状，尽量达到临床痊愈。治疗抑郁症时，一般药物治疗 2～4 周开始起效。如果患者用药治疗 4～6 周无效，可改用同类其他药物或作用机制不同的药物。

恢复期（巩固期）治疗：至少 4～9 个月，在此期间患者病情不稳，复发风险较大，原则上应继续使用急性期治疗有效的药物，并剂量不变。

维持期治疗：治疗时间研究尚不充分，一般倾向至少 2～3 年，多次复发（3 次或以上）以及有明显残留症状者主张长期维持治疗。维持治疗结束后，病情稳定，可缓慢减药直至终止治疗，但应密切监测复发的早期征象，一旦发现有复发的早期征象，迅速恢复原治疗。

心理治疗：部分抑郁症患者的抑郁症状与社会心理应激、内心冲突、人际困难或其他心理因素有关，心理治疗对该部分患者尤其有效。

运动治疗：运动可以作为药物治疗轻至中度抑郁的一种辅助治疗方法，但不能作为单一的治疗方法。有 2 项研究表明，每天运动，持续 7～10 天就能显著改善抑郁症状。有证据证明，运动治疗、药物治疗以及药物和运动联合治疗同样有效，甚至对于重度和难治性的抑郁患者而言，药物与运动联合治疗比单独使用药物治疗有效。

第 2 节　抗抑郁药物的分类与作用机制

一、三环类抗抑郁药

作为经典的三环类抗抑郁药（TCAs），其作用机制是阻断了 NE 神经末梢和 5-HT 神经末梢对 NE 和 5-HT 的再摄取，使突触间隙单胺类递质浓度增高，从而达到治疗目的。尽管 TCA 疗效是肯定的，但由于心血管系统的不良反应，限制了其在临床上的使用。此类药物对内因性抑郁效果较好，尤其是情绪低落、兴趣减退、悲观厌世等，有效率达 80% 以上。临床上常用药物有阿米替林、氯米帕明、盐酸多塞平等。

二、单胺氧化酶抑制剂

单胺氧化酶是一类存在于细胞内的微粒体酶,它能降解单胺类递质 NE、5-HT、DA,使它们失活。吗氯贝胺为单胺氧化酶抑制剂(MAOIs)类抗抑郁药。它对单胺氧化酶 A(MAO-A)有可逆性的抑制作用,从而影响脑内单胺类神经递质传导系统,使多巴胺、NE 和 5-HT 代谢减少,增加细胞内上述神经递质的浓度,从而产生抗抑郁作用。此类药品适用于各类抑郁发作,作用特点是具有广谱的抗抑郁作用,包括非典型性抑郁、恶劣心境、老年抑郁,也可用于 TCAs 无效的患者。无胆碱能和心脏传导抑制作用。不良反应有头疼、头晕、恶心、口干、便秘、失眠,少数患者血压降低。不能与选择性 5-HT 再摄取抑制剂(SSRIs)同时应用,应至少间隔两周以上。

三、选择性 5-HT 再摄取抑制剂

SSRIs 是 20 世纪 80 年代末出现的新型抗抑郁药物,是近年临床上广泛应用的抗抑郁药物,具有疗效好、不良反应少、耐受性好、服用方便等特点。SSRIs 作用机制主要是通过阻断 5-HT 突触前膜再摄取,使神经细胞突触间隙的 5-HT 含量增加,从而提高 5-HT 能神经传递而发挥抗抑郁的药理作用。常用药物有氟西汀、帕罗西汀、舍曲林、西酞普兰、氟伏沙明、艾司西酞普兰等。抗胆碱能不良反应和心血管不良反应比 TCAs 轻。起效时间为用药后 2～3 周。不能与 MAOIs 同时应用,至少间隔 2 周以上,避免导致 5-HT 综合征。需用 MAOIs 时,至少停用 SSRIs 1～2 周。主要不良反应是胃肠功能紊乱,部分有性功能障碍等。

四、5-HT 和 NE 再摄取抑制剂

5-HT 和 NE 再摄取抑制剂(5SNRIs)是一类具有独特化学结构和作用机制的新型抗抑郁药。作用机制是通过阻滞 NE 和 5-HT 两种递质的再摄取而发挥作用。低剂量为抑制 5-HT 再摄取,高剂量为抑制 NE 的再摄取。对肾上腺素能受体、组胺受体、胆碱能受体作用轻微,相应不良反应较少,起效时间较快。适用于抑郁症、合并有躯体和疼痛症状的重型抑郁发作。临床常用药物有文拉法辛和度洛西汀。主要不良反应有恶心、口干、便秘、疲乏等,其发生率与剂量有关,大剂量时血压可轻度升高,用药过程中需要监测肝肾功能。

五、NE 和 DA 再摄取抑制剂

NE 和 DA 再摄取抑制剂(NDRIs)类药物作用机制是通过抑制 NE 和多巴胺(DA)再摄取而发挥抗抑郁作用,是一种中度 NE 和相对弱的 DA 再摄取抑制剂。适用于各种类型的抑郁障碍。其疗效与 SSRIs 相当。常用药物安非他酮(bupropion),常见的不良反应有失眠、头痛、恶心、出汗、便秘和震颤。优点是无抗胆碱能不良反应,心血管不良反应较小,无镇静作用,不增加体重。

六、选择性 NE 再摄取抑制剂

选择性 NE 再摄取抑制剂(NRIs)有氯米帕明(氯丙咪嗪)、阿米替林、多塞平以及瑞波

西汀等。作用机制是选择性阻滞 NE 的再摄取，提高中枢神经内 NE 的活性，从而改善患者的抑郁情绪。NRIs 抗抑郁效果与 SSRIs 类似，适用于内源性、更年期抑郁症，临床疗效好。由于其对胆碱受体、组胺受体或肾上腺素受体几乎无亲和作用，因此相应不良反应较小。常见不良反应有口干、出汗、恶心、便秘等。

七、5-HT 受体拮抗剂/再摄取抑制剂

5-HT 受体拮抗剂/再摄取抑制剂（SARIs）又称 5-HT 平衡抗抑郁药（SMA），作用机制是拮抗 5-HT 受体和选择性地抑制 5-HT 的再摄取，并有微弱的阻止 NE 重吸收的作用，对多巴胺受体、组胺受体和乙酰胆碱受体几乎无作用。常用药物有曲唑酮（trazodone），适用于抑郁症的治疗，对伴有或不伴有焦虑的患者均有效。不良反应较少而轻微。最常见的是嗜睡，偶见皮肤过敏、视力模糊、便秘、口干、高血压或低血压、心动过速、头晕、头痛、腹痛、恶心、呕吐、肌肉痛、震颤、协同动作障碍等。

八、其他

路优泰，每片含圣·约翰草的干燥提取物 300mg，是一种天然药物，其作用机制复杂，对 5-HT、NA、DA 的再摄取均有明显的抑制作用，并具有相似的效价。适用于轻至中度抑郁症发作，同时能改善失眠和焦虑。本品不良反应轻微，主要为胃肠道反应、头晕、疲劳、镇静，相对严重的是皮肤的光过敏反应。值得关注的是本品为 P450 酶强效诱导剂，可使多种药物血药浓度降低，疗效减弱。

第3节　运动对抑郁症的影响

抑郁症是全球范围内的一种常见病，根据世界卫生组织的报告，全球有超过 2.64 亿名抑郁症患者。抑郁症是导致全球疾病负担的一个重要因素[2]。目前抑郁症主要的治疗手段包括药物治疗、心理治疗、物理治疗。但由于病耻感、经济原因等诸多因素，抑郁症患者的治疗依从性欠佳，50%～60%的患者在 10～16 周内停药，仅 22%的抑郁症患者规律用药治疗[3,4]。

在抑郁症治疗方式单一、患者治疗依从性差的大背景下，早在 1905 年，研究人员就开始对运动与情绪的关系展开了研究，研究者发现通过运动可以改善抑郁症患者的部分抑郁表现，如运动可以提高患者的动力及反应速度，改善患者的迟滞表现[5]。此后诸多研究显示运动可以改善情绪。如今，加拿大情绪和焦虑治疗网络（CANMAT）、美国精神医学学会（APA）、英国国家卫生与临床优化研究所（NICE）指南，均将运动治疗作为轻、中度抑郁障碍患者单方案治疗的 1 级推荐治疗方案之一。

运动对于抑郁症患者有很多正面的影响，可以帮助患者解决最亟待解决的问题，操作简单易行，可降低患者的病耻感。

一、运动治疗的机制

关于运动改善抑郁情绪的机制尚不明朗。目前有几种假说来诠释其中的关系。如内

啡肽假说、产热假说、单胺假说等等。单胺假说认为运动可以提高神经递质，如 5-HT、DA、NE 的利用度[6]。运动之后，在血液和尿液中，这些兴奋性的激素水平均有所提升，从而改善患者的情绪。对抑郁模型小鼠的研究表明，通过运动可以提升脑内 5-HT 递质的表达，从而缓解抑郁症状[7]。近几年，炎性因子是抑郁症病因研究的热点问题，2019年有研究显示运动可以使周围及中枢神经系统的慢行促炎状态改为抗炎状态，并且降低谷氨酸的神经毒性[8]，从而改善抑郁表现。关于抑郁与运动之间的关系，目前仍在探索之中。

运动除了可以保持、改善躯体健康，还可提高人们的情绪。有研究表明，轻度体育运动可以减轻 13% 的抑郁症状，中、高强度的体育运动可以减轻 19% 的抑郁症状[9]。2016 年一项 Meta 分析纳入 23 个随机对照试验，结果表明：运动可以明显改善急性期抑郁症患者的情绪；与对照组相比，运动产生了显著的抗抑郁效果；与常规护理组相比，运动获得了中等抗抑郁效果[10]。

2018 年《柳叶刀·精神病学》杂志刊发了一篇涉及美国 120 万人的体育锻炼与心理健康关系的横断面研究。研究发现，在相同的社会人口学背景下，运动人群的精神心理负担较非运动人群的精神心理负担低 11.8%～22.3%[11]。

二、运动可预防抑郁复发

抑郁发作的危险因素之一是较低的运动量[12]。研究表明 50% 抑郁症患者无法达到推荐的运动水平（每周进行 150 分钟中等强度的身体活动）[13]，而运动量较高的人，未来患抑郁症的几率更低[14]。运动除了可以改善抑郁症状，还可以预防抑郁症的复发。2018年有人进行了一项 Meta 分析，共纳入了 49 项前瞻性队列研究，涉及 266939 名研究对象。该研究全面收集了人口学数据、临床数据、运动强度、抑郁信息等等，结果显示：与低运动水平人群相比，高运动水平者的抑郁发生风险明显较低；一定强度的运动能降低罹患抑郁症的风险，并且研究者发现这种由运动带来的保护作用不受年龄、地域因素的影响。

HUNT 研究[15]是有史以来最大和最全面的人口健康调查之一。2017 年 Harvey 等人利用 HUNT 研究的人群数据进行分析，研究包括 34000 名社区居民，基线时均无显著抑郁或慢性躯体疾病，其中约 40% 的人每周运动时间大于 1 小时，11 年后再次评估，每周运动时间不足 1 小时的人出现显著抑郁症状的可能性为前者的 1.25～1.5 倍。人群归因分析提示，若所有受试者每周能运动 1 小时以上，则有可能预防 12% 的新发抑郁病例[16]。

三、运动可改善认知功能

情绪低落可能会引起认知功能的下降，从而影响人的表现能力、工作能力，其主要表现为注意力不能集中、记忆力下降、反应变慢，而这三项都可以通过运动来改善[17]。老年人可以通过运动改善认知，降低认知问题所带来的风险，尤其在记忆、反应速度、视觉空间方面[18,19]，英国的一项涉及 11391 人、追踪 8～10 年的研究显示，每周至少进行一次中或高强度运动（中等强度运动：洗车、快走等，高强度运动：骑单车、有氧运动等）的老年人认知功能下降的风险降低 34%～50%。

四、运动可提升睡眠质量

越来越多的研究表明，运动是影响睡眠质量的关键因素，运动可以减少睡眠障碍的发生。有研究证明运动可以延长睡眠时间[20]，规律运动可以快速改善睡眠质量。运动对匹兹堡睡眠质量问卷（PSQI）中的所有睡眠条目都有改善。

五、运动可接受度高

药物治疗常会带来不良反应，如胃肠道不适、困倦、戒断症状、体重增加、口干或失眠，而运动治疗几乎没有表现出任何不良反应，因此，患者对于运动治疗的接受度高、依从性好[21]。

六、运动可作为辅助治疗手段

运动不仅可以作为一项治疗手段，新的研究结果表明，运动可以作为药物、心理治疗的辅助治疗手段，有效提升患者疗效并减轻其他治疗的不良反应[22-24]。运动对于抑郁症人群带来的好处较多，由于抑郁症的频繁发生和严重影响，如果可以提供给抑郁症患者更有效、获益更多的治疗方式，则将会极大丰富和优化抑郁症的治疗方案，提高抑郁症患者的生活质量。

第 4 节　抗抑郁药物的运动药理学

一、运动对抗抑郁药物药动学的影响

（一）运动与抗抑郁药物的吸收

药物从给药部位进入全身血液循环的过程被称为药物的吸收过程。药物的给药途径决定了药物的吸收部位，抗抑郁药物主要是口服给药，通过胃肠道吸收来发挥治疗作用，并且绝大多数具有高亲脂性，吸收迅速完全。

胃肠道属于内脏器官，人在运动时，在身体内循环的血液会产生重新分配的效应，绝大部分的血液集中于骨骼肌用于供能和皮肤散热，内脏器官的血液供应相对减少。有研究报道称，人体 $70\%VO_{2max}$ 强度下运动时内脏的血流量会减少 $60\%\sim70\%$，而在极限运动时，内脏血流量更是减少到 80%[25-27]。如果口服药物的吸收相发生在血流量分配未恢复之前，在这样的低血流灌注速率的情况下，胃肠毛细管与消化道之间不能维持一个较高的浓度梯度，不利于药物的吸收，降低了药物的生物利用度[28]。

同时运动影响胃肠道的排空时间。适当的运动会促进胃排空和肠道的推进，使药物在胃肠道（从口腔到盲肠）的转运时间减少 28.8%，但在高强度的运动时胃肠道蠕动反而减慢。胃排空时间和肠道的蠕动也是药物吸收的影响因素之一。胃排空速率慢，药物在胃中的停留时间长，与胃黏膜接触机会和面积增大，药物吸收会增加。适当的肠道蠕动可以促进固体药物制剂的崩解和溶解，有利于药物的吸收[29]。

内脏器官受交感神经和副交感神经的双重支配，在运动过程中交感神经的兴奋性加强，副交感神经的兴奋性减弱，抑制了胃肠道血管活性多肽（VIP）、胃泌素、胃动素等物质的分泌[28]，从而引起胃的容受性舒张减弱，同时神经末梢 ACh 释放量减少，胃酸分泌减少以及胃肠电节律和动作电位出现频率减少[30]，影响药物的吸收，也影响药物的生物利用度。另外，运动时神经兴奋性的变化会引起肝脏中胆汁分泌的减少，故会减少药物（尤其是脂溶性药物）在胆汁中的溶解度，不利于其吸收[31]，并且会缩短某些经胆汁排泄而存在肝肠循环的药物的半衰期，降低其生物利用度。

（二）运动与抗抑郁药物的分布

运动过程中血浆水分流向组织，导致血液浓缩，血浆蛋白浓度增加，这可能会改变药物的分布，尤其是与血浆蛋白结合率高的药物。

规律运动可以减少脂肪组织的体积，增加去脂体重的体积，亲水性的药物分布与体重相关，而亲脂性的药物与体脂的含量有关。因此，规律运动导致的体成分的改变理论上会影响药物的分布容积。

（三）运动与抗抑郁药物的代谢

肝脏是人体内进行药物代谢的主要器官，其中存在的 P450 酶为药物代谢最重要的一种多功能酶系，抗抑郁药物主要通过 CYP2C19、CYP3A4、CYPIA2 和 CYP2D6 进行代谢，受代谢酶活性的影响比较大。规律运动可提高肝氧化代谢酶的活性，其机制可能与规律运动诱导肝细胞微粒体内的细胞色素 P450 酶（CYP450）的活性增加有关。

（四）运动与抗抑郁药物的排泄

大多数抗抑郁药物的主要消除途径是尿和胆汁。肾消除率取决于肾的血流量，并与肾小球滤过、肾小管分泌和肾小管重吸收相关，运动强度越大，肾血流量越少，因此肾小球滤过率也越低。规律运动可以诱导肾小球毛细血管壁有机阳离子转运蛋白（OCT）的表达，OCT 是药物外排转运体，使药物从肾小球毛细血管外排进入肾小管，随尿液排出体外。

二、运动对抗抑郁药物药效学的影响

根据药物在体内的吸收代谢部位、方式不同，运动对其作用的结果也不尽相同。对大部分的口服药物而言，在运动前或运动时（尤其是在高强度的运动前或运动时）服用会降低药物的生物利用度，降低药效。但长期的适量的运动能相应促进胃肠道的血液循环，保持神经系统兴奋与抑制的协调状态，提高代谢酶的活性，从而提高口服药物的生物利用度。所以，患者在服用口服药物时应科学合理地安排用药时间和用药环境，正确地处理运动与口服药物的服用时间之间的关系，以保证口服药物更好地被吸收代谢，同时减少不良反应，使药物达到最佳疗效。

三、抗抑郁药物对运动的影响

抗抑郁药引起代谢综合征不良反应发生率小于非典型抗精神病药物。但米氮平及有镇静作用的抗抑郁药可引起机体质量增加，血糖、血脂升高。患者用药 2～4 年后代谢综合征发生率风险增加。在调查的精神科门诊抑郁症患者中代谢综合征发生率为 15.4%[32]，与国外调查结果相比，为较低水平，但尚处于国外报道的抑郁症患者伴发代谢综合征发生率范围之内（12%～48%）。抗抑郁药有增加代谢综合征的风险，但并不是引起代谢综合征的唯一因素，食欲增加导致体重增加，最终发展为肥胖，肥胖容易引发代谢综合征。

运动是代谢综合征的独立保护因素。改变生活方式，少久坐、多运动，能够加速能量代谢。长时间中强度有氧运动脂肪是主要的能量物质。规律有氧运动可降低机体的脂肪含量，有效地降低代谢综合征的患病率和胰岛素抵抗等危险因素。抗阻运动在增加骨骼肌含量、提升基础代谢率和胰岛素敏感度、控制血糖方面效果更为显著，有氧运动在纠正代谢综合征的炎症反应、减少体脂和降血压方面有很好的效果。

抗抑郁药致消化道不良反应发生率>10%，如恶心、呕吐、便秘等，属于常见的不良反应。其作用机制主要与其激动 5-HT 受体以及抗胆碱能效应有关。约 5%患者会出现便秘，这些患者可通过加强运动，增加胃肠蠕动，多饮水及进食纤维素，有效预防及应对上述不良反应的发生。

米氮平的抗组胺 H_1 受体效应相对较强，导致患者多吃多睡，体重增加。抗抑郁药物维持治疗期增加体重效应依次是：帕罗西汀>米氮平>阿米替林>西酞普兰>度洛西汀>艾司西酞普兰。患者通过适当运动可以改善体重增加及相关症状。

第5节　抑郁症患者的运动处方

如前所述，运动是一个很宽泛的概念，关于运动的变量包括很多，其中对于运动效果影响较大的几个变量分别为：运动形式、运动强度、运动时间和运动频率，这也是组成患者运动处方最关键的几个因素，目前国际上关于运动治疗的热点也聚焦于这几个变量。

一、运动形式

运动形式包括有氧运动、抗阻运动，有氧运动包括：瑜伽、舞蹈、体操、跑步、游泳等运动。抗阻运动包括：举重、负重训练等。有氧运动的优势在于操作简单，可接受度高，既往的诸多研究均利用了有氧运动进行实验（如快走、骑车等）。DiLorenzo[33]等人设置有氧运动组和空白对照组进行对比，12 周后发现，有氧运动组的患者情绪改善明显高于空白对照组。并且在试验后的一年随访期中，效果也远远好于空白对照组。研究者们也考察了抗阻运动对于抑郁症患者情绪改善的效果，Singh[34]等人将抑郁患者随机分组，分为抗阻力训练组和空白对照组，结果显示，抗阻运动同样可以有效的改善抑郁情绪。之后的研究者 Doyne[35]比较抗阻运动和有氧运动对情绪的改善，有氧运动组每周进行 4 次跑步，抗阻运动组每周进行 4 次的举重，共持续 8 周。结果显示，抗阻、有氧运动组均较空白对照组在情绪方面有显著的改善，但两者之间并没有统计学差异。

近些年，进一步深入研究运动类型。2018 年《柳叶刀·精神病学》杂志刊发了一篇涉及美国 120 万人的体育锻炼与心理健康关系的横断面研究。该研究将 75 种运动分为 8 大类，研究发现改善抑郁患者最有效的运动前三名分别为：团体运动、单车、休闲运动。该研究同时也表示，不管什么类型的运动，运动人群的精神心理负担较非运动人群的精神心理负担降低

11.8%～22.3%[11]。

不同的运动形式特点不同，但无论哪种类型的运动都会产生良好效果，因此，为了达到更好的效果，患者可以根据自身条件和喜好选择适合自己的运动形式进行锻炼。散步、慢跑、跳绳等运动相对容易操作，但对于体重基数较大的人来说，可能会造成膝关节、踝关节等部位的压力；而游泳对于关节压力较轻，但需要合适的游泳场所且互动性较弱；网球、篮球等团体运动互动性强、可以增加人际交流，瑜伽、太极、健美操可以改善灵活性，这些运动对于抑郁情绪均有改善作用[36-39]。

二、运动强度

不同研究中规定的高、中、低强度运动的具体衡量方法和具体数值有所差异。通常把最大运动强度时的心率称为最大心率，可用 220 减去年龄计算而得。中等运动强度应控制在最大心率的 50%～80%。诸多实验结论显示，低强度的运动与安慰剂效果相似，中至高强度运动组的效果远远好于空白对照组[40-42]。在既往的诸多运动实验中，大多将中至高强度的运动选定为每周消耗量 16kcal/kg，低强度运动每周消耗的热量为 4kcal/kg，中至高强度运动剂量的选择是根据全民健康运动建议（public health recommendations for physical activity）的每周运动量所定义。一项名为 DOSE 的研究（The Depression Outcomes Study of Exercise）表明，受试者可以选择多种运动方式相结合，如慢跑、快走等形式，每周达到 16kcal/kg 的消耗量，持续 12 周可有效缓解抑郁症状[43,44]。

三、运动时间、频率

美国心脏协会推荐普通人的日常运动量为每周进行 150 分钟中等强度的运动。柳叶刀的大型横断面研究显示每次锻炼的最佳时长应该在 45～60 分钟之间，少于 45 分钟，效果较弱，大于 60 分钟没有更高的收益。一项纳入自 2007 年以后的 5 项随机对照试验的综述显示，进行中等强度的有氧运动，每周 3 次，至少持续 9 周可以改善抑郁症状[42-46]。另外一项纳入 14 项随机对照试验的综述显示，目前的证据支持每周进行 3 次 30 分钟的有氧运动，每次以最大心率 60%～80%进行，持续至少 8 周，是有收益的选择。可见，运动的时间和频率对于改善抑郁情绪是很必要的变量，具体运动的时间、频率该如何设计还需要进一步数据支持。

四、运动计划

在为抑郁症患者制定运动计划时，可以采用"金字塔运动计划"，循序渐进的养成运动习惯。金字塔的最底层：减少久坐的危害。久坐被认为是抑郁的风险因素之一，一项涉及 24060 人的研究显示，每天运动 30 分钟取代久坐 30 分钟，减轻了 13%～19%的抑郁概率。故在金字塔的最底层，应给予患者一些容易达到的运动建议，如鼓励患者减少日常坐车、搭乘电梯等时间，转换为步行、骑行、走路等运动。将周末的休闲活动从看电影等转换为爬山、春游等活动。

金字塔的中间层：结构化运动。可予以患者制定规律的运动计划，如每周跑步 3 次，每次 30 分钟等。逐渐让患者习惯规律的运动，并能坚持。

金字塔的顶端：定期评估的全身整体运动。帮助患者定期了解自己的运动表现及是否进步。运动项目不仅仅是简单的有氧运动，包括一些系统的抗阻运动，以及一些平衡性、灵活性运动，注意全身各部位的运动及协调能力。

· 参考文献 ·

［1］马辛，李淑然，向应强，等. 北京市抑郁症的患病率调查［J］. 中华精神科杂志，2007，40（2）：100－103.

［2］WHO. Depression. In. https: //www. who. int/health-topics/depression#tab=tab_1.

［3］Readdean KC, Heuer AJ, Scott Parrott J. Effect of pharmacist intervention on improving antidepressant medication adherence and depression symptomology: A systematic review and meta-analysis[J]. Res Social Adm Pharm, 2018, 14(4): 321－331.

［4］Srimongkon P, Aslani P, Chen TF. A systematic review of measures of medication adherence in consumers with unipolar depression[J]. Res Social Adm Pharm, 2019, 15(1): 3－22.

［5］Franz SI, Hamilton GV. The effects of exercise upon the retardation in conditions of depression[J]. American Journal of Psychiatry, 1905, 62(2): 239－256.

［6］Craft LL, Perna FM. The Benefits of Exercise for the Clinically Depressed[J]. Prim Care Companion J Clin Psychiatry, 2004, 6(3): 104－111.

［7］Shin MS, Park SS, Lee JM, et al. Treadmill exercise improves depression-like symptoms by enhancing serotonergic function through upregulation of 5－HT(1A)expression in the olfactory bulbectomized rats[J]. J Exerc Rehabil, 2017, 13(1): 36－42.

［8］Ignácio ZM, da Silva RS, Plissari ME, et al. Physical Exercise and Neuroinflammation in Major Depressive Disorder[J]. Mol Neurobiol, 2019, 56(12): 8323－8335.

［9］Hallgren M, Nguyen TT, Owen N, et al. Cross-sectional and prospective relationships of passive and mentally active sedentary behaviours and physical activity with depression[J]. Br J Psychiatry, 2019, 217(2): 1－7.

［10］Kvam S, Kleppe CL, Nordhus IH, et al. Exercise as a treatment for depression: A meta-analysis[J]. J Affect Disord, 2016, 202: 67－86.

［11］Chekroud SR, Gueorguieva R, Zheutlin AB, et al. Association between physical exercise and mental health in 1~2 million individuals in the USA between 2011 and 2015: a cross-sectional study[J]. The Lancet Psychiatry, 2018, 5(9): 739－746.

［12］Hallgren M, Stubbs B, Vancampfort D, et al. Treatment guidelines for depression: Greater emphasis on physical activity is needed[J]. Eur Psychiatry, 2017, 40: 1－3.

［13］DV, JF, FB S, et al. Sedentary behavior and physical activity levels in people with schizophrenia, bipolar disorder and major depressive disorder: a global systematic review and meta-analysis[J]. World psychiatry: official journal of the World Psychiatric Association(WPA), 2017, 16(3): 308－315.

［14］Schuch FB, Vancampfort D, Firth J, et al. Physical Activity and Incident Depression: A Meta-Analysis of Prospective Cohort Studies[J]. Am J Psychiatry, 2018, 175(7): 631－648.

［15］Krokstad S, Langhammer A, Hveem K, et al. Cohort Profile: The HUNT Study, Norway[J]. International

Journal of Epidemiology, 2012, 42(4): 968－977.

［16］ Harvey SB, Øverland S, Hatch SL, et al. Exercise and the Prevention of Depression: Results of the HUNT Cohort Study[J]. Am J Psychiatry, 2018, 175(1): 28－36.

［17］ McClintock SM, Husain MM, Greer TL, et al. Association between depression severity and neurocognitive function in major depressive disorder: a review and synthesis[J]. Neuropsychology, 2010, 24(1): 9－34.

［18］ Robitaille A, Muniz G, Lindwall M, et al. Physical activity and cognitive functioning in the oldest old: Within-and between-person cognitive activity and psychosocial mediators[J]. Eur J Ageing, 2014, 11(4): 333－347.

［19］ DE V, VG W, KK B, et al. The effects of physical activity and sedentary behavior on cognitive health in older adults[J]. Journal of aging and physical activity, 2005, 13(3): 294－313.

［20］ Kredlow MA, Capozzoli MC, Hearon BA, et al. The effects of physical activity on sleep: a meta-analytic review[J]. J Behav Med, 2015, 38(3): 427－449.

［21］ Ebmeier KP, Donaghey C, Steele JD. Recent developments and current controversies in depression[J]. The Lancet, 2006, 367(9505): 153－167.

［22］ Daley A. Exercise and depression: a review of reviews[J]. J Clin Psychol Med Settings, 2008, 15(2): 140－147.

［23］ Mead GE, Morley W, Campbell P, et al. Exercise for depression[J]. Cochrane Database Syst Rev, 2009, (3): CD004366.

［24］ Carek PJ, Laibstain SE, Carek SM. Exercise for the treatment of depression and anxiety[J]. Int J Psychiatry Med, 2011, 41(1): 15－28.

［25］ Mead GE, Morley Wendy, Campbell Pail, et al. Exercise for depression[J]. Mental Health & Physical Activity, 2009, (4): 95－96.

［26］ Papakostas GI, Fava M, Thase ME. Treatment of SSRI-Resistant Depression: A Meta-Analysis Comparing Within-Versus Across-Class Switches[J]. Biological Psychiatry, 2008, 63(7): 699－704.

［27］ Deng SX, Chen PJ, Qiao DC. Introduction to Sport Physiology[M]. Beijing: Beijing Sport University Press, 2010: 146－150.

［28］ Huang L, Chen L, Lin Y Z, et al. The changes of pharmacokinetics in gestation period and study progress[J]. China Pharmacy, 2007, 18(31): 2462－2464.

［29］ Ni M, Ding YJ, Ding SQ. Progress in understanding the role of neuromodulation in the pathogenesis of functional gastrointestinal disorders[J]. World Chinese Journal of Digestology, 2011, 19(25): 2649－2653.

［30］ Wang Y, Liu H, Wang CG, et al. Effect of food on efficacy of oral medicine[J]. Drugs&Clinic, 2012, 27(2): 167－170.

［31］ 王亚光，汪作为，肖春兰，等. 精神科门诊抑郁症与代谢综合征共病情况调查［J］. 医学美学美容（中旬刊），2013，（6）：294－294，295.

［32］ DiLorenzo TM, Bargman EP, Stucky-Ropp R, et al. Long-term effects of aerobic exercise on psychological outcomes[J]. Prev Med, 1999, 28(1): 75－85.

［33］ Singh N, Clements K, Fiatarone M. A randomized controlled trial of progressive resistance training in depressed elders[J]. The journals of gerontology Series A, Biological sciences and medical sciences, 1997,

52(1): M27−35.

[34] Doyne E, Ossip-Klein D, Bowman E, et al. Running versus weight lifting in the treatment of depression[J]. Journal of consulting and clinical psychology, 1987, 55(5): 748−754.

[35] 李慧敏. 健美操锻炼对缓解女大学生抑郁倾向的试验研究［J］. 天津体育学院学报，2008，23（5）：89.

[36] 苏勇. 不同频度二十四式太极拳锻炼对女大学生抑郁情绪影响的实验研究［D］. 北京：北京体育大学，2010.

[37] 李秋利，关尚一，张少生. 力量训练对抑郁女大学生抑郁状态，单胺递质的影响//全国高等医学教育学会体育教育研究会论文报告会. 2012.

[38] 熊梅，李彦章. 瑜伽训练对女大学生抑郁情绪的影响[J]. 中国健康心理学杂志，2014，22(3)：398−400.

[39] Trivedi M, Greer T, Grannemann B, et al. TREAD: TReatment with Exercise Augmentation for Depression: study rationale and design[J]. Clinical trials, 2006, 3(3): 291−305.

[40] Belvederi Murri M, Amore M, Menchetti M, et al. Physical exercise for late-life major depression[J]. Br J Psychiatry, 2015, 207(3): 235−242.

[41] Dunn AL, Trivedi MH, Kampert JB, et al. Exercise treatment for depression: efficacy and dose response[J]. Am J Prev Med, 2005, 28(1): 1−8.

[42] Toups M, Carmody T, Greer T, et al. Exercise is an effective treatment for positive valence symptoms in major depression[J]. J Affect Disord, 2017, 209: 188−194.

[43] Dunn AL, Trivedi MH, Kampert JB, et al. The DOSE study: a clinical trial to examine efficacy and dose response of exercise as treatment for depression[J]. Control Clin Trials, 2002, 23(5): 584−603.

[44] Perraton LG, Kumar S, Machotka Z. Exercise parameters in the treatment of clinical depression: a systematic review of randomized controlled trials[J]. J Eval Clin Pract, 2010, 16(3): 597−604.

[45] Stanton R, Reaburn P. Exercise and the treatment of depression: a review of the exercise program variables[J]. J Sci Med Sport, 2014, 17(2): 177−182.

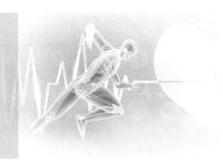

第 14 章
运动与避孕药物及其风险

第 1 节　避孕药物的应用简介

避孕药物（contraceptive）是指阻碍受孕或防止妊娠的一类药物。阻断生殖中任意一个环节（精子或卵子的形成、成熟、排放、受精、着床以及胚胎发育等）都可以达到避孕或终止妊娠的目的。现有的避孕药大多为女用避孕药，男用避孕药品种相对较少，使用频率较低。

第 2 节　避孕药物的分类与作用机制

避孕药物中大多数药物为不同类型、不同含量的甾体激素如雌激素和孕激素配伍组成的复方制剂，主要通过两方面发挥作用：一是通过对中枢的抑制作用，干扰下丘脑-垂体-卵巢轴，从而抑制排卵作用；二是通过对生殖器官的直接作用，达到抗着床、抗受精等作用。

一、抑制排卵

雌、孕激素组成的避孕药物可显著抑制排卵，成功率可达 90% 以上。外源性雌激素通过负反馈机制抑制下丘脑-垂体-卵巢轴，使卵泡的生长成熟过程受抑制，孕激素可抑制黄体生成素的释放，两者协同作用，共同抑制排卵的发生。

二、抗着床

该类药物可抑制子宫内膜的正常增殖，促使其逐渐萎缩，使受精卵着床困难。

三、增加宫颈黏液的黏稠度

该类药物可增加宫颈黏液的黏稠度，阻碍精子的运动，使精子不易于进入宫腔。

四、其他作用

该类药物可影响子宫及输卵管平滑肌的正常生理活动，使受精卵难以在适当的时间到达子宫，还可抑制黄体内激素的生物合成。

现有避孕药物可分为口服制剂、长期注射制剂、缓释制剂及多相片剂等，具体分类与组成见表 14-1。

表 14-1　避孕药物的分类与组成

分类	制剂名称	孕激素	雌激素
短效口服避孕药	复方炔诺酮片（口服避孕药片Ⅰ号）	炔诺酮	炔雌醇
	复方甲地孕酮片（口服避孕药片Ⅱ号）	甲地孕酮	炔雌醇
	复方炔诺孕酮甲片	炔诺孕酮	炔雌醇
长效口服避孕药	复方炔诺孕酮乙片（长效避孕药）	炔诺孕酮	炔雌醚
	复方氯地孕酮片	氯地孕酮	炔雌醚
	复方次甲氯地孕酮片	16 次甲氯地孕酮	炔雌醚
长效注射避孕药	复方己酸孕酮注射液（避孕针 1 号）	己酸孕酮	戊酸雌二醇
	复方甲地孕酮注射液	甲地孕酮	雌二醇
探亲避孕药	甲地孕酮片（探亲避孕 1 号片）	甲地孕酮	
	炔诺酮片（探亲避孕片）	炔诺酮	
	双炔失碳酯片（53 号避孕针）	双炔失碳酯	

　　抑制排卵的避孕药物的不良反应有激素引起的类早孕反应、闭经、乳汁减少、子宫不规则出血、凝血功能亢进、轻度损害肝功能以及用药后出现的痤疮、皮肤色素沉着、血压升高等反应。

　　口服避孕药物（oral contraceptive，OC）自 1962 年上市以来，被广泛应用，成为最常用的药物避孕方法，除预防妊娠外，还可用于调整月经周期、治疗痤疮以及子宫内膜癌、多囊卵巢综合征等激素相关性疾病的治疗。临床上，手术前的女性患者或者训练中的女运动员等使用口服避孕药以达到调整月经周期的目的，甚至在长途旅行过程中，部分女性为了减小月经对旅行体验的影响而使用口服避孕药调整月经周期。但口服避孕药可增加服用者发生静脉血栓的危险，例如有研究发现子宫内膜癌患者，下肢深静脉血栓风险与服用口服避孕药物相关。使用口服避孕药物的人群越来越多，其不良反应——静脉血栓栓塞（venous thromboembolism，VTE）的发生应引起足够的重视，传统认为，口服避孕药物对血栓形成风险的影响仅与雌激素对凝血因子的影响有关，然而，使用含有不同孕激素的口服避孕药物的妇女发生静脉血栓栓塞的风险有所不同。运动员发生 VTE 的风险相对于普通人较高，此类事件也频有报道，一旦发生 VTE，运动员的心理生理都将受到严重影响，甚至危及生命。

　　根据所含的孕激素类型，口服避孕药物可分为四代，其种类及特点见表 14-2。

表 14-2　四代口服避孕药物的种类及特点

	第一代	第二代	第三代	第四代
种类	炔诺酮、甲地孕酮、异炔诺酮	左炔诺孕酮、炔诺孕酮、炔诺肟酯	去氧孕烯、孕二烯酮、地索高诺酮、肟炔诺酮	屈螺酮、烯诺孕酮、诺美孕酮、地诺孕素
特点	由于其雄激素作用而导致多毛、血脂异常等不良反应，目前已较少使用	有较弱的雄激素作用，可能发生痤疮等不良反应，但是发生静脉血栓栓塞的风险较小	雄激素活性较弱，雄激素相关的不良反应如体重增加等较弱	类似于天然孕激素，具有抗盐皮质激素和抗雄激素作用，可对抗水钠潴留引起的水肿

四代口服避孕药物的雄激素作用相关的不良反应逐渐减弱，甚至出现抗雄激素作用，但是静脉血栓栓塞发生的风险并没有降低，含屈螺酮的口服避孕药物也可能增加妇女静脉血栓栓塞的风险，而且屈螺酮发生 VTE 的危险性高于左炔诺孕酮，一项 Meta 分析结果显示[1]，口服避孕药物可增加女性 VTE 发生率，第四代发生率最高。第二代血栓风险较低，第三代口服避孕药物也增加了血栓形成的风险。而且与含左炔诺孕酮的口服避孕药物相比，使用含有其他孕激素的口服避孕药物均可能增加静脉血栓栓塞发生的风险。但是，仅含有屈螺酮的口服避孕药物相对雌孕激素组成的传统口服避孕药物较为安全。

　　其他类型避孕药物的种类及特点见表 14-3。

表 14-3　其他类型避孕药物及特点

种类	特点
缓释剂	将孕激素放置在阴道环、宫内避孕器内，甾体激素缓慢释放，达到长期避孕的目的
多相片	更符合人体内源性激素变化规律，减少月经期间出血，如炔诺酮双相片、三相片和炔诺孕酮三相片等
抗早孕药	米非司酮可拮抗孕激素活性，孕早期诱发流产；临床上用于抗早孕、紧急避孕或者用于诱导分娩。少数患者用药后可能发生严重出血
男性避孕药	棉酚可使精子数量减少，直至完全无精子生成，停药后可逐渐恢复，但可能引起不可逆精子生成障碍，限制了其使用 孕激素（如环丙氯地孕酮）和孕激素-雄激素的复合制剂，均能通过抑制促性腺激素的分泌抑制精子的生成，干扰精子成熟过程
外用避孕药	多为有较强杀精功能的药物，以胶浆或栓剂的剂型，经阴道用药，药物溶解并分散至子宫颈表面和阴道壁，发挥杀精作用

第 3 节　避孕药物的运动药理学

一、运动对避孕药物药动学和药效学的影响

　　目前，运动影响口服避孕药物的药动学的研究尚不完善。1991 年的一项研究结果显示，运动时血清浓度无显著差异。但运动后乙炔雌二醇和左炔诺孕酮的血清浓度及曲线下面积均有轻微下降[2]，也有避孕贴剂相关研究表明，在热、湿和运动条件下使用炔雌醇/孕酮贴剂的激素释放与在正常条件下的释放是一致的[3]，因此，根据目前的研究结果，运动对避孕药物，甚至避孕贴剂的药动学影响较小。

　　运动对于避孕药物的药效学影响仍需进一步研究。

二、避孕药物对运动的影响

　　一方面，口服避孕药物可以调整女性运动员的月经周期，有助于提高成绩；另一方面由于其不良反应，可能导致静脉血栓栓塞发生率提高。一旦发生静脉血栓栓塞，治疗过程将延误运动训练的进程，治疗中使用的抗凝药物也限制了运动的进行，例如不建议进行骑车、攀岩、跳远等可能发生出血的运动。此外，发生静脉血栓栓塞对于运动员的心理影响也是极其重要的，加重运动员紧张、焦虑的情绪。

（一）口服避孕药物引起静脉血栓栓塞的机制

口服避孕药物中所含的雌激素、孕激素与静脉血栓栓塞等不良反应的发生密切相关。雌激素根据其来源可分为：①天然雌激素类，包括雌二醇、雌三醇、雌酮；②半合成雌激素类，如炔雌醇；③合成雌激素类，如己烯雌酚等。雌激素可能通过促进纤维蛋白原活化，提高凝血因子Ⅶ、Ⅷ、Ⅹ和凝血酶原水平，降低纤溶酶原活化物（PA）和抗凝血酶Ⅲ活性，增强血小板黏附和聚集能力等，使血液黏度增加，促进凝血的发生。研究发现[4]，雌激素量为50μg的口服避孕药物发生静脉血栓的风险要高于<50μg的口服避孕药物。因此，降低炔雌醇剂量或使用天然雌激素（雌二醇）后对凝血指标的影响就会显著减少，也有研究报道17β-雌二醇的血栓形成作用比雌激素弱。

孕激素导致静脉血栓发生的机制可能与增加血管扩张和静脉容积，降低血流量导致的血流动力学的改变有关，此外，由于屈螺酮抗盐皮质激素样的作用，促进体内水和钠的排出，血液浓度增大，使血液处于高凝状态，进而导致静脉血栓栓塞的发生。

（二）运动员发生静脉血栓的高危因素

运动员发生静脉血栓的因素众多，据调查，每1000名运动员中大约有1个人发生血栓栓塞，部分女性运动员为了调整月经周期使用口服避孕药物，将进一步增加静脉血栓形成的风险。

2010年1月24日我国八一女篮某主力队员，在热身训练中突然晕倒，2月15日因肺栓塞猝死，年仅25岁；我国一位跆拳道运动员于2007年5月世界跆拳道锦标赛夺得一枚铜牌后，被确诊为左下肢深静脉血栓；代表美国参加2010年冬季奥运会速滑比赛的运动员Rebekah Bradford 也曾深受深静脉血栓之苦。追溯这几位运动员发生静脉血栓的病因，都可能与使用口服避孕药物有关。深静脉血栓（DVT）和肺栓塞（PE）是VTE不同的表现形式，VTE发生的原因主要包括血液的高凝状态、血管壁的损伤以及血流凝滞三个方面。

除口服避孕药物外，运动员发生VTE的危险因素还包括以下几方面。

（1）脱水和血液浓缩是运动中液体摄入量不足和出汗增加引起的，红细胞数量相对增加引起血液浓度增大，使血液处于高凝状态，直接导致血管壁的层流剪切应力增加，释放组织因子（TF），激活凝血级联，高凝的程度取决于运动持续时间和强度。

（2）为增强体能，提高成绩，部分运动员在训练期间需要接受中高海拔或者低氧环境的暴露持续时间，直接影响血红蛋白浓度，在结束暴露后，肾脏立即释放促红细胞生成素，约1周后下降，因此血液的高凝状态可能在中高海拔和低氧暴露后的1周内出现。

（3）血管壁的损伤与许多因素有关，包括创伤、骨折、下肢损伤和手术等，静脉的反复创伤会导致纤维蛋白的沉积，从而导致进行性血管狭窄，并导致凝血系统的激活，下肢损伤后的第一个月静脉血栓栓塞发生率最高。

（4）手术，尤其是下肢手术与DVT发病的高风险相关，影响因素包括手术位置、类型、时间，手术直接伤及血管壁且术后恢复过程的长时间静止导致血液瘀滞，使静脉血栓的发生风险增高。

（5）长时间的训练导致运动员发生许多适应性变化，包括左心室肥厚、心率和血压下降，增加了血液淤积的可能性；另一方面肌肉肥厚导致的静脉系统受压，也会造成静脉血流停滞，增加静脉血栓栓塞的风险，例如，自行车运动员经常长时间采用空气动力学姿势而出现的 May-Thurner 综合征（髂静脉压迫综合征），上肢运动导致的 Paget-Schroetter 综合征（原发性锁骨下-腋静脉血栓）。

（6）运动员经常为训练和比赛进行长途旅行，在旅行中 4 小时或 4 小时以上长时间静止可能会导致静脉血流淤滞，静脉回流减少，静脉血栓栓塞的风险可能增加。

（7）基因突变也是静脉血栓形成的重要因素之一，最常见的血栓形成相关的基因突变包括因子 V Leiden 和凝血酶原 G20210A 突变，导致凝血因子的活性增高，其他因素包括抗凝血酶、蛋白 C 和蛋白 S 缺乏也与血栓形成风险增加有关，遗传性血栓疾病并不常见，由于后天的运动而具有上述条件的运动员也需要谨慎。有遗传因素的患者使用口服避孕药物发生 VTE 的风险剧增，如 V Leiden 因子突变患者使用口服避孕药物，发生 VTE 的风险增加 30～100 倍。

第 4 节　服用避孕药者的运动风险防控

口服避孕药物的运动风险主要为静脉血栓栓塞的发生，除此之外，运动造成的血液高凝状态、脱水、低氧暴露、长时间的旅行、创伤和手术、基因突变以及运动导致的适应性生理变化均为静脉血栓的高危因素。因此，在原有生活饮食习惯不变的基础上每日增加饮水量，减少脱水状态的发生，有助于降低静脉血栓栓塞发生的风险。在选择口服避孕药物的种类时，因为丁炔雌醇与孕烯、去氧孕烯、醋酸环丙孕酮和屈螺酮联合的口服避孕药物导致静脉血栓发生的风险均比使用左炔诺孕酮高，因此在选择口服避孕药物时应选择低剂量的乙炔雌二醇联合左炔诺孕酮的口服避孕药物，即 30μg 乙炔雌二醇与左炔诺孕酮[1]。长途旅行时，避免长时间久坐，原地增加活动；运动时尽量减少创伤的发生等均能预防静脉血栓的发生。

使用口服避孕药物时间较短的妇女有较高的静脉血栓栓塞风险，服药第 1 年内，VTE 的发生率最高，这种风险会随着用药时间的延长而降低，例如口服炔雌醇环丙孕酮片（达英-35）、屈螺酮炔雌醇片（Ⅱ）（优思悦）后，凝血、纤溶指标的波动主要集中在第 1 个月。临床医生可在确认患者无口服避孕药物的禁忌证后，综合考虑个体因素再选取适宜的口服避孕药物，规律服用。

一项 Meta 分析的结果显示[4]，使用口服避孕药物会使静脉血栓形成的风险至少增加 2 倍，是导致 VTE 发生的重要因素。运动员发生 VTE 的影响因素众多，为预防运动员发生静脉血栓提供思路。研究发现丁炔雌醇与孕烯、去氧孕烯、醋酸环丙孕酮和屈螺酮联合的口服避孕药物导致静脉血栓发生的风险均比使用左炔诺孕酮高，因此运动员在使用口服避孕药物时应优先选择低剂量的乙炔雌二醇联合左炔诺孕酮的复方口服避孕药物；口服达英-35 的患者在保持原有生活、饮食习惯不变的基础上，每日增加 1500～2000ml 饮水量，有利于静脉血栓形成的预防，此外增加饮水量也可以降低因脱水和血液浓缩导致的静脉血栓的风险；针对运动员发生静脉血栓的高危因素，可以通过减少这些因素的暴露降低静脉血栓的发生风险，如避免久坐，长途旅行过程中原地进行下肢活动；在训练时，制定合理的运动计划，做好保护措施，尽量减少运动带来的创伤等；弹力袜不仅能减轻疲劳，还可以促进血液循环，对于有血流动力学改变的运动员，可使用弹力袜以改善血流状态，预防静脉血栓的发生；此外，运动员应定期进行体检，包括凝血指标的监测等，做到早发现、早诊断、早治疗，尽量减少因静脉血栓造成的损害。

综上所述，口服避孕药物作为女性运动员常用的调整月经周期的方式，存在发生静脉血栓栓塞的风险，应谨慎选择口服避孕药物的种类，减少其他危险因素的暴露，避免静脉血栓的发生。

· 参考文献 ·

［1］ 郑荣荣，袁为标，周蓉，等. 口服避孕药增加静脉血栓发病率的 Meta 分析 ［J］. 现代妇产科进展，2019，28（10）：774-780.

［2］ Klinger G, Seidel E, Carol W, et al. The effect of physical training on the pharmacokinetics of steroidal contraceptives[J]. Zentralbl Gynakol, 1991, 113(22): 1240.

［3］ Zurth C, Schuett B, Casjens M, et al. Pharmacokinetics and adhesion of a transdermal patch containing ethinyl estradiol and gestodene under conditions of heat, humidity, and exercise: A single-center, open-label, randomized, crossover study[J]. Clin Pharmacol Drug Dev, 2015, 4(4): 245.

［4］ Bastos MD, Stegeman BH, Rosendaal FR, et al. Combined oral contraceptives: venous thrombosis[J]. Cochrane Database Syst Rev, 2014(3): D10813.

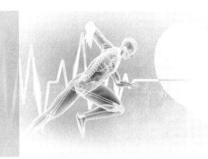

第 15 章
老年人用药与运动

　　根据国家统计局人口年度数据显示，我国 65 岁以上人口在 2015 年、2016 年、2017 年、2018 年、2019 年分别是 1.44 亿、1.50 亿、1.58 亿、1.67 亿和 1.76 亿，我国 65 岁以上人口占总人口的百分比在 2015 年、2016 年、2017 年、2018 年、2019 年分别是 10.47%、10.85%、11.39%、11.94%、12.57%，数据表明我国老年人口呈逐年增长的趋势。一方面，老年人与年轻人不同，由于年龄的增加，机体的生理功能和生化反应发生改变，影响了药物作用以及药物在体内的吸收、分布、代谢和排泄过程。老年患者常患有多种慢性疾病（高血压、高血脂、糖尿病、心血管疾病、失眠、抑郁、阿尔兹海默症、骨质疏松等），合并用药较多（处方药、非处方药、中药、保健品等）。随着用药种类增加，不良反应发生率也明显增加。老年人的用药安全和疗效问题引起了广泛关注。另一方面，老年人身体功能逐渐下降，易出现肌肉力量减少、心肺功能降低、体脂肪增加、柔韧度变差和活动量减少等问题。而老年人群的运动需求却未被满足，适当有效的运动处方有益于老年人群的康复治疗与体能的增强。对老年患者来说，运动治疗和药物治疗缺一不可。有些药物会使发生跌倒的风险增加，当老年患者服用这些药物后运动，尤其需要预防跌倒！

第 1 节　老年人的药动学特点

　　随着老年人机体的退化，药物在体内的过程也发生了某些改变。例如药物吸收方面，老年人的肠道蠕动功能下降，延长了药物停留在肠道内的时间，增加了药物的吸收量，药品不良反应的发生率也随之增高；药物分布方面，老年人的脂肪组织增加，脂溶性药物更易发生蓄积；药物代谢方面，老年人的肝细胞数和血流量减少，影响了药物的代谢；药物的排泄方面，老年人的肾血流量减少，肾小球滤过率降低，经肾脏排泄的药物的肌酐清除率会减少，易发生蓄积，相比较于年轻人，经肾脏排泄的药物需要减少用量[1]。

第 2 节　老年人的药效学特点

　　老年人的神经系统、心血管系统、内分泌系统、免疫系统、体液和电解质都发生了改变，影响老年人对药物的敏感性和耐受性，药物的治疗效果也随之变化。例如老年人耐受葡萄糖和胰岛素的能力降低，相比较年轻人更容易发生低血糖。老年人在运动时务必警惕低血糖反应，糖尿病患者最好随身携带糖块。

第3节　老年人运动系统的变化特点

随着老年人年龄的增加，骨骼、关节、肌肉和活动都发生了退行性变化。骨钙容易发生负平衡而出现骨质疏松，摔倒更易引起骨折。所以老年人在运动时尤其需要警惕跌倒的风险。老年人的肌肉量降低，神经兴奋性也降低，在选择运动项目时，应避免一些高强度的运动[2]。

第4节　老年人常用药物

一、调脂药

他汀类药物可降低胆固醇，有助于预防几乎所有年龄段的心脏病和脑卒中。老年人的依从性值得关注，因为老年人有时会拒绝服用"过多"的药物而导致胆固醇控制不佳。肌肉酸痛是他汀类药物的典型不良反应，但是人们经常将它与衰老相关的酸痛相混淆。由于发生糖尿病的风险增加、对肌肉和某些干细胞存在负面影响等，所以他汀类药物是否会加速或延缓衰老目前仍存在争议。但总体来说他汀类药物降脂治疗对健康有益。和年轻人一样，老年人超重或肥胖以及代谢综合征或糖尿病的发病率很高，因此很难就他汀类药物的潜在负面影响得出明确结论。

他汀类药物的潜在益处非常明显，以至于一些医学专家建议所有成年人都应服用他汀类药物，而不论其是否有患心脏病的风险（或历史风险）。他汀类药物可显著延缓动脉衰老，并抑制炎症和斑块积聚，减少心脏瓣膜上的斑块堆积。他汀类药物可延缓动脉的衰老，不仅可以减少心脏病和脑卒中的发作，还可以减缓记忆力的丧失、减少阳痿和皮肤皱纹。他汀类药物不仅可以降低胆固醇和减小患心血管疾病的风险，还可以降低炎症水平。通过测量血液中C-反应蛋白（C-reactive protein，CRP）的含量来监测炎症，炎症又与老年人的其他健康问题有关，包括糖尿病、癌症和阿尔茨海默病。他汀类药物可降低急性冠状动脉病变和缺血性脑卒中患者的CRP，从而减少言语和运动障碍，并可改善健康状况。运动和慢性感染的治疗也会降低血液中的CRP。他汀类药物如何降低CRP水平的机制尚不完全清楚，但目前服用他汀类药物的最大好处都是在最初CRP水平较高的人群中观察到的。

随着服用他汀类药物的老年人口持续增加，关于长期服用他汀类药物的研究仍在继续。该人群中与年龄相关的疾病发生率可与未服用他汀类药物的人群进行比较。例如，他汀类药物可降低发生脑出血的风险。此外，他汀类药物的使用可能有益于癌症的结局，例如减少乳腺癌的死亡人数。他汀类药物也可能对胰腺癌有效。他汀类药物对癌症具有抗肿瘤、抑制细胞生长和抑制细胞毒性的作用。抑制胆固醇生物合成中的限速步骤能改变许多依赖于胆固醇合成的重要衍生产物的代谢。与未使用他汀类药物组相比，使用他汀类药物组患者端粒酶活性更高、端粒更长。他汀类药物治疗对寿命和衰老的长期影响将仍是一个热门研究领域。

老年人降低胆固醇应首先通过运动和健康饮食。降低其他风险因素，例如吸烟、高血压、肥胖和糖尿病。如果胆固醇（可能还有CRP的水平）持续较高，则可能需要他汀类药物治疗。

他汀类药物除了可以降低胆固醇和 CRP 外，还具有其他延长寿命的作用机制（即他汀类的多效性，Pleiotropic）。他汀类药物虽不是治疗癌症和其他疾病的一线药物，但可能是有效的辅助疗法。

二、降糖药

骨骼肌除了保持我们的姿势和运动之外，还有许多其他关键作用。它是胰岛素的主要靶点，有助于调节血糖，也是葡萄糖储存和利用的主要部位。骨骼肌分泌几种多肽激素和肌动蛋白，与协调全身代谢有关。在饥饿时，肌肉分解可以为肝脏的糖原异生提供氨基酸。

肌肉减少症是一种肌肉量减少、肌肉强度下降、肌肉功能减退的综合征，在老年人中发病率较高。随着年龄的增长和肌肉减少症的进展，出现行动不便、跌倒、骨折、失去独立活动能力以及寿命缩短的风险增加。在超重和肥胖的个体中这些风险增加更为明显。中枢性肥胖伴肌肉减少症被称为肌少症性肥胖。与单纯性肥胖相比，肌少症性肥胖患代谢综合征、糖尿病、动脉粥样硬化和心血管疾病的风险更高。肥胖患者中常见游离脂肪酸增多、炎性细胞因子增加、活性氧增加以及线粒体氧化能力降低，均可能导致肌肉减少症进展。与肥胖和糖尿病相关的慢性炎症和线粒体功能障碍对骨骼肌健康会产生负面影响。

胰岛素抵抗会导致肌肉减少症。通常，胰岛素促进肌肉中蛋白质合成。蛋白质合成和降解的平衡决定了肌肉质量。胰岛素信号传导缺陷时，合成速率低于降解速率，从而导致肌肉质量降低。其他与年龄有关的性激素（例如生长激素和胰岛素样生长因子-1）的减少也可导致肌肉质量的下降。缺乏运动会导致肌肉丢失。不良的饮食习惯也会导致肌肉质量下降，有时还会增加肌肉细胞中脂质的蓄积。肌肉质量的降低可导致胰岛素的靶点减少，改变胰岛素敏感性和血糖调节功能。

2 型糖尿病患者发生肌肉减少症的风险增加。高血糖可导致肌肉质量和力量下降，也可能导致线粒体功能障碍，使老年 2 型糖尿病患者的肌肉丢失风险更高。因此，在早期治疗时，使用二甲双胍等药物将血糖水平维持在正常范围内可以减缓肌肉质量和力量的丢失。保持肌肉质量的最佳方法（目前也是唯一方法）就是运动。建议每周进行 150 分钟的中至高强度的运动，并进行一到两天的阻力训练，有助于保持肌肉质量和胰岛素敏感性。肌肉质量的提升有助于提高基础代谢率。在节食过程中，规律的运动有助于减少热量摄入并将肌肉损失降至最低。目前已经提出了营养疗法和其他可能的治疗方法，但迄今为止尚无明确的证据支持。包括力量训练的规律运动和健康的饮食是防止因年龄增长导致的肌肉力量下降和避免发生糖尿病最好的方法。

三、呼吸系统用药

随着年龄的增长，肺功能逐渐恶化。老年人可能会出现呼吸困难和其他肺部疾病。肺功能下降是由于衰老与潜在疾病的结果。肺老化的特征是一秒用力呼气容积（Forced Expiratory Volume in the first second，FEV_1）每年逐渐减少约 20ml。随着年龄的增长，呼吸肌力量下降，胸壁顺应性和弹性回缩力也会随之下降。肺泡结构的恶化导致气体交换的表面积减少。这些与年龄有关的变化可能导致血氧含量降低。

许多慢性炎性疾病会加速衰老过程。早衰动物模型显示，肺部和骨骼肌的结构变化类似于慢性阻塞性肺疾病（chronic obstructive pulmonary disease，COPD）中的结构变化。COPD患者的肺部残余容积增加，呼吸肌力量下降。随着年龄的增加，接触有害物质（例如，香烟烟雾）可能加速老化过程，从而累积损害。氧化应激普遍存在于 COPD 患者的肺部（尤其是吸烟者）、血细胞和肌肉中，与衰老有关。氧化应激会导致线粒体功能障碍并破坏线粒体 DNA。它会导致端粒缩短，吸烟者的白细胞和肺组织中的端粒会缩短，其端粒缩短程度取决于烟龄。COPD 患者肺组织的细胞死亡增加，细胞置换能力下降，并且比正常衰老更快。慢性炎症成为这些患者的主要问题。

运动对老年人和 COPD 患者有积极的影响。一项纳入 4000 多名加拿大老年患者的研究发现，在哮喘患者中，经常运动的患者出现感觉健康差的情况较少；在 COPD 患者中，久坐不动的人群更容易感觉自己健康状况不佳。所以经常运动和减少久坐时间，可降低老年呼吸道疾病患者的医疗保健使用率和改善生活质量[3]。

四、利尿剂

老年人体内水分不足也会增加发病率和死亡率。一项针对社区老年人（$n=170$）的调查发现，大约有 1/3 的人并不了解体液超负荷时会发生心力衰竭或肾脏衰竭。大多数受访者不了解补水不当或水合状态改变会导致精神错乱、癫痫发作或死亡。60%的受访者不了解发烧会引起脱水。在老年人中需要普及相关健康知识[3]。

随着年龄的增加，肾脏逐渐出现功能性肾小球数目减少和剩余肾单位代偿性肥大。在 50 岁之前，肾脏总体积可保持稳定，皮层体积的减少可由髓质体积的增加来补偿。但 50 岁以后，这种补偿会减少，肾脏总体积开始减少，并伴有肾小球滤过率降低。衰老也会导致肾囊肿变大、增多。有时肾小球滤过率降低可能会被误诊为慢性肾脏疾病。数据表明，在老年人中肾小球滤过率小幅度的降低可被认为是正常状态。由于老年人保留的肾功能储备能力较低，因此随着年龄的增长，他们患慢性肾脏疾病和急性肾损伤的风险也增高。

肾功能的正常衰老与老年患者的管理息息相关。老年患者可能需要降低通过肾脏清除的水溶性药物的剂量。NSAIDs 对肾脏也会产生负面影响，因此使用时应密切监测。

五、镇痛药

随着患者年龄的增长，某些疼痛综合征的发生率和患病率增加。老年患者错误地认为疼痛是衰老的正常过程，导致疼痛症状被低估。年龄的增长会影响患者用药，包括镇痛药。许多镇痛药都是非处方药，通常会被误以为是安全的。但并非如此，尤其是老年人。老年人经常合并使用多种药物，药物相互作用较多，更容易发生不良反应。另外，衰老也会改变药物的药代动力学特征。例如，老年患者的脂肪量通常增加，肌肉量减少，体内水分减少，药物分布改变。随着胃酸水平的变化，药物的吸收可能会随着年龄的增长而变化，并且有些人唾液减少，导致吞咽困难。肾脏变小，血液流动减少，因此药物消除量减少。肝脏的体积和血流量减少，代谢率降低。当老年患者服用多种药物时，肾脏和肝脏的功能会下降。为了避免这些问题，医生通常会建议老年患者从最低剂量开始服用，必要时增加用药量。老年患者在服用任何非处方药之前都需要先咨询医生或药师。对于患有疼痛症状的老年患者，应进行全面的疼痛评估。包括完整的病史和体格检查，相关实验室结果的复查，影像学检查和诊断检查。

老年人疼痛主要使用 NSAIDs，且很容易被当成非处方药使用。美国 65 岁以上患者使用 NSAIDs 的比例高达 96%[3]。通常应该建议在咨询医生后才可服用。NSAIDs 的使用是老年患者发生药品不良反应住院的主要原因之一。

对于老年人，应谨慎使用 NSAIDs，并使用最低有效剂量和最短持续时间。由于有引发胃肠道出血的风险，患有胃肠道慢性病的人群应避免使用 NSAIDs，包括大剂量使用阿司匹林，因为会有引发胃肠出血的风险。有报道称 NSAIDs 的抗炎作用可能有助于改善认知功能。在阿尔茨海默症的小鼠模型中，发现低剂量阿司匹林可降低雄性和雌性小鼠 PPAR-α 依赖的淀粉样斑块病变[3]。

第 5 节 老年人的运动处方

针对老年人的运动问题，美国运动医学会（American College of Sports Medicine，ACSM）与美国心脏协会（American Heart Association，AHA）曾声明，老年人的运动处方应包括拉伸运动、有氧运动、抗阻运动、平衡运动等，此外必须考虑老年人的安全性，老年人的兴趣也值得关注。另一个不容忽视的方面是老年人视力和平衡能力都变差，跌倒的风险增加，在运动时尤其需要避免跌倒，预防发生骨折等意外。

老年人的运动也不仅限于健身，还可通过各种生活方式的改变来增加运动量（图 15-1），例如对于近距离的路途，可以选择步行的方式而不坐公交车；早晚去公园散步；在保证充足睡眠的同时，白天尽量减少躺卧的时间；多增加与他人的交流和互动，共同提高运动的兴趣。老年人可以从日常的小事或从改善生活的细微之处逐步增加运动量。

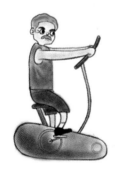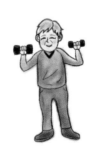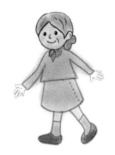

图 15-1 老年人的运动方式

针对老年人的运动，ACSM 与 AHA 也提供了一个详细的运动处方[4]，见表 15-1。

表 15-1 老年人的运动处方

运动处方	运动示例	频率与持续时间
拉伸运动	持续拉伸大肌肉群，进行任何可以增加柔韧度的运动，其中静态的拉伸动作效果比弹震式拉伸运动好	每周至少 2 天，中强度和高强度运动

运动处方	运动示例	频率与持续时间
有氧运动	进行任何不增加骨骼关节负担的运动，例如踩固定式脚踏车、散步、游泳	1. 高强度：每天 20～30 分钟，或每周至少总计 75～150 分钟 2. 中强度：每天至少 30～60 分钟，以 60 分钟为最佳
抗阻运动	训练的重量可以缓慢增加、台阶运动、简单的负重体操或其他能够使用到大肌群的运动	每周 2 天以上中强度和高强度运动
平衡运动	1. 进行需要改变身体重心的动态运动，例如双脚走直线运动 2. 姿势难度逐渐增加、慢慢减少脚部的支撑（例如从双脚左右站开→两脚前后重叠到一半站立→两脚前后成直线站立→单脚站立），见图 15-2 3. 减少感官的使用，例如减少视觉的使用：可以站立时闭眼 4. 给予维持站立姿势的肌肉群压力，例如训练用脚尖站立或者脚跟站立	尚无具体建议

老年人平衡运动姿式举例，见图 15-2。

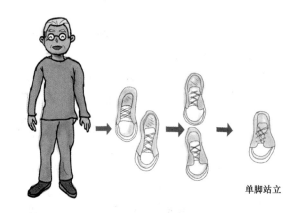

单脚站立

图 15-2　老年人平衡运动姿式

第6节　警惕和预防老年人跌倒

一、跌倒的定义

世界卫生组织对跌倒的定义：指个体突发的、不自主的、非故意的体位改变，倒在地上或者更低的平面上。超过 30% 以上 65 岁的老年人和 50% 以上的 80 岁的老年人每年至少跌倒一次，30%～50% 的跌倒会导致轻微损伤，如瘀伤或撕裂伤，然而，5%～10% 的跌倒会导致严重损伤，如骨折或创伤性脑损伤（TBI），90% 的髋部骨折都是由跌倒引起的。此外，许多跌倒的老年人也会产生明显的跌倒恐惧，高达 40% 的人会限制他们的日常生活活动，身体健康进一步下降，而使跌倒风险增加，形成了恶性循环。

二、常见引起跌倒风险的药物

老年人较其他人群更容易发生跌倒,跌倒的高发生率对老年人的独立自主性有相当大的威胁。加之有很多药物会影响老年人的平衡力、视觉、精神状态、血压等各方面,增加了服药后发生跌倒的风险,使得老年人群成为跌倒风险的高发人群(图 15-3)。服用降血压药物(例如硝苯地平、卡托普利、缬沙坦、阿替洛尔等)时,易出现低血压症状,容易发生头晕、视野模糊,服药后如果立即运动,更容易发生跌倒;降血糖药物(例如阿卡波糖、二甲双胍、格列美脲、瑞格列奈等),能控制血糖,但在用药后立即运动,由于运动本身也会消耗机体的血糖,增加老年人出现低血糖的风险,容易发生跌倒;抗抑郁药物(例如氟西汀、舍曲林、西酞普兰、帕罗西汀等),有乏力、头晕、失眠等不良反应,导致跌倒的风险增加;镇静催眠药有苯二氮䓬类(如劳拉西泮、氯硝西泮、阿普唑仑、艾司唑仑等)和非苯二氮䓬类(如佐匹克隆、酒石酸吡唑坦、扎来普隆等)。镇静催眠药会引起晕眩、催眠、共济失调、精神不佳、反应迟缓等,均可导致跌倒风险增加。

老年人服用以上这些药物时应尽量休息,在半小时至一小时之内更应警惕发生跌倒的风险,避免剧烈运动。

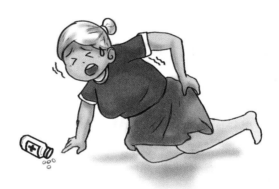

图 15-3 老年人应关注引发跌倒的药物

三、预防跌倒的运动处方

老年人机体各器官退化、服用的各种药物也能导致跌倒风险增加,对于老年人,可以进行以提高平衡力为基础的运动。一项分析运动与跌倒风险的研究建议对于老年人,每周至少进行 2 小时的中至高等强度的预防跌倒的运动,可提高老年人的平衡能力,减少老年人发生跌倒的风险。老年在日常进行走路训练和肌力训练的同时,应加上平衡训练。但是对于本身跌倒风险就很高的老年人群,不建议再进行走路训练。在运动时,也要注意其他的与健康相关的危险因素,避免受伤。

ACSM 与 AHA 基于老年人健康身体活动处方提供了老年人预防跌倒的运动处方,此运动处方考虑了老年人在生理和心理上与年轻人的不同处,为老年进行预防跌倒的训练提供了参考[4],见表 15-2。

表 15-2　预防老年人跌倒的运动处方

运动处方	运动强度	运动时间	运动频率
抗阻运动	中强度 RPE：5～6；高强度（中等费力至有些困难）RPE：7～8	以下肢为主，进行 8～10 个肌群的运动，每组需要重复 10～15 次	每周 2 次，中间隔 2 天
有氧运动	中强度 RPE：5～6；高强度（中等费力至有些困难）RPE：7～8	每日中强度运动至少 30 分钟，或每日高强度至少 20 分钟	每周中强度至少 5 次或高强度至少 3 次
拉伸运动	强度（轻度费力）RPE：3～4	每次至少 30 分钟	每周至少 2 次
平衡运动	强度（轻度费力至中等费力）RPE：3～5	每次至少 20 分钟	每次运动都要进行

第 7 节　老年阿尔兹海默症的用药与运动处方

阿尔茨海默症（Alzheimer disease，AD）是在老年人中常见的疾病，也是老年人痴呆最常见的病因。目前对 AD 没有根治的疗法，只能对症治疗。既往认为 AD 的治疗包括一般的支持治疗（例如吡拉西坦、血管 α 受体阻滞剂、银杏叶制剂等）、对于认知功能缺损方面的治疗（例如乙酰胆碱酯酶抑制剂多奈哌齐、石杉碱甲等）、控制精神症状方面的治疗（例如抗精神、抗焦虑、抗抑郁等药物）[5]。然而目前有越来越多的研究表明，运动能降低老年患者罹患 AD 的风险，改善 AD 症状。

一、运动改善阿尔兹海默症的作用机制

分析阿尔茨海默症发生风险和运动的关系，发现可能有以下两个机制：通过运动改善 AD 患者的代谢和神经病理；通过运动改善 AD 患者的并发症状及生理和心理问题。

1. 运动对改善 AD 患者代谢和神经病理的作用　罹患 AD 的初期，患者的脑部会发生氧化损害，表现为增加活性氧化、减缓颅内代谢、减慢脑内血液流动。然而运动会延缓机体活性氧化，其中包括大脑的活性氧化，从而减慢 AD 的发病速度，延迟 AD 症状的出现。另外，运动可以增加血管内皮生长因子（vascular endothelial growth factor，VEGF），VEGF 能增加颅内代谢、增快脑内血液流动，也会延缓 AD 的发病。在神经营养因子方面，运动还能使机体的脑源性神经营养因子（brain-derived neurtrophic factor，BDNF）增多，BDNF 是神经营养因子，对老年患者的学习和记忆修复有重要作用。

试验发现运动能增加脑部记忆区域的体积和活动，也就是脑内海马体和前额叶的体积和活动。老年人越早开始运动，脑部记忆区域的体积越大和活动度越高。皮质β-淀粉样蛋白（β-amyloid，Aβ）是 AD 的生物标记物，运动却可以降低大脑内 Aβ 的聚集。这都有益于改善 AD 患者记忆力，减缓其认知衰退。运动能减少大脑氧化损害、增加大脑代谢和血流量、增加脑源性神经营养因子、降低β-淀粉样蛋白聚集，减缓 AD 的发生，改善 AD 患者的症状。

2. 运动对改善 AD 患者并发症状及生理和心理问题的作用　AD 患者经常伴有抑郁的并发症，他们常常情绪不佳、低落、体能下降。然而运动能够促进老年人分泌肾上腺素、多巴胺等，改善老年人的情绪、舒缓压力、降低抑郁的程度。运动不仅可以降低老年人罹患 AD

的风险，也能改善老年 AD 患者并发的抑郁症。

老年 AD 患者坚持有氧运动 3 个月，可以明显改善心情和体能，明显减少反复发出噪音、攻击他人、撕扯物品等行为。另外，在老年 AD 患者中，经常会出现肌肉缺少症、骨质流失等现象，肌肉量的减少也造成患者体重的减轻，这些患者通过运动可以增加肌肉的含量和肌肉的力量，提升体能，也能明显降低发生跌倒的风险。

即使是在认知功能缺损风险比较大的人群中，保持适度的运动也能降低罹患 AD 的风险。所以提倡老年人积极运动，对于老年 AD 患者，在进行药物治疗的同时，也不能放弃运动。

二、阿尔茨海默症患者的运动处方

运动对 AD 患者有诸多益处，老年 AD 患者进行运动也能改善他们的症状。老年 AD 患者在运动时，也需要注意增加平衡能力、避免跌倒、全面提高体能。

老年患者在罹患 AD 初期，可以选择一些简单的运动项目，例如走路、徒手伸展运动等，也需要添加一些平衡训练，这些运动项目可以重复进行，反复训练，不需要刻意提升运动的强度。如果要增加运动的强度，也需要循序渐进，避免发生意外损伤。

目前，针对老年 AD 患者专家提出一套实用的运动处方，见表 15-3[4]。

表 15-3　阿尔茨海默症患者的运动处方

运动形态	身体活动示例	运动时间、频率，强度	运动预期目标
动态伸展关节运动	1. 站立：弯膝盖、转动膝关节等 2. 坐姿：伸展及转动关节	伸展热身 5 分钟，每周 3～5 次全身性伸展，在有氧活动前，配合呼吸伸展主要的大肌群，持续动作 10～15 秒	热身、降低身体僵硬度、增加关节活动度
静态与动态伸展运动	全身性柔韧度运动	伸展时深呼吸 5 分钟，关节运动与主要肌群伸展，每个动作 10～15 秒	放松
有氧运动	坐姿：用手触碰膝盖、鼻子和肩膀	有氧运动 5 分钟，强度在目标心率的低限	热身，可跟随音乐做些动感运动
认知刺激训练、有氧运动	1. 增加一些认知活动，例如：联想词语、照片描述、描述家人或者著名人物的名字、造句（见图 15-4） 2. 室内可进行固定式脚踏车、跑步机等运动，或者主动步行	要达到持续活动 40～60 分钟，但是可以是 10 分钟一节或者是 15～20 分钟一节，进行大肌群的有氧运动，强度为最大心率的 50%～70%，这个过程主要强调乐趣，而不仅仅是增强运动的能力	达到认知功能刺激的目标、增加心肺耐力以期达到参加小区团体活动的目标
平衡训练	从脚跟到脚趾移动重心 单脚站立	5 分钟	增强平衡能力、预防跌倒
上、下肢肌力训练	1. 完成不同强度的蹲姿 2. 使用木棒、球等辅助工具完成拉、推、举等运动 3. 走路 4. 转移重心运动	重点锻炼软弱的肌肉和大肌群，重复 8～12 次，下肢和上肢训练 1～2 组，组间歇 30 秒，以上运动每周 3 次，不需要连续	增加身体功能性、生活能力、增强肌肉力量
小肌群运动、玩小游戏	进行传球游戏、拍手活动、手指捏物品	5 分钟，增加日常生活中的运动，例如做养花浇水、去公园行走、进行家庭小游戏	增强社交能力和身体协调性

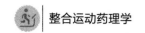

第8节 老年人运动的禁忌证

在某些情况下，运动无法提高老年人生活质量。老年人一般患有多种慢性疾病，在认知、视力、听力等方面存在障碍，更容易罹患与年龄有关的疾病（如癌症、心血管疾病和神经退行性疾病以及非胰岛素依赖型糖尿病）。虽然通过运动，老年人心肺功能可得到显著改善。但对于患有心脏或肺部疾病的老年人，运动时仍存在禁忌证。

一、心血管系统疾病

冠心病患者，在病情稳定后至少五天内只能做心脏康复运动。静止时呼吸困难、主动脉狭窄、心包炎、心肌炎、心内膜炎、发热和严重高血压都是禁止运动的。由于高血压和冠状动脉疾病等心力衰竭的发病率随着年龄的增加而增多。因此，这些人群也应谨慎运动[6]。

二、肺部疾病

慢性阻塞性肺疾病患者对适度运动并没有绝对的禁忌证。然而在老年患者中，该病的急性加重与死亡率和住院率的增加有关。和哮喘患者一样，建议在急性加重期暂停运动。当存在感染时，建议暂停训练，直到患者症状消失，然后再逐渐恢复运动。

三、关节炎

急性关节炎患者如果训练后疼痛加剧，则需禁止运动。随着年龄的增加，骨形成明显减少。患有骨质疏松症的老年人应该避免可能引发高跌倒风险的运动。慢性期建议采用联合锻炼方案，有氧运动包括步行、骑自行车和游泳等与肌肉力量训练相结合，有氧运动应每周进行 3～4 次，每次 20～30 分钟，在最初阶段之后，训练的强度和量每周增加 2.5%。

四、癌症

由于社会的老龄化，老年人的癌症已经日益普遍。对接受化疗或放疗的癌症患者，当白细胞浓度低于 0.5×10^9/L、血红蛋白低于 10g/dl、血小板浓度低于 20×10^9/L、体温高于 38℃ 时，应禁止运动。骨转移患者不应在高负荷下进行力量训练。

五、糖尿病

患有糖尿病的老年人，若血糖＞2.5g/L 并伴有酮尿或血糖＞3.0g/L，在改善纠正血糖之前均应该推迟运动。

六、其他疾病

患有高血压和活动性增殖性视网膜病的老年患者，应避免高强度运动。患有神经病变和早期足部溃疡的老年患者应避免负重运动。老年人高血压的患病率很高，人口老龄化也大大增加了这种疾病的患病率。年龄相关的内皮功能障碍和动脉硬化增加高血压发病率，尤其是老年人收缩性高血压。对血压高于 180/105mmHg 的老年患者，在进行药物治疗之后，方可开始规律运动[6]。

参考文献

［1］ 李俊. 临床药理学. 6 版. 北京：人民卫生出版社，2018：125－129.

［2］ 王顺年. 老年人合理用药指导. 北京：人民军医出版社，2011：10－11.

［3］ Mark D. Mamrack. Exercise and Sport Pharmacology［M］. Second Edition. New York: Routledge, 2020: 48, 140－141, 163－164, 236－237.

［4］ 郭伟. 老年及特殊人群健康运动处方［M］. 沈阳：辽宁科学技术出版社，2020：29－30，290，309－314.

［5］ 郭云良. 老年医学［M］. 北京：科学技术文献出版社，2017：152－175.

［6］ Vina J. Pharmacological properties of physical exercise in the elderly［J］. Current Pharmaceutical Design, 2014, 20(18): 3019－3029.

第三部分

运动与其他物质

　　酒精、尼古丁和咖啡因是当今社会广泛消费的物质。吸烟或酗酒等对公共卫生和保健系统构成严重问题。这些药物不仅在普通人群中很常用，而且在竞技体育上也应用广泛，因为它们据称有改变运动成绩的潜力。此外，酒精已被列入世界反兴奋剂机构（the World Anti-Doping Agency，WADA）的禁用名单，尼古丁因其可能影响运动成绩和在运动中被滥用而受到监控。

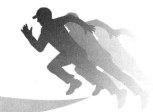

第 16 章
运动与酒精

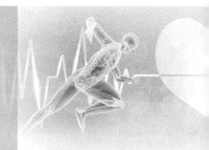

酒精（乙醇）是淀粉类物质经酵母菌发酵的产品。肌肉细胞在缺氧时葡萄糖分解为乳酸称为糖酵解（glycolysis），因它和酵母菌生醇发酵非常相似。

酒精很容易被消化道吸收，在肝脏中转化成乙醛。乙醛迅速转化为醋酸，然后转化为乙酰辅酶 A（acetyl-CoA）。从乙醇到乙醛再到乙酸的每一步氧化都以氧化型烟酰胺腺嘌呤二核苷酸（nicotinamide adenine dinucleotide，NAD^+）作为电子受体，生成还原型烟酰胺腺嘌呤二核苷酸（reduced nicotinamide adenine dinucleotide，NADH）。糖酵解需要 NAD^+，在细胞质中产生 NADH 和三磷酸腺苷（adenosine triphosphate，ATP）。当 NAD^+ 受限时，在丙酮酸转化为乳酸时，它可以通过乳酸脱氢酶从 NADH 中再生。在线粒体中，乙酰 CoA 可以通过氧化磷酸化产生 ATP（三羧酸循环/电子传递链），也可以用来生成脂肪酸。乙酰 CoA 产生 ATP 需要 NAD^+。然而，由于醇氧化优先于三羧酸循环，由此导致更多的乙酰 CoA 转化为脂肪酸。酗酒者经常患有脂肪肝，最终可能死于酗酒导致的肝脏疾病。

在人类历史的长河中，酒精一直是最常使用和滥用的物质之一。酒精是一种依赖性物质，影响人体的许多器官系统，酒精滥用会增加许多疾病的发病率和死亡率。尽管饮酒与许多健康危害有关，特别是过度饮酒，是世界上最严重的健康风险之一，但由于人们认为酒精有社交润滑剂，且可使身心放松、改善情绪和感官愉悦的作用，因此一直被广泛饮用。自古以来，饮酒和运动就密不可分。

许多研究着眼于适量饮酒对健康的影响。所谓适量饮酒，美国疾控中心建议女性每天一"饮杯"，男性每天两"饮杯"。饮用同等剂量的酒精，女性血液中的酒精含量会高于男性，这可能是因为酒精无法溶于脂肪，而在体重相同的前提下，女性的体脂比例通常高于男性。女性对于酒精的消化道吸收也会更快。人体代谢酒精的最大速度是每小时一饮杯。几乎没有其他方法加速酒精的代谢。标准的"饮杯"如下：啤酒：12 盎司（355ml），酒精浓度 4%～6%；葡萄酒：5 盎司（150ml），酒精浓度 12%～13%；烈性酒：1.5 盎司（45ml），酒精浓度≥40%。

一个标准饮杯的酒精含量是 0.6 盎司（14g 或 1.2 汤匙）。根据美国疾控中心的建议，一个标准饮杯的饮酒量是每日限量，而不是几天内或一周的平均饮酒量。提出这个建议的原因是，升高的血液酒精含量（blood alcohol content，BAC）可能会导致饮酒的不良后果。适量饮酒指的是女性每周不超过 8 饮杯，男性不超过 12～14 饮杯，每次饮酒不超过 3～4 饮杯。

定义适量饮酒时，我们还要考虑时间因素及饮酒速率，周末晚上和工作日晚上的饮酒也有区别。BAC 的理想值是保持在 100ml 血液中乙醇在 55mg 以下。对于适量饮酒，还可以看作是酒精的消耗量应该大大低于醉酒所需的量。过度饮酒（包括酗酒）的定义为，女性在一次饮酒时超过 4 饮杯（或每周饮酒超过 8 饮杯），男性在一次饮酒时超过 5 饮杯（或每周饮酒超过 15 饮杯）。

妊娠期妇女与年龄 21 岁以下的人群均应避免饮酒。然而，在收集有关饮酒的统计数据时，研究人员通常把成年人界定为年龄大于 18 岁。

第 1 节　酒精的作用

急性酒精摄入会导致皮肤血管扩张，增加热辐射（多表现为面色发红）和静息心率。酒精对中枢神经系统和周围神经系统的影响主要是抑制作用。酒精刺激交感神经系统中的节后纤维，导致心率和血压升高。酒精作为一种利尿剂，导致负水平衡和电解质丢失，增加运动对水、电解质平衡的影响。饮用水或运动饮料补充水分可以帮助恢复或减少宿醉的影响。

有研究表明[1]，适量饮酒也许对某些人的心血管系统有益处。葡萄酒也许会对血脂及心血管有益，这可以作为"法国悖论"（法国人酷爱美食，平时饮食中摄取大量高卡路里和高胆固醇的食物，但患心血管疾病的几率却比英语国家的人要低得多）的一个解释，即饮食中富含饱和脂肪酸的个体患有冠状动脉疾病的几率低，尽管这只是一种可能的解释。对于经常锻炼且身体健康的人来说，葡萄酒带来的好处微乎其微，因为锻炼带来的好处超过了饮用葡萄酒的效果。白藜芦醇是在红葡萄皮中发现的多种可能的活性成分之一，已经被证明是一种具有多种活性的化学物质，包括抗衰老和抗癌活性。

在与饮食有关的生活方式因素中，多项研究评估了老年人饮酒和认知功能之间的关系，但结果不尽相同。有研究表明，与不饮酒的人相比，患有冠状动脉疾病或糖尿病的男性患者，平素少量或适量饮酒，认知功能减退的风险要低得多[2]。有些研究还显示，饮酒和认知障碍之间存在着 J 型或 U 型的关系，也就是说，与完全戒酒和大量饮酒相比，少量或适量饮酒可能具有保护作用[3]。轻度至中度饮酒可降低痴呆和阿尔茨海默症的患病风险，而且可能对衰老过程中的认知减退和痴呆前症有保护作用[4]。还有研究表明，在男性和携带载脂蛋白 Eε4 等位基因的受试者中，酗酒与血管性痴呆和老年性痴呆的关系最为明显；少量或适量饮酒对痴呆和认知能力下降的保护作用更可能在缺少载脂蛋白 Eε4 等位基因的情况下发生[5]。一些研究表明，饮用葡萄酒可能比饮用啤酒或烈性酒更健康，饮用啤酒或烈性酒增加痴呆患病风险，尽管尚未定论[6]。也没有证据表明轻度或中度饮酒对认知能力有害或导致痴呆。目前还无法指定开始饮酒的年龄，或可能对认知功能和痴呆起到保护作用的酒精摄入量[4]。

酗酒率高是一个主要的公共卫生问题。世界卫生组织对酗酒定义为"饮酒对个人的情感、社交或身体造成损害"。社会也在积极地对年轻人，尤其是运动员，进行有关酗酒问题的教育。酗酒会导致不当行为及重大事故的发生。表 16-1 具体说明了不同 BAC 下的行为变化。我国《车辆驾驶人员血液、呼气酒精含量阈值与检验标准》规定，酒精浓度≥20mg/100ml（0.02%）、＜80mg/100ml（0.08%）为饮酒后驾车，≥80mg/100ml（0.08%）为醉酒后驾车。

表 16-1　不同血液酒精含量水平的行为变化

BAC（g%按容积）	行为
0.02~0.03	不丧失协调能力；轻微的欣快感和羞怯感。轻度放松，稍有头晕感

BAC（g%按容积）	行为
0.04～0.06	幸福感、放松感、温暖感。判断力、推理能力和记忆力轻微受损。行为夸张与情绪激烈
0.07～0.09	均造成平衡障碍、语言障碍和听力障碍。有些人会出现情绪高涨。自控能力和警觉性降低。判断力、理性和记忆力受损。驾驶技能，如视力、转向、换道和反应时间都受到损害
0.10～0.125	运动协调、平衡、视觉、反应时间和听力严重受损。失去良好的判断力，说话含糊不清
0.13～0.15	粗大运动受损、视力模糊、失去平衡。欣快被烦躁不安（焦虑、不安）所代替。判断力和知觉严重受损。呕吐现象常见
0.16～0.19	烦躁不安、恶心；变得无行为能力
0.2	需要帮助才能站立或行走，受伤时可能不会感到疼痛。呕吐反射受损，如果呕吐，可能会窒息
0.25	所有功能均严重受损；几乎完全失去了对运动功能的控制。跌倒或其他事故可能造成严重伤害。因呕吐而窒息的风险增加
0.30～0.40	对周围环境无意识或极少意识。达到手术麻醉的水平。存在死亡风险

说明：酒精对人体的影响很大程度上受个体差异的影响，包括性别、体重和 BMI、活动水平以及胃内容物。有些饮酒者即使 BAC 极低，也会表现出异常行为。

第 2 节　酒精的运动药理学

一、运动对酒精药动学的影响

有限的数据显示[7]，运动对于酒精的体内清除略有增加。60 分钟的急性运动及日常体育训练都会增加体内酒精的清除率。此外，慢性运动似乎是通过肝药酶系统增加了酒精代谢，而乙醇脱氢酶的活性没有改变，提示如果一种药物的代谢可以通过常规耐力训练而介导的肝药酶系统来提高，那么必须对通过该肝药酶系统代谢的常用药物的药动学进行重新评估，以便应用于此类运动参与者[8]。还有研究显示[9]，运动后摄入酒精，1 小时后血液酒精含量明显升高；在运动后 5 小时，血液中酒精含量回到静息水平，即使在 22 小时后也无变化。

还有研究调查了运动引起的脱水对酒精药动学的影响。结果表明摄入适量酒精后，即使运动引起的汗液流失而致全身含水量的急剧变化，但对酒精的药动学并无影响[10]。

二、酒精对运动的影响

酒精是运动参与者和运动员人群中最广泛使用的物质，饮酒是许多体育赛事的社交活动的一部分，其使用率远高于其他药物及非法物质（如咖啡因、大麻）。运动和饮酒之间的关系是明确而长期存在的，与酒精相关的问题在这些个体中更为常见。

1982 年，美国运动药物学院全面分析了酒精对人体体能的影响，得出以下结论[11]：

急性酒精摄入会对许多精神运动技能产生有害影响；但酒精的摄入并未对体能至关重要的生理功能产生很大影响（如 VO_{2max}、呼吸动力学与心功能）；酒精的摄入也不会提高肌肉的工作能力，可能还会降低运动成绩；在寒冷环境中进行长时间运动时，酒精可能会破坏体温调节。

急性酒精摄入的危害如下：

急性酒精摄入会引起心肌激惹，导致心律失常，特别是房性心律失常。

酒精被认为是运动诱发过敏反应和哮喘的诱发因素，这些过敏反应和哮喘可能危及生命。饮酒的男性跑步运动员上呼吸道感染的发病率更高。

严格禁止水上运动之前饮酒，因酒精可能破坏体温调节，导致灾难性事故或医疗紧急情况的发生。

（一）酒精对运动成绩的影响

运动员饮酒往往是出于心理、文化和社会原因，甚至是为了缓解训练和比赛产生的紧张情绪。有证据表明，急性饮酒会损害肌肉的耐力、力量、强度和速度，以及心血管耐力。

酒精是一种中枢神经系统抑制剂，运动员即使额外努力，酒精也会对运动成绩有直接和明显的影响。酒精严重损害有氧运动能力。在橄榄球运动员中，VO_{2max} 在摄入酒精后下降11.4%，无氧运动的成绩没有受到相同程度的影响[11]。这些结果与酒精可以抑制 ATP 的氧依赖线粒体产生的代谢效应相一致。有研究显示酒精在短距离和中距离跑步者中有显著的抑制兴奋的效应。在更依赖有氧运动能力的运动中（如 800 米跑和 1500 米跑），不良反应最为明显，如增加了跑步时间；然而，在 100 米跑中没有观察到不良作用[12]。有研究结果表明在训练有素的运动员摄入酒精后，60 分钟的跑步机计时成绩显著下降，受试者的心率和 VO_2 显著升高，只有 1/4 的受试者能完成跑步[13]。

急性饮酒与精神运动技能的损伤有关。在运动人群中，饮酒者和不饮酒者的受伤率存在显著差异。每周至少饮酒一次的运动员受伤的风险几乎是不饮酒运动员的两倍。酒精也会干扰运动损伤后的恢复，可能与干扰糖原合成和蛋白合成有关。

酒精使肺通气适应受到抑制。在海拔 3000 米摄入 50g 酒精后，血 PO_2 降低，而血 PCO_2 显著升高，也许是由于呼吸频率下降[14]。大多数与酒精有关的研究表明，汽车驾驶员和飞行员的驾驶能力受到损害。与 48 小时未饮酒的海军飞行员相比，如果饮酒后飞行员的血液酒精含量为 0.1%，14 小时后的飞行模拟器的成绩就会明显下降[15]。

（二）酒精宿醉效应对耐力的影响

有研究探讨了酒精宿醉效应对体能的影响，结果表明疲劳、嗜睡、头痛、恶心和虚弱症状对宿醉状态下的体能影响最大[16]。

（三）酒精和运动中的血液学改变

1. 乳酸 运动前摄入适量的酒精可以在固定强度的运动中增加血液乳酸浓度[17]。较高的血乳酸浓度提示在运动中需通过无氧途径进行更大的能量转换，说明肌肉代谢的变化可能是酒精导致运动能力下降的原因之一。酒精引起的血乳酸浓度升高可能是骨骼肌中合成增强和（或）血液中代谢产物清除减少的结果。

乙醇氧化会导致 NADH:NAD 的比例增加，由此造成乳酸:丙酮酸比例增高，最终导致高乳酸盐血症。NAD 水平的降低破坏乳酸向丙酮酸的转化，减缓三羧酸循环，从而减慢有氧代谢。如果有氧代谢减慢，糖酵解途径在肌肉收缩所需能量转化中的参与可能会增加，从而导致乳酸大量产生[11]。

2. 凝血与纤溶 急性运动通常伴有不同程度的高凝状态,而高凝状态被相应的血液纤溶激活所平衡。慢性酒精摄入和血浆纤维蛋白原浓度之间的反向关系也被认为是减少心脏血栓形成的可能途径。有研究表明,运动后只有饮酒组才观察到纤维蛋白原浓度显著下降[18]。以往关于饮酒、运动和纤维蛋白原之间相互关系的研究大多是流行病学性质的,运动后纤维蛋白原减少的机制可能与肝抑制纤维蛋白原合成或提高其分解代谢率有关。

然而,还有研究显示运动前适量饮酒可显著降低运动引起的高纤维蛋白原溶解,可能是因为酒精的摄入抑制了纤维蛋白原的分解代谢,并增强了其降解产物从循环中的清除[19]。另有研究表明运动后饮酒(0.7g/kg)会影响运动后的凝血。当受试者在运动后摄入适量的酒精后,在运动后的恢复期,凝血因子显著扩增[20]。酒精也会导致运动后凝血因子水平的严重紊乱。

3. 血小板聚集功能 急性大量饮酒会导致短暂的、剂量依赖的心率加快和血流增加。血流动力学变化被认为是饮酒导致血小板聚集和活化增加的途径之一。饮酒引起的血小板聚集增加对无动脉粥样硬化的个体没有危险,但在严重动脉粥样硬化的部位,可能会破坏血栓素和前列环素之间微妙的体内平衡。令人担忧的是,摄入酒精会暂时减弱左心室收缩和引起心肌应激而导致心律失常[11]。有研究表明,饮酒,特别是饮酒导致的中毒可能会引发年轻人脑梗死的发作[21]。

适量饮酒可降低冠心病的发病率,其机制可能是通过提高 HDL-C 及降低血小板聚集能力来实现的。然而,尚缺乏实验证据且常相互矛盾。

4. 血脂 有研究表明,无论男女在运动后饮酒,血液中 TG 水平在运动后 5 小时显著升高,但机制仍不明确[22]。尽管已知高水平的 TG 在动脉粥样硬化的发展中起重要作用,但是并不表明适量饮酒会增加心血管疾病的风险。

5. 血液流变学 不同的运动方案通常与全血黏度和血浆黏度的增加有关。有研究显示[23],运动后血浆黏度、血浆纤维蛋白原和红细胞比容显著增加,而运动后饮酒延迟了血浆黏度和血浆纤维蛋白原浓度恢复到静息水平的时间。

(四)酒精对骨骼肌的影响

饮酒会减少骨骼肌对葡萄糖和氨基酸的利用,对运动期间的能量供应和代谢过程造成不利影响。酒精的摄入可通过减少肝脏糖原异生而诱导低血糖。酒精性肌病通常描述为糖酵解肌,在糖酵解肌中,蛋白质转换和葡萄糖代谢不足与慢性饮酒有关。有研究表明运动会减弱酒精诱导的肝脏线粒体的下降,运动通过肝微粒体加速酒精代谢[24]。酒精的使用已被证明会恶化影响运动成绩的骨骼肌决定因素,如肌肉毛细血管密度和肌肉纤维横截面积[25]。急性酒精摄入与骨骼肌周围组织血管扩张有关,慢性饮酒可导致脉管腔缩小,这可能是导致酒精性肌病发展的原因。运动可以减少酒精在肌肉中产生有害的影响。

第 3 节　健康风险

对大多数人来说,适量饮酒的短期影响微乎其微。对酒精过敏或无法正常代谢酒精的人,最好避免饮酒。酗酒除了对肝脏和心脏等器官的直接影响外,还会引发许多风险。与酗酒相关的不良行为可能会影响或毁掉人的一生。

一、酒精对身体器官和系统的影响

酒精对人体系统的影响是复杂的，过量和频繁使用酒精会带来很多问题。酒精通过生物转化过程中形成的代谢产物直接或间接地影响人体的某些器官。

（一）饮酒与大脑

饮酒与发展为酒精相关脑病的风险之间的联系已经得到证实。大量饮酒增加了脑卒中的患病风险，酗酒、醉酒增加了缺血性脑卒中死亡的可能。运动训练似乎可以保护大脑特定区域免受酒精相关的氧化损伤[26]。

（二）饮酒与心血管系统

现有充分证据表明[27]，长期饮酒会对心脏产生不良影响。酒精及其代谢物乙醛直接影响心肌的稳态。过度饮酒可能导致心肌病和心功能障碍。在酒精性心肌病中，有心肌扩张和左心室或双心室收缩受损的报道[28]。饮酒会导致心律失常，特别是室上性心动过速（称为"假日心脏综合征"）。不仅是慢性酒精滥用，一次过度饮酒就可能导致短暂的心律失常。经常性的中度至重度饮酒是与高血压发展相关的第二大生活方式风险因素。

大量流行病学证据表明，适度摄入酒精可能降低患心血管疾病的风险。酒精消费量与死亡率之间的关系呈 J 形曲线，即适量饮酒可延长寿命，而摄入量增加则导致死亡风险增大[29]。美国心脏协会的膳食指南建议适量饮酒，因为它与较低的心血管事件风险有关[30]。值得注意的是，有关中国人适量饮酒的标准、是否有益，没有相关研究。

（三）饮酒与肝脏

酒精在肝脏中分解，其产生的一些代谢物如乙醛对肝脏有很大的毒性。饮酒与氧化损伤、自由基积累和肝脏抗氧化能力的损失有关。10%～35%的酗酒者发展为酒精性肝炎，10%～20%的酗酒者发展为肝硬化。由于心功能障碍，肝硬化患者的运动能力和耗氧量受到损害。

（四）饮酒与免疫系统

饮酒会影响免疫系统，损害宿主防御。酗酒者抵抗感染的能力受损，感染的发生率和严重程度均增加。慢性酗酒者血液中的淋巴细胞数量减少。急性中度饮酒也可能降低免疫功能，表现为饮酒后炎症性中性粒细胞、白细胞和小噬细胞功能的改变会损害人体对感染的免疫防御。饮酒也会对免疫系统的体液和细胞免疫产生不利影响。

（五）饮酒与神经系统

酒精可以降低中枢神经系统的兴奋性，降低手眼协调、手臂稳定性和反应时间，使判断力和协调能力受损，并呈剂量依赖性。研究显示，饮酒和认知障碍之间存在 J 形或 U 形的关系，即与完全戒酒和大量饮酒相比，少量或适量饮酒对中枢神经系统可能具有保护作用[31]。有很多证据表明[15,32]，酒精会损害记忆力以及使注意力下降。

有证据表明，适量饮酒和适度锻炼都能通过激活中脑边缘多巴胺奖赏系统（奖赏效应是一种正性强化效应）来产生愉悦感。适度的运动可能助于减少对酒精的渴求，最终减少酒精摄入量。此外，适度运动已被证明可以改善特定的病理神经元结果，并改善由饮酒导致的认知功能缺陷。适度的运动可能有助于停止或逆转由饮酒引起的神经元的负性后果[33]。

二、饮酒与营养失衡

酗酒者通常膳食营养成分缺乏，如维生素 C、B 族维生素、钾、镁等，还有引发肝脏疾病及消化道出血等问题。

三、饮酒与代谢

一般来说，酒精对体重的影响是有争议的。饮酒可能导致正能量平衡和潜在的致肥胖状态。长期饮酒不会导致脂质摄入的减少，而以酒精形式提供大量能量的饮食方式会增加在自由生活状态下实现正能量平衡的风险。酒精具有类似于碳水化合物的脂肪保留作用。有研究表明酒精会导致身体多余脂肪的增加，尤其是在上半身[34]。但是，也有相反的研究结果[35]。

四、酒精与药物相互作用

酒精与抗组胺药物及其他具有镇静作用的药物合用会增加困倦感；与 NSAIDs 合用会增加消化道问题，与对乙酰氨基酚合用会增加肝毒性。

第 4 节 酒精滥用

酒精滥用是酒精依赖的一种形式，它包括过度或不恰当的使用酒精。酒精滥用会发生耐受性，即要求使用更多的酒精来达到预期的效果。酗酒者对饮酒的数量和时间失去控制，无法减少或停止。对酒精的精神依赖与躯体依赖会造成一系列严重的健康问题。当酗酒者减少或停止饮酒时，会出现脉搏加快、震颤、恶心、呕吐、躁动、焦虑、失眠、幻觉，以及可能危及生命的癫痫发作。严重的酒精戒断综合征通常需要收住院治疗。酗酒者的戒酒通常需要家庭的支持与鼓励。药物及运动均可以帮助减少酒精的摄入。

美国运动医学学院建议，运动干预应持续至少 12 周，以获得对心肺功能足够的益处，这对于酒精使用障碍患者（Alcohol Use Disorders，AUDs）是一个重要因素。长期的运动干预可有效改善 AUDs 的体能及心理健康，如抑郁和焦虑[36]。

第 5 节 违禁物质监测

酒精在比赛中是违禁物质（performance-enhancing substances，PES），比赛中禁止饮酒。禁止在下列运动中饮酒：飞行、射箭、汽车驾驶、射箭或空手道。NACC（美国全国大学体育协会）禁止使用酒精。美国奥委会保留对其进行测试的权利。比赛前、比赛中或比赛后使用酒精，均未有增强机能的作用。通过呼吸或血液分析进行酒精水平检测。违反兴奋剂规定的血液乙醇检测标准是 0.10g/L。

第 6 节　注意事项

　　酒精是许多娱乐和竞技运动员广泛使用的饮料。由于许多体育俱乐部的社会性，参与体育运动的人更容易接触到酒精。已有研究证明酒精对运动成绩没有积极的影响，甚至是一个运动中的重要病因学因素。运动前一天摄入酒精会导致有氧运动能力显著下降。运动员应在比赛前 24～48 小时内禁止饮酒，从而使运动成绩最优化。

　　酒精的利尿作用可以使水、钠严重丢失。对于从事剧烈运动的运动员来说，酒精不适合作为一种补充水分的饮品。运动员训练后口渴不应该把酒精作为运动后的补充饮品。啤酒并不能作为运动后的液体补充，在更衣室应该禁止饮用啤酒，因为这时运动员脱水最严重，运动后饮用啤酒会增加利尿作用，从而使运动员失去更多的水分。

· 参考文献 ·

［1］ Marmot M, Brunner E. Alcohol and cardiovascular disease: the status of the U shaped curve[J]. BMJ, 1991, 303 (6802): 565－568.

［2］ Launer LJ, Feskens EJ, Kalmijn S, et al. Smoking, drinking, and thinking[J]. Am J Epidemiol, 1996, 143 (3): 219－227.

［3］ Elias PK, Elias MF, D'Agostino RB, et al. Alcohol consumption and cognitive performance in the Framingham Heart Study[J]. Am J Epidemiol, 1999, 150 (6): 580－589.

［4］ Panza F, Frisardi V, Seripa D, et al. Alcohol consumption in mild cognitive impairment and dementia: harmful or neuroprotective[J]? Int J Geriatr Psychiatry, 2012, 27 (12): 1218－1238.

［5］ Dufouil C, Tzourio C, Brayne C, et al. Influence of apolipoprotein E genotype on the risk of cognitive deterioration in moderate drinkers and smokers[J]. Epidemiology, 2000, 11 (3): 280－284.

［6］ Panza F, Capurso C, D'Introno A, et al. Alcohol drinking, cognitive functions in older age, predementia, and dementia syndromes[J]. J Alzheimers Dis, 2009, 17 (1): 7－31.

［7］ Ardies CM, Morris GS, Erickson CK, et al. Both acute and chronic exercise enhance in vivo ethanol clearance in rats[J]. J Appl Physiol, 1989, 66 (2): 555－560.

［8］ Frenkl R, Gyore A, Szeberenyi S. The effect of muscular exercise on the microsomal enzyme system of the rat liver[J]. Eur J Appl Physiol Occup Physiol, 1980, 44 (2): 135－140.

［9］ El-Sayed MS. Effects of alcohol ingestion post-exercise on platelet aggregation[J]. Thromb Res, 2002, 105 (2): 147－151.

［10］ Irwin C, Goodwin A, Leveritt M, et al. Alcohol pharmacokinetics and risk-taking behaviour following exercise-induced dehydration[J]. Pharmacol Biochem Behav, 2012, 101 (4): 609－616.

［11］ O'Brien CP. Alcohol and sport. Impact of social drinking on recreational and competitive sports performance[J]. Sports Med, 1993, 15 (2): 71－77.

［12］ McNaughton L, Preece D. Alcohol and its effects on sprint and middle distance running[J]. Br J Sports Med,

1986, 20 (2): 56－59.

［13］ Kendrick ZV, Affrime MB, Lowenthal DT. Effect of ethanol on metabolic responses to treadmill running in well-trained men[J]. J Clin Pharmacol, 1993, 33 (2): 136－139.

［14］ Roeggla G, Roeggla H, Roeggla M, et al. Effect of alcohol on acute ventilatory adaptation to mild hypoxia at moderate altitude[J]. Ann Intern Med, 1995, 122 (12): 925－927.

［15］ Yesavage JA, Leirer VO. Hangover effects on aircraft pilots 14 hours after alcohol ingestion: a preliminary report[J]. Am J Psychiatry, 1986, 143 (12): 1546－1550.

［16］ van Schrojenstein Lantman M, Mackus M, van de Loo A, et al. The impact of alcohol hangover symptoms on cognitive and physical functioning, and mood[J]. Hum Psychopharmacol, 2017, 32 (5): 2623.

［17］ Teixeira-Coelho F, Santos DFC, Santos GA, et al. Ingestion of a moderate dose of alcohol enhances physical exercise-induced changes in blood lactate concentration[J]. Braz J Med Biol Res, 2020, 53 (4): e9200.

［18］ el-Sayed MS, Eastland P, Lin X, et al. The effect of moderate alcohol ingestion on blood coagulation and fibrinolysis at rest and in response to exercise[J]. J Sports Sci, 1999, 17 (6): 513－520.

［19］ El-Sayed MS, Nieuwenhuizen W. The effect of alcohol ingestion on the exercise-induced changes in fibrin and fibrinogen degradation products in man[J]. Blood Coagul Fibrinolysis, 2000, 11 (4): 359－365.

［20］ El-Sayed M, Omar A, Lin X. Post-exercise alcohol ingestion perturbs blood haemostasis during recovery[J]. Thromb Res, 2000, 99 (6): 523－530.

［21］ Hillbom M, Kangasaho M, Kaste M, et al. Acute ethanol ingestion increases platelet reactivity: is there a relationship to stroke[J]? Stroke, 1985, 16 (1): 19－23.

［22］ Steinberg D, Pearson TA, Kuller LH. Alcohol and atherosclerosis[J]. Ann Intern Med, 1991, 114 (11): 967－976.

［23］ El-Sayed MS. Adverse effects of alcohol ingestion post exercise on blood rheological variables during recovery[J]. Clin Hemorheol Microcirc, 2001, 24 (4): 227－232.

［24］ Ardies CM, Morris GS, Erickson CK, et al. Effects of exercise and ethanol on liver mitochondrial function[J]. Life Sci, 1987, 40 (11): 1053－1061.

［25］ Vila L, Ferrando A, Voces J, et al. Effect of chronic ethanol ingestion and exercise training on skeletal muscle in rat[J]. Drug Alcohol Depend, 2001, 64 (1): 27－33.

［26］ Somani SM, Husain K. Interaction of exercise training and chronic ethanol ingestion on antioxidant system of rat brain regions[J]. J Appl Toxicol, 1997, 17 (5): 329－336.

［27］ Klatsky AL. Alcohol and cardiovascular health[J]. Physiol Behav, 2010, 100 (1): 76－81.

［28］ Richardson P, McKenna W, Bristow M, et al. Report of the 1995 World Health Organization/International Society and Federation of Cardiology Task Force on the Definition and Classification of cardiomyopathies[J]. Circulation, 1996, 93 (5): 841－842.

［29］ Poikolainen K. Alcohol and mortality: a review[J]. J Clin Epidemiol, 1995, 48 (4): 455－465.

［30］ American Heart Association Nutrition C, Lichtenstein AH, Appel LJ, et al. Diet and lifestyle recommendations revision 2006: a scientific statement from the American Heart Association Nutrition Committee[J]. Circulation, 2006, 114 (1): 82－96.

［31］ Leroi I, Sheppard JM, Lyketsos CG. Cognitive function after 11. 5 years of alcohol use: relation to alcohol use[J]. Am J Epidemiol, 2002, 156 (8): 747－752.

［32］ Ryback RS. The continuum and specificity of the effects of alcohol on memory[J]. Q J Stud Alcohol, 1971, 32 (4): 995－1016.

［33］ Booher WC, Reyes Martinez GJ, Ehringer MA. Behavioral and neuronal interactions between exercise and alcohol: Sex and genetic differences[J]. Genes Brain Behav, 2020, 19 (3): e12632.

［34］ Suter PM, Schutz Y, Jequier E. The effect of ethanol on fat storage in healthy subjects[J]. N Engl J Med, 1992, 326 (15): 983－987.

［35］ Saris WH, Asp NG, Bjorck I, et al. Functional food science and substrate metabolism[J]. Br J Nutr, 1998, 80 Suppl 1: S47－75.

［36］ Thompson PD, Arena R, Riebe D, et al. ACSM's new preparticipation health screening recommendations from ACSM's guidelines for exercise testing and prescription, ninth edition[J]. Curr Sports Med Rep, 2013, 12 (4): 215－217.

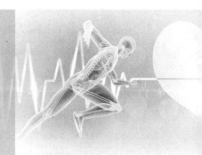

第 17 章
运动与咖啡因

除了水，茶和咖啡是世界上最受欢迎的饮料。两者的主要药理活性物质是咖啡因（1,3,7-三甲基黄嘌呤）。咖啡因是甲基黄嘌呤的一员，来自某些植物的种子、叶子和果实，它可以作为对传粉者的奖励，也可以作为一种天然杀虫剂，麻痹以植物为食的昆虫，咖啡因被认为是世界上消费最广泛的具有药理活性的物质。咖啡因既是水溶性，也具脂溶性，主要通过小肠和胃吸收后迅速分布在体内。咖啡因具有 99% 的生物利用度，在摄入 15～75 分钟后达到血液峰值，在数小时后发生其生理效应，如刺激中枢神经、延缓疲劳等。尿液中咖啡因浓度的峰值出现在 2.5 小时内，咖啡因的血清半衰期为 3～7 小时，与身体活动、肥胖和性别等因素有关。由于其亲脂性，咖啡因也能穿过血脑屏障，并在肝脏中由 CYP1A2 代谢成副黄嘌呤、茶碱和可可碱，只有 1%～2% 的药物以原形由尿液排出体外。咖啡因的代谢物和咖啡因本身有相似的功效，也会对全身产生影响。

第 1 节　咖啡因的作用

咖啡因具有广泛的生理作用，包括刺激中枢神经系统，小剂量增强大脑皮质兴奋过程，振奋精神，减少疲劳；剂量增大可兴奋延脑呼吸中枢及血管运动中枢，特别当这些中枢处于抑制状态时，作用更为显著；还可增加肾小球的血流量，减少肾小管的重吸收，增加尿量；降低周围血管阻力，增加胃分泌物和松弛平滑肌。咖啡因是心血管兴奋剂，可能是通过位于心脏和肾上腺髓质的肾上腺素能神经末梢释放儿茶酚胺所致，能增加心跳力度（正性肌力作用）和心率（变时作用）。常见饮料中的咖啡因含量见表 17-1。

表 17-1　常见饮料中的咖啡因含量

饮料	含量（mg）
咖啡 8 盎司	100～150
咖啡（无咖啡因）8 盎司	2～20
茶水 5 盎司	20～110
可口可乐 12 盎司	45
百事可乐 12 盎司	38
山露 12 盎司	55
红牛 8.4 盎司	80

1 盎司（OZ）=28.349523125g。

第 2 节 咖啡因的作用机制

咖啡因具有多种作用机制，正常摄入咖啡因产生的大部分效应都归因于其作为腺苷拮抗剂而产生的作用。通过阻断腺苷对神经活动产生的抑制作用，而提高许多神经递质的活性。它会影响中枢神经系统和骨骼肌等系统。

一、拮抗腺苷作用

咖啡因是一种有效的腺苷受体拮抗剂。腺苷是核苷酸 ATP 和脱氧 ATP（DNA）的一部分，在遗传和代谢中发挥许多重要的功能。腺苷也具有神经递质活性，尽管不是传统意义上的神经递质，因为它不像突触传导中神经递质是储存在分泌囊泡中。腺苷受体通常归类为嘌呤受体（腺嘌呤是嘌呤的一种），并且药理作用复杂[1]。腺苷激活的 A1（腺苷受体 A1）受体促进肌肉放松和产生睡意，而 A2A 受体的激活干扰神经递质的释放，如谷氨酸和多巴胺。其他腺苷受体参与支气管痉挛、平滑肌收缩和心肌松弛。

腺苷在身体应对应激时发挥作用，并提供神经保护功能。在某些压力条件下，如低氧水平，腺苷减缓神经活动，以尽量减少负面后果或损害。腺苷同样参与睡眠/觉醒周期[2]。在白天，体力劳动和脑力活动刺激葡萄糖和脂肪酸的利用来制造 ATP。ATP 为日常活动提供燃料，腺苷作为一种代谢分解产物累积。在晚上，腺苷水平增加以促进肌肉放松和非快速眼动睡眠。在睡眠期间，腺苷被重新利用或代谢，身体重建糖原的储存。清晨腺苷水平较低，有利于觉醒。早上喝一杯咖啡可以帮助清除其受体中剩余的腺苷，促进清醒。缺乏睡眠意味着腺苷水平保持高水平，大脑葡萄糖水平保持低水平，可能需要保持对抗和消除睡意的咖啡因水平。胃饥饿素（ghrelin）水平在睡眠不足时升高，刺激对含糖食物的渴求。

由于咖啡因与腺苷的化学相似性，咖啡因会阻断腺苷受体（主要是 A1 和 A2A 受体亚型），从而竞争性地抑制其作用。当咖啡因拮抗腺苷活性时，增加的神经元活性会刺激脑下垂体。由此导致的下丘脑-垂体-肾上腺轴（HPA 轴）激活引起类似于战斗或逃跑反应（fight-or-flight response）或应激症状。咖啡因摄入的增加会增加血液循环中的肾上腺素和皮质醇水平，尽管其潜在机制尚不明确。当腺苷的抑制作用被咖啡因阻断时，会利用许多其他神经递质增加神经活性。例如，咖啡因会增加多巴胺的水平和幸福感，这可能是咖啡因成瘾的原因。咖啡因可使 5-HT 的活性增强，因为咖啡因提高了 5-HT 的水平和 5-HT 受体的敏感性。GABA 和 ACh 信号也会受到咖啡因的影响。咖啡因可降低脑血流量，拮抗血管内 A1、A2A 与 A2B 腺苷受体，从而减少腺苷介导的血管舒张，降低心肌血流量。因此，咖啡因及其相关药物通过多种直接和间接机制对人体产生多样且复杂的作用。

二、使脂肪酸氧化增强

脂肪分解的增加导致对糖原利用依赖的减少。在肌肉细胞中，咖啡因会增加脂肪的利用，减少糖原的利用。咖啡因可以动员游离脂肪酸，由此有助于减少肌肉糖原的分解，从而提高耐力。咖啡因可能增加激素敏感脂肪酶（hormone sensitive lipase，HSL）活性和抑制糖原磷酸化酶活性[3]。

三、作为磷酸二酯酶的非选择性竞争性抑制剂

磷酸二酯酶水解分子中的磷酸二酯酶键，如环磷酸腺苷（cyclic adenosine monophosphate，cAMP），咖啡因可抑制 cAMP 的分解，增加 cAMP 的水平。cAMP 通过激活 HSL 而激活脂解作用，并且 cAMP 是肾上腺素级联中的重要分子。它可进一步激活蛋白激酶 A，进而磷酸化一些参与糖、脂代谢的酶。

四、使运动后肌糖原累积增加

肌糖原是肌肉中糖的储存形式，在剧烈运动消耗大量血糖时，肌糖原分解供能。运动前肌糖原储量会直接影响运动能力，因此，设法提高体内肌糖原储量，降低运动时肌糖原利用速率，加快运动后肌糖原的再合成，对运动能力的提高尤其重要。研究表明[4]，运动间歇联合给予咖啡因和碳水化合物比单独给予碳水化合物更能促进运动后肌糖原的重新合成率，进而增强运动后恢复，提高运动能力。

五、对细胞内钙的动员

咖啡因可以促进钙从肌浆网的释放，也可以抑制其再摄取。咖啡因可以增强习惯性和非习惯性咖啡因消费者的非最大收缩运动时的收缩力。细胞内钙有利于内皮型一氧化氮合酶（NOS）的激活，从而增加一氧化氮水平。咖啡因的一些兴奋效应可能部分是通过影响神经肌肉系统和增加收缩力来调节的。

第 3 节　咖啡因的运动药理学

一、运动对咖啡因药动学的影响

长期、适度的运动对咖啡因的药代动力学有相当大的影响。有研究表明，中等强度的运动能够增加咖啡因的血药浓度，加快清除速率，减小分布体积，提示运动会增强咖啡因的作用[5]。运动可大大加快咖啡因的清除速度。这似乎有些矛盾，因为咖啡因是经 P450 酶系统代谢的，而肝脏的血流会因为运动而减少，可能是由于 P450 酶系统活性增加所致。然而，还有研究得出在 30%VO_{2max} 时，咖啡因消除率变化不大；在 50%VO_{2max} 时，持续运动会显著降低其消除率[6]。

还有研究表明肥胖人群比偏瘦人群对咖啡因的吸收率高，消除速率低，血清半衰期更长，并且分布容积不同，提示运动与肥胖均可以影响咖啡因的药动学[7]。

咖啡因很容易扩散到整个机体，其分布与运动引起的心脏循环变化密切相关。运动会增加肌肉中的血容量与肌肉收缩频率。但也有研究显示运动和性别对咖啡因的药动学没有影响[8]。

二、咖啡因对运动的影响

咖啡因是世界上最常消费的物质之一，尽管咖啡因被广泛使用，但它既不是一种必要的营养物质，也不是维持健康所必需的。但是咖啡因是相对安全的，人们对咖啡因提高运动成

绩的研究已经有 100 多年的历史，最早的研究发表于 1907 年[9]。运动员经常使用咖啡因作为增强机能的辅助方法。在比赛中，咖啡因的使用是普遍的，也是合法的。关于咖啡因具有兴奋效应的报道很多，并且还在不断研究报道。

咖啡因对有氧运动的影响是明确的，对无氧运动也同样有增强机能的作用。咖啡因可在长时间的剧烈运动中提高运动成绩和耐力，它还能提高短期高强度的运动成绩。咖啡因还可以提高注意力和警觉性，减少疲劳感[10]。

（一）咖啡因对长期运动和耐力的影响

研究显示，在运动前 1 小时摄入咖啡因（330mg），可以显著提高竞技自行车选手的成绩[11]。另外一些研究也证实了这一发现，并证明咖啡因可以改善肌肉收缩力、工作效率，延缓出现疲劳的时间，以及提高 30～120 分钟中等到高强度运动的成绩[10]。咖啡因也能提高田径运动的成绩，八名男子运动员在标准跑道上进行了 8000 米长跑比赛，在比赛前 1 小时摄入咖啡因（3mg/kg），与对照组相比，成绩显著提高了 23.8 秒，此外，在比赛结束 3 分钟后，咖啡因导致血乳酸浓度显著升高[12]。只有少数研究显示咖啡因不会明显延长出现疲劳的时间或提高成绩[13]。

还有一些研究比较了不同剂量咖啡因对运动的影响。对于长跑运动员来说，中等剂量（3 或 6mg/kg）的咖啡因会增强长时间运动耐力，而不是大剂量（9mg/kg）[10]。还有研究显示即使是低剂量（1～2mg/kg）的咖啡因也可以提高成绩[14]。综合数据表明，提高长期体力活动和耐力的最佳咖啡因剂量是 3～6mg/kg[10]。因此，摄入适量的咖啡因很重要，但也存在显著的个体化差异，这种差异部分来自于一些常见的因素，如年龄、性别、训练水平、以前咖啡因的使用情况等，部分来自遗传因素。其中两个基因，一个涉及咖啡因代谢（CYP1A2），另一个涉及腺苷受体（ADORA2A），两个基因都具有多态性，不同个体间对咖啡因的不同反应是很重要的[15]。

（二）咖啡因对短期高强度运动的影响

一些研究显示咖啡因可以增强短期运动。如业余运动员进行的 4～6 分钟短暂、剧烈的运动中，咖啡因（6mg/kg）能显著提高肌肉耐力[16]。咖啡因（6mg/kg 或 9mg/kg）能显著提高 2000 米男性赛艇比赛的成绩[17]。在高强度跑步前摄入咖啡因（5mg/kg），会显著提高业余跑步者的无氧代谢和成绩[18]。由于腺苷的拮抗作用而产生的疼痛和运动自觉量的抑制使力量产生增加，特别是在下肢锻炼中[19]。然而，也有研究认为，咖啡因在短期高强度运动中几乎没有增强机能的作用[20]。咖啡因在短期高强度运动中的生理效应可能是由于直接激活中枢神经系统或改善神经肌肉的传递。

（三）咖啡因和咖啡

全世界咖啡因的摄入大部分来自咖啡。对咖啡和咖啡因的争论一直在继续，因为咖啡是一种复杂的混合物，咖啡因含量不相同，不同的运动测试方法反应也会不同。

研究表明，咖啡中含有的酚类化合物，如绿原酸，可以产生不依赖咖啡因的代谢效应。这些化合物可能会拮抗咖啡因的生理效应[21]。因此，产生的问题是，通过食物来源（如咖啡）

摄入等量的咖啡因是否与以药物形式摄取单纯的咖啡因一样有效。咖啡因对运动成绩的改善是明确的，然而，只有少数研究表明咖啡对运动成绩有积极的影响。早期一项研究提示运动前 1 小时饮用含 330mg 咖啡因的咖啡会提高竞技自行车选手的计时赛成绩，不含咖啡因的咖啡无此作用[11]。然而在另一项研究中，调查了咖啡与无咖啡因咖啡对运动的影响，自行车计时赛的比赛结束时间均显著下降[22]。

（四）咖啡因的精神效应

因为咖啡因可以提高注意力和高警觉性，减少疲劳，有研究者推测咖啡因增强机能的效应是来源于它的精神作用，咖啡因对认知功能和精细运动技能也有好处。咖啡因还可以减少运动时的疲劳感，促进运动的意愿。运动时，它会增加血浆皮质醇和脑内啡肽的浓度，产生镇痛作用，促进欣快感。因此，咖啡因可能激发更长时间的运动，减少身体疲惫和不适。

（五）咖啡因的利尿作用

咖啡因会有轻微的利尿作用。许多运动员、教练和临床医生一直担心咖啡因会在运动过程中导致脱水。然而，没有数据支持咖啡因会对静息状态下健康成年人的水合状态或体重产生负面影响[23]。在运动过程中，咖啡因也没有引起明显的脱水或电解质紊乱[10]。此外，在运动时，咖啡因对尿流率、电解质平衡、血浆渗透压或血浆容量方面并无显著影响[24]。

（六）咖啡因对体温调节的影响

咖啡因不会影响体温调节的能力。在一项研究中[25]，7 名受过训练的男性受试者在室温和湿度 50%的环境下，在跑步机上以 70%～75%VO_{2max} 进行锻炼，直至精疲力竭。在双盲交叉设计中，受试者在服用咖啡因和安慰剂后进行运动。在运动前 2 小时和运动前 30 分钟分别给予 5mg/kg 和 2.5mg/kg 的咖啡因。运动结束后，在总脱水率、排汗率和直肠温度升高方面均无显著差异，表明咖啡因不会干扰运动期间的体液平衡或体温调节。在另一项研究中[26]，9 名适应高温的男性跑步者在一个热控实验室的跑步机上以 70%VO_{2max} 跑步，咖啡因（5mg/kg）延长了跑步时间，心率、核心体温、摄氧量或自我疲劳感（rate of perceived exertion，RPE）均无显著变化，结果表明在炎热和潮湿的环境下，咖啡因不会影响心肺功能参数。因此，在运动过程中，咖啡因不会增加水分流失或明显改变肾功能，这可能是由于运动引起的肾功能活性下降所致。

总之，咖啡因对提高中等到高强度耐力训练成绩的作用非常明确和证据充分。它通过对骨骼肌代谢的外周效应，以及对大脑的中枢效应而提高成绩，尤其是在耐力项目中。对于无氧运动，咖啡因的腺苷受体拮抗作用在中枢神经系统可能尤为重要[27]。此外，运动后摄入咖啡因，可能通过增加糖原的重新合成率以助于恢复。

第 4 节　健康风险

患有高血压或其他心血管疾病的人群使用咖啡因时应做好监测。一项荟萃分析评估了长期饮用咖啡与心血管疾病的剂量反应关系，以解决目前的争议。该分析纳入了 36 个研究，

1279804 名患者与 36352 例心血管疾病患者，分析表明饮用咖啡与心血管疾病风险之间存在非线性关系。适量饮用咖啡与发生心血管疾病的风险成反比，即每天饮用 3～5 杯咖啡患心血管疾病的风险最低，大量饮用咖啡与风险增加没有关系[28]。

当一个人缺乏睡眠时，摄入咖啡因会形成持续的恶性循环。摄入咖啡因数小时后，肾上腺素分泌减少，出现疲劳和抑郁症状，可能要求摄入更多的咖啡因予以缓解。然而额外的咖啡因却增加了应激反应，个体可能会变得焦虑不安、易怒和脾气暴躁。正常睡眠模式的中断会导致整体的疲惫状态。咖啡因的半衰期约为 6 小时，如果在下午 5 点摄入 200mg 的咖啡因，意味着晚上 11 点时，体内仍有相当于 100mg 的咖啡因没有代谢。因此，有些人在下午 2 点之后应避免摄入咖啡因，以保障晚上睡眠的安稳。对于日常摄入大量咖啡因的人来说，咖啡因也有明显的戒断综合征。戒断综合征会导致接下来几天内出现较差的整体表现和睡眠问题。停止摄入咖啡因，腺苷就会与受体结合，从而导致大脑血管扩张，引发严重的头痛。停止摄入咖啡因几周后会减轻戒断症状。

第 5 节　违禁物质 PES 监测

1962～1972 年与 1984～2003 年期间，咖啡因均被列入国际奥委会（IOC）和世界反兴奋剂机构（WADA）禁用清单，尿液中的咖啡因浓度＞12μg/ml 即被认为是兴奋剂阳性。在第二个禁用期间，许多运动员的咖啡因检测呈阳性。制裁范围从警告到禁赛 2 年（2 年为最高处罚，通常只有 2～6 个月）。自 2004 年以来，咖啡因已从禁用清单中移除，然而，它仍然是 WADA 监控程序的一部分，以监控其在运动员中可能出现的潜在滥用。在国际运动营养学会（ISSN）的立场声明中[29]认为咖啡因是一种兴奋性物质。咖啡因被认为是一种受限的物质，因为已经设定了一个可在尿液中检测到而又不受处罚的允许量。此外，咖啡因在个体中的代谢率非常不同，因此尿液中的浓度可能存在很大差异，并不总是与摄入的剂量相关，会受运动、饮食摄取和性别等因素的影响。NCAA 规定的尿液中的限制含量为 15μg/ml。如果按 10mg/kg 的剂量服用咖啡因，尿检可能会低于限制水平，即体重 60kg 的人可以服用 600mg 的咖啡因（约 5 杯咖啡）。

第 6 节　注意事项

咖啡因是相对安全的，但是经常使用会导致耐受性和依赖性，为了最大限度地发挥咖啡因的兴奋效应，运动员应避免常规服用。低剂量的咖啡因（＜500mg）能增加平静感、觉醒、注意力集中与精神敏锐度等。大剂量（500～600mg 及以后）时会增加不良反应的发生率，尤其是对非习惯性使用者，如可引起静坐不安、震颤和心动过速。突然停止摄入会出现戒断症状，如易怒、情绪变化、头痛、嗜睡或疲劳。

对于血压正常的人群和高血压患者，咖啡因均能增加其血压。在极量运动中，咖啡因会增加血压[30]。高剂量的咖啡因会引起紧张、静坐不安和心动过速，运动还能增加肾上腺素的释放，因此，当摄入咖啡因的同时又进行剧烈运动时，会出现剧烈的血压反应。

尽管有争议，但由于咖啡因的一个潜在缺点，即利尿的特性，可能会在长时间的耐力运动中发挥抑制效应。对一些运动员来说，咖啡因的不良反应可能会超过其增强机能的效应。

·参考文献·

［1］ Sachdeva S, Gupta M. Adenosine and its receptors as therapeutic targets: An overview[J]. Saudi Pharm J, 2013, 21 (3): 245－253.

［2］ Huang ZL, Zhang Z, Qu WM. Roles of adenosine and its receptors in sleep-wake regulation[J]. Int Rev Neurobiol, 2014, 119: 349－371.

［3］ Pesta D H, Angadi SS, Burtscher M, et al. The effects of caffeine, nicotine, ethanol, and tetrahydrocannabinol on exercise performance[J]. Nutr Metab (Lond), 2013, 10 (1): 71.

［4］ Taylor C, Higham D, Close GL, et al. The effect of adding caffeine to postexercise carbohydrate feeding on subsequent high-intensity interval-running capacity compared with carbohydrate alone[J]. Int J Sport Nutr Exerc Metab, 2011, 21 (5): 410－416.

［5］ Collomp K, Anselme F, Audran M, et al.Effects of moderate exercise on the pharmacokinetics of caffeine[J]. Eur J Clin Pharmacol, 1991, 40 (3): 279－282.

［6］ Duthel JM, Vallon JJ, Martin G, et al. Caffeine and sport: role of physical exercise upon elimination[J]. Med Sci Sports Exerc, 1991, 23 (8): 980－985.

［7］ Kamimori GH, Somani SM, Knowlton RG, et al. The effects of obesity and exercise on the pharmacokinetics of caffeine in lean and obese volunteers[J]. Eur J Clin Pharmacol, 1987, 31 (5): 595－600.

［8］ McLean C, Graham TE. Effects of exercise and thermal stress on caffeine pharmacokinetics in men and eumenorrheic women[J]. J Appl Physiol (1985), 2002, 93 (4): 1471－1478.

［9］ Rivers WH, Webber HN. The action of caffeine on the capacity for muscular work[J]. J Physiol, 1907, 36 (1): 33－47.

［10］ Graham TE. Caffeine and exercise: metabolism, endurance and performance[J]. Sports Med, 2001, 31 (11): 785－807.

［11］ Costill DL, Dalsky GP, Fink WJ. Effects of caffeine ingestion on metabolism and exercise performance[J]. Med Sci Sports, 1978, 10 (3): 155－158.

［12］ Bridge CA, Jones MA. The effect of caffeine ingestion on 8 km run performance in a field setting[J]. J Sports Sci, 2006, 24 (4): 433－439.

［13］ Bell DG, Jacobs I, Ellerington K. Effect of caffeine and ephedrine ingestion on anaerobic exercise performance[J]. Med Sci Sports Exerc, 2001, 33 (8): 1399－1403.

［14］ Cox GR, Desbrow B, Montgomery PG, et al. Effect of different protocols of caffeine intake on metabolism and endurance performance[J]. J Appl Physiol, 2002, 93 (3): 990－999.

［15］ Pickering C, Kiely J. Are the Current Guidelines on Caffeine Use in Sport Optimal for Everyone? Inter-individual Variation in Caffeine Ergogenicity, and a Move Towards Personalised Sports Nutrition[J]. Sports Med, 2018, 48 (1): 7－16.

［16］ Jackman M, Wendling P, Friars D, et al. Metabolic catecholamine, and endurance responses to caffeine during intense exercise[J]. J Appl Physiol, 1996, 81 (4): 1658−1663.

［17］ Bruce CR, Anderson ME, Fraser SF, et al. Enhancement of 2000m rowing performance after caffeine ingestion[J]. Med Sci Sports Exerc, 2000, 32 (11): 1958−1963.

［18］ Doherty M. The effects of caffeine on the maximal accumulated oxygen deficit and short-term running performance[J]. Int J Sport Nutr, 1998, 8 (2): 95−104.

［19］ Duncan MJ, Stanley M, Parkhouse N, et al. Acute caffeine ingestion enhances strength performance and reduces perceived exertion and muscle pain perception during resistance exercise[J]. Eur J Sport Sci, 2013, 13 (4): 392−399.

［20］ Paton CD, Hopkins WG, Vollebregt L. Little effect of caffeine ingestion on repeated sprints in team-sport athletes[J]. Med Sci Sports Exerc, 2001, 33 (5): 822−825.

［21］ Graham TE, Hibbert E, Sathasivam P. Metabolic and exercise endurance effects of coffee and caffeine ingestion[J]. J Appl Physiol, 1998, 85 (3): 883−889.

［22］ Hodgson, AB, Randell RK, Jeukendrup AE. The metabolic and performance effects of caffeine compared to coffee during endurance exercise[J]. PLoS One, 2013, 8 (4): e59561.

［23］ Grandjean AC, Reimers KJ, Bannick KE, et al. The effect of caffeinated, non-caffeinated, caloric and non-caloric beverages on hydration[J]. J Am Coll Nutr, 2000, 19 (5): 591−600.

［24］ Armstrong LE. Caffeine, body fluid-electrolyte balance, and exercise performance[J]. Int J Sport Nutr Exerc Metab, 2002, 12 (2): 189−206.

［25］ Falk B, Burstein R, Ashkenazi I, et al. The effect of caffeine ingestion on physical performance after prolonged exercise[J]. Eur J Appl Physiol Occup Physiol, 1989, 59 (3): 168−173.

［26］ Ping WC, Keong CC, Bandyopadhyay A. Effects of acute supplementation of caffeine on cardiorespiratory responses during endurance running in a hot & humid climate[J]. Indian J Med Res, 2010, 132: 36−41.

［27］ Davis JK, Green JM. Caffeine and anaerobic performance: ergogenic value and mechanisms of action[J]. Sports Med, 2009, 39 (10): 813−832.

［28］ Ding M, Bhupathiraju SN, Satija A, et al. Long-term coffee consumption and risk of cardiovascular disease: a systematic review and a dose-response meta-analysis of prospective cohort studies[J]. Circulation, 2014, 129 (6): 643−659.

［29］ Goldstein ER, Ziegenfuss T, Kalman D, et al. International society of sports nutrition position stand: caffeine and performance[J]. J Int Soc Sports Nutr, 2010, 7 (1): 5.

［30］ Sung BH, Lovallo WR, Pincomb GA, et al. Effects of caffeine on blood pressure response during exercise in normotensive healthy young men[J]. Am J Cardiol, 1990, 65 (13): 909−913.

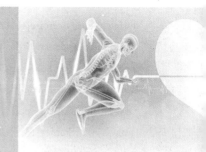

第 18 章
运动与尼古丁

尼古丁（nicotine）俗称烟碱或 3-（1-甲基-2-烷基）吡啶，是一种天然生物碱，是世界上使用最广泛的精神刺激剂之一[1]。尼古丁作为乙酰胆碱受体激动剂，具有强效而又复杂的药理活性，也是一种强效杀虫剂。香烟是尼古丁最常见的来源。尼古丁只是烟草中存在的数百种化学物质中的一种，尼古丁的含量差异很大。常见烟商生产的每支香烟含 1.5～2mg 尼古丁。吸入后可在 7～15 秒内到达大脑，其半衰期约为 60 分钟。对人的致死量是 50～70mg，相当于 20～25 支香烟中尼古丁的含量。

第 1 节　尼古丁的作用

尼古丁的药理作用包括中枢神经系统刺激作用和拟交感神经作用。在大脑中，尼古丁作为乙酰胆碱激动剂，低剂量时可通过增强大脑中 NE 和 DA 的作用对中枢神经系统有精神刺激作用，DA 的释放是奖励回路的一部分；尼古丁还可能导致谷氨酸的释放，这与记忆有关，谷氨酸的释放有助于增强与 DA 活动相关的良好感觉，然而在产生了耐受性后，需要更高剂量的尼古丁才能获得同等程度的快感。在较高的剂量下，尼古丁可以增强 5-HT 和阿片受体活性，发挥镇静和抑制作用。尼古丁通过对交感神经系统的刺激，还会导致肾上腺素的释放，导致心率加快、血压升高、心脏搏出量和输出量增加，以及冠状动脉血流的增加，增加基础代谢率，阻断胰岛素活性及增加血糖水平。鉴于尼古丁的耐受性及 60 分钟的半衰期，随着时间的推移，吸烟者吸烟的频率会越来越快。尼古丁对皮肤血流量和皮肤温度的影响，结果不尽相同。

第 2 节　尼古丁的运动药理学

一、运动对尼古丁药动学的影响

运动可以对一个或多个药动学参数产生显著影响，影响的类型和程度取决于每种药物的具体特性，以及患者所进行的运动类型和持续时间。药物吸收可以发生在不同的部位，包括胃肠道、皮下、肌内和经皮组织，以及通过吸入进入肺部。第一代透皮系统于 1979 年在美国被批准使用，通过透皮给予东莨菪碱治疗晕动病[2]。近 10 年后，一种尼古丁透皮贴剂（nicotine transdermal patches）上市，成为一种有效的给药方式，并被公众广泛接受。透皮贴剂的药物吸收参数是基于皮肤处于正常温度与水合状态下设计的。

尼古丁经皮给药系统是戒烟者戒烟的替代品。有研究在给予尼古丁透皮贴剂 11 小时后，分别测量踏车运动前后和休息 20 分钟后的血浆尼古丁浓度，运动后平均血浆尼古丁浓度比运动前显著升高，休息状态与运动前相比无明显变化[3]，推断可能是由于运动时皮肤血流增加导致了尼古丁药物吸收增加。还有研究分别测试了半透层设计的透皮贴（药物吸收不易受到皮肤温度变化的影响）和没有设计半透层的透皮贴（药物吸收会受到皮肤的温度、湿度和血流等状况的影响），在贴后 8 小时开始 30 分钟的踏车运动测试，结果表明，两种透皮贴剂在运动时的尼古丁释放量都比休息时增加，但两种剂型之间的尼古丁血清浓度变化无显著性差异[4]。提示运动可以增加血液尼古丁浓度，并且与尼古丁透皮贴剂的设计无关。

运动引起透皮贴剂的药学变化，在很大程度上改变了药物的血药浓度，从而与药物的毒性体征和症状有关，包括胃肠道症状、流涎增多、脸色苍白、虚弱和头晕。此外，当尼古丁呈最低中毒血药浓度时，还可能出现高血压（低剂量）、低血压（高剂量）、心动过速、呼吸过速、头痛和其他症状。

二、尼古丁对运动的影响

无论全世界各国政府与卫生机构做多大努力，吸烟对吸烟者和不吸烟者都是一个严重的健康威胁。吸烟在全世界造成重大的人类疾病和经济负担，约 15 亿吸烟者受到影响，另有数十亿人因暴露于香烟烟雾而面临未得到充分认识的健康风险，估计每年造成的损失达数千亿美元[5]。

尼古丁在运动人群中应用广泛。WHO 估计在全世界范围内有 25% 的运动员吸烟[6]，比例是相当高的。几十年来，吸烟对运动成绩的负面影响已被证实。吸入的烟雾中含有有害的微粒，影响气体交换，增加黏液分泌，增强气道阻力。不过，最主要的负面影响可能来自烟雾中存在的 CO。CO 对血红蛋白的亲和力比 O_2 高，在 CO 存在的情况下如果要分配足够的氧气，心脏就要增强收缩力。因此，吸烟者静息心率会更高，VO_{2max} 降低。每天吸一包烟会使血液的含氧量降低 10%。血液中的碳氧血红蛋白含量的增加与吸烟的数量成正比，碳氧血红蛋白为 5% 时，对 VO_{2max} 和运动成绩即会有负面影响。有研究表明[7]，吸烟者血液中的 CO 含量是导致最大运动能力下降的主要原因。CO 的负面影响对被动吸烟的非吸烟者同样明显。CO 也在肌肉细胞中竞争与肌红蛋白的结合，减少产生 ATP 的 O_2 供应。吸烟会使乳酸阈值降低，在同等强度运动下乳酸产量增加，使吸烟者更快地肌肉疲劳。

其他吸烟的负面影响包括运动的获益减少、肌肉力量和柔韧性下降。吸烟者更容易发生睡眠障碍。吸烟者呼吸短促的比率是不吸烟者的 3 倍。烟雾颗粒也可以通过增加气道阻力和呼吸做功来影响通气效率。吸烟者与不吸烟者相比，肺活量和肺弥散能力显著下降，气道阻力增加。年轻吸烟者改变了发育和生长速度。吸烟会改变血小板活性，导致动脉粥样硬化病变，并引起心肌梗死。

但是，也有大量研究发现[8]，尼古丁可以改善认知功能，包括学习和记忆、反应时间和精细运动能力。但针对尼古丁可直接提高运动成绩的研究仍较少，其中受影响最大的运动包括冰球、滑雪、冬季两项、雪橇、滑冰、足球、篮球、排球、橄榄球、美式足球、摔跤和体操，这些运动似乎能通过尼古丁的精神刺激作用而改善成绩。在一项关于尼古丁透皮给药对男性运动耐力的研究中，12 名健康男性中，有 10 名显著增加了功率自行车的测定时间，RPE、血糖、乳酸或游离脂肪酸水平没有显著差异，尼古丁缩短了运动员的疲劳恢复时间，有可能是通过延迟中枢疲劳而引起的，这些结果支持尼古丁的中枢兴奋作用机制[9]。在一项口服尼古丁对无氧运动影响的研究中发现，尼古丁可以提高无氧运动的成绩，并同时可增加心率与血压，有可能归因于尼古丁的拟交感神经效应[10]。但在一篇包含 10 项研究的分析中，只有 2 项研究认为尼古丁可增强机能，1 项研究认为可抑制机能，其他 7 项研究均报告无变化[11]。

第 3 节　健康风险

烟草是影响人类健康最大的可控危害因素，众所皆知尼古丁对健康的负面影响，吸烟是导致癌症、冠心病、脑卒中、周围血管疾病和慢性阻塞性肺病等疾病死亡的主要因素。每年约有 600 万人死于吸烟，其中大多数人来自发展中国家。据估计，1/3 的癌症病例与吸烟直接相关，包括 80%～90%的肺癌病例。从经济的角度来看，全世界每年相关医疗保健支出高达 1 万多亿美元，还有一部分的经济损失是由于健康状况不佳的吸烟者所造成的生产力损失。

环境中的烟草烟雾（二手烟）的风险也已被证实。二手烟含有至少 250 种有毒性的化学物质；其中 50 种化学物质会导致癌症。没有风险的二手烟含量是不存在的。短暂暴露于二手烟也是有风险的，尤其是儿童及其他高危人群，如老年人。非吸烟者在家里或工作场所接触二手烟会增加患癌症和心脏病的风险[12,13]。最近的研究表明三手烟可引起健康问题[5]。三手烟指的是吸烟场所覆盖在物体表面的油性残留物。有调查显示，吸烟者离开后，三手烟仍存在于住宅、公寓和酒店房间中。烟草特异性亚硝胺（tobacco-specific nitrosamines，TSNAs）是沉积在室内物体表面三手烟残留物中的强致癌物。三手烟会导致肝、肺发生严重损伤，伤口愈合困难。衣物表面的复杂化学残留物具有明显的毒性，尤其是与皮肤直接接触时。

限制在公共场所吸烟的规定，降低了非吸烟者体内可检测到的尼古丁水平。香烟价格的上涨与某些人群吸烟率的下降有关。由于尼古丁的成瘾性和令人不快的戒断综合征，戒烟是非常困难的。戒断症状包括焦虑、易怒、愤怒、不安、失眠、注意力难以集中和体重增加。

第 4 节　戒烟

尼古丁同样具有成瘾性。短暂的戒断后，有可能对运动性能产生不利影响。纯尼古丁中没有香烟烟雾中复杂的化学混合物，含有尼古丁的口香糖和贴片可以帮助吸烟者戒除尼古丁成瘾。虽然含有尼古丁的口香糖和贴片是用来帮助戒烟的，但通过这些方式给予的尼古丁可能具有兴奋效应。电子烟也为一些人提供了可接受的替代选择。就某些呼吸和心血管问题而言，中断吸烟后对身体的好处是立竿见影的；戒烟长期的影响，如对癌症的影响，可能多年后才显现出来。

有良好运动习惯的吸烟者的其他行为（如更健康的饮食、安全带的使用、对非法药品的态度等）与不吸烟者相似，而且这个群体可能比不锻炼的吸烟者更愿意戒烟。不经常运动的吸烟者发生与健康风险相关的行为比例较高。运动可以帮助人们戒烟。剧烈运动可减少戒断症状及对吸烟的渴求[14]。有研究表明那些戒烟并进行 12 周锻炼的女性延缓了疲劳感，最大摄氧量也有所提高[15]。大多数吸烟者都有导致他们努力戒烟却失败的诱因，了解和处理这些诱发因素会有所帮助，无论这些因素是情绪上的还是与特定的社会环境有关。不管戒烟的困难有多大或者方式如何，戒烟对吸烟者及其身边人的健康生活方式都是至关重要的，对任何吸烟者来说都是一个有价值的目标，是应积极鼓励和支持的。

第 5 节　禁用物质监测

尼古丁作为一种兴奋剂的潜质已经得到充分的证明。2013 年，世界反兴奋剂机构将尼古丁归类为兴奋剂，并列入比赛中的监测项目，2020 年被列入监控程序。大量的尼古丁尿检阳性可能导致对其使用实施更严格的管制。

第 6 节　注意事项

使用尼古丁透皮贴剂需要注意，在运动过程中会出现尼古丁的吸收率增加而出现相关的毒性。应特别注意参加长时间运动项目的人，如马拉松长跑、超级马拉松长跑或其他需要长时间锻炼的项目。可能因运动大大增加了药物吸收发生变化的风险，由于长时间的训练可能使运动员特别容易受到皮肤温度、水合作用和皮肤血流变化的影响，由此增加了药物的吸收。为了防止不良反应，卫生专业人员、教练员与运动训练者均应注意透皮贴剂的合理使用，尤其是在运动时。运动员也应了解尼古丁透皮贴剂中所含药物的相关毒性症状和体征，一旦出现应立即咨询医生。在使用透皮贴剂的最初 1～2 周内应尽量减少运动强度和持续时间，便于发现潜在的不良反应，并把毒性减少到最小。为减少因运动导致的药物吸收增加，建议运动员避免在极端环境和温度条件下运动，应穿着合身的透气运动服装，并饮用大量液体以防止脱水。

参考文献

［1］ Boutrel B, Koob GF. What keeps us awake: the neuropharmacology of stimulants and wakefulness-promoting medications[J]. Sleep, 2004, 27 (6): 1181−1194.

［2］ Prausnitz MR, Langer R. Transdermal drug delivery[J]. Nat Biotechnol, 2008, 26 (11): 1261−1268.

［3］ Klemsdal TO, Gjesdal K, Zahlsen K. Physical exercise increases plasma concentrations of nicotine during treatment with a nicotine patch[J]. Br J Clin Pharmacol, 1995, 39 (6): 677−679.

［4］ Bur A, Joukhadar C, Klein N, et al. Effect of exercise on transdermal nicotine release in healthy habitual smokers[J]. Int J Clin Pharmacol Ther, 2005, 43 (5): 239−243.

［5］ Martins-Green M, Adhami N, Frankos M, et al. Cigarette smoke toxins deposited on surfaces: implications for human health[J]. PLoS One, 2014, 9 (1): e86391.

［6］ Pesta DH, Angadi SS, Burtscher M, et al. The effects of caffeine, nicotine, ethanol, and tetrahydrocannabinol on exercise performance[J]. Nutr Metab (Lond), 2013, 10 (1): 71.

［7］ Klausen K, Andersen C, Nandrup S. Acute effects of cigarette smoking and inhalation of carbon monoxide during maximal exercise[J]. Eur J Appl Physiol Occup Physiol, 1983, 51 (3): 371−379.

［8］ Levin E D, McClernon FJ, Rezvani AH. Nicotinic effects on cognitive function: behavioral characterization, pharmacological specification, and anatomic localization[J]. Psychopharmacology (Berl), 2006, 184 (3−4): 523−539.

［9］ Mundel T, Jones DA. Effect of transdermal nicotine administration on exercise endurance in men[J]. Exp Physiol, 2006, 91 (4): 705−713.

［10］ Johnston R, Crowe M, Doma K. Effect of nicotine on repeated bouts of anaerobic exercise in nicotine naive individuals[J]. Eur J Appl Physiol, 2018, 118 (4): 681−689.

［11］ Mundel T. Nicotine: Sporting Friend or Foe? A Review of Athlete Use, Performance Consequences and Other Considerations[J]. Sports Med, 2017, 47 (12): 2497−2506.

［12］ Vineis P, Airoldi L, Veglia F, et al. Environmental tobacco smoke and risk of respiratory cancer and chronic obstructive pulmonary disease in former smokers and never smokers in the EPIC prospective study[J]. BMJ, 2005, 330 (7486): 277.

［13］ Pistilli M, Howard VJ, Safford MM, et al. Association of secondhand tobacco smoke exposure during childhood on adult cardiovascular disease risk among never-smokers[J]. Ann Epidemiol, 2019, 32 (28−34 e21.

［14］ Haasova M, Warren FC, Ussher M, et al. The acute effects of physical activity on cigarette cravings: systematic review and meta-analysis with individual participant data[J]. Addiction, 2013, 108 (1): 26−37.

［15］ Albrecht AE, Marcus BH, Roberts M, et al. Effect of smoking cessation on exercise performance in female smokers participating in exercise training[J]. Am J Cardiol, 1998, 82 (8): 950−955.

第 19 章
运动与膳食营养补充剂

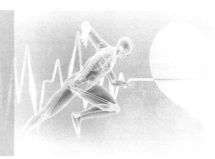

膳食营养补充剂（dietary supplements，DS）的概念广泛，我们日常所说的普通营养品、保健食品等均属于这一范畴。某些膳食营养补充剂内含有植物提取物、矿物质、维生素等，这些物质可为人体提供必需的营养。但需要注意的是：膳食营养补充剂不是药物，不能长期替代饮食[1]。

运动营养补剂属于膳食营养补充剂的范畴，但运动营养补剂的受众为运动人群，所以其营养成分更适用于运动人群，本章将从运动补剂的角度对膳食营养补充剂进行阐述。

第 1 节　膳食营养补充剂的定义

一、美国对膳食营养补充剂的定义

美国食品药品管理局（FDA）[2]对膳食补充剂的定义：是一种可被人类食用的产品；它包含一种或几种膳食成分，这些成分可以提高膳食的营养价值。膳食营养补充剂可以包含以下成分中的一种或几种：维生素、微量元素、草药或其他植物成分、氨基酸、代餐食品等，以及这些物质的混合物、代谢物或者提取物。具有强力作用的膳食营养补充剂可以被理解为运动补剂，在美国，这些膳食补充剂均被划分到非药品。

二、中国对膳食营养补充剂的定义

原国家卫生和计划生育委员会发布的《运动营养食品通则》（2015）中指出：运动营养食品是为维持运动人群生理代谢状态，恢复或提高运动能力，补充某些营养成分的食品。其中，运动人群主要指：每周至少运动 3 次，每次最少运动 30 分钟，且运动强度在中等及以上的人群。

第 2 节　膳食营养补充剂的分类与作用

一、膳食营养补充剂的分类

不同国家或组织对膳食营养补充剂的分类见表 19-1。

表 19-1　膳食营养补充剂的分类

国家或组织	分类依据	类别	举例
美国[2]	用途	运动食品	运动饮料、能量棒等
		医疗补充剂	矿物质、益生菌等
		功能性食品	草本植物、螺旋藻等
		其他补剂	各种草药的提取物和浓缩物等
国际运动营养学会（ISSN）[3]	有效性和安全性	可保证安全性和有效性	一水肌酸、必需氨基酸（EAA）等
		缺乏有效性证据	支链氨基酸（BCAA）、磷脂酸等
		几乎没有有效性与安全性证据	精氨酸、蒺藜提取物等
美国运动医学学会（ACSM）[4]	有效性和安全性	与宣传作用一致	蛋白质、能量棒等
		可能与宣传作用一致	谷氨酰胺、初乳等
		与宣传作用不一致	丙酮酸盐、共轭亚油酸等
		禁止运动员使用	蒺藜提取物、雄烯二酮等
澳大利亚体育科学研究所（AIS）[4]	有效性和安全性	运动员可以使用	维生素C（VC）、铁补充品等
		使用时须谨慎考虑	谷氨酰胺、氨基葡萄糖等
		未被证明有效	人参、一氧化氮补充品等
		禁止运动员使用	蒺藜提取物、麻黄等
中国国家卫生和计划生育委员会[5]	特征营养素	补充能量	以碳水化合物为主要成分的产品
		控制能量	促进能量消耗的产品、能量替代产品
		补充蛋白质	以蛋白质和（或）蛋白质水解物为主要成分的产品
	运动项目	速度力量	以肌酸为特征成分的产品
		耐力	以B族维生素为特征成分的产品
		运动后恢复	以肽类为特征成分的产品

　　中国体育科学学会根据不同膳食营养补充剂的具体功效将其分为8类：补充维生素及矿物质类、保护关节及软骨类、补充运动能量类、促进体能恢复类、神经内分泌营养类、预防运动性贫血类、控制体重类、抗氧化及增强免疫力类。具体举例见表19-2。

表 19-2　中国体育科学学会对膳食营养补充剂的分类

作用	举例
补充维生素及矿物质	维生素A（VA）、维生素C（VC）、维生素D（VD）、维生素E（VE）、维生素K（VK）、B族维生素、钙、钾、镁、铁、锌、硒、铬、磷等
保护关节及软骨	氨基葡萄糖、硫酸软骨素、VD、硒、锰等
补充运动能量	糖、肌酸、1,6-磷酸果糖、咖啡因、运动饮料等
促进体能恢复	蛋白质、活性肽、氨基酸、碳酸氢钠、枸橼酸钠、部分中药等
神经内分泌营养	蒺藜皂苷、OKG、锌镁素、蒺藜提取物、铬、Gln等

续表

作用	举例
预防运动性贫血	铁、传统中药等
控制体重	丙酮酸、左旋肉碱、膳食纤维等
抗氧化及增强免疫力	VE、VC、类胡萝卜素、番茄红素、硒、螺旋藻、辅酶 Q、蛋白质、糖类、部分氨基酸、益生菌等

二、膳食营养补剂的作用

本部分将按照中国体育科学学会对运动补剂的分类，对部分膳食营养补充剂的作用和使用方法进行举例介绍。

（一）补充维生素及矿物质类

1. 维生素　维生素（vitamine）是维持人体正常生理功能和健康所必需的有机化合物。在使用时，仅需少量即可维持正常的生理功能。维生素的主要功能是调节人体新陈代谢，维持细胞完整性和神经系统的正常功能。维生素的缺乏可能会导致生理功能障碍和疾病。

（1）维生素 A（VA）　VA 可以维持人的暗视力，保证并促进上皮组织的完整；促进个体的生长发育，维持免疫系统的功能正常，与个体抗癌、抑癌能力有关。补充 VA 可以提高视力紧张运动项目中（如射击、射箭）运动员的运动表现。

RE 为 1967 年联合国粮食和农业组织（FAO）和世界卫生组织（WHO）的联合专家提出的概念，用来作为不同来源的 VA 的单位。维生素 A（μg RE）=视黄醇（μg）+β-胡萝卜素（μg）/6+其他胡萝卜素（μg）/12。成年人的建议摄取量（RDA）男性为 800μg RE，女性为 700μg RE；运动员 VA 的适宜摄入量（AI）为 1400μg RE；成年人 VA 的可耐受最高摄入量（UL）为 2950μg RE。

（2）B 族维生素　维生素 B_1（VB_1）参与 α-酮酸氧化脱羧反应，对线粒体的生物氧化具有促进作用，进而影响新陈代谢过程；VB_1 可以维持神经系统、骨骼肌和心肌的正常生理功能，对食欲、胃肠蠕动和消化分泌等也具有一定作用。成年男性 VB_1 的 RDA 为 1.4mg/d，女性为 1.2mg/d；运动员在训练期 VB_1 的 AI 为 3～5mg/d，比赛期 5～10mg/d；VB_1 的 UL 尚未制定。

维生素 B_2（VB_2）具有抗氧化作用，并参与蛋白质、脂肪、糖的代谢，可以增强机体适应环境的能力，改善铁的吸收率。与 VA 配合使用具有保护眼睛、皮肤、口舌和神经系统的效果。成年男性 VB_2 的 RDA 为 1.4mg/d，女性为 1.2mg/d；运动员训练期 VB_2 的 AI 为 2.0～2.5mg/d；VB_2 的 UL 未制定。动物内脏以及乳类、蛋黄等食物中富含 VB_2。

2. 矿物质　人体组织和细胞均由自然界的元素构成，其中参与组织构建和生理功能维持所必需的元素有 20 多种，其中碳、氢、氧和氮是组成糖、脂肪、蛋白质等有机物的基本元素，其余的元素一般被称为矿物质（mineral）。

（1）钙（calcium）　钙是骨骼和牙齿的主要组成部分，并始终与混溶钙池保持动态平衡；

维持神经肌肉的正常生理功能,包括神经-肌肉系统的协调性,动作电位的传导和心肌的收缩;调节细胞代谢过程中多种参与酶的活性,进而影响细胞的代谢过程;参与凝血过程,维持体液的酸碱平衡和细胞内胶质的稳定。

成年人钙的 RDA 为每天 800mg;运动员钙的 AI 为每天 1000～1200mg;成年人钙的 UL 为每天 2000mg。

(2)钠(sodium;Natrium) 钠元素可参与体内的水分调节,从而进一步的使细胞内外的渗透压保持平衡状态。在肾小管中钠离子可与氢离子进行置换,使体液保持酸碱平衡。此外,钠元素对能量代谢过程、神经-肌肉系统的兴奋性以及血压均具有一定的影响。

成年人钠的 AI 为每天 1500mg,运动员钠的 AI 为每天小于 5000mg,钠的 UL 尚未制定。钠的食物来源广泛,相较于植物性食物,动物性食物的钠含量较高。人体主要通过食用盐来摄入钠元素。

(二)保护关节及软骨类

1. 氨基葡萄糖 氨基葡萄糖(简称"氨糖",glucosamine),为人体关节软骨所含生理成分。药理作用剂量对关节软骨有选择性作用,它是软骨合成所需的一类基础原料,同软骨的再生与修补相关。氨糖可介导机体自身氨糖单体的产生,使流失速率下降,此外,其在人体关节腔内发挥着"清道夫"作用,可对关节腔内各类有害酶类与细胞因子进行有效清除。所以,可影响骨关节损伤的病变发展,同时对相关结缔组织(包括肌腱、韧带等)进行保护。通常情况下,氨糖服用量为每日 0.15g,大多经过 2～3 周就能够使关节疼痛得到明显改善。氨糖具备良好的安全性,无明显不良反应,可长期服用,通常停药后疗效可保持数月[6]。

2. 硫酸软骨素 硫酸软骨素(chondroitin sulfate,CS)是一种酸性黏多糖,主要分布于软骨、骨、肌腱、肌膜和血管壁中,主要作用是缓解由关节炎所致疼痛,肿胀与僵硬。受骨质疏松(osteoporosis,OP)以及长期训练影响,软骨被耗损,会造成碎裂剥落的后果,关节缺少 CS 的缓冲而致炎症、僵硬高发,CS 对关节炎具有防治作用,可缓解关节疼痛。

(三)补充运动能量类

1. 糖 糖可向机体提供运动所需的能量,进行短时间高强度运动时,很大部分的能量来源于糖的无氧酵解过程;进行长时间低强度的运动时,机体主要是先通过糖的有氧氧化获取能量。若体内可被利用的糖原消耗殆尽时,方可通过脂肪与蛋白质供给能量。相较于脂肪和蛋白质,糖具有以下优势:其易于消化、动员与吸收;缺氧时,机体可通过糖酵解供能获得能量;糖氧化供能的能量输出功率最高;三大营养物质中,糖在体内有氧氧化分解的耗氧量最低。

(1)运动前补糖 运动前补糖是为了提高体内的糖原储备,提升运动期间的抗疲劳能力,明显有利于保持血糖稳定,由此可有效促进运动训练效果以及运动能力的提升。运动前 2～4 小时摄入一顿高糖指数食物,能够使肝糖原、肌糖原水平大幅提升。对于上一次运动未恢复的人员,或上一次进餐和运动相隔时间过久人员来说,此顿高糖膳食非常关键。早晨摄入适量高糖饮料或快餐,能够 0.5～1.5 小时内消化与吸收,较为适用于上午参加比赛的运动员。

(2)运动中补糖 运动中补糖的目的:节约肌糖原,维持血糖浓度,提高运动员对更高运动负荷的承受能力，促进运动训练效果与运动能力的提升。运动中通常采取饮用运动饮料的方式来摄入糖。当进行超过 1 小时、强度在 70%VO$_{2max}$ 以上的运动时，采用 6%～8% 的糖溶液，每小时补充 30～60g 糖（每 10～15 分钟补充一次），并且在溶液中加入少量蛋白质 [糖与蛋白质的比例为（3～4):1]，可以加快训练过程中肌糖原的恢复，降低肌肉的损伤风险，提高训练过程中的耐力表现和对训练负荷的适应性[7]。

（3）运动后补糖　运动后及时补糖，可使运动期间被消耗的糖原得到尽快恢复。开始补糖的时间对糖原的恢复效果具有显著影响。从运动结束即刻开始，糖的恢复速率同时间的延长呈递减的指数函数关系，即运动后即刻糖的恢复速度最高。运动后补糖主要采取饮用运动饮料的方式进行；运动结束 40 分钟以后应以膳食内淀粉为主，加速体内糖原恢复。

抗阻训练后 30 分钟以内，按照 0.8g/kg 的标准补充糖，可以明显提高肌糖原的合成效应，同时按照糖与蛋白质（3～4):1 的比例摄入，可进一步促进糖原的合成速率[7]。

如果打算在运动后 4 小时内恢复体内的糖原储备，应该采取以下措施：采用高血糖指数（GI＞70）的食品或补充剂，按照每小时 2g/kg 的标准补充糖；按照 3～8mg/kg 的标准摄入咖啡因；混合摄入糖和蛋白质 [糖：0.8g/（kg·h）；蛋白质：0.2～0.4g/（kg·h）]。

2. 肌酸　肌酸（creatine）的主要功效是可增加单次或重复的冲刺成绩；增加肌肉最大强度收缩时的工作表现；增加肌肉质量，提高肌肉力量，增强机体对运动的适应性；促进糖原合成，提升个体的无氧阈，提升无氧运动能力及体温调节能力；通过加强 ATP 从线粒体中的穿梭来增强有氧运动能力；提高受伤后的康复能力；延缓运动疲劳的发生，提高运动后的恢复能力。

常用的肌酸服用方法有快速补充法与慢速补充法。当运动员的肌酸储备量较低时，可以采用快速补充法来补充肌酸：开始可按照每天 5g/kg 的标准，分 4 次摄入，持续 5～7 天；当体内肌酸达到饱和状态时，可通过每天摄入 3～5g 来维持，体型较大的运动员可能需要每天摄入 5～10g 才能维持肌酸储备。

肌酸的慢速补充法：按照每天 3g 的标准，持续补充 28 天，使用这种方法时，体内的肌酸储量上升较慢。因此，在体内肌酸含量达到饱和状态之前，此方法对运动能力的促进效果没有快速补充法明显[8]。

肌酸结合糖，或结合糖与蛋白质摄入，可促进肌酸潴留。此外，服用肌酸时，每日需补充足够的水量，以确保细胞水合作用正常，避免肌酸应用后肌肉出现痉挛、发僵、发紧等不良反应。忌用热水冲服肌酸避免破坏其的结构。还应避免与含咖啡因饮料或橘子汁同时服用，前者具备利尿效能，易使机体脱水，对肌细胞水合反应产生不利影响，而后者所含酸性成分可导致肌酸水合物变性。

若未合理补充肌酸，可导致人体不良反应，包括肌肉痉挛、肌肉僵硬等，同时导致体重升高。因此在大剂量服用肌酸时，务必重视对水的补充。此外，运动员需准确完成各项准备工作，做好肌肉牵拉处理，防止肌肉拉伤的发生。运动员参加对体重有严格规定的运动项目时，对于肌酸的服用需谨慎对待[8]。

（四）促进体能恢复类

1. 蛋白质　相较于久坐不动的个体，经常从事定期运动的健康群体需要摄入更多的蛋白质来满足机体的需要。有规律的日常饮食可以保证机体对蛋白质最基本的需求，但对于经常定期参加运动的人群而言（尤其是运动员），各种蛋白质补充剂也是一种确保摄入充足蛋白质的方式[9,10]。当前，运动领域采用了来自生物界的高生物活性氨基酸与蛋白质来促进运动员的蛋白质合成，主要有卵白蛋白、乳清蛋白、大豆蛋白、酪蛋白，还有此类蛋白的分类制剂与水解产物（诸如部分寡肽与游离氨基酸等），此类具备高生物活性的氨基酸与蛋白质兼具加速机体蛋白质合成代谢及其他生物学活性作用[11]。

摄入蛋白质的最佳时间可能取决于个体的耐受性，因为锻炼前或锻炼后摄入蛋白质均会获益；运动的合成代谢作用是持久的（至少 24 小时），但可能会随着运动后时间的增加而减少。

在力量训练前后，补充蛋白质，或糖与蛋白质混合补充可以有效的促进训练后的肌肉合成过程；在进行 60 分钟以上、强度大于 70%VO$_{2max}$ 的运动时，用 6%～8% 的糖溶液，每小时补充 30～60g 糖（每 10～15 分钟补充一次），并且在溶液中加入少量蛋白质［糖与蛋白质的比例为（3～4):1］，可以加快训练过程中肌糖原的恢复，降低肌肉的损伤风险，提高训练过程中的耐力表现和对训练负荷的适应性；对于任何项目而言，在训练或比赛后的 30 分钟内补充糖和优质蛋白质（糖 0.8g/kg；蛋白质 0.4g/kg），可以加快训练后肌糖原恢复和肌肉蛋白质的合成，促进疲劳消除。此外，还可以促进力量增长和瘦体重的增加[12]。睡前摄入 30～40g 的酪蛋白可以增加夜间的肌肉蛋白合成和代谢率，而不影响脂类分解[7,10,11,13-16]。

经常参加运动的群体，每天的蛋白质摄入量应为每千克体重 1.4～2.0g，有利于提高机体对训练的适应性。这些蛋白质最好是均匀间隔摄入（一天中大约每 3 小时一次）。在低热量饮食期间进行力量训练时，需要更高的蛋白质摄入量［2.3～3.1g/（kg·d）］，以最大限度的防止瘦体重流失。更高的蛋白质摄入量［＞3.0g/（kg·d）］对于进行力量训练的个体的身体成分有积极的影响，可以促进脂肪分解，增加瘦体重。

运动员的最佳的优质蛋白质摄入是依照运动员的年龄和最近的训练内容安排的，一般建议为每千克体重 0.25g 优质蛋白质，或绝对剂量为 20～40g[7,11]。

2. 活性肽　活性肽具有多种生理活性，包括促进免疫、降血脂、激素调节、降血压、抗病毒以及抑菌等。运动后及时、快速补充大豆肽或小麦肽等活性肽，一方面能够快速为骨骼肌提供氨基酸，使机体内"负氮平衡"的不良反应受抑或减弱；另一方面能增加骨骼肌的抗氧化能力，减轻骨骼肌氧化损伤的程度，且能刺激机体睾酮和胰岛素生长因子-1 的分泌，同时有助于抑制肌肉蛋白质降解，促进骨骼肌蛋白质的生物合成，使肌肉运动疲劳尽快恢复，且不会导致胃肠压力的升高。

（五）神经内分泌营养类

除了物质基础外，能源物质的合成与利用，以及运动后的恢复还需要创建最优激素环境，而与人体合成代谢具有相关的激素主要有睾酮等。

1. 锌镁素　镁和锌这两种元素在蛋白合成、维持体内酸碱平衡、胰岛素代谢、生殖器官发挥正常功能等方面作用显著，同时对肌肉生长代谢的功能也颇为关键，能提高肌肉力量与活力、提高睾酮水平、进一步提升人们的运动能力。锌镁素可使人体内生长激素的水平成倍增加，为肌肉生长提供良好的激素环境。另外，锌镁素还有良好的调节睡眠的作用，睡眠是运动员机能恢复的最好方式，其对肌肉生长有重要的作用。

2. OKG（鸟氨酸 ornithine；α-酮戊二酸 alpha-ketoglutarate） OKG 有助于人体生长激素水平提升，并能进一步增强胰岛素等水平，使得肌纤维降解得到很好的抑制，并能节约蛋白质，对肌肉损伤起到一定的恢复作用；能够解决因外伤而引发的谷氨酰胺池降低问题，可以提升空腹状态下的 Gln 水平，提升机体免疫力；国际运动营养学会[3]认为现有关于 OKG 促进运动能力的报告较少，其有效性和安全性有待进一步了解，使用时需谨慎。

（六）预防运动性贫血类

1. 铁（iron） 对于健康者，尤其是运动员而言，铁耗损较高，若不能得到及时补充，就容易产生缺铁性贫血（IDA），对运动能力带来显著负面影响，例如，缺铁会导致个体最大摄氧量下降，同时导致有氧氧化效率较低，影响人体对运动负荷的承受能力。

若要重新恢复铁储备，通常需要至少 90 天的时间，而且每日摄入铁的剂量为 100mg，若是运动员缺铁十分严重，可以将每日摄入铁的剂量增加到 300mg，均超过了正常生理水平。另外，对普通健康人员进行观察可知，每周补充铁元素 2～3 次相较于每日补充，对增强血红蛋白、高血清铁蛋白的水平有一致的效果。而对于运动员而言，大多主张每日摄入铁元素。

部分人对铁补剂没有相应的耐受性，特别是高剂量的摄入，更容易出现腹绞痛、便秘、黑便等问题，表现轻微为容易产生呕吐、腹泻等症状。不过该补剂与食物同时进行服用时，这些不良反应常常会消失，此外，使用铁补剂时，容易阻止机体对铜、锌元素的吸收，对于运动员来说，若是长期服用铁补剂，就容易导致缺乏这些微量元素的风险。

2. 中药 中医理论提出，气、血与精均为机能活动得以维持的物质基础，这三者皆源自中焦脾胃化生的水气之精微。三者相互转化、相互促进并相互渗透，如此则气可生血，精血同源。

肾是先天之本，主精髓、主气；补肾可促进促红细胞生成素（EPO）与雄性激素分泌，因此有效促进造血机能与红细胞增生；后天之本则为脾，此脏器主水谷精微运化；若脾胃健运，则对食物精华具运化与摄取能力，从而增强营养成分的吸收利用，并有助于 Hb 的合成、维持机体正常生活所需。

需要注意的是，某些中药可能含有违禁成分，所以对运动性贫血的运动员实施用药时，需要先针对拟采用的中药开展兴奋剂检测，明确中药内是否含有奥委会严禁的违禁成分。使中医药在我国大众健身以及竞技体育方面的服务价值得以充分释放。

（七）控制体重类

1. 丙酮酸 丙酮酸（pyruvic acid）在三大能源的代谢中具有重要的地位。在运动实践中多与二羟丙酮联合使用。服用丙酮酸对机体的作用主要为：调整机体的代谢速度与机体成分，使脂肪酸的氧化速度提升；长期服用丙酮酸对有氧代谢活性的增强有利，一定程度上可改善心血管功能。

丙酮酸主要对耐力型运动项群以及严格要求体重的运动项群具备适用性。对于耐力型运动项群而言，丙酮酸的补充主要可促进肌肉吸收利用血糖，减少肌糖原的应用，最终实现增强运动能力目的；但对于严格要求体重的运动项目而言，主要是对体重进行控制时，通过丙酮酸的应用，使脂肪酸代谢增强、体脂下降、机体的体成分得以改进、瘦体重减轻得以改善，因此可增强此类项群的运动能力。

2. 左旋肉碱 左旋肉碱（L-肉碱，L-carnitine，CN）可促进血流，对氨的毒性进行清除，促进 FFA 的转移，使其顺利通过线粒体内膜，同时增强之后的β-氧化，减少肌糖原用量；增强丙酮酸脱氢酶（PDH）活性，可能增强丙酮酸氧化，抑制乳酸堆积，提升长时间有氧运动耐力。

通常采取口服 CN，用量为每天 2~6g，分 2 次应用，即能够使血浆与肌肉中肉碱含量大幅上调。虽然肉碱为肌肉的天然组成之一，但高剂量补充也会导致一些不良反应，诸如腹泻等。补充 CN 需注意其构型，D-肉碱具备毒性，对 CN 的合成与利用不利，可造成 CN 不足的后果。需要通过更为深入的研究进一步分析 CN 补充对运动能力的确切效果及其维持时间与补充剂量。

（八）抗氧化及增强免疫力类

1. 番茄红素 番茄红素（lycopene）为近几年全球最新发现的、具备高效抗氧化性的一类抗氧化剂，与α-胡萝卜素、黄体素与β-胡萝卜素皆属于类胡萝卜素。人体不能自身合成，仅由外界提供。含番茄红素较高的食物有番茄、番石榴、柚子与西瓜等。推荐每日饮用约 500ml 的番茄汁，或采用番茄红素胶囊的形式补充。每日摄入量达 10~20mg 水平时，就能够实现良好的抗氧化目的。

2. 益生菌 益生菌具有调控宿主黏膜和系统免疫功能、促进肠道中菌群平衡、增强营养吸收、促进肠道健康的功效。在运动人群中，特定的益生菌可以减少上呼吸道感染的发作次数、严重程度和持续时间。此外，还有研究表明，使用某些抗炎类益生菌可以加快肌肉损伤后的恢复[17]。

第 3 节 不同人群的膳食营养补充剂的合理应用

一、有氧运动人群

有氧运动消耗糖类与脂肪，但其代谢过程相对平缓。对于经常进行超长跑或游泳的健身者来说，虽然运动强度较小，但体能消耗大，则一定程度上对膳食提出了要求。运动后对机体所需要的营养成分进行补充，加强机体的能源物质储备，有利于有氧运动水平的提高。

（一）糖

因有氧运动的强度较低，且运动持续时间长，所以在有氧运动期间，脂肪为主要的供能物质。但在运动初期，糖为主要供能物质。随着运动时间的延长和体内糖储备的减少，脂肪逐步成为主要的供能物质。此外，在脂肪酸被完全氧化分解为水和二氧化碳的过程中，必须有糖的参与，否则酮体将会在骨骼肌内蓄积，影响其工作能力，并最终破坏内环境的稳定。

因此，肌糖原的充足对于有氧运动表现来说至关重要，对于经常进行长时间有氧运动的人群来说，需要注意糖的补充。

（二）蛋白质

经常进行有氧运动的人群，应按照每千克体重 1.2～1.4g 的标准来补充蛋白质。乳清蛋白主要来源于牛乳，具有吸收速度快，低胆固醇、低脂肪等特点，是截至目前所发现的生物利用价值最高的蛋白质。大豆蛋白的吸收利用速率低于乳清蛋白，但大豆蛋白中含有较多的植物雌激素，对于女性健身人群作用较大。

（三）矿物质

1. 铁 人体内的铁和有氧运动之间的关系较为密切，主要是由于氧的转运、交换以及组织的呼吸。成年人铁的推荐摄入量为：男性每天 12mg，女性每天 20mg；此外，成年人每天所摄入的铁不能超过 42mg。

2. 钠 在进行有氧运动时，钠元素会随汗液大量流失。缺钠会导致肌肉收缩无力、肌痉挛等症状。钠的主要来源为食用盐，此外还包括各种复合制品，例如谷氨酸、小苏打，以及各种腌制品等。成年人应保证每天的钠摄入量在 2100mg（相当 6g 食盐）。

（四）补水

大部分人在有口渴的感觉时才会选择补水，这是错误的做法，产生口渴的感觉时，机体已经丢失了部分液体，此时人体机能已开始下降。正确的做法是在运动前、中、后均应注重补水。

运动前，可以根据尿液颜色自行判断机体的水合情况：若尿液较少且颜色相对较深，则需要在运动前 4 小时按照 5～7ml/kg 的标准进行补水；在运动前的 2 小时按照 3～5ml/kg 的标准补水；在高温环境下，运动前需要额外补充 250～500ml 的水。

运动中补水可以维持血浆容量和电解质浓度，防止心率过快与体温过高。运动中需要每隔 15～20 分钟补充 150～300ml 的水分，或每跑 2～3km 补水 100～200ml。若运动时间超过 60 分钟还需补充运动饮料。长时间有氧运动后，应注意水分与电解质的补充，每丢失 1kg 体重，应补充 1600ml 的水。

二、无氧运动人群

无氧运动是指以无氧供能系统供能为主的运动。常见的无氧运动包括短跑、体操类项目、球类项目（有氧无氧混合）等。影响无氧运动能力和表现的主要因素有：能源物质的消耗、代谢产物的增加（乳酸）、脱水、离子代谢紊乱、维生素不足等。

（一）糖

速度耐力运动主要依赖于有氧和无氧供能系统混合供能，并且主要以无氧供能为主。提高机体的糖储备，对运动后的恢复及运动能力的提高均有帮助。

短时间、大强度、间歇性运动（增肌健身的运动）主要以无氧供能为主，糖的补充可以增加外援能量供给，促进糖原合成、缓解疲劳。持续时间长且强度较大的运动（足球、篮球、网球），需要较高的能量转换率。糖类的补充可以提高运动表现，缓解疲劳。科学的糖-电解质的配方，可以适当提升人体的脑力和体力，有利于增强运动表现。

击剑、体操、跳高、跳水等灵敏技巧类运动项目，动作多为非周期性，技巧多变，个体需要在运动过程中神经活动保持紧张状态，糖酵解和磷酸盐供能系统为此类运动项目的主要供能系统。因此，糖对该类运动人群非常重要。但应注意，运动前补糖不能过量，否则会使肌肉感觉僵硬、笨重，对运动不利。

（二）肌酸

肌酸的补充可以提高肌酸池的含量，提高个体最大作功能力。对于一些希望获得较高运动成绩且需要增加肌肉质量的运动人群来说，首先需要认识肌酸的特点和作用，才能将其有效利用。

因为糖的服用会引起胰岛素浓度的增加，因此肌酸与葡萄汁等含糖饮料同时饮用可增加肌细胞对肌酸的吸收能力，使肌肉中磷酸肌酸的储量增加。肌酸的服用可能会导致体重出现不理想的增加，所以对于需要保持体重的人群来说，应慎重使用肌酸。

（三）蛋白质

长时间的剧烈的运动，会增加蛋白质代谢。此外，在温度相对较高时进行无氧运动时，氮会随汗液流失。因此，无氧运动人群需要注重蛋白质的补充。

蛋白质的摄入量应维持在人体所需总热量的 12%～15%。同时应注意选用优质蛋白质，尤其是动物蛋白、大豆蛋白。对于经常进行增肌训练的人群来说，主要是通过超负荷训练引起机体产生超量补偿，从而增加肌肉质量。科学合理的摄入蛋白质，可以保证训练持续，进而获得较好的增肌效果。

（四）补液

与经常久坐不动的群体相比，经常进行无氧运动的人群对水的需求量更大。这是由于进行无氧运动的群体需摄入较多蛋白质及其他营养物质，而这些物质在人体中的新陈代谢均需要水作为介质。另外，无氧运动群体的排汗量会明显高于长期久坐不动的群体，这也增加了其对水的需求量。如果人体处于缺水状态，不仅会影响人体的新陈代谢速率，还会抑制肌细胞中蛋白的合成。具体补水方法详见前文中的有氧运动人群补液方法。

三、慢性病患者

（一）高血压

1. 糖　运动过后食欲增加，应科学计算高血压患者的每日能量消耗，避免摄入高糖和淀粉类的食物。高血压患者，应进食多糖类碳水化合物，例如糙米、标准粉、玉米、小米等粗粮，这些食物一方面能够保证优质的能量供应；另外一方面也含有较高的纤维素，不仅能够加速肠胃道的正常蠕动，还能促进胆固醇代谢，发挥良好的降压效果。

2. 蛋白质　运动锻炼会增加人体蛋白质的分解速率，因此进行运动锻炼后，应摄入牛奶、瘦肉、鸡蛋、鱼肉、豆类等含优质蛋白质的食物，其中鱼和大豆中富含的蛋白质还具有改善高血压及其他脑血管疾病的作用。若患者同时伴有血尿素氮超标，则需要控制蛋白质的摄入量，以此来减少肾脏的负担。

3. 矿物质　人体中钠含量超标会导致水分及钠潴留，使患者的血管平滑肌肿胀，从而增加血管压力，不仅会累及心脏，还会影响肾脏功能，减少钠代谢，最终诱发高血压。WHO表示，控制每天盐分的摄入量是预防高血压的有效措施，成人每天摄入的盐量需低于 6g。

人体中钾与钠可通过相互拮抗来调控血压。在相同剂量下，钾的降压效果是钠升压效果的 3 倍以上。因此钾离子具有一定的降压作用。摄入钾的最佳方法为通过食物摄入，建议成人每天的摄入量控制在 3.5～4.7g 之间。钾元素的食物来源广泛，主要有谷类、豆类、肉类、瓜果蔬菜鱼类等。

钙、镁元素能有效调节血管收缩，也能发挥良好的降压效果。需要注意的是伴有慢性肾功能异常的高血压患者，不可通过摄入钙来达到降压的目的。正常情况下，建议成人每天摄入 1000mg 钙，富含钙元素的食物有牛奶、鱼、虾等。镁元素能有效扩张高血压患者的血管，因此对高血压的治疗也有一定的辅助作用，特别是患者排尿量过大的时候，应格外注意镁的补充。富含镁的食物有香菇、菠菜、高粱、豆制品、桂圆等，建议成人每天镁的摄入量保持在 300mg 左右。

4. 补水　运动过程排汗增多，血液易浓缩，血液黏滞度增加，进一步使血压产生波动。所以高血压患者在运动期间应注重补水，特别是出汗多的情况下更应及时补充水分。补水时间可以安排在运动前、中、后，具体补水方法可以参照前文中有氧运动人群的补液方法。

（二）高脂血症

1. 糖　糖分摄入过多会增加患者的血糖含量，为了消耗过多摄入的糖分，人体会大量分泌胰岛素，最终诱发高胰岛素血症，而高胰岛素血症又会增加人体三酰甘油（TG）与极低密度脂蛋白胆固醇（VLDL-C）的含量。糖分摄入过多还可刺激载脂蛋白 CⅢ（APOCⅢ）的基因表达，从而减少脂蛋白酯酶的活性，诱发三酰甘油血症。综合以上观点可以发现，该类患者在日常生活中需尽量减少摄入糖分含量过高的食物。

2. 蛋白质　进行长于 30 分钟的有氧运动会消耗一定量的蛋白质以提供能量，同时也会促进机体中蛋白质的合成代谢，故在运动锻炼期间需适量增加蛋白质的摄入。

动物蛋白质的氨基酸组成与人体类似，但动物性食物中往往含有较多的饱和脂肪酸，不利于高脂血症患者食用。因此应注意摄入一些脂肪含量较低的优质蛋白，例如鱼虾、瘦牛羊肉、去皮鸡肉等。奶制品不仅含有优质蛋白、脂肪，还有丰富的钙，并且人体对乳制品的吸收速率更高，所以高脂血症患者应多摄入低脂或脱脂乳品。

3. 矿物质　高脂血症患者应多进食蔬菜与水果，注意增加所摄入深色或绿色蔬菜比例，保证每天达到 400～500g，以提供充足的矿物质和膳食纤维。

人体中矿物质的含量也会影响血脂指标，矿物质能够有效调节人体中的各种生物酶，以此来影响机体的代谢速率。矿物质中的铜、镁、锰、锌等元素均能够有效调控人体的脂代谢速率；铜元素能够提高 7α-羟化酶与 12α-羟化酶的活性，降低胆固醇的代谢速率，最终诱发高总胆固醇血症；锰元素主要调控人体的脂蛋白脂酶活性，脂蛋白脂酶活性降低后血浆 TG 的代谢速率也随之下降，影响人体对 TG 的利用率，最终诱发高 TG 血症。

4. 脂类　脂类是一个统称，主要包括脂肪酸和醇作用产生的酯及其衍生物。脂肪酸分为 3 个大类，分别为饱和脂肪酸、单不饱和脂肪酸以及多不饱和脂肪酸。

饱和脂肪酸在人体中性质稳定，难以发生氧化反应，因此在运动过程中难以被消耗。饱和脂肪酸过多可使血清胆固醇和 LDL-C 升高，降低高密度脂蛋白胆固醇（HDL-C）。

富含单不饱和脂肪酸（包含一个双键的脂肪酸）食物有橄榄油、茶油等，摄入单不饱和脂肪酸能够有效减少人体的血清总胆固醇（TC）与 LDL-C，增加人体中 HDL-C，饱和脂肪酸、单不饱和脂肪酸和多不饱和脂肪酸的比例相同，但还有学者表示，三者之间的比例关系或许为 1:1.5:0.5。

多不饱和脂肪酸中包括 2 个或以上的双键，是一种直链脂肪酸，碳链长度为 18～22 个碳原子。根据双键位置的差异，又可以将多不饱和脂肪酸划分成 ω-3 多不饱和脂肪酸与 ω-6 多不饱和脂肪酸。

与维生素、矿物质一样，ω-3 多不饱和脂肪酸是人体的必需物质，可以由寒冷地区水生浮游植物合成，缺乏易导致机体的重要器官（心脏、大脑等）功能障碍。ω-3 多不饱和脂肪酸中两类重要的物质分别为二十二碳六烯酸（DHA）和二十碳五烯酸（EPA），二者对心脑血管健康均有较大帮助，日常可通过鱼油摄取。对于高脂血症患者来说，需要按医嘱使用鱼油。

（三）糖尿病

1. 糖　人们通常通过控制糖尿病患者膳食中的糖摄入量来控制血糖，但与糖的摄入量相比较，总体能量摄入似乎对血糖影响更大。通过控制机体所摄入的总能量，并提高糖类在总能量中的比例，可以改善机体对葡萄糖的耐量，并且对于胰岛素需求量并未增加，胰岛素的敏感性得到提高。

在具体实施时，糖类应占总能量的 45%～60%。但在空腹血糖高于 11.1mmol/L，且尿糖较多时，须限制糖的摄入。目前普遍认为，复杂形式的糖类（含单糖、双糖、多糖）食物的摄入，可使碳水化合物的吸收速率得到延长。

2. 蛋白质　适当增加糖尿病患者饮食中的蛋白质比例（控制在 1/3 左右），可为患者能量消耗提供充足的能源。此外，应适当提升低热能饮食方案中的蛋白质含量。但对于同时患有肾脏以及肝脏疾病的糖尿病患者，应适当减少蛋白质比例，并严格控制饮食中的蛋白质质量。

3. 脂肪　摄入饱和脂肪酸和总脂肪量越多，罹患糖尿病的风险越大；胆固醇、饱和脂肪酸摄入量越多，空腹血糖越高。脂肪类型不同，会差异化影响糖尿病发病率。从血糖、血脂代谢状况改善角度来看，用单不饱和脂肪酸替代饱和脂肪酸有利于改善血糖和血脂的代谢。ω-3 多不饱和脂肪酸的功能是当前关注的一个重点，适度摄入 ω-3 多不饱和脂肪酸对改善胰岛素抵抗及提升胰岛素利用率、降低糖尿病患者的心血管风险、改善血脂和血糖代谢均有利。所以，有必要适度增加摄入 ω-3 多不饱和脂肪酸、单不饱和脂肪酸时，减少摄入的反式脂肪酸（trans fatty acid，TFA，常见于人造黄油、人造奶油、咖啡伴侣、西式糕点、薯片、炸薯条、珍珠奶茶等）和饱和脂肪酸量。

4. 膳食纤维　膳食纤维有两类：第一类为水溶性膳食纤维，其能于肠道中产生凝胶，对糖吸收形成抑制，餐后血糖、空腹血糖水平就此下降，糖耐量改善，组织胰岛素受体敏感性提升，对血糖控制有利，而且有助于降低血清胆固醇浓度；第二类为非水溶性膳食纤维，尽管其不会直接影响血脂、血糖代谢，却具有加快食物通过、促进胃肠蠕动、弱化吸收功能，可间接性降低血糖。所以，加大膳食纤维摄入量是糖尿病患者的一种理想饮食治疗方案[18]。

（四）骨质疏松

1. 蛋白质　人体组织细胞必须有蛋白质才能合成，蛋白质过多或过少均会影响骨健康：蛋白质过多会加快骨骼内的钙流失，提高骨质疏松（osteoporosis，OP）发病率；过少会影响骨骼发育，骨基质失稳。因过量摄入动物蛋白（鸡、鸭、鱼等）导致的骨折情况在普通人群中比较多见。

2. 矿物质　骨质疏松的一个主要诱因就在于钙缺失。膳食营养标准（中国营养学会发布）明确规定：高龄群体钙摄入量必需≥500mg/d。但国内并未达到这个标准，这是我国高龄群体骨质疏松高发的一个主要原因。钙制剂的添加对提高骨密度、减少骨折风险有利，补充钙对人体各骨质流失均具有理想的预防与补充功能。口服钙剂易吸收、安全性高、方便，是一种理想的保健策略。

推动骨矿物质沉积和骨基质合成是人体内磷元素的基本功能。高磷饮食条件下，会出现骨代谢紊乱，减少血 $1,25\text{-}(OH)_2D_3$ 水平。补充磷有助于人体钙吸收，但血磷过高时，血浆内进入的钙元素会与磷元素产生钙-磷复合物（无法解离），导致钙量减少，进而对甲状旁腺的活动产生刺激，增加甲状旁腺素的分泌，动员骨钙入血，增加血钙。增加血甲状旁腺素则会弱化肾近曲小管对磷的重吸收，其结果是尿磷增加，骨吸收会因甲状旁腺素分泌亢进而提升，导致骨营养缺失引发骨质疏松。低磷饮食时，肾合成 $1,25\text{-}(OH)_2D_3$ 会因此受到刺激，就此提升血内 $1,25\text{-}(OH)_2D_3$ 含量，增加骨重吸收。对钙吸收与转运能力不足的高龄群体来说，高磷低钙膳食易引发骨丢失和甲状腺功能亢进；对低龄群体来说，高磷低钙膳食结构容易使骨质发育受到抑制。从骨基质合成与钙化两方面来看，无论是低磷或高磷，均会产生负面影响。

镁为骨生长的一种必备元素，其会对骨代谢产生显著影响，甲状腺功能亢进即是镁元素含量不足导致的一个后果，低镁还会提高肠道的镁、钙吸收能力。减少钙-磷脂-磷复合物的产生是镁调节钙化的根本机制。此外，镁离子也会降低氟磷灰石、羟基磷灰石的沉淀速率，抑制维生素 K 依赖性骨蛋白与羟基磷灰石的结合过程，所以同样有可能因镁缺失而发生骨质疏松，特别是绝经后女性，镁缺乏会增加发生骨质疏松的风险。

3. 维生素　维生素 D 是骨生成必备元素，能增加人体的钙、磷吸收。佝偻症为维生素 D 缺乏的典型症状。蛋黄、动物肝、鱼肝油内均有丰富的维生素 D。继发性甲状旁腺功能亢进在维生素 D 轻、中度缺乏后会出现，就此提升骨转化标记物水平，造成骨密度下降。$1,25\text{-}(OH)_2D_3$ 是维生素 D 活性物，这种物质对肠道钙吸收有利，促进钙沉积，调节骨质钙化，降低骨质疏松发病速度。阳光照射提供的维生素 D 无法促进钙吸收，因此应同时补充维生素 D 与钙。

维生素 K 属于骨钙素中谷氨酸-γ-羧化酶的辅酶，骨代谢与维生素 K 之间关系密切，其对骨矿物沉积、骨形成有利。维生素 K 可通过降低尿钙排出量而对骨代谢产生影响，钙平衡调节也是其基本功能之一。维生素 K 可抑制骨吸收激活因子 IL-1、IL-6，抑制破骨细胞的活性和骨吸收，钙结构力学性能和骨胶原蛋白质量均会因此得到一定改善[18]。

（五）肥胖症

1. 糖　消化吸收速度快是糖的基本特征之一，可刺激胰岛素分泌，糖会因此而向脂肪转化、存储，使机体缺少饥饿抵抗能力。糖类特别是果糖等单糖类更有可能向脂肪转化，TG 水平同样会因此而提升，因此糖类摄入量必须全面控制，而且单糖类是控制重点。低糖膳食是减肥者的理想选择，具体方案：100～200g/d 供应量最好，最低限量为 50g，低于此值易发生酮症酸中毒（因体脂过度动员）。

2. 脂肪　脂肪细胞的特性会影响人体脂肪代谢。脂肪细胞内的脂肪分解与合成代谢通常处于平衡状态，一旦打破这种状态，脂肪分解小于合成时，体重会不断增加。膳食中脂肪占摄入总热能的比例小于 30% 是减肥者追求的目标。因此最好采用植物油（含较多不饱和脂肪酸）为烹调油，动物油、肥肉类动物性脂肪（饱和脂肪酸较多）食用量应尽量减少。脂肪组织由棕色脂肪、白色脂肪构成。棕色脂肪功能障碍将打破热能代谢平衡状态，体内摄入能量无法发散（以热形态），并向脂肪转化。肥胖同样有可能源自白色脂肪细胞的体积和数量。棕色脂肪功能降低是肥胖的可能性因素。

3. 膳食纤维　膳食纤维具有吸水膨胀的特点，食用后饱腹感较强，起到抑制进食的效果；此外，其还可以包围糖类、脂肪，并对其吸收产生抑制。许多减肥食品的主要成分就是膳食纤维。饥饿或进食前补充膳食纤维有助于减轻饥饿感及控制食量，减少热量摄入，在减少脂肪和糖类吸收的同时，促进消化道内的重金属和致癌物质的排出，达到内外兼修的目的。

4. CN　CN 是使脂肪转化为能量的一种特殊氨基酸。转运长链脂肪酸是其基本功能，通过线粒体内膜进入线粒体基质，以此进行 β-氧化供能。CN 可以从动物性食品中获取，通常膳食只能提供 50mg 的 CN，运动者每天至少应摄入 250mg 的 CN[18]。

参考文献

［1］李桂英，张中朋. 膳食营养补充剂行业发展情况（一）[J]. 精细与专用化学品，2019，27（9）：1−10.

［2］Garthe I, Maughan RJ. Athletes and Supplements: Prevalence and Perspectives [J]. Int J Sport Nutr Exerc Metab, 2018, 28 (2): 126−138.

［3］Kerksick CM, Wilborn CD, Roberts MD, et al. ISSN exercise & sports nutrition review update: research & recommendations [J]. Journal of the International Society of Sports Nutrition, 2018, 15.

［4］王琳，方子龙. 运动膳食与营养 [M]. 北京：北京体育大学出版社，2016：102−105.

［5］食品安全国家标准. 运动营养食品通则 [S]，GB 2415—2015.

［6］张钧. 运动营养学 [M]. 北京：高等教育出版社，2006：179−214.

［7］Kerksick CM, Arent S, Schoenfeld BJ, et al. International society of sports nutrition position stand: nutrient timing [J]. Journal of the International Society of Sports Nutrition, 2017, 14.

［8］Kreider RB, Kalman DS, Antonio J, et al. International Society of Sports Nutrition position stand: safety and efficacy of creatine supplementation in exercise, sport, and medicine [J]. 2017, 14 (1): 18.

［9］ Pasiakos SM, Lieberman HR, Mclellan TM. Effects of Protein Supplements on Muscle Damage, Soreness and Recovery of Muscle Function and Physical Performance: A Systematic Review[J]. Sports Medicine, 2014, 44(5): 655－670.

［10］ Rodriguez NR, Dimarco NM, Langley S, et al. Nutrition and Athletic Performance[J]. Med Sci Sports Exerc, 2009, 41(3): 709－731.

［11］ Jager R, Kerksick CM, Campbell BI, et al. International Society of Sports Nutrition Position Stand: protein and exercise [J]. Journal of the International Society of Sports Nutrition, 2017, 14.

［12］ Verstegen M, Williams PJRP. Core performance endurance [M]. New York: Rodale Inc, 2007. 2009.

［13］ Res PT, Groen B, Pennings B, et al. Protein Ingestion before Sleep Improves Postexercise Overnight Recovery [J]. Med Sci Sports Exerc, 2012, 44 (8): 1560－1569.

［14］ Madzima TA, Panton LB, Fretti SK, et al. Night-time consumption of protein or carbohydrate results in increased morning resting energy expenditure in active college-aged men [J]. British Journal of Nutrition, 2014, 111 (1): 71..

［15］ Cegr A, Lmrl B, Hr C, et al. Effects of pre-sleep protein consumption on muscle-related outcomes—A systematic review[J]. Journal of Science and Medicine in Sport, 2020, 24 (prepublish).

［16］ Trommelen J, Vanloon LJC. Pre-Sleep Protein Ingestion to Improve the Skeletal Muscle Adaptive Response to Exercise Training[J]. Nutrients, 2016, 8(12): 75.

［17］ Jager R, Mohr AE, Carpenter KC, et al. International Society of Sports Nutrition Position Stand: Probiotics [J]. Journal of the International Society of Sports Nutrition, 2019, 16 (1): 258.

［18］ 陈吉棣. 运动营养学 ［M］. 北京：北京大学医学出版社，2002：342－385.

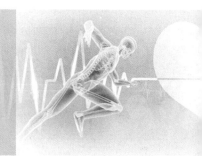

第 20 章
体育运动中的兴奋剂

第 1 节　兴奋剂的概念

一、兴奋剂的定义

国际奥林匹克委员会（International Olympic Committee，IOC）将兴奋剂定义为：运动员使用任何形式的药物或以非正常量或通过不正常的途径摄入生理物质，企图用人为的和不正当的方式提高竞技能力。体育精神体现在公平竞赛，使用兴奋剂违反体育精神以及运动和医学的伦理道德标准[1]。

体育运动中的"兴奋剂"（doping）是一个行业专属名词，既不同于临床医学、药物学中的中枢神经兴奋药物，也有别于滥用药物。由于体育中最早使用的药物是兴奋药物——刺激剂，尽管后来被禁用的物质并非都是兴奋药物，但国际体育组织仍沿用"兴奋剂"这一称谓[1]。目前所称的兴奋剂是指世界反兴奋剂机构（World Anti-Doping Agency，WADA）国际标准《禁用清单》（Prohibited List）中包含的禁用物质和禁用方法。

二、兴奋剂违规行为

WADA 发布的《世界反兴奋剂条例》（World Anti-Doping Code）是体育领域中世界反兴奋剂体系所依据的普遍适用的基本性文件。新修订的《世界反兴奋剂条例》（自 2021 年 1 月 1 日起生效）明确规定，发生以下一项或多项兴奋剂违规行为即为使用兴奋剂。

1. 在运动员的样本中发现禁用物质或其代谢物或标记物。
2. 运动员使用或企图使用某种禁用物质或禁用方法。
3. 运动员逃避、拒绝或未完成样本采集。
4. 运动员违反行踪信息管理规定。
5. 运动员或其他当事人改变或企图改变兴奋剂管制过程中的任何环节。
6. 运动员或运动员辅助人员持有某种禁用物质或禁用方法。
7. 运动员或其他当事人从事或企图从事任何禁用物质或禁用方法的交易。
8. 运动员或其他当事人在赛内对运动员施用或企图施用任何禁用物质或禁用方法，或在赛外对运动员施用或企图施用任何赛外禁用的禁用物质或禁用方法。
9. 运动员或其他当事人共谋或企图共谋兴奋剂违规。
10. 运动员或其他当事人与禁止合作者合作。

11. 运动员或其他当事人阻止或报复向当局举报的行为。

第 2 节　禁用清单

WADA 为支持《世界反兴奋剂条例》制定了一系列国际标准。确定禁用物质和禁用方法的《禁用清单》是一个强制性的国际标准，是世界反兴奋剂体系的组成部分。WADA 至少每年发布一次《禁用清单》，目的是防止使用可能会增强运动表现的物质，从而为所有运动员创造公平和平等的竞赛条件，并保护运动员的健康免受可能滥用的物质的意外或不良反应的影响。另一方面，运动员可能患有疾病需要使用《禁用清单》中的特定药物，治疗用药豁免（Therapeutic Use Exemption，TUE）则可授权运动员使用必需的药物。

一、将物质和方法列入《禁用清单》的标准

兴奋剂不仅包括禁用物质，也包括禁用方法。禁用物质不仅包括具有兴奋作用的药物，还包括很多具有镇静、抑制或掩蔽功能的药和物质。兴奋剂是一个动态的、变化的概念，会随体育科学、医学及社会学的发展而发展。《禁用清单》具有一定的前瞻性、预防性和绝对的权威性。WADA 在决定是否将某种物质或方法列入《禁用清单》时，应考虑以下标准。

1. 如果 WADA 自行确定该物质或方法符合以下三项标准中的任何两项，则应考虑将该物质或方法列入《禁用清单》。

（1）医学或其他科学证据、药理作用或经验表明，该物质或方法在单独使用或与其他物质或方法一起使用时，可能提高或能提高运动能力。

（2）医学或其他科学证据、药理作用或经验表明，使用该物质或方法对运动员的健康造成实际或潜在的危害。

（3）使用该物质或方法违背体育精神。

2. 如果 WADA 确定，医学或其他科学证据、药理作用或经验表明，该物质或方法具有掩蔽使用其他禁用物质或禁用方法的可能性，则该物质或方法也应被列入《禁用清单》。

二、《禁用清单》中明确规定的禁用物质和禁用方法

（一）禁用物质和禁用方法

《禁用清单》明确了在任何时候（包括赛内和赛外）都禁止使用的物质和方法，因为这些物质和方法可能使运动员在未来的比赛中提高运动能力或有潜在的掩蔽作用。《禁用清单》还明确了仅在赛内禁用的物质和方法。WADA 可为某个特定项目扩大《禁用清单》的内容。

（二）特定物质或特定方法

除《禁用清单》中明确列出的以外，所有禁用物质均为特定物质。除非在《禁用清单》上明确规定为特定方法，否则任何禁用方法均不属于特定方法。

（三）滥用物质

滥用物质应包括在《禁用清单》中被特别确定为滥用物质的禁用物质，因为这些禁用物质经常在体育运动以外的社会环境中滥用。

三、禁用清单的内容

2021 年度《禁用清单》（自 2021 年 1 月 1 日起生效）包括在任何时候（赛内和赛外）都禁用的物质（S0～S5）和方法（M1～M3）、赛内禁用的物质（S6～S9）以及特殊项目禁用的物质（P1）。

（一）未获批准的物质（S0）

该类物质在任何时候（赛内和赛外）都禁用。本类别中的所有禁用物质均为特定物质。包括清单中尚未涉及的任何具有药理作用，且尚未获得任何政府健康管理部门批准用于人类治疗的药物，如处于临床前或临床试验阶段或已终止临床试验的药物、策划药物、仅被批准作为兽药的物质，在任何时候都禁用。

（二）蛋白同化制剂（S1）

该类物质在任何时候（赛内和赛外）都禁用。本类别中的所有禁用物质均为非特定物质。

1. 蛋白同化雄性类固醇　蛋白同化雄性类固醇（anabolic androgenic steroids，AAS）　也称为同化激素，包括但不限于表 20-1 所列的药物以及其他具有相似化学结构或相似生物效应作用的物质。

表 20-1　蛋白同化雄性类固醇

药物名称		药物名称	
表睾酮	卡芦睾酮	7β-羟基-普拉睾酮	4-雄烯二醇
表双氢睾酮	奎勃龙	7-羰基-普拉睾酮	5-雄烯二醇（3β,17β）
表雄酮	氯司酮勃	前列他唑	5-雄烯二酮
勃地酮	美睾酮	羟勃龙	雄诺龙（双氢睾酮）
勃拉睾酮	美曲勃龙	羟甲睾酮	雄烯二醇
达那唑	美替诺龙	羟甲烯龙	氧雄龙
夫拉扎勃	美雄醇	屈他雄酮	1-表雄酮
氟甲睾酮	美雄诺龙	去氢氯甲睾酮（脱氢氯甲睾酮）	1-睾酮
睾酮	美雄酮	去氧甲睾酮	1,4-雄烯二酮
甲二烯诺龙	米勃酮	群勃龙	1-雄酮
甲睾酮	诺勃酮	19-去甲雄烯二醇	1-雄二醇
甲基氯司替勃	诺龙	19-去甲雄烯二酮	1-雄二酮
甲基屈他雄酮	诺司替勃	司坦唑醇	乙雌烯醇
甲基-1-睾酮	诺乙雄龙	司腾勃龙	孕三烯酮
甲诺睾酮	普拉睾酮（脱氢表雄酮）	4-羟基睾酮	
甲酰勃龙	7α-羟基-普拉睾酮	四氢孕三烯酮	

2. 其他蛋白同化制剂　包括但不限于克仑特罗、选择性雄激素受体调节剂［SARMs，如 Andarine、LGD-4033（Ligandrol）、依诺波沙（Ostarine）、RAD140］、替勃龙、泽仑诺和齐帕特罗。

（三）肽类激素、生长因子、相关物质和模拟物（S2）

此类药物在任何时候（赛内和赛外）都禁用。本类别中的所有禁用物质均为非特定物质。下列物质及其化学结构或生物效应相似的其他物质禁用。

1. 促红细胞生成素类（erythropoietin，EPO，促红素）及影响红细胞生成的制剂　包括但不限于表 20-2 所列的药物。

表 20-2　促红细胞生成素类及影响红细胞生成的制剂

药物类别	药物举例
促红细胞生成素受体激动剂	达促红素（dEPO） 促红素类（EPO） 基于促红素类分子结构的构建物：促红素融合蛋白（EPO-Fc）、培促红素β（CERA） 促红素模拟物及其构建物：CNTO530、培尼沙肽
缺氧诱导因子（HIF）激活剂	钴、达普司他（GSK1278863）、IOX2（特异性的脯氨酰羟化酶-2 抑制剂）、莫立司他（BAY 85-3934）、罗沙司他（FG-4592）、伐达度司他（AKB-6548）、氩气
GATA 抑制剂	K-11706
转化生长因子-β（TGF-β）信号传导抑制剂	罗特西普、索特西普
先天修复受体激动剂	唾液酸促红素、氨甲酰促红素（CEPO）

2. 肽类激素及其释放因子

（1）男性禁用绒毛膜促性腺激素（chorionic gonadotrophin，CG）、黄体生成素（luteinizing hormone，LH）及 LH 释放因子（如布舍瑞林、地洛瑞林、戈那瑞林、戈舍瑞林、亮丙瑞林、那法瑞林、曲普瑞林）。

（2）促皮质素类及其释放因子　如可的瑞林。

（3）生长激素（growth hormone，GH）及其片段和释放因子　包括但不限于表 20-3 所列的物质。

表 20-3　生长激素及其片段和释放因子

药物类别	药物举例
生长激素片段	AOD-9604、hGH 176-191
生长激素释放激素（GHRH）及其类似物	CJC-1293、CJC-1295、舍莫瑞林、替莫瑞林
生长激素促分泌剂类（GHS）	来诺瑞林（葛瑞林）及其模拟物：阿那瑞林、马西瑞林、他莫瑞林、伊莫瑞林
生长激素释放肽类（GHRPs）	艾拉莫瑞林、GHRP-1、GHRP-2（普拉莫瑞林）、GHRP-3、GHRP-4、GHRP-5、GHRP-6、艾沙瑞林（海沙瑞林）

3. 生长因子以及生长因子调节剂　包括但不限于表 20-4 所列的药物以及任何作用于肌

肉、肌腱或韧带组织，影响蛋白质的合成/分解、血管结构、能量利用、再生能力或纤维类型转换的生长因子或生长因子调节剂。

表 20-4　生长因子以及生长因子调节剂

药物名称	药物名称
成纤维细胞生长因子类（FGFs）	血小板衍生生长因子（PDGF）
肝细胞生长因子（HGF）	胸腺肽-β4 及其衍生物：TB-500
胰岛素样生长因子-1（IGF-1）及其类似物	血管内皮生长因子（VEGF）
机械生长因子类（MGFs）	

（四）β₂受体激动剂（S3）

在任何时候（赛内和赛外）都禁用。本类别中的所有禁用物质均为特定物质。

所有选择性和非选择性β$_2$受体激动剂（β$_2$-agonists），包括所有光学异构体，均禁用。包括但不限于表 20-5 所列的药物。

表 20-5　β$_2$受体激动剂

药物名称		药物名称	
阿福特罗	福莫特罗	沙丁胺醇	维兰特罗
奥达特罗	曲托喹酚	沙美特罗	茚达特罗
丙卡特罗	去甲乌药碱	特布他林	左沙丁胺醇
非诺特罗	瑞普特罗	妥洛特罗	

例外：

吸入使用沙丁胺醇 24 小时内最多不超过 1600μg，任意 12 小时不超过 800μg。

吸入使用福莫特罗 24 小时内最大摄入剂量不超过 54μg。

吸入使用沙美特罗 24 小时内最多不超过 200μg。

吸入使用维兰特罗 24 小时内最多不超过 25μg。

注意：

尿中沙丁胺醇浓度超过 1000ng/ml，或福莫特罗浓度超过 40ng/ml，不符合该物质的治疗用途。除非运动员通过受控的药动学研究，证明该异常结果是由治疗性吸入最大剂量药物所致，否则将视为阳性检测结果。

（五）激素及代谢调节剂（S4）

此类药物在任何时候（赛内和赛外）都禁用。S4.1 和 S4.2 中的禁用物质均为特定物质，S4.3 和 S4.4 中的禁用物质均为非特定物质。下列激素和代谢调节剂禁用。

1. 芳香酶抑制剂（aromatase inhibitors）（S4.1）　包括但不仅限于表 20-6 所列的药物。

表 20-6 芳香酶抑制剂

药物名称	药物名称
阿那罗唑	3-雄烯酮（5α-雄甾-3-烯-17-酮）
氨鲁米特	雄-4-烯-3,6,17-三酮（6-氧代）
2-雄烯醇（5α-雄甾-2-烯-17-醇）	雄甾-3,5-二烯-7,17-二酮
2-雄烯酮（5α-雄甾-2-烯-17-酮）	雄甾-1,4,6-三烯-3,17-二酮（雄三烯二酮）
福美坦	依西美坦
睾内酯	
来罗唑	
3-雄烯醇（5α-雄甾-3-烯-17-醇）	

2. 抗雌激素作用物质［抗雌激素和选择性雌激素受体调节剂（SERMs）］（S4.2） 包括但不限于奥培米芬、巴多昔芬、氟维司群、环芬尼、雷洛昔芬、氯米芬、他莫昔芬和托瑞米芬。

3. 激活素受体ⅡB 活化抑制剂类（S4.3） 包括但不仅限于表 20-7 所列的药物。

表 20-7 激活素受体ⅡB 活化抑制剂类

药物类别	药物举例
激活素 A 中和抗体类	
激活素受体ⅡB 竞争剂类	伪激活素受体类：ACE-031
激活素受体ⅡB 抗体类	比马鲁人单克隆抗体
肌抑素抑制剂类	肌抑素表达消减剂类
肌抑素结合蛋白类	卵泡抑素、肌抑素前肽
肌抑素中和抗体类	多古组单克隆抗体、兰度戈组单克隆抗体、司他芦单克隆抗体

4. 代谢调节剂（S4.4）

（1）AMP-激活的蛋白激酶（AMPK）激动剂：如阿卡地新（AICAR）和 SR9009。过氧化物酶体增殖物激活受体 δ（PPARδ）激动剂，如 2-（2-甲基-4-（（4-甲基-2-（4-（三氟甲基）苯基）噻唑-5-基）甲硫基）苯氧基）乙酸（GW1516，GW501516）。

（2）胰岛素类以及胰岛素模拟物类。

（3）美度铵。

（4）曲美他嗪。

（六）利尿剂和掩蔽剂（S5）

此类药物在任何时候（赛内和赛外）都禁用。本类别中的所有禁用物质均为特定物质。

下列利尿剂（diuretics）和掩蔽剂（masking agents），以及具有类似化学结构或类似生物效应的其他物质禁用，包括但不限于表 20-8 所列的药物。

整合运动药理学

表 20-8　利尿剂和掩蔽剂

药物名称		药物名称	
阿米洛利	伐普坦类：托伐普坦	美托拉宗	乙酰唑胺
氨苯蝶啶	呋塞米	去氨加压素	吲达帕胺
丙磺舒	坎利酮	氯噻酮	噻嗪类：氯噻嗪、氢氯噻嗪、苄氟噻嗪
布美他尼	螺内酯	依他尼酸	血容量扩充剂（静脉输入）：白蛋白、右旋糖酐、羟乙基淀粉、甘露醇

例外：

屈螺酮、巴马溴以及眼科局部用药的碳酸酐酶抑制剂（如布林佐胺和多佐胺）。

牙科局部麻醉中使用的苯赖加压素。

注意：

对于福莫特罗、甲基麻黄碱、麻黄碱、去甲伪麻黄碱、沙丁胺醇和伪麻黄碱这些阈值物质，除非运动员已获得这类物质以及利尿剂或掩蔽剂的治疗药物豁免（TUE）的批准，否则运动员在任何时候或赛内检查的样品中发现任何剂量的阈值物质与利尿剂或掩蔽剂同时存在时，兴奋剂检测结果将被视为阳性。

（七）禁用方法

在任何时候（赛内和赛外）都禁用。除 M2.2 中的禁用方法为特定方法外，本类别中所有禁用方法均为非特定方法。

1. 改变血液和血液成分（M1）　以下方法禁用。

（1）向循环系统内施用或回输任何数量的自体、同种异体（同源）或异源血液或任何来源的血红细胞制品。

（2）人为提高氧气摄入、输送或释放的方法，包括但不限于使用全氟化合物、乙丙昔罗（RSR13）以及经修饰的血红蛋白制剂（如以血红蛋白为主剂的血液替代品、微囊血红蛋白制剂等），但不包括吸入补充氧气（O_2）。

（3）通过物理或化学手段，以任何形式向血管内输送全血或血液成分。

2. 化学和物理改变（M2）　以下方法禁用。

（1）在兴奋剂管制中，改变或企图改变样本的完整性和有效性，包括但不限于置换样本和（或）样本掺假（如向样本中添加蛋白酶）。

（2）每 12 小时的静脉输液和（或）静脉注射量累计超过 100ml，但在医院治疗、手术治疗或临床诊断检查过程中正当使用的除外。

3. 基因和细胞兴奋剂（M3）　以下具有可能提高运动能力的手段禁用。

（1）使用可以通过任何机制改变基因组序列和（或）改变基因表达的核酸或核酸类似物，包括但不限于基因编辑、基因沉寂（基因沉默）和基因转移技术。

（2）使用常规或经基因修饰的细胞。

（八）刺激剂（S6）

赛内禁用。除 S6.A 中的禁用物质是非特定物质，本类别中的其他所有禁用物质均为特定物质。本类别中包括的滥用物质为可卡因和亚甲基二氧甲基苯丙胺（MDMA）（摇头丸的主要成分）。所有刺激剂（stimulants），包括所有光学异构体（例如右旋 D-型和左旋 L-型）均禁用。

1. 非特定刺激剂（S6.A）　未明确列入表 20-9 的刺激剂均为特定物质。

表 20-9　非特定刺激剂

药物名称		药物名称	
阿米苯唑	布罗曼坦	呋芬雷司	美芬丁胺
阿屈非尼	对-甲基苯丙胺	甲基苯丙胺（右旋）	美芬雷司
安非拉酮	芳妥西坦 [4-苯基砒拉西坦（卡多非）]	可卡因	美索卡
安非他尼	芬氟拉明	克罗丙胺	莫达非尼
苯丙胺	芬咖明	克罗乙胺	普罗林坦
苯氟雷司	芬普雷司	利右苯丙胺	普尼拉明
苯甲曲秦	芬特明	氯苄雷司	去乙芬氟拉明
苄基哌嗪	芬乙茶碱		

2. 特定刺激剂（S6.B）　包括但不限于表 20-10 所列的药物及其他具有类似化学结构或类似生物效应的其他物质。

表 20-10　特定刺激剂

药物名称	药物名称	药物名称
奥克巴胺	麻黄碱**	替苯丙胺（亚甲基二氧苯丙胺）
奥洛福林（甲基辛弗林）	N-甲基亚甲二氧基苯丙胺	伪麻黄碱*****
奥托君（1,5-二甲基己胺）	尼可刹米	5-甲基己烷-2-胺（1,4-二甲基戊胺）
苯丙甲胺	哌甲酯	戊四氮
苯乙胺及其衍生物	匹莫林	西布曲明
苄非他明	羟苯丙胺（对-羟基苯丙胺）	香草二乙胺
丙己君	去甲苯福林	辛胺醇
二甲基苯丙胺	去甲伪麻黄碱***	依替福林
泛普法宗	3-甲基己烷-2-胺（1,2-二甲基戊胺）	乙非他明
芬布酯	肾上腺素****	异庚胺
芬坎法明	士的宁	异美汀
芬美曲秦	司来吉兰	左去氧麻黄碱
甲基麻黄碱**	4-甲基己烷-2-胺（甲基己胺）	卡西酮及其同系物：4-甲基甲卡西酮、4-甲氧基甲卡西酮、α-吡咯烷基苯戊酮
甲氯芬酯	4-甲基戊烷-2-胺（1,3-二甲基正丁胺）	

例外：

可乐定，皮肤、鼻腔或眼科使用的咪唑衍生物（如非诺唑啉、氯萘唑啉、萘甲唑啉、羟甲唑啉、赛洛唑啉、溴莫尼定、茚唑啉）和被列入 2021 年监控程序的刺激剂不禁用。

*苯丙醇胺、丁胺苯丙酮、咖啡因、尼古丁、哌苯甲醇、去氧肾上腺素和昔奈福林，这些被列入 2021 年监控程序中的物质不属于禁用物质。

**甲基麻黄碱或麻黄碱：尿中浓度超过 10μg/ml 时构成违禁。

***去甲伪麻黄碱：尿中浓度超过 5μg/ml 时构成违禁。

****肾上腺素：局部使用（如鼻、眼）或与局部麻醉剂合用不禁用。

*****伪麻黄碱：尿中浓度超过 150μg/ml 时构成违禁。

（九）麻醉剂（S7）

麻醉剂为赛内禁用品种。本类别中的所有禁用物质均为特定物质，本类别中包括的滥用物质为二醋吗啡（海洛因）。

表 20-11 所列的麻醉剂（narcotics）禁用，包括所有光学异构体（例如右旋 D-型和左旋 L-型）。

表 20-11　麻醉剂

药物名称		药物名称	
丁丙诺啡	吗啡	哌替啶	羟吗啡酮
二醋吗啡（海洛因）	美沙酮	喷他佐辛	氢吗啡酮
芬太尼及其衍生物	尼可吗啡	羟考酮	右吗拉胺

（十）大麻（酚）类（S8）

该类药物赛内禁用。本类别中的所有禁用物质均为特定物质，本类别中包括的滥用物质为四氢大麻酚（THC）。

所有天然的和合成的大麻（酚）类（cannabinoids）都禁用，如大麻成分（大麻脂、大麻）和大麻制品、天然和合成的四氢大麻酚（THCs）、模拟 THCs 效果的合成大麻酚（素）类。

例外：大麻二醇。

（十一）糖皮质激素（S9）

赛内禁用。本类别中的所有禁用物质均为特定物质。

所有糖皮质激素（glucocorticoids）禁止口服、静脉注射、肌内注射或直肠给药，包括但不限于表 20-12 所列的药物。

表 20-12　糖皮质激素

药物名称		药物名称	
倍氯米松	地塞米松	环索奈德	泼尼松
倍他米松	氟可龙	甲泼尼龙	泼尼松龙
布地奈德	氟尼缩松	可的松	氢化可的松
地夫可特	氟替卡松	莫米松	曲安奈德

（十二）β 受体阻滞剂（P1）

特殊项目禁用。本类别中的所有禁用物质均为特定物质。

β 受体阻滞剂（β-blockers）在下列运动项目中赛内禁用，在标注星号（*）的运动项目中赛外也禁用：射箭*、汽车运动、台球、飞镖、高尔夫、射击*、滑雪/单板滑雪、水下运动。

包括但不限于表 20-13 所列的药物。

表 20-13 β 受体阻滞剂

药物名称		药物名称	
阿普洛尔	布诺洛尔	美替洛尔	塞利洛尔
阿替洛尔	醋丁洛尔	美托洛尔	噻吗洛尔
艾司洛尔	卡替洛尔	纳多洛尔	索他洛尔
倍他洛尔	卡维地洛	奈必洛尔	氧烯洛尔
比索洛尔	拉贝洛尔	普萘洛尔	吲哚洛尔

四、监控程序

《世界反兴奋剂条例》阐述：WADA 应与各签约方和各国政府协商，制定一项监控程序（monitoring program），监控那些尚未列入《禁用清单》但 WADA 希望监控的物质，以便发现其在体育运动中潜在的滥用方式。此外，WADA 还可在监控程序中列入《禁用清单》中已有但在某些情况下需要监控的物质，例如，赛外使用某些仅在赛内禁用的物质或低剂量混合使用多种物质（"叠加使用"），以便证明其使用的普遍性，或能就实验室对其进行的检测或在《禁用清单》中的状态作出适当的决定。

以下物质被列入 2021 年监控程序。

1. 蛋白同化制剂 赛内和赛外：蜕皮甾酮。

2. β₂ 受体激动剂 赛内和赛外：沙美特罗和维兰特罗低于最低报告水平。

3. 2-（乙基硫代）-1H-苯并咪唑 赛内和赛外。

4. 刺激剂 仅赛内：丁胺苯丙酮、咖啡因、尼古丁、哌苯甲醇、去甲麻黄碱、去氧肾上腺素、昔奈福林。

5. 麻醉剂 仅赛内：可待因、氢可酮、曲马多。

6. 糖皮质激素 赛内（口服、静脉注射、肌内注射或直肠给药以外的给药途径）和赛外（全部给药途径）。

第 3 节　兴奋剂药理学

一、蛋白同化制剂

（一）蛋白同化雄性类固醇

男性雄激素（主要是睾酮）是睾丸间质细胞分泌的，女性睾酮则主要来自肾上腺皮质和卵巢的少量分泌。临床使用的雄激素都是人工合成的睾酮（testosterone）及其衍生物。雄激素虽有同化作用，但女性使用容易引起男性化现象。蛋白同化雄性类固醇（AAS）则是人工合成的以同化作用为主、男性化作用较弱的睾酮衍生物，大大减弱了雄激素活性，但仍然保留或增强了同化作用。

雄激素和 AAS 的主要生理、药理作用包括：①促进男性性器官和副性特征的发育并维持男性性功能；②促进蛋白质合成、减少蛋白质分解、减少尿氮排泄，使肌肉增长、体重增加；③促进肾小管对钙和磷的再吸收，有助于骨骼生长；促进对水和钠的再吸收，引起水钠潴留；④骨髓造血功能低下时，较大剂量的 AAS 可促进肾脏分泌 EPO，刺激红细胞生成；也可直接刺激正铁血红素的合成[2]。

运动员使用 AAS 的结果包括：①使体重（特别是瘦体重）明显增加，但这需要以摄入适量的蛋白质为条件；②使肌肉肥大并增加肌肉力量；③对不贫血的运动员并不能提高有氧运动能力[1]。

长期较大剂量使用 AAS，对肝脏有一定的损害，可引起黄疸，与肝细胞癌变有一定关系；水钠潴留作用可引起高血压，增加冠心病的风险；易造成肌腱细胞钙化，使胶原纤维发生机能障碍，使韧带和肌腱失去弹性造成撕裂；使肌肉发胀、发紧、变硬甚至痉挛。过多使用 AAS 会产生药物依赖，少数人还可能出现严重的情感和精神病症[1]。

长期使用 AAS 会严重干扰内分泌平衡。男运动员大剂量使用 AAS 可反馈性抑制垂体分泌促性腺激素，导致睾丸雄激素合成和精子生成减少，使睾丸萎缩；还可能发生性欲异常（增强或降低）、攻击性增强（易怒、暴力）、乳房女性样增大、阴囊痛等不良反应。女运动员长期使用 AAS 可引起痤疮、多毛、秃头、喉结凸显、声音变粗、阴蒂增大、闭经、乳腺退化、过度攻击行为等男性化现象[1]。

（二）其他蛋白同化制剂

克伦特罗（clenbuterol）俗称瘦肉精，是一种选择性β_2受体激动剂，与广泛分布于呼吸道细胞膜上的β_2受体结合，引起平滑肌松弛。临床上主要作为支气管解痉药物，对支气管哮喘和伴有可逆性气道阻塞的慢性支气管炎均有良好效果。除松弛支气管平滑肌外，克伦特罗也激动机体其他部位的β_2受体。

克伦特罗通过作用于骨骼肌β_2受体，促进肌肉蛋白质合成，有很强的合成代谢作用。长期大剂量使用克伦特罗能增加瘦体重和肌肉力量，还能促进脂肪氧化。克伦特罗对心脏起正性肌力作用，引起心脏收缩力增加[3]。因此，克伦特罗常被运动员用来作为 AAS 的替代品[1]。

克伦特罗的不良反应包括心悸、手指细震颤、口干、头晕等现象[2]。

二、肽类激素

肽类激素（peptide hormones）是由氨基酸通过肽键连接而成的多肽类物质，在人体发挥重要的生理功能。由于不同肽类激素的生理功能不同，运动员使用肽类激素的目的也各不相同。运动员通过滥用肽类激素，提高这些激素在体内的浓度，以增强某方面的效应，如蛋白质合成、携氧能力等。滥用肽类激素会扰乱人体自身的内分泌平衡，引发各种疾病，损害运动员的健康。

（一）促红细胞生成素

促红细胞生成素（EPO）是肾脏分泌的一种肽类激素，具有促进骨髓中红细胞系列的增殖、分化、成熟和释放的作用，以维持血中红细胞数目和血红蛋白的稳定状态。运动员使用 EPO 后能使红细胞和血红蛋白升高，有助于增加氧运输而提高运动耐力[1]。

使用 EPO 可使红细胞、血红蛋白和红细胞比容（Hct）增加；如果在运动时由于大量出汗导致脱水，使血液黏稠度进一步增加，Hct 可增加至 70%，血流速度明显减慢，可引起组织缺氧甚至坏死，凝血加快，形成静脉血栓、肺栓塞，甚至引发脑卒中；还可导致血压增高，使心脏始终在大强度负荷下工作，导致心力衰竭[1]。

（二）生长激素

生长激素（GH）是垂体分泌的一种肽类激素，其受体在体内分布广泛。因此，GH 对大多数组织（包括骨骼肌）有直接作用。GH 通过与细胞上存在的特异性 GH 受体结合，发挥多种促进代谢和促进蛋白合成的作用。GH 与其受体结合后，启动多种信号级联反应，导致包括细胞增殖、分化和迁移、抑制凋亡、细胞骨架重构以及代谢途径调节等多种生物学反应[4]。

GH 的主要作用是促进生长，调节代谢。GH 使细胞摄入氨基酸增多，促进 DNA、RNA 及蛋白质合成。GH 能使机体能量来源从糖转向脂肪，防止在饥饿条件下消耗组织蛋白质[1]。

运动员使用 GH 主要是基于其增加机体蛋白质合成和促进细胞生长的功能，目的是促进机体合成代谢，促进肌肉增长，增强肌肉力量，同时还可使脂肪减少[1]。

使用 GH 有时会引起营养不良、腕管综合征、液体潴留导致水肿、心房纤颤等。长期大剂量（生理量的 10 倍）使用 GH 可出现肢端肥大症的早期征候，终会造成肌病、末梢神经病和心脏病。长期使用 GH 还抑制糖的消耗，降低胰岛素敏感度，导致糖尿病，缩短生命[4]。

（三）胰岛素样生长因子-1（IGF-1）

GH 除了主动发挥其蛋白合成作用外，还可间接通过肝脏产生一种正反馈作用的生长调节因子——胰岛素样生长因子-1（IGF-1）。GH 促生长的作用主要是通过 IGF-1 介导的。IGF-1 通过与靶细胞的 1 型 IGF-1 受体（IGFR-1）结合，促进蛋白质合成、抑制蛋白质降解[4]。运动员使用 IGF-1 的主要目的与使用 GH 的目的相同。

（四）胰岛素

胰岛素（insulin）是胰脏内胰岛 B 细胞分泌的一种肽类激素，是机体内唯一能降低血糖的激素，主要用于治疗糖尿病。同时，胰岛素能促进糖原、脂肪、蛋白质合成，在体内起调节机体代谢的作用。

胰岛素的药理作用主要包括：①糖代谢：促进葡萄糖转运蛋白对葡萄糖的转运，加速葡萄糖的无氧酵解和有氧氧化；促进糖原合成，抑制糖原分解和糖异生，使血糖利用增加而来源减少，从而降低血糖；②脂代谢：促进脂肪合成，抑制脂肪分解，减少游离脂肪酸（FFA）和酮体生成；③蛋白质代谢：促进蛋白质合成，同时抑制蛋白质分解。GH 和雄激素对蛋白质合成的促进作用，只有在胰岛素存在的情况下才能表现出来，在组织修复和再生时尤为重要[2]。

运动员滥用胰岛素的主要目的是促进蛋白质合成，抑制蛋白质分解。患胰岛素依赖型糖尿病（1型糖尿病）的运动员可以用胰岛素治疗，但必须出具有效的诊断书。

胰岛素的不良反应包括：①低血糖：多是由于胰岛素过量，未按时按量进餐，或运动过多等诱因引起的；②反应性高血糖：当胰岛素使用不当而发生轻度低血糖时，虽无明显低血糖症状，但引起调节机制的代偿反应，GH、肾上腺素、胰高血糖素和糖皮质激素等升血糖激素分泌增多，形成高血糖；③过敏反应：多为轻微皮肤反应，少数有血管神经性水肿，偶见过敏性休克；④胰岛素抵抗：体内产生胰岛素抗体，胰岛素受体数量和亲和力减少；⑤脂肪萎缩：见于注射部位[2]。

（五）促性腺激素

人绒毛膜促性腺激素（HCG）和促黄体生成激素（LH）是两种促性腺激素（gonadotropins）。HCG是由胎盘的滋养层细胞分泌的一种糖蛋白，主要生理作用是在受孕早期维持黄体孕酮的分泌。LH是由腺垂体细胞分泌的一种糖蛋白类促性腺激素，可促进胆固醇在性腺细胞内转化为性激素。在女性，LH与卵泡刺激素（FSH）共同作用促进卵泡成熟，分泌雌激素、排卵以及黄体的生成和维持。在男性，LH促成睾丸间质细胞合成和释放睾酮[5]。

HCG与LH的部分结构相似，具有相同的生理功能，即促进男性睾丸生成睾酮，因此HCG和LH可用来增强运动员肌肉力量。但与睾酮和AAS相比，效果不够明显，所以促性腺激素通常只用于服用睾酮或AAS后辅助性刺激性腺睾酮分泌。HCG比LH半衰期更长，更适合被男性运动员用来增加睾酮合成，或在服用睾酮和AAS后调节性腺睾酮分泌[5]。

男性运动员使用HCG的目的在于：①掩盖使用睾酮造成的睾酮/表睾酮比例失常；HCG在刺激睾酮生成的同时也刺激表睾酮生成，可使睾酮/表睾酮的比值保持正常。因为WADA规定尿中睾酮/表睾酮比值大于6即认为是使用了睾酮；②可提高睾酮水平和纠正因使用AAS造成的低睾酮状态。男性运动员滥用HCG达到一定量时，会产生类似早孕的反应；长期滥用可导致体脂分布的改变，造成乳房女性化[1]。

对于非妊娠的女子，很难看到使用HCG对运动能力的作用，恰当地使用HCG可能通过延长月经周期的黄体期，模拟"早期妊娠"，防止因使用AAS而造成的卵巢萎缩。由于无法区别是外源性的HCG还是早期妊娠时自身生成的HCG，所以对女运动员不进行HCG检测[1]。

三、β₂受体激动剂

β₂受体激动剂（β₂ receptor agonists）是一类能激动分布在气道平滑肌上的β₂受体产生支气管扩张作用的哮喘治疗药物。这类药物属于支气管扩张药，是哮喘急性发作（气道痉挛）的首选药物，能迅速改善哮喘急性发作时的呼吸困难、咳嗽等的症状。按药物对β₂受体选择性的不同可分为非选择性β₂受体激动剂，如肾上腺素、异丙肾上腺素；以及选择性β₂受体激动剂，如克伦特罗、沙丁胺醇等[2]。

所有选择性和非选择性β₂受体激动剂，包括其光学异构体均禁用。β₂受体激动剂气雾剂的使用也有限制，因为在比赛前使用吸入给药的β₂受体激动剂会增加运动员摄氧量（VO₂），而VO₂的增加可能提高比赛成绩[6]。因此，WADA要求运动员应在非竞赛期间进行治疗，在比赛前必须恢复正常（即没有药物作用）后才可以参加比赛，并规定吸入气雾剂量的上限。

β₂ 受体激动剂的不良反应包括：①心脏反应：大剂量或注射给药时可引起心脏反应，导致心律失常；②肌肉震颤：激动骨骼肌慢收缩纤维的β₂ 受体，引起肌肉震颤，好发在四肢和面颈部，轻者感到不适，重者影响生活和工作；③代谢紊乱：增加肌糖原的分解，引起血乳酸、丙酮酸升高并产生酮体；兴奋骨骼肌细胞膜上的 Na⁺,K⁺-ATP 酶，使钾离子进入细胞内而引起血钾降低，过量使用或与糖皮质激素合用时，可能引起低钾血症[2]。

四、雌激素阻断剂

阻断雌激素也是增加并维持体内的雄激素水平的方法。雌激素阻断对女性体内的雄激素水平并无明显影响，因此阻断雌激素对女性运动员并没有兴奋剂作用。但在男性，雌激素本身的肌营养作用很弱，其外周作用也不明显，然而阻断雌激素却能明显通过上游负反馈作用，温和地增加体内雄激素水平。因此，阻断雌激素成为男性运动员间接使用 AAS 的一种重要途径。抗雌激素类药物根据作用机制不同，可分为芳香化酶抑制剂、选择性雌激素受体调节剂（selective estrogen receptor modulators，SERMs）和纯雌激素阻断剂[7]。

（一）芳香酶抑制剂

芳香酶是催化雄激素转化为雌激素的限速酶，存在于卵巢、脑、脂肪、肌肉、骨骼等组织中。抑制芳香酶活性，可减少雌激素生成[2]。运动员使用芳香酶抑制剂（aromatase inhibitors）的目的是减少雄激素向雌激素的转化，提高雄激素的水平，间接发挥 AAS 的作用。常用的芳香酶抑制剂有阿那曲唑、来曲唑、依西美坦。

（二）选择性雌激素受体调节剂

SERMs 是指具有拟雌激素作用和抗雌激素活性的化合物，在某些部位起到阻断雌激素受体（ER）的作用，而在其他部位则起刺激 ER 的作用。作为抗雌激素制剂，SERMs 通过竞争性结合下丘脑和垂体的 ER，阻断负反馈回路并刺激 FSH 和 LH 释放，从而提高睾酮水平。然而，这仅表现在男性。因为女性的睾酮主要来源于肾上腺皮质，不受下丘脑-垂体-性腺轴反馈控制[8]。常用的 SERMs 有艾多昔芬、雷洛昔芬、屈洛昔芬、他莫昔芬、托瑞米芬。

（三）纯雌激素阻断剂

纯雌激素阻断剂竞争性与 ER 结合，形成复合物，但不能发挥雌激素的作用，而且此复合物很快被降解，使 ER 减少，减弱雌激素的作用。这些物质具有较强的抗雌激素作用，能促进垂体前叶分泌 LH[2]。男运动员使用可提高自身雄性激素的水平。常用的纯雌激素阻断剂有克罗米芬、三苯氧胺等。

五、利尿剂和掩蔽剂

（一）利尿剂

利尿剂是一类增加排尿的药物。利尿剂的种类不同，其作用原理也不尽相同。运动员使用利尿剂的目的在于：①快速减轻体重，特别是在一些有体重级别限制的运动项目，使用利尿剂快速脱水，可迅速减轻体重以达到体重要求。利尿剂的迅速减体重作用，对需要克服重力移动自己身体的项目也是有益的；②通过稀释和改变服用过的禁用药物的排泄速率来逃避兴奋剂检查；③排出体内潴留的水和无机盐；④预防和改善急性高山虚弱状态[1]。

使用利尿剂造成脱水，使血容量减少，在运动时可导致每搏输出量减少和心率加快，亚极限运动能力降低。利尿剂在造成电解质和水丢失的同时，会给机体带来各种各样的不良反应。①低血钾和缺钾：几乎所有的利尿剂都有这种不良反应。血清钾低于正常时会产生不适、疲劳、无力、肌痛、痉挛、麻痹甚至肌肉坏死；②脂质代谢异常：噻嗪类利尿剂可升高血中胆固醇、三酰甘油和低密度脂蛋白胆固醇的浓度，但不影响高密度脂蛋白胆固醇；③糖代谢改变：低血钾可减少胰岛素分泌，使血糖升高，糖耐量下降；还可增强糖原分解和抑制糖原异生，使糖原再储存受阻，影响运动能力；④其他：如听力障碍、消化道反应等[1]。

（二）掩蔽剂

掩蔽剂（masking agents）本身并不具有增强运动能力的功能，但能干扰其他禁用物质的排泄，掩盖其他禁用物质的使用。掩蔽剂通常有表睾酮（epitestosterone）和丙磺舒（probenecid）两种，表睾酮可降低睾酮/表睾酮比值，掩蔽睾酮的检出。丙磺舒可抑制禁用药物的排泄，使其可能不被检出。利尿剂可加快禁用药物的排泄，稀释尿样中药物的浓度，使药物难于被检出。血浆膨胀剂可扩充血容量，稀释血液，进而改变 HCT 等血液指标，是针对血液检查而使用的兴奋剂[9]。

六、刺激剂

刺激剂（stimulants）是最早使用、最早被禁用，也是最原始意义上的兴奋剂，包括所有对中枢神经系统有兴奋作用的药物，如麻黄碱等能使运动员行为敏捷、不易疲劳，或强化心血管功能的非处方药；苯丙胺、可卡因、致幻剂等改变情绪和精神状态的处方药；还包括一些非法药物[10]。

运动员被检出刺激剂成分可能有以下三种原因：①正常求医时，医生给予的药物中含有刺激剂而不慎摄入；②为了其他目的使用刺激剂而形成的药物滥用；③为提高竞技水平故意服用刺激剂[10]。

对刺激剂的控制是根据不同物质采取不同的要求，有些物质是禁用的，有些是限用的。限制使用的物质是在某些情况下可以允许使用的违禁药物。

（一）局部麻醉剂

可卡因（cocaine）是唯一禁用的局部麻醉剂。可卡因在医疗中被用作局部麻醉剂或血管收缩剂，同时可作为强烈的天然中枢兴奋剂，也因其对中枢神经系统的兴奋作用而导致滥用。运动员使用可卡因的目的是以其产生的欣快感来克服比赛中和比赛后的厌烦和孤独感；同时，又以其麻醉或提高痛阈的作用来缓解疼痛，使精神得以放松。可卡因可产生强烈的精神依赖性[1]。

使用可卡因后可产生欣快、过度健谈、烦躁、刻板行为、失眠、体重减轻和中毒性精神病。有的用药者还会产生一种危险的精神状态，即视一切人为敌人，驱使其去攻击别人，造成人身伤害。比赛可进一步加重其对心血管的刺激，造成致命性心律失常、心肌梗死、脑缺血和脑梗死，甚至导致猝死[1]。

（二）苯丙胺类

苯丙胺类药物多属胺类，作用与交感神经兴奋的效应相似，故称为拟交感胺。它们的结构中都含有苯乙胺，包括苯丙胺及其盐类和对精神起显著相似作用的化合物（如摇头丸的主要成分 MDMA）。这类药有很强的中枢兴奋作用[1]。

苯丙胺（amfetamine）可使人产生欣快感、提高情绪、保持清醒、解除疲劳、体验到一种体力和脑力都明显加强的感觉。运动员使用苯丙胺的目的是增加赛前兴奋性，提高攻击性，通过提高肌肉效率和减少疲劳来进行更长时间的高强度运动。反复使用苯丙胺会产生精神依赖性。大量服用引起的中毒性精神病很难与类偏执狂精神分裂症鉴别。苯丙胺对中枢神经系统的严重刺激还可造成惊厥、昏迷和死亡。其他不良反应包括高血压、心绞痛、致命性心律失常、厌食、呕吐、腹痛和体重下降等[1]。

（三）肾上腺素受体激动剂

肾上腺素受体激动剂也属拟交感胺，也称为儿茶酚胺类。它们的特点是外周作用强而中枢作用弱。这类药中有的能提高心脏的兴奋性、增加心肌收缩力、增加心输出量；有的能促进肝糖原分解和糖异生作用，使血糖升高，促进脂肪分解，使血中游离脂肪酸（FFA）升高；还有的能提高中枢神经系统的兴奋性。常被运动员选用的有麻黄碱（ephedrine）、伪麻黄碱（pseudoephedrine）等[1]。

（四）中枢兴奋剂

中枢兴奋剂是指能提高中枢神经系统功能活动的药物。这些药物对整个中枢神经系统均有兴奋作用，但对不同的部位有一定的选择性。然而随着剂量的提高，不仅强度增加，而且对中枢的作用范围也将扩大。甲氯芬酯（meclofenoxate）也称为氯酯醒，主要兴奋大脑皮质，促进脑细胞的氧化还原代谢，增进对糖的利用，对抑制状态的中枢神经作用明显，但显效缓慢且需连续用药。尼可刹米（nikethamide）治疗剂量既能直接兴奋延髓呼吸中枢，提高其对二氧化碳（CO_2）的敏感性，也能刺激颈动脉体化学感受器而反射性兴奋呼吸中枢，当中枢抑制时兴奋呼吸作用尤其明显。中毒量下，这些药物均能引起中枢神经系统广泛和强烈的兴奋，产生惊厥。严重惊厥随即转入抑制，并可导致死亡[1]。

七、麻醉剂

吗啡（morphine）及其衍生物是这类药物的代表，具有很强的镇痛作用，而且选择性高，在不影响其他感觉及意识的时候即有效，且对各种原因引起的疼痛均有效。吗啡还有明显的镇静作用，能消除由疼痛引起的焦虑、紧张、不安等情绪改变，明显提高对疼痛的耐受力[1]。

运动员在发生伤病无法进行正常训练或在比赛中、比赛后感到厌烦和孤独时使用麻醉剂来缓解疼痛和放松，以延长运动时间。使用麻醉剂可提高痛阈，使运动员无法分辨是否受伤。这些药物还能产生欣快感或心理刺激，造成战无不胜的假想和超出自身能力的错觉。因此，使用麻醉剂往往使运动员在过度训练或比赛中造成更严重的损害[1]。

麻醉剂的不良反应包括：恶心、呕吐、呼吸抑制、嗜睡、眩晕、便秘、排尿困难等。急性中毒时表现出昏迷、呼吸深度抑制、瞳孔极度缩小、血压下降、体温降低，可由于严重缺氧致休克、循环衰竭、甚至死亡。反复使用这类药物会形成耐受性和成瘾性，停药时会产生很强的戒断症状[1]。

八、大麻（酚）类

大麻（marijuana）是被滥用最广泛的毒品，主要药理活性物质是四氢大麻酚（tetrahydrocannabinol, THC）。吸大麻使人产生欣快感，损害短程记忆力，降低智力活动能力，对时间的概念发生错乱，损害站立平衡，降低肌张力，引起手震颤，损害驾驶能力。大剂量使用大麻及其制品可产生明显幻觉、妄想和类偏执狂感，引起思维混乱、思维崩溃，失去自我洞察力。长期吸大麻者表现出呆滞、淡漠、判断力损害、精神不集中、记忆力受损、人格发生变化，事业上的进取精神减弱，有时会出现攻击行为。长期使用大麻（酚）类会产生依赖性，因此 WADA 将大麻及其制品列为赛内禁用物质[11]。

九、糖皮质激素

糖皮质激素是肾上腺皮质分泌的一种激素，生理作用广泛而复杂。在生理情况下，糖皮质激素主要影响正常的物质代谢过程，如增加肝糖原和肌糖原含量，升高血糖和加速蛋白质的分解等。应激状态时，机体分泌大量的糖皮质激素，通过"允许作用"等，使机体适应内外环境所产生的强烈刺激（如创伤、疼痛等）。超生理剂量使用还有抗炎、抗毒素、抗免疫和抗休克等药理作用。这类药物还能刺激骨髓造血功能，使红细胞和血红蛋白含量增加；能提高中枢神经系统的兴奋性，使人出现欣快、激动等[11]。

在赛内，所有糖皮质激素禁止口服、静脉注射、肌内注射或直肠给药。

长期超生理剂量使用糖皮质激素可引起以下不良反应：①医源性肾上腺皮质功能亢进；②并发感染；③诱发或加重溃疡；④骨质疏松及骨坏死；⑤抑制创口愈合；⑥其他，如欣快、激动、不安、谵妄、定向力障碍等精神症状，也可表现为精神抑郁、自杀倾向。静脉迅速给予大剂量糖皮质激素可能发生全身性的过敏反应，包括面部、鼻黏膜、眼睑肿胀，荨麻疹、气喘、胸闷等[2]。

糖皮质激素的"停药反应"包括：①医源性肾上腺皮质功能不全；②停药综合征：短时期内大剂量使用糖皮质激素，突然停药后出现肌痛、关节痛、肌强直、疲乏无力、发热及情绪低落等，甚至可能引发心跳过速、心肌梗死、突然死亡[2]。

十、β受体阻滞剂

β受体阻滞剂竞争性地与β肾上腺素能受体结合，抑制交感-肾上腺系统对心脏的兴奋作用以及对支气管和血管的舒张作用等，是用于治疗心血管疾病（如心衰、心绞痛和高血压）的重要药物。

在射击、射箭、跳台滑雪、摩托车、马术、高尔夫球等涉及手、足、眼协调和需要稳定的运动中，使用β受体阻滞剂可产生以下作用：①降低焦虑水平及赛前的激动，对焦虑症的自主神经中介的躯体性症状（特别是心血管系统）有效；②通过对β受体的抑制，可减少肌肉震颤、提高动作的稳定性和协调性；③减慢心率，使两次心跳之间的间隔延长，减轻由于心脏收缩造成的身体移动，使射击和射箭运动员有更充裕的时间来完成扣动扳机和放箭的动作，有助于提高运动表现[11]。但是，β受体阻滞剂不会提高运动员的耐力运动水平，因为β受体阻滞剂可降低体能和最大运动负荷，还可能引起无氧运动能力的下降[9]。

β受体阻滞剂的不良反应主要与其阻断作用本身有关，可有恶心、呕吐和轻微腹泻等消化道症状，偶见过敏性皮疹和血小板减少。应用不当则可引起严重的毒副反应：①诱发或加剧支气管哮喘；②抑制心脏功能：心功能异常者，可能出现继发的充血性心力衰竭；③外周血管收缩和痉挛：可引起间歇跛行或雷诺症状，四肢发冷，皮肤苍白或发绀，双足剧痛，甚至导致脚趾溃烂或坏死；④其他：偶可引发疲乏、失眠和抑郁症状，还可引起男性性功能异常（如阳痿等）[11]。

十一、血液兴奋剂

血液兴奋剂（blood doping）指向运动员输入血液、红细胞和相关的血制品或血液替代品。血液来源可以是运动员本人（血液回输）或其他人（异体输血）[11]。人为提高氧气摄入、运输或释放的制品包括经修饰的血红蛋白制剂（以血红蛋白为主剂的血液替代品、微囊血红蛋白制剂）、全氟化物和乙丙昔罗（RSR13）等。

耐力性运动属于有氧运动，主要依靠糖原和脂肪等能量物质的有氧分解来提供能量。有氧供能的过程需要充足的氧气，提高血液的输氧能力可提高耐力运动表现。运动员使用血液兴奋剂的目的在于增加循环系统中的红细胞数目，提高血红蛋白水平，从而提高血液的携氧能力，提高最大摄氧量（VO_{2max}）和耐力运动能力[9]。

血液兴奋剂可造成过敏反应（皮疹、发热等）、慢性输血反应（发热、黄疸等）、传染性疾病（肝炎、艾滋病等）。红细胞数量增多会使血液黏稠、血流速度减慢，可导致静脉血栓、静脉炎和败血症的发生；还可能造成循环的超负荷，甚至发生代谢性休克[11]。

第 4 节　兴奋剂检测

兴奋剂检测是为防止运动员使用禁用物质或禁用方法，根据体育组织的有关规定，在比赛前、比赛后或不比赛时，按照严格的标准化程序，对运动员采集尿样或血样进行检测分析，以确定是否含有违禁物质或使用了违禁方法。

一、尿液检测

目前主要用尿液进行兴奋剂检测，其优点在于：①取样方便；②取样对人体无损害；③尿中某些药物的浓度高于血中的浓度；④尿中其他成分干扰少。根据不同的药物，分别采用气相色谱法、高效液相色谱法和气相-质谱联用法等进行分析，要求准确的定性或定量[11]。

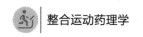

二、血液检测

血液检测可以补充尿液分析方法的不足。目前采用的血样分析主要是针对血液回输、合成载氧剂或血浆膨胀剂、EPO、HCG、GH 等的检测，采用的方法主要是放射免疫法、酶联免疫法、荧光免疫法、蛋白质凝胶电泳技术等[11]。

三、运动员生物护照

运动员生物护照（athlete biological passport，ABP）是近年发展并正在使用的一种兴奋剂检测方法。ABP 是某个运动员在生物标记物测试历史过程中的一系列电子数据，这些数据还包括测试当时的状况，如年龄、种族、训练周期、是否高原训练、受伤或疾病等，测试数据用于考察生物标记物的变化范围。

ABP 主要根据不同运动员在不同时间段参数指标的变化波动情况来检测兴奋剂的使用。与传统的直接检测兴奋剂方式不同，ABP 的根本原则是基于检测运动员不同时期的生物、生理变化，纵向、间接地进行兴奋剂检测。通过分析非正常的数据变化可判定运动员是否使用了兴奋剂或是否需要进行兴奋剂检测[12]。WADA 于 2019 年 6 月发布了《运动员生物护照操作指南》。

（一）运动员生物护照的组成模块

1. 血液模块　目的是发现携氧能力的提高，以及使用 EPO 受体和任何形式的血液回输或改变，包括一组在运动员血样中检测的血液兴奋剂的生物标记物。

2. 类固醇模块　目的是发现外源性摄入（即不是人体产生的）内源性雄激素和 AAS 及其他蛋白同化制剂，如 SARMs，包括一组在运动员尿液中检测的类固醇兴奋剂的生物标记物。

（二）运动员生物护照的意义

在运动员样品中发现禁用物质或代谢物是典型的兴奋剂控制的有效方法。但当运动员间断和（或）低剂量使用禁用物质或禁用方法时，直接检测的方法存在局限性。而且，新物质或修饰后的禁用物质（如策划药物）很难被传统检测方法发现。近年来，兴奋剂使用已经变得更加"科学化"，并且利用传统程序的弱点，达到逃避检测的目的。ABP 是传统兴奋剂检查的补充，能提高反兴奋剂的成本效益。

第 5 节　治疗用药豁免

为保护运动员的身心健康，保证运动员的伤病得到及时安全的治疗，保障运动员公平参与体育运动的权利，治疗用药豁免（TUE）允许运动员有医疗需求时使用禁用物质或禁用方法，但必须满足《治疗用药豁免国际标准》（International Standard for Therapeutic Use Exemptions，ISTUE）中规定的条件。ISTUE 是作为世界反兴奋剂体系的一部分而制定的强制性国际标准，新修订的 ISTUE 自 2021 年 1 月 1 日起生效。

参照《世界反兴奋剂条例》、ISTUE 等文件，结合我国开展 TUE 的实际工作情况，国家体育总局最新发布的《反兴奋剂规则》（自 2021 年 1 月 1 日起实施）中对 TUE 的具体实施制定了技术性、操作性规则。

运动员因治疗目的确需使用《禁用清单》中列出的禁用物质或禁用方法，依照 TUE 的有关规定提出申请并获得批准的，出现兴奋剂违规行为（详见第 1 节中二、兴奋剂违规行为）中检测结果阳性、使用或企图使用、持有、实施或企图实施的情形，不视为兴奋剂违规。

一、治疗用药豁免的申请

出于治疗原因需要使用禁用物质或禁用方法的运动员，必须在使用或拥有所涉及的相关物质或方法之前申请并获得 TUE。非国际级运动员应向其国家反兴奋剂组织申请 TUE，国际级运动员应向其所属的国际单项体育联合会申请 TUE。运动员申请 TUE，获得批准后方可使用或持有申请的禁用物质或禁用方法，并用于治疗目的。

只有符合 ISTUE 规定的特殊情形，运动员才能通过事后追补方式提交 TUE 申请。

1. 必须是紧急情况或对疾病的紧急治疗。

2. 没有足够的时间、机会或其他特殊情况，妨碍了运动员在样品采集前提交（或 TUE 委员会受理）TUE 申请。

3. 出于对某些运动项目的国家级优先考虑，国家反兴奋剂组织不允许或不要求这些运动项目的运动员申请预期的 TUE。

4. 如果反兴奋剂组织选择收集非国际水平或非国家水平的运动员的样品，并且该运动员出于治疗原因使用了禁止物质或禁止方法，则反兴奋剂组织必须允许运动员申请追溯性 TUE。

5. 运动员由于治疗原因在赛外使用了仅在赛内禁用的物质。

二、治疗用药豁免的获得

当且仅当运动员能在很大可能性上表明满足以下各个条件时，才可获得 TUE。

1. 有相关临床证据支持，在治疗一个确诊的疾病时需要使用禁用物质或禁用方法。

2. 在很大可能性上，治疗性使用禁用物质或禁用方法，不会因为在治疗疾病之后运动员恢复到正常的健康状况而产生可能超出预期的任何额外的运动表现的提高。

3. 使用的禁用物质或禁用方法有治疗疾病的适应证，而且没有合理的允许的治疗替代品。

4. 使用该禁用物质或禁用方法是必要的，但不能全部或部分地成为之前（在未获得 TUE 的情况下）使用当时禁用物质或方法的后果。

· 参考文献 ·

[1] 方子龙，杨则宜. 竞技体育中的兴奋剂使用和控制（一）[J]. 生物学通报，1996，31（9）：12-14.

[2] 李学军，薛明. 医用药理学基础 [M]. 7 版. 北京：世界图书出版公司，2015.

[3] 吴笑驰，罗勇. 克伦特罗的药理作用、滥用危害及其伦理思考 [J]. 医学与哲学（A），2012，33（9）：42+78.

[4] Holt RIG, Sonksen PH. 生长激素、IGF-I 与胰岛素等药物在体育运动中的滥用 [J]. 中国执业药师，2008，5（9）：13.

［5］　Stenman UH, Hotakainen K, Alfthan H. 促性腺激素与兴奋剂滥用［J］. 中国执业药师，2008，5（9）：18.

［6］　Davis E, Loiacono R, Summers RJ. 作用于β-肾上腺素受体的药物［J］. 中国执业药师，2008，5（9）：14－15.

［7］　Handelsman DJ. 体育运动中通过阻断雌激素间接使用雄性激素兴奋剂［J］. 中国执业药师，2008，5（10）：14.

［8］　宋东伟，徐斌，王玉姝，等. 选择性雌激素受体调节剂组织选择性作用研究进展［J］. 现代药物与临床，2014，29（2）：206－210.

［9］　王杉，常文保. 兴奋剂-禁用物质及禁用手段简介［J］. 大学化学，2003，18（2）：35－41.

［10］　Docherty JR. 世界反兴奋剂机构禁止的刺激性药物的药理学［J］. 中国执业药师，2008，5（10）：11－12.

［11］　方子龙，杨则宜. 竞技体育中的兴奋剂使用和控制（二）［J］. 生物学通报，1996，31（10）：16－17.

［12］　栾兆倩，王新宅，吴俦天. 反兴奋剂斗争的新武器-运动员生物护照［J］. 中国体育教练员，2012，28（2）：24－25.

附录1
运动导致突发疾病的机制及急救处理与预防方法

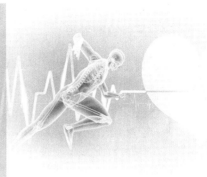

第1节　运动诱发的脑卒中

脑卒中，俗称"中风"，是由多种原因引起的脑部血液供应障碍，使局部脑组织发生不可逆性损害，致使脑组织缺血、缺氧性坏死，进而引起局灶性的症状和体征[1]。脑卒中属急性脑血管病，是急性发作的血管源性神经功能缺损综合征，主要表现为突发的肢体麻木、无力、瘫痪、嘴歪、头痛、头晕、意识障碍等。脑卒中分为缺血性和出血性，缺血性脑卒中又称脑梗死，是由脑血管狭窄或闭塞导致的脑组织缺血坏死而引起，一般在晨起或安静时发病。出血性脑卒中是由非外伤因素导致的脑血管破裂出血引起，常在情绪激动、用力时发作。有研究表明，一般体力活动的研究对象在活动后1小时内脑卒中发生的风险是在这段时间进行低体力活动或休息人群的2.3倍。体力活动增加交感神经系统的兴奋性，降低副交感神经系统的兴奋性，导致血流动力学的改变，使心率增加、血压升高，去甲肾上腺素水平的升高将会增加血小板的凝集性，其综合作用的结果导致机体的内环境紊乱，最终引发脑卒中[2]。

一、发病机制

超强度、长时程的剧烈运动，容易使人体交感神经兴奋性增强，从而引起人体收缩压明显增高，导致原有动脉硬化、脑血管瘤或血管畸形等基础疾病的病人脑血管破裂出血，最终引发出血性脑卒中。

机体大强度运动时，还可能大量出汗，若不及时补充水分和盐分，血液黏稠度就会上升，对心血管调节功能不良及脑血管存在缺血性基础病变的个体，可能导致脑血流减少、灌注量不足而诱发缺血性脑卒中。

二、预防方法

提倡健康运动，运动一定要结合个体健康基础，建议完善运动前的运动负荷等检查测试，在健康运动指导师的指导下进行适量适度运动，既要防止过量超强度运动导致血压剧烈波动，还要防止运动中体液大量丢失导致循环血量明显下降，大量流汗后要及时补充水分。

三、急救处理

如遇有人员在运动中出现脑卒中症状，应及时识别，在急救人员到场前，可以进行如下操作：

（1）如病人意识清醒，让其保持镇静，切勿慌乱，给病人以精神安慰，避免给病人造成心理压力。

（2）初步判断为脑卒中后，应使病人仰卧，可不放枕头或将枕头垫在肩后方，使下颌略微仰起。迅速解开其领口纽扣、领带、裤带、胸罩等，如有假牙也应及时取出。

（3）如病人出现意识障碍或伴有口鼻中有呕吐物，应将其头偏向一侧，设法及时清除呕吐物，防止痰液或呕吐物回流吸入气管造成窒息，保持呼吸道通畅。

（4）及时打急救中心电话 120 或 999，必要时通过电话与医生保持联系，询问并听从医生指导进行处理。

（5）等待救护车到来的过程中可以做一些简单的检查：如用手电筒观察病人双侧瞳孔形态和对光反应；测量血压，如血压过高（收缩压＞160mmHg），可以给病人舌下含服硝苯地平（心痛定）一片（10mg）。

（6）搬运病人时注意正确的搬运方法：建议 2～3 人共同完成病人的移动，一人手托病人的头部和肩部，使头部不要受到震动或过分扭曲，另一人托住病人的背部和腰部，第三人则要托起病人臀部和腿，三人同时用力，平抬病人移至硬木板床或担架上。

（7）在没有医生明确诊断之前，切勿擅自作主给病人用止血剂、安宫牛黄丸或其他药物。

（8）有条件者可用鼻导管吸氧。

在急救人员到场后，听从医务人员安排，以最快的速度送到能够进行脑卒中救治的就近医疗机构，接受专业救治。

· 参考文献 ·

[1] Donnan GA, Fisher M, Macleod M, et al.Stroke [J]. Lancet, 2008, 371 (9624): 1612－1623.

[2] Mostofsky E, Laier E, Levitan EB, et al. Physical activity and onset of acute ischemic stroke: the stroke onset study [J]. Am J Epidemiol, 2011, 173 (3): 330－336.

第 2 节　运动诱发的心肌梗死

缺乏运动是冠心病的一个重要危险因素，但是，剧烈运动却可以短暂的增加急性心肌梗死（acute myocardial infarction，AMI）及心源性猝死（sudden cardiac death，SCD）的发生率，被称为运动相关（exercise-related，Ex-R）心脏事件。由于运动对于心血管疾病及其危险因素的改善是长期的过程，但是，运动（尤其是剧烈运动）本身对于心脏是一次"考验"，可能作为急性诱因，引发心肌梗死乃至心源性猝死。

一、发病机制

心肌梗死的主要病因为冠状动脉粥样硬化斑块的破裂及血栓形成，从而导致冠状动脉的急性狭窄或闭塞而引起心肌供血和供氧不足，当其持续时间超过 20～30 分钟时，即可引起急性心肌梗死。另外，冠状动脉的先天性畸形、冠状动脉痉挛以及动脉系统的血栓脱落可引起冠状动脉栓塞等，由于冠状动脉闭塞从而导致心肌梗死[1]。

其中，动脉粥样硬化性心脏病（atherosclerotic coronary artery disease）是运动相关心肌梗死的最主要原因。运动会激活交感神经，导致血压升高、心率加快，从而增加心肌耗氧量。此时冠状动脉可发生扩张，从而保证心肌有足够的血供。但是这个过程会增加冠状动脉的负担，当患者存在动脉粥样硬化斑块时，则可能引发斑块破裂，从而导致急性心肌梗死。同时，部分患者存在先天性冠状动脉异常起源（anomalous origin of a coronary artery，AOCA）、冠状动脉心肌桥（myocardial bridge，MB）以及自发性冠状动脉夹层（spontaneous coronary artery dissection，SCAD）等，亦可在运动过程中诱发急性的冠状动脉严重狭窄或闭塞，从而导致心肌梗死。

尤其需要注意的是，心脑血管事件的"清晨现象"，即晨起 6～10 点时，交感神经活动增强，机体的应激反应性增强可引起心肌收缩力、心率和血压增高，从而增加冠状动脉的负荷。此时剧烈运动，可进一步增加心肌耗氧量，引起冠状动脉供血不足或引起动脉粥样硬化斑块破裂，从而容易诱发急性心肌梗死。

二、预防方法

在开始运动前，应对患者进行全面评估，特别是对于冠心病高危患者或已经确诊冠心病的患者[2]。

（1）对于高危人群进行初筛，尤其是对于有冠心病危险因素的患者，如糖尿病、高血压、高胆固醇血症、早发冠心病家族史或者长期吸烟的患者，在计划开始运动前，应由心脏专科医生进行系统评估。

（2）对已经确诊冠心病的患者，在最优药物治疗的基础之上，由心脏专科医生进行充分的运动前评估，确定运动处方。在每次开始训练前，则需要运动指导员根据患者的状况（包括近期睡眠及饮食和营养状态），适当根据运动处方的执行量进行调整。

另外，在运动过程中需要适度补充水分及电解质，防止脱水和电解质紊乱所致心律失常，从而避免因心脏排血量减少引起的冠状动脉灌流量减少所致的心肌缺血。

三、急救处理

在院外发生急性心肌梗死的目标是，纠正心源性休克，为及时转运至医院进行血运重建赢得时间。具体根据患者是否发生心源性休克进行如下处理。

（1）若患者未发生心源性休克，则应立即停止运动，有条件时吸氧、镇痛。

（2）若患者发生心源性休克或意识丧失，在判断患者主要动脉无明显脉搏后，则需尽快采取心肺复苏（cardio-pulmonary resuscitation，CPR）措施。

• 参考文献 •

[1] 葛均波，徐永健，王辰. 内科学 [M]. 9 版. 北京：人民卫生出版社，2018.

[2] Pelliccia A, Sharma S, Gati S et al. 2020 ESC Guidelines on sports cardiology and exercise in patients with cardiovascular disease [J]. European heart journal, 2020.

第 3 节　运动诱发的癫痫

　　癫痫是由于脑部神经元高度同步化异常放电所导致的慢性脑部疾病，存在导致癫痫反复发作的易感性，由此引起神经生物、认知、心理及社会学后果。传统的观念认为从安全的角度考虑应该限制癫痫患者的运动，而不是从患者癫痫发作是否为诱发性的角度考虑。近年来这种观点正逐渐改变，但学者们仍在探讨运动是否会诱发或者加重癫痫发作。基于回顾性及前瞻性的人群和动物实验研究显示，体育运动对癫痫患者有害的学说正逐渐被体育运动对癫痫患者有益的学说所替代[1]。运动对于癫痫患者的益处体现在可改善患者身体和心理健康，增强其社会融和性，减少压力及癫痫放电等。国际抗癫痫联盟关于癫痫与体育运动的工作报告中充分肯定了运动对于癫痫患者的上述益处[2]。

一、发病机制

　　有少量的研究报道运动诱发癫痫发作，与刺激相关或反射性癫痫类似，但运动因素与癫痫发作之间的因果关系仍然只是推测[3]。在一项纳入 400 例癫痫患者的研究中，仅发现 2 例癫痫发作与体育活动相关[4]。

　　在运动中存在癫痫的潜在诱发因素，如运动相关的疲乏、压力、过度换气，过度有氧运动，以及运动可能影响抗癫痫药物代谢等。但目前尚未发现运动后疲劳会增加发作频率。对于某些癫痫患者，压力被认为是发作的诱发因素，由此推测体育运动导致的紧张状态可能会增加发作频率。一方面，身体压力和神经类固醇与癫痫发作相关，关于体育锻炼造成压力的反应，在人体及动物模型上均可显示，下丘脑-垂体-肾上腺轴被激活后，影响肾上腺类固醇及神经类固醇，增加癫痫发作的易感性；另一方面，同样的压力可能激活下丘脑促肾上腺皮质激素释放激素，刺激肾上腺产生去氧皮质酮，增强脑内 γ-氨基丁酸 A 型受体（GABAA）作用而降低癫痫发作的易感性。因此需要进一步研究来明确身体压力对于癫痫发作的影响。

　　过度换气可以诱发癫痫失神发作，因此需要探讨运动中过度换气是否会出现同样的现象。但是，运动中的过度换气是增加代谢需求的生理反应和防止高碳酸血症的代偿反应，而休息时的过度换气导致低碳酸血症和血压增高。运动诱发的过度换气，为酸中毒的适应性反应，可能对发作间期的异常放电起到抑制作用，因此运动时过度换气可能阻止癫痫发作。

　　运动可能会增加肝酶代谢，由此推测运动可能会增加某些抗癫痫药物的代谢，特别是第一代抗癫痫药物。一项关于运动训练对抗癫痫药物浓度影响的前瞻性研究并未发现运动会影响药物代谢率并降低药物浓度。另外一项研究显示运动后药物浓度仅发生轻度变化，特别是苯妥英钠（轻度减少）、丙戊酸钠和苯巴比妥（轻度增加），但并未发现与癫痫发作频率的相关性。鉴于矛盾的研究结果，建议对于运动后癫痫发作增加的患者进行药物浓度的监测。

缺氧（主要是海拔相关）、发热、低血糖、低钠血症等与运动相关的病理状态可能会诱发癫痫发作，但这种发作为状态相关的症状性癫痫发作。并无研究显示癫痫患者较没有癫痫的运动员对此类病理状态更加敏感而增加发作风险。

二、预防方法

鉴于运动诱发癫痫发作较为罕见，对于运动诱发的癫痫应首先明确病因，确定是否真正为运动诱发的癫痫，主要结合患者的临床及脑电图，特别是发作期的脑电图。如果确实考虑为运动诱发，应详细探讨运动的类型及发作类型，避免进行同类型的运动。

三、急救处理

对于强直阵挛发作，出现意识丧失、倒地时一定要做好防护，避免患者的头部直接着地造成颅脑的外伤。如果衣领比较紧，首先要把衣领剪开，如果有围巾、衣领或者其他饰物一定要解开，以保持呼吸道通畅。将头侧向一边，防止分泌物引发窒息，不应为了防止舌咬伤而把压舌板、毛巾等物品强行放入口中，以防造成窒息；不要强行按压患者肢体，防止骨折；按压人中和强行喂服药物不能缓解和终止发作，不建议进行。

如果抽搐超过 5 分钟或者反复抽搐建议患者急诊就诊。如果考虑为癫痫持续状态，目前一线治疗药物为苯二氮䓬类药物，常用的是地西泮，如果一线药物无效，考虑二线药物，如静脉用的丙戊酸钠、左乙拉西坦等；难治性癫痫持续状态指对二线药物治疗无效、需全身麻醉治疗，通常发作持续>60 分钟。主要为麻醉药，包括静脉用咪达唑仑、丙泊酚、戊巴比妥、硫喷妥等。应该在 ICU 内进行，监测生命体征，给予呼吸支持等。

· 参考文献 ·

[1] Pimentel J, Tojal R, Morgado J. Epilepsy and physical exercise [J]. Seizure, 2015, 25: 87−94.

[2] Capovilla G, Kaufman KR, Perucca E, et al. Epilepsy, seizures, physical exercise, and sports: A report from the ILAE Task Force on Sports and Epilepsy [J]. Epilepsia, 2016, 57 (1): 6−12.

[3] Sturm JW, Fedi M, Berkovic SF, et al. Exercise-induced temporal lobe epilepsy [J]. Neurology, 2002, 59: 1246−1248.

[4] Schmitt B, Thun-Hohenstein L, Vontobel H, et al. Seizures induced by physical exercise: report of two cases [J]. Neuropediatrics, 1994, 25: 51−53.

第4节 运动诱发的哮喘

运动诱发哮喘又称"运动性哮喘"（exercise-induced asthma，EIA），是支气管哮喘的一种特殊类型。该病在剧烈运动情况下导致气道狭窄和气道阻力变大，即运动后的气道高反应性，一般在运动停止 3～15 分钟后出现咳嗽、胸闷、气短、喘息、呼吸困难等症状。EIA 是一种发病率较高的疾病，在任何年龄阶段皆可发病，青少年多于成年人，女性多于男性，在一些特殊人群（如奥林匹克运动员）中发病率较普通人群更高[1]。由于 EIA 不仅影响运动成绩，而且直接危害运动员的身体健康，严重时会导致运动员运动生涯的过早终止，EIA 的诊断和治疗已成为近年来国际运动医学界广泛关注的热点问题。

在过去几十年运动与呼吸疾病的研究领域中，运动诱发性支气管痉挛（exercise-induced bronchoconstriction，EIB）和 EIA 两个概念经常混淆，在一些文献中所提到的运动诱发性支气管痉挛指的也是运动性哮喘。运动诱发性支气管痉挛是指在运动中或运动结束后气道出现的暂时性狭窄，常见于普通人群和运动员群体，但这些人群可能并非哮喘患者或并不具有任何呼吸道症状。运动性哮喘是指运动作为诱因诱发哮喘发作，可见于非运动员职业的哮喘患者和运动员哮喘患者。运动性哮喘是运动诱发性支气管痉挛和哮喘症状的结合[2]。欧洲过敏及临床免疫联合工作小组和呼吸协会将运动性哮喘定义为剧烈运动后出现的哮喘症状，而运动诱发性支气管痉挛则更侧重于在一次标准化的运动试验后，肺功能的减弱[3]。

一、发病机制

有关运动性哮喘的发病机制众说纷纭，但对发病机制的研究主要围绕在物理性因素以及炎症介质对运动性哮喘发生所起的作用上，其中以气道重加温学说和高渗透压学说为主流。

（一）气道重加温学说

运动过程中伴随的高通气量使热量随气体流失，导致气道上皮细胞表面冷却。并且在运动结束后，气道开始了重加温的过程。复温过程引起支气管黏膜反应性充血，毛细血管的渗透性增加，导致液体从毛细血管渗漏到黏膜下层，气道水肿，肥大细胞遭受刺激释放炎症介质，引发气道炎症和支气管收缩。除此之外，气道的冷却反射性刺激副交感神经，导致迷走神经作用增强引起支气管痉挛；最初引起支气管静脉的反射性血管收缩以起到保温作用，随后在运动结束后次级气道通过支气管充血、水肿以及进一步缩小气道来恢复温度[2]。

（二）高渗透压学说

该学说认为进行中等强度运动时，吸入的干燥气体可在近端支气管内进行加温加湿处理，而随着运动强度的上升，以及吸入更多的干冷气体，需要更多的气道水分参与此过程，水分的蒸发浓缩导致 Na^+、Cl^-、Ca^{2+} 和 K^+ 浓度的上升，从而造成黏膜纤毛清除率的降低及气道黏膜表面液体的高渗[2]。这种渗透梯度刺激肥大细胞释放一系列炎症介质，如组胺、白三烯和前列腺素等，引起气道平滑肌收缩和黏液分泌，从而导致气道狭窄以及出现运动性支气管痉挛。

二、临床表现与诊断

运动性哮喘最典型的临床表现是运动停止 3～15 分钟后出现的喘息、胸闷、咳嗽等症状，一些患者也可能出现咽痛、精神紧张、胃部不适等不典型的症状[1]。体格检查可见两肺以呼气相为主的广泛的哮鸣音、呼气时间延长、心率增快等体征，上述症状通常在运动结束后 30～60 分钟内自行缓解，部分患者症状持续较久并需要药物治疗。运动诱发性支气管痉挛的诊断是基于运动后肺功能指标的变化，通常依据第 1 秒用力呼气容积（FEV_1），而非哮喘样症状而得出的。对于运动后出现典型咳嗽、胸闷、气喘的患者，应进行详细的查体和病史询问有助于对其作出诊断[4]。然而，对于症状不典型的运动诱发性支气管痉挛患者，则必须通过相关实验室检查进一步确诊。

（一）运动激发试验

运动激发试验是诊断 EIA 最常用也是最客观的检查手段。被检者通过使用脚踏车或运动平板等器械进行运动，试图诱发可疑者 EIA 症状发作，并测量运动后肺功能的变化从而达到诊断 EIA 的目的。运动时，被检者心率要求达到亚极量心率即最大心率的 85%～95%（最大心率=220-年龄）并持续 4～6 分钟。诊断 EIA 的金标准是测定运动前后肺功能的变化，应分别于运动前和运动后的 5 分钟、10 分钟、15 分钟、20 分钟、30 分钟分别测量肺功能指标。若出现运动后 FEV_1 下降≥10%基础值，或 PEF 下降≥15%，则运动激发试验阳性。临床上一般依据 FEV_1 下降的程度将 EIA 分为轻、中、重度（轻度：FEV_1 下降＞10%，中度：FEV_1 下降＞25%，重度：FEV_1 下降＞50%）[5]。

（二）等二氧化碳过度通气试验

等二氧化碳过度通气试验（eucapnic voluntary hyperventilation，EVH）因其引起的病理生理改变与 EIA 发作时的实际病理生理改变更相近，故而对 EIA 检测具有较高的特异性和敏感性。该试验可在实验室及户外进行，分为冷空气下 CO_2 过度通气和室温下 CO_2 过度通气两种方法。前者因需要空气制冷设备且步骤繁琐，不如后者简易普及。测试要求被检者在 6 分钟吸入 30 倍第 1 秒用力呼气容积的气体量，若 FEV_1 下降≥10%基础值可认为试验阳性。该法已被国际奥委会用来诊断运动员中的 EIA 患者，专业运动员作为 EIA 的高发人群建议常规进行 EVH 普查。

（三）高渗盐水激发试验

通常采用 4.5%的高渗盐水，通过超声雾化器雾化吸入，时间分别为 0.5 分钟、1.0 分钟、2.0 分钟、4.0 分钟、8.0 分钟，且每次雾化吸入 30～90 秒后测定 FEV_1。每相邻两次雾化吸入的间隔不超过 3 分钟，如果 FEV_1 下降＜10%，则下一次雾化吸入时间加倍；如果 FEV_1 下降10%～15%，则下一次雾化吸入时间不变；如果 FEV_1 下降＞15%，或已经达到最大剂量且 FEV_1 下降≤15%，则停止试验。若 FEV_1 较基线值下降≥15%可认为试验阳性。该方法的原理是将高渗盐水雾化吸入进气道后，使得支气管黏膜上皮渗透压增加，引起肥大细胞脱颗粒并释放组胺等炎症介质，导致支气管收缩痉挛、组织水肿诱发哮喘发作。该试验也验证了高渗透压学说的成立。

三、预防方法

（一）充分热身

在进行高强度运动前，进行 10～30 分钟的热身运动可以有效降低运动性哮喘的发生概率。有研究显示，运动前热身运动联合 β_2 受体激动剂的使用可以显著扩张支气管，且提供了比单一方式更大的保护作用。

（二）选择适宜的运动项目和运动环境

由于运动性哮喘的发生及发作的强度与运动中吸入空气的温度与湿度有关，适宜的运动项目和适宜的运动环境可以有效地预防运动性哮喘的发生。寒冷、干燥的气候是诱发运动性哮喘最重要的因素，因此对于易感患者进行锻炼时一般不推荐室外运动，尤其在寒冷干燥的冬季应选择室内运动。室内运动时亦应选择温暖、潮湿的环境如运动馆、游泳馆等。运动时养成良好的呼吸习惯，尽量经鼻进行呼吸，同时注意保暖及做好防护措施。运动性哮喘患者推荐选择水球、游泳、举重等不宜出现运动性哮喘的运动，避免进行跑步、自行车等高风险运动。

（三）膳食干预

饮食结构的调整有助于预防运动性哮喘的发生。通过增加摄入富含 ω-3 多不饱和脂肪酸、抗氧化剂、咖啡因的食物以及低钠饮食可以减轻运动性哮喘的症状。此外，在运动前服用给予维生素 C 可使得运动后 FEV_1 下降 8.4%，因此，对于有运动相关的呼吸道症状的患者，服用维生素 C 是一种安全且廉价的治疗手段。鱼油的摄入也认为对运动性哮喘有一定保护效应，并具有改善肺功能的作用。

四、急救处理

（一）β_2 受体激动剂

β_2 受体激动剂是目前治疗和预防运动诱发性支气管痉挛的首选药物，是国际奥委会许可的运动性哮喘治疗药物。它的作用机制是与气道平滑肌细胞膜上的 β_2 受体结合时，激活兴奋性 G 蛋白，活化腺苷酸环化酶，提高气道平滑肌细胞内的 cAMP，降低细胞内 Ca^{2+} 含量，松弛平滑肌从而引起支气管平滑肌舒张。短效 β_2 受体激动剂如沙丁胺醇气雾剂、特布他林气雾剂，通常于吸入后 5～20 分钟开始发挥保护效应，持续时间可达 2～4 小时，但临床上常推荐在运动前 30 分钟至 1 小时内用药，预防运动性哮喘的发生。使用时应警惕骨骼肌震颤、低血钾、心律失常等不良反应的发生。需要注意的是，运动员禁止应用沙丁胺醇，因其有增强肌肉力量、提高运动耐力的作用。对于需要每日使用短效 β_2 受体激动剂的运动诱发性支气管痉挛患者，可加用长效 β_2 受体激动剂（如福莫特罗），通常于用药后 15～30 分钟起效，持续 6～12 小时。

（二）白三烯调节剂

白三烯（leukotriene，LTs）是哮喘发生中一种重要的炎症介质。白三烯主要通过引起支气管平滑肌痉挛、微血管通透性增加以及趋化炎症细胞从而导致气道阻塞和促进炎症反应。近年来研究发现，运动性哮喘患者运动后痰中 LTE4 可明显升高，这与过敏引起的嗜酸性粒细胞性炎症存在差异。运动性哮喘患者尿中 LTE4 升高，其浓度水平与哮喘严重程度呈正相关。白三烯调节剂可以减轻哮喘症状、改善肺功能、控制哮喘恶化，常用于治疗过敏性鼻炎、阿司匹林哮喘及运动性哮喘。建议使用孟鲁司特，于运动前 2～3 小时口服，每次 20～40mg，疗效可持续 8 小时左右，但个体对药物的敏感性极大地影响治疗效果。

（三）糖皮质激素

糖皮质激素是普通哮喘的常规用药，但对于单纯运动性哮喘，仅用于使用β₂受体激动剂、白三烯调节剂等药物无效或中至重度运动性哮喘时。糖皮质激素具有抑制气道炎症、抗过敏、抗微血管渗漏等作用，可有效控制气道高反应、减轻哮喘症状。但由于糖皮质激素的即刻预防作用差，需 2～4 周才能达到最大疗效，故需要长期规律使用，以期达到控制运动性哮喘的目的[5]。对于按需使用短效β₂受体激动剂后仍然有持续症状以及每日都有用药需求的患者，推荐每日使用吸入类糖皮质激素。

（四）其他药物

色甘酸钠作为一种肥大细胞膜稳定剂，通常于发病季节之前 2～3 周提前服用，需连续服用数日甚至数周后才能起效，适用于单用β₂受体激动剂无法有效控制发作或应用β₂受体激动剂出现较大副作用者，色甘酸钠也可同β₂受体激动剂联合应用以增加疗效。色甘酸钠的作用机制是预防肥大细胞脱颗粒、阻止肥大细胞释放炎症介质，进而抑制炎症介质对组织的不良作用。除了上述常用药物以外，其他可应用于治疗运动性哮喘的药物还包括茶碱类药物、抗胆碱药物、抗组胺类药物、呋塞米等，但由于不良反应较多一般不作为一线药物使用。

-------------------------------- · 参考文献 · --------------------------------

［1］ Khan DA. Exercise-induced bronchoconstriction: burden and prevalence [J]. Allergy Asthma Proc, 2012, 33: 1－6.

［2］ 石月，陈佩杰，李斐，等. 运动、支气管痉挛与哮喘——厘清、正视与平衡 [J]. 体育科学，2018，38（08）：75－85.

［3］ Carlsen KH, Anderson SD, Bjermer L, et al. Exercise induced asthma, respiratory and allergic disorders in elite athletes: epidemiology, mechanisms and diagnosis: part I of the report from the joint task force of the European Respiratory Society (ERS) and the European academy of allergy and clinical [J]. Allergy, 2008, 63 (4): 387－403.

［4］ 何旗，邱晨. 运动性哮喘的诊断与治疗 [J]. 世界最新医学信息文摘，2016，16（18）：85－86+89.

［5］ Parsons Jonathan P, Hallstrand Teal S, Mastronarde John G, et al. An official American Thoracic Society clinical practice guideline: exercise-induced bronchoconstriction [J]. American Journal of Respiratory and Critical Care Medicine, 2013, 187 (9): 1016－1027.

第 5 节　运动诱发的低血糖

低血糖的定义是非糖尿病患者血浆葡萄糖浓度≤2.8mmol/L，糖尿病患者血糖≤3.9mmol/L，而低血糖的完整诊断还需要包括典型的低血糖症状，如心慌、手抖、饥饿感以及在服用含糖食物或静脉应用葡萄糖后上述症状缓解。无症状低血糖常见于反复出现低血糖的糖尿病患者中，而在一些高龄人群或存在器质性疾病的患者中偶可出现神经低血糖症状，以昏迷、谵妄、胡言乱语等中枢神经系统症状为主要表现，由于出现认知功能障碍，需要家人或医护人员的帮助来纠正低血糖状态。

一、发病机制

运动是促进低血糖发生的重要因素。其机制主要为运动过程中肌肉首先消耗肌肉内的葡萄糖、TG，分解肌糖原，促进骨骼肌对血液循环中葡萄糖的摄取，以上均为耗能过程，可能导致低血糖。随着运动强度的逐渐增加，肌肉在低强度运动状态下消耗脂肪酸，逐渐过度为分解肌糖原、增加骨骼肌对葡萄糖的摄取和分解，故高强度运动更易诱发低血糖。此外，运动能够增加机体对胰岛素的敏感性，这也是糖尿病和非糖尿病患者运动后出现低血糖的参与因素之一。

运动为消耗能量的过程，但正常人体能够在运动前后通过调节激素水平和能量代谢使血糖维持在正常范围内，避免造成器官损害。例如当血糖<4.6mmol/L 时，内源性胰岛素分泌受抑制；而血糖<3.8mmol/L 时，胰高血糖素和肾上腺素等升糖激素释放增多，这些机制均能避免出现运动后低血糖。但糖尿病患者糖调节机制受损，而非糖尿病人群在长时间大量有氧运动时（如马拉松），可能难以进行能量补充，这些情况均可能导致运动后低血糖。

此外，对于反复在运动后出现低血糖的患者，尤其是抗阻运动或高强度有氧运动后出现低血糖的情况，仍需警惕运动诱发的高胰岛素血症性低血糖，该病为常染色体显性遗传病，患病人群的胰岛 B 细胞在丙酮酸刺激下介导超敏反应，进一步引起大量胰岛素异常释放，导致低血糖[1]。对于该类人群，尤其是存在阳性家族史的人群，临床上应积极识别，对运动后低血糖发作时胰岛素水平进行监测，评估有无自身胰岛素不适当分泌，同时进行基因检查以明确诊断，给予适当的生活方式干预和运动指导。

二、预防方法

低血糖的临床表现、对机体的损害与血糖降低的水平显著相关。当血糖处于 2.8～3.2mmol/L 时，人体可能由于儿茶酚胺释放增多出现心悸、手抖、饥饿感等交感神经兴奋症状；当血糖<2.8mmol/L 时，逐渐影响认知功能；而血糖<1.5mmol/L 时则会出现严重的神经低血糖症状，包括昏迷、谵妄，进而导致严重的心脏、脑、肝脏等重要脏器功能损害[2]。因此，采取适当措施预防运动诱发的低血糖至关重要。

由于糖调节功能异常，以及服用降糖药物或注射胰岛素，糖尿病患者较非糖尿病人群运动时更容易出现低血糖。低血糖好发人群还包括老年人和肝肾功能异常的人群。常见的低血糖诱因包括进食量过少、空腹运动、突然增加运动量、大量酒精摄入等，尤其在糖尿病患者中还存在降糖药物应用不当的因素。故无论运动人群是否存在糖尿病，均应避免空腹运动和酒后运动，提倡规律运动、循序渐进，避免突然增加运动量。糖尿病患者、高龄老人、肝肾功能异常的患者需在临床医师的指导下选择适当的运动方式和运动强度，避免低血糖的发生。糖尿病患者在每次运动前建议测血糖，当血糖<5.6mmol/L 时不建议运动。

对于所有运动人群来说，运动后 40 分钟到 1 小时内，适当进食碳水化合物联合蛋白质（例如巧克力奶等），既能避免低血糖发生，又能促进肌肉组织生成，保持肌肉量。一旦出现运动后低血糖，应调整运动强度和运动时机，且由医师调整运动前后的降糖方案。

三、急救处理

当运动中或运动后出现可疑低血糖症状时，如条件允许应立刻进行血糖测定，如无法测定血糖时则按低血糖处理。意识清醒者可口服含有 15~20g 葡萄糖的糖类食物，如条件允许应每 15 分钟监测一次血糖，如血糖仍≤3.9mmol/L 则再次给予 15g 葡萄糖口服。当血糖纠正至 3.9mmol/L 以上，但距离下一餐时间在 1 小时以上，可适当进食含有脂肪或蛋白质类的食物。如出现意识障碍，建议立即就医，给予 50%葡萄糖注射液 20ml 静脉推注，也可应用胰高血糖素 0.5~1mg 肌内注射。

含有 15g 葡萄糖的食物包括 4 个方糖糖块、半杯橘子汁、一大勺蜂蜜、一杯牛奶，在进食一份上述食物后，一般血糖能够升高 1.11mmol/L，其中方糖糖块升血糖最快速，而牛奶则速度缓慢，适合睡前预防夜间低血糖发生。对于口服阿卡波糖或伏格列波糖的糖尿病患者，出现低血糖后不能仅进食淀粉类食物，需进食水果糖或方糖糖块等单糖类物质。出现低血糖后，建议在 24~48 小时内复测血糖，尤其是应用长效磺脲类药物或中、长效胰岛素的糖尿病患者。

（陆迪菲　郭晓蕙）

・参考文献・

［1］ Otonkoski T, Kaminen N, Ustinov J, et al. Physical exercise-induced hyperinsulinemic hypoglycemia is an autosomal-dominant trait characterized by abnormal pyruvate-induced insulin release [J]. Diabetes, 2003, 52 (1): 199-204.

［2］ Frier BM. Hypoglycaemia in diabetes mellitus: epidemiology and clinical implications [J]. Nat Rev Endocrinol, 2014, 10 (12): 711-722.

第 6 节　运动诱发的高血压危象

高血压危象（hypertension crisis）是高血压急症和亚急症的总称。高血压急症是指在某些诱因作用下，血压突然和显著升高（一般超过 180/120mmHg）伴有靶器官损伤或原有功能受损进行性加重为特征的临床综合征。需要注意的是，若收缩压≥220mmHg 和（或）舒张压≥140mmHg，则无论有无症状都应视为高血压急症。高血压亚急症是指血压显著升高但不伴急性靶器官损害。患者可以有血压明显升高造成的症状，如头痛、胸闷、鼻出血、烦躁不安等。

一、发病机制

（一）高血压患者可能存在的血压调节缺陷

一般认为血管内皮功能障碍是高血压最早期和最重要的血管损害[1]。血管内皮的正常屏障功能受损，氧自由基产生增加的同时用于还原作用的 NO 灭活增加，进一步造成氧化应激反应增强，产生血管炎症，导致大动脉的弹性减退，小动脉阻力增加。高血压患者的大脑皮质下神经中枢功能也可能发生变化，出现各种神经递质浓度与活性异常，包括儿茶酚胺类、多巴胺、抗利尿激素分泌增多和中枢性 RAAS 系统激活，最终导致交感神经系统活性亢进，血儿茶酚胺浓度升高，阻力小动脉收缩增强。此外，近一半的原发性高血压患者合并有胰岛素抵抗（IR），高胰岛素血症加剧了水钠的重吸收，交感神经兴奋性增加，动脉弹性减退，使血压进一步增加[2]。

　　RAAS 系统和抗利尿激素在血压调节中起着重要作用。外周灌注压降低、钠供应减少和交感神经兴奋，均会触发一系列反应激活 RAAS 系统，最终激活具有强烈升压作用的血管紧张素 Ⅱ 收缩小动脉平滑肌，刺激盐皮质激素的分泌，启动交感神经末梢突触前膜的正反馈，大量分泌去甲肾上腺素，通过神经、体液等多种途径升高血压。正常机体血压升高会导致数小时到数天的肾脏钠排泄增加（压力性钠尿）和 NO、前列腺素 E_2 和激肽的释放增加，而血管紧张素 Ⅱ 的产生减少[1]。但是肾小球滤过率降低时，这一过程受到损害，导致血管紧张素 Ⅱ 水平缓慢升高。无法正常排钠可能会导致容量超载和血压进一步升高。

（二）运动诱发高血压危象的机制

　　一般认为，运动可以帮助患者更好的控制血压，同时能够降低高血压患者的心血管相关死亡率和全因死亡率。《中国高血压防治指南（2018 年修订版）》推荐高血压患者进行每周 4～7 天、每天累计 30～60 分钟的中等强度运动（ⅠA 级）。但是需要明确的是，此处的运动指的是长期规律的"中等强度"运动，而运动对血压水平的改善主要体现在远期水平。在运动期间，血压实际是升高的，其中等张运动以收缩压升高为主，等长运动收缩压和舒张压均有升高[3]。因此，过度运动可能导致血压在短时间内快速上升，超过自身调节范围，不仅无法起到保护作用，反而可能启动恶性循环，诱发高血压危象[4]。

　　在高血压病的基础上，过量运动可能诱发脑血管过度的自我调节，继而引发全身小动脉暂时性强烈收缩痉挛，外周血管阻力快速增加，血压在短时间内急剧升高。与此同时，交感神经系统出现过度亢进，导致心率迅速增加，心肌收缩力加强，CO_2 短时间快速增加。运动可使血液重新分布，血液大量滞留在肌肉内，加剧循环血量的相对不足，外周灌注相对较低，反射性引起缩血管活性物质如儿茶酚胺类等大量分泌，导致进一步的血管收缩和炎症因子（如 IL-6）的产生，形成病理性恶性循环。快速血流状态以及高氧化应激反应也可能进一步加剧血管内皮的破坏，血小板和纤维蛋白在内皮损伤处沉积，造成小动脉纤维素样坏死，末梢灌注不足，导致组织缺血以及血管活性物质的进一步释放，加重损伤。血管损伤进一步损害灌注，导致肌内膜增生、液体外渗和组织梗死。而 RAAS 系统的过度激活和压力性利钠作用等亦会加重这一恶性循环。如果不加以控制，这个过程会导致永久性的器官损伤，甚至死亡。

二、预防方法

　　预防的关键在于平时严格控制血压达标、遵医嘱按时按量用药，避免自行调整药物，定期监测血压，积极治疗基础疾病。进行适量运动，建议每周 4～7 天、每天累计 30～60 分钟的中等强度运动，避免过量运动。

三、急救处理

（一）急救原则

1. 快速降压　选择适宜有效的降压药物，一般选择静脉给药，同时应持续监测血压。静脉给药的优点是可以随时调整给药剂量。

2. 控制性降压　高血压危象时若短时间内血压急骤下降，可能使重要器官血流灌注急剧减少，故应采取控制性降压策略，即第一天内血压降低约起始血压的 20%～25%，两天内血压一般不低于 160/100mmHg。发病后 1～2 周内，再逐步将血压降至正常水平。

3. 合理选择降压药　处理高血压危象时要求降压药物起效迅速、达峰时间短、半衰期短，停药后药物作用能快速撤退。另外，最好选择降压过程中对心率、心输出量和脑血流量影响较小的药物。常用药物有硝普钠、硝酸甘油、尼卡地平和地尔硫䓬注射液。

4. 避免使用的药物　应注意避免使用下列药物处理运动导致的高血压危象。

（1）利血平　该药肌内注时起效较慢，短时间内反复注射易出现药物的蓄积效应，导致严重的低血压；同时该药可引起嗜睡，对患者神志的正确评估造成影响。

（2）强效利尿剂　治疗起始时不宜使用强效利尿剂，除非考虑有严重的急性心力衰竭或明显的容量负荷过重。因为多数高血压危象的患者有交感神经系统的过度激活，外周血管阻力明显升高，患者体内循环血容量减少，强效利尿剂会进一步减少有效循环容量，导致重要脏器灌注不足，严重时出现多器官功能障碍。

（二）降压药选择与应用

降压药选择与应用，详见附表 1-1

附表 1-1　降压药选择与应用

药名	适应证	药理作用	用法用量	不良反应	慎用和禁忌
硝普钠	各种高血压急症的处理	通过使血管内皮细胞产生一氧化氮（NO），直接扩张动脉和静脉平滑肌	50mg 溶解于 250～1000ml 5%葡萄糖注射液中，在避光输液瓶中静脉滴注，起始时剂量为 0.5μg/kg，根据治疗效果以 0.5μg/kg 递增，逐渐调整剂量，常用剂量为 3μg/kg	不良反应轻微，有恶心、呕吐、肌肉颤动	颅内压升高，合并肾功能不全者慎用；主动脉缩窄或动静脉分流
乌拉地尔	各种高血压急症的处理	阻断突触后α受体，扩张外周血管，降低周围交感张力	起始时可缓慢静推 10～50mg 乌拉地尔，持续监测血压变化。静推后可持续静脉滴注或静脉泵入，静脉滴注时通常将 250mg 乌拉地尔加入到 0.9%氯化钠注射液或 5%葡萄糖注射液中。如使用输液泵，可将 100mg 乌拉地尔注射液稀释到 50ml 后静脉泵入。静脉输液的最大药物浓度为 4mg/ml。用药过程中根据病人的血压调整输入速度，初始速度可达 2mg/min，维持给药的速度为 9mg/h	头痛、头晕、恶心	主动脉狭窄或动静脉分流的患者禁用（肾透析时的分流除外）
硝酸甘油	高血压合并心绞痛	松弛血管平滑肌，扩张静脉，选择性扩张冠状动脉与大动脉	起始时以 5～10μg/min 速度静脉滴注，后每 5～10 分钟增加滴注速度至 20～50μg/min	心动过速、面色潮红、头痛、呕吐	未纠正的低血容量患者，用药时需防止发生直立性低血压；严重贫血、青光眼、颅内压增高和已知对硝酸甘油过敏的患者

续表

药名	适应证	药理作用	用法用量	不良反应	慎用和禁忌
尼卡地平	合并急性脑血管病时高血压危象	钙通道阻滞剂，通过抑制钙离子内流发挥血管扩张作用	用生理盐水或5%葡萄糖注射液稀释后，配制成浓度为0.1%～0.2%后使用。起始时以0.5μg/（kg·min）静脉滴注，逐步增加剂量至6μg/（kg·min）	心动过速、面部潮红	怀疑有止血不完全的颅内出血患者、脑卒中急性期颅内压增高的患者、急性心功能不全和对本品过敏的患者
地尔硫䓬	高血压危象合并急性冠脉综合征	钙通道阻滞剂，通过抑制钙离子内流发挥血管扩张及延长房室结传导作用	将50mg配制成500ml溶液，以5～15mg/h速度静脉滴注，持续监测血压，根据血压水平调整给药速度	头痛、面部潮红	合并Ⅱ度和Ⅲ度房室传导阻滞、病窦综合征患者，对任一成分过敏患者
拉贝洛尔	合并肾功能衰竭的高血压危象	选择性α₁和非选择性β受体阻滞剂	起始时缓慢静推50mg，后每隔15分钟可重复给药，总剂量不超过300mg，也可以每分钟0.5～2mg速度静脉滴注	头晕、直立性低血压、排便和排尿困难	支气管哮喘、合并Ⅱ度和Ⅲ度房室传导阻滞、病窦综合征患者及对本品过敏者
卡托普利	高血压合并心力衰竭	竞争性血管紧张素转化酶抑制剂，降低外周阻力，减少水钠潴留	口服一次12.5mg，每日2～3次，可在1～2周内增至50mg，每日2～3次	皮疹、心悸、咳嗽	高钾血症（K⁺>5.5mmol/L）、双侧肾动脉狭窄、肌酐高于265μmol/L的患者
硝苯地平	高血压和（或）冠心病	钙通道阻滞剂，通过抑制钙离子内流发挥血管扩张作用	口服一次30mg，每日1～2次	头痛、水肿、心悸、面色潮红	严重肝肾功能不全者
倍他乐克	高血压和（或）心绞痛	选择性的β₁受体阻滞剂，降低心率、心输出量及血液	每日100～200mg，分1～2次服用	头痛、心动过缓	病态窦房结综合征、Ⅱ、Ⅲ度房室传导阻滞，心率<45次/分、P-Q间期>0.24秒

参考文献

[1] Brathwaite L, Reif M. Hypertensive Emergencies: A Review of Common Presentations and Treatment Options [J]. Cardiol Clin, 2019, 37: 275-286.

[2] Manucha W, Ritchie B, Ferder L. Hypertension and insulin resistance: implications of mitochondrial dysfunction [J]. Curr Hypertens Rep, 2015, 17: 504.

[3] Palatini P. Blood Pressure Behaviour During Physical Activity [J]. Sports Medicine, 1988, 5: 353-374.

[4] Saxena T, Ali AO, Saxena M. Pathophysiology of essential hypertension: an update [J]. Expert Rev Cardiovasc Ther, 2018, 16: 879-887.

第7节 运动诱发的心力衰竭

心功能不全是多种心血管疾病发展到终末阶段的共同结果，其病因包括：各种原因引起的心肌舒缩功能障碍以及心脏负荷过重。其中后者又包括容量负荷过重，或压力负荷过重。

冠心病、高血压以及心脏瓣膜性疾病是引起心功能不全的主要基础病因，此类患者进行运动往往要比正常人突发心力衰竭的风险更大，因此需要做好运动前筛查以及运动医务监督。

一、发病机制

增加心脏负荷或者增加心肌耗氧量的因素均可诱发心力衰竭。运动可以通过多种方式引起上述改变。

（1）激活交感神经，引起血压升高、心率增快从而引起心脏后负荷及心肌耗氧量增加，当超过心脏的代偿空间时，则会诱发心力衰竭。

（2）慢性心功能不全者长期服用利尿药物，运动过程中更容易发生水及电解质紊乱，从而改变心脏前负荷、诱发心律失常等以致引起急性心力衰竭。

（3）通过诱发急性心肌梗死而导致急性心力衰竭（具体机制见相关内容）。

二、预防方法

（1）对于既往存在心力衰竭的患者，应在开始运动前由心脏专科医生进行评估，并将药物治疗调整至最优。在最优药物治疗的基础之上，由心脏专科医生进行充分的运动前评估，确定运动处方。在每次开始训练前，则需要运动指导员根据患者的状况（包括近期睡眠及饮食和营养状态），适当根据运动处方的执行量进行调整。运动指导员需要与制定运动处方的专科医生进行有效的沟通和反馈，共同对运动处方进行调整和优化。同时，定期由专科和运动指导员协同评估，调整运动处方。

（2）对于存在冠心病、反复发作的恶性心律失常以及其他可能诱发急性心功能不全的慢性疾病患者（如慢性阻塞性肺疾病、恶性贫血及严重甲状腺功能亢进症等），则需综合考虑伴随疾病，酌情选择运动开始时机及运动处方。

另外，对于病情相对稳定的心功能不全患者，失水、过量饮水以及电解质紊乱，均可能成为急性心功能不全的诱因，应注意调整。

三、急救处理

在院外发生的急性心力衰竭的处理目标是，减轻可能导致急性心力衰竭的因素，同时为预防心力衰竭的恶化，及时送至就近医疗机构治疗。具体可进行如下处理：患者取半卧位或端坐位以减少静脉回流，有条件时立即予以鼻导管吸氧（3L/min），必要时可予以面罩吸氧（5～10L/min）。若急性心力衰竭的诱发因素为急性心肌梗死或心律失常，则参见急性心肌梗死或心律失常的处理。

第 8 节　运动导致的热射病

热射病是由于暴露于热环境和（或）剧烈运动所致的机体产热与散热失衡，以核心温度升高＞40℃和中枢神经系统异常为特征，如精神状态改变、抽搐或昏迷，并伴有多器官损害的危及生命的临床综合征[1]。根据发病原因和易感人群的不同，热射病分为经典型热射病（classic heat stroke，CHS）和劳力型热射病（exertional heat stroke，EHS）。运动导致的热射病通常属于 EHS[2]。

一、发病机制[3,4]

（一）机体热调节功能障碍

机体会利用各种方式来散发骨骼肌产生的热量，循环系统至关重要，其利用血液将身体核心的热量转移到皮肤，发挥散热作用。热负荷较高时，流向皮肤的血流量可成倍增加。但当环境温度高于身体核心温度时，对流、传导和辐射不再有效。环境条件也会影响蒸发降温。汗液蒸发并将热量释放到环境中的前提条件是存在水蒸气压力差。在高湿度（相对湿度＞75%）环境中，蒸发不能有效传递热量。因此，在湿热条件下，运动员更容易出现劳力型中暑，严重时发生劳力型热射病[2]。

（二）内毒素机制

热射病虽然是由高热诱发，但是随后病情的发生、发展则是由多种细胞因子介导的系统性炎症反应所推动。在热应激状态下，由于高热损害、缺血再灌注及炎症细胞募集效应，胃肠的通透性增加，使胃肠道菌群的内毒素透过黏膜进入门脉循环；同时，高热内环境会损害肝脏，导致肝脏清除能力减弱，内毒素将进一步进入体液循环，形成内毒素血症，最终引起全身性炎症反应、弥散性血管内凝血（DIC）、多器官功能衰竭（multiple organ failure，MOF）以及其他临床表现，危及生命[3]。

二、预防方法[1,2]

（一）加强热射病基础知识宣教

对相关运动人群进行热射病的相关知识宣传，了解热射病的临床症状和急救措施，加强对热射病的自我管理，从而在发病后可在第一时间正确自救或互救，减少热射病的发生及改善预后。对普通人群而言，了解热射病的基本知识，在炎热潮湿的气温下，避免过度运动。当在炎热的条件下，运动后出现头痛、头晕、恶心或呕吐等症状时应警惕该病的发生，立即去通风阴凉处以降低体温，避免热射病的发生。

（二）合理安排训练、饮食

首先，运动训练或活动应尽量避开气温较高、辐射较强的时段，合理安排休息时间和次数，减少在高热环境的持续活动时间。其次，保持健康、清淡的饮食，少进食油腻辛辣食物。高强度运动会大量排汗，机体要适时补充水与无机盐，饮水原则为少量多次。当存在身体不适时，应适当增加休息时间、减少训练强度，生理状态未完全恢复前不宜增加训练强度。

三、急救处理[1-4]

热射病患者最初的表现可能不明显，并且其并发症的发生率和死亡率与核心温度升高的持续时间之间相关，所以急救的重点是快速降温。我国的"热射病专家共识"中指出现场急救的重点：①快速、有效、持续降温；②迅速补液扩容；③有效控制躁动和抽搐。其中快速、有效、持续降温是最重要的。鉴于热射病病情重、进展快的特点，在现场早期处置中推荐"边降温边转运"原则，当降温与转运存在冲突时，应遵循"降温第一，转运第二"的原则。

现场急救的步骤如下：

（一）立即脱离热环境

运动员一旦出现早期症状应立即停止训练，转移至通风阴凉处，尽快除去患者全身衣物以利散热。有条件的可将患者转移至有空调的房间，建议室温调至16~20℃。

（二）检查生命体征

当运动者出现神志改变并且体温升高符合 EHS 诊断时，需要立即快速降温治疗。如果现场不具备测量核心温度的条件，也可测量体表温度以做参考，但需注意的是，如果体表温度不高，不能排除热射病，应监测肛温。

（三）积极有效降温

由于病死率与体温过高及持续时间密切相关，因此快速、有效、持续降温是首要治疗措施。降温方法的选择应因地制宜，根据现场条件灵活选择，可多种降温方法联用。有研究表明冰水浸泡法是最有效的方法，但是在条件（外界条件或患者病情）不允许时可以采取其他的降温方式，如在患者的颈部、腋窝和腹股沟区（临近大血管的区域）放置冰袋，也可以用凉水或水雾直接向皮肤喷洒同时配合持续通风可以实现有效降温。

（四）快速液体复苏

应在现场快速建立静脉通路。输注液体首选含钠液体（如生理盐水或林格液），在补液的同时可补充丢失的盐分。应避免早期大量输注葡萄糖注射液，以免导致血钠在短时间内快速下降，加重神经损伤。

（五）气道保护

如果患者出现昏迷，应将头偏向一侧，保持其呼吸道通畅，及时清除气道内分泌物，防止呕吐误吸。对于意识不清的患者，禁止喂水。如已发生呕吐，应尽快清理口腔分泌物。对于大多数需要气道保护的热射病患者，应尽早留置气管插管；若现场无插管条件，应先用手法维持气道开放或置入口咽/鼻咽通气道，尽快呼叫救援团队。

（六）控制抽搐

抽搐、躁动不仅干扰降温治疗，而且使产热和耗氧量增加，加剧神经系统损伤。现场控制抽搐、躁动非常关键，可给予镇静药物使患者保持镇静，防止舌咬伤等意外伤。躁动不安的患者可用地西泮 10~20mg，静脉注射，在 2~3 分钟内注完，如静脉注射困难也可立即肌内注射。如果抽搐控制不理想时，可在地西泮的基础上加用苯巴比妥 5~8mg/kg，肌内注射。

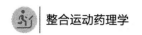

（七）转运

病情危重的患者在持续降温的同时需要立即地转运，从而在院内得到进一步地系统治疗。

· 参考文献 ·

[1] 全军热射病防治专家组，全军重症医学专业委员会. 中国热射病诊断与治疗专家共识 [J]. 解放军医学杂志，2019，44（3）：181−196.

[2] 林慧艳，娄云鹏，莎宁，等. 劳力型热射病早期识别对预后的影响——附1例死亡报告 [J]. 解放军预防医学杂志，2020，38（3）：15−16.

[3] 李代波，周欢，刘乐斌. 热射病的发病机制及防治研究进展 [J]. 解放军预防医学杂志，2017，35（12）：1598−1601.

[4] 刘树元，汪茜，邢令，等. 劳力型热射病器官损伤机制与救治策略[J]. 武警医学，2020，31（5）：450−454.

[5] Lipman GS, Eifling KP, Ellis MA, et al. Wilderness Medical Society practice guidelines for the prevention and treatment of heat-related illness [J]. Wilderness Environ Med, 2013, 24 (4): 351−361.

第9节　其　他

一、运动导致的肌溶解症

横纹肌溶解症（rhahdomyolysis，RM）是指可逆或不可逆性横纹肌细胞受损后细胞内物质如蛋白、离子、酶等物质释放入血所引起的综合征，其主要临床特征是：肌酸激酶升高，血和尿中的肌红蛋白阳性，伴随肌肉疼痛和肌肉紧张[1]。横纹肌溶解多因为外伤性和非外伤性因素导致。其中由于大量剧烈运动所导致的横纹肌溶解症称作运动性横纹肌溶解症。

横纹肌溶解主要表现为：肌肉疼痛、肌肉乏力、肌肉肿胀、尿色加深呈浓茶样。检查血液可发现肌酶和肌红蛋白明显升高，尿液检查肌红蛋白阳性。严重的横纹肌溶解可并发急性肾功能衰竭和多器官功能衰竭，甚至危及生命。

目前认为，运动引起横纹肌溶解的发生机制主要有以下几个[2]：

（1）肌肉纤维剧烈、重复、长时间的高强度过度牵拉，导致横纹肌结构受损。

（2）剧烈运动下，肌肉部分或者完全缺氧可导致横纹肌损伤。

（3）剧烈运动中机体产生大量热量，当产生的热量过多时，就会造成机体过热状态，造成肌肉热损伤。

（4）肌肉过度收缩会导致肌肉缺血，当肌肉舒张时，缺血肌肉再灌注，可导致肌肉进一步损伤。

（5）肌肉过度收缩及缺氧，可产生多种炎性因子，使得毛细血管的通透性增加，有效循环血容量减少。

（6）肌肉缺血损伤使得钙离子内流增多，磷酸化酶、蛋白酶、核酸酶等被激活，同时肌细胞的呼吸链受到抑制，造成能量生成减少，而酶的激活又需要消耗能量，从而进一步加重了肌细胞能量的缺乏，导致肌细胞坏死。

对于健身爱好者而言，无需过度忧虑运动性横纹肌溶解。只要遵守循序渐进的运动原则，缓慢增加运动量，同时注意运动中补液，都可以减少或避免横纹肌溶解的风险。如果在一次大运动强度后出现尿液变红等，请及时就医。

二、长时间运动导致的疲劳性骨折

疲劳性骨折，容易发生在骨骼承力部分，在部队训练中发病率较高，国外报道为 31%，国内报道为 16.9%。疲劳性骨折顾名思义与过度运动有关。多发生于马拉松、越野训练中。此外，也常见于足部承重较多的运动员，如球类运动、田径、芭蕾舞演员，亦可见于经常坚持大运动量锻炼的中老年人。

疲劳性骨折的发展是逐步进行的。最初发生的是骨小梁骨折并随即修复，如在修复过程中继续受不良刺激，导致修复障碍，反复这一过程导致完全性骨折。

疲劳性骨折常见的临床表现有局部疼痛，运动后加重，停止运动后好转，无夜间痛。局部可有轻度肿胀和压痛，应力试验阳性。X 线摄像检查早期一个月内多为阴性，随后可表现为骨膜增生、骨折线、骨痂或新骨形成。CT 扫描可为早期诊断提供重要的依据。

疲劳性骨折分为 5 级[3]：

0 级（正常重建）：有细小的骨膜新生骨形成，X 线片无异常改变，无临床症状，但骨扫描可见细小的线性吸收增加。

1 级（轻度应力反应）：表现为皮质骨的重建，患者可出现运动后局部疼痛，无压痛，X 线片阴性，但骨扫描为阳性。

2 级（中度应力反应）：皮质骨吸收稍强于骨膜反应，可出现疼痛和压痛，X 线片可见骨外形完整，可见模糊的征象，骨扫描阳性。

3 级（严重应力反应）：骨膜反应及皮质骨吸收范围均扩大，疼痛持续存在，休息时也出现，X 线片可见皮质骨增厚，骨扫描阳性。

4 级（疲劳性骨折）：骨活检可见有骨坏死、骨小梁微骨折及肉芽组织形成，由于疼痛，负重几乎不可能，X 线片可见骨折及早期骨痂形成，骨扫描阳性。

疲劳性骨折是可以预防的骨折。它的演变过程是漫长的。避免骨骼疲劳损伤是预防疲劳性骨折的关键。在营养方面，适当摄入钙和维生素 D；在运动方面，避免较大强度长期的训练。

三、长时间运动导致的肌肉痉挛

运动性肌肉痉挛为肌肉过度收缩导致，属于不自主强直收缩。运动肌肉痉挛发生时，运动部位肌肉肌腹呈僵直状态，局部肌肉坚硬或隆起，产生剧烈疼痛感。

运动性肌肉痉挛普遍发生在缺乏体育锻炼常识和静坐少动的人群中。这类群体由于缺乏相关的运动前热身知识以及缺乏在体育运动中对身体的感知能力，导致机体对突然出现的运动刺激不适应。当突然参与高强度运动或运动环境改变时，就会触发运动性肌肉痉挛。

运动性肌肉痉挛的处理方法主要为物理疗法，此外还有运动疗法和药物疗法等。物理疗法主要具有简单易学、操作方便的优势，但对于较为严重的运动性肌肉痉挛则略显不足。物理处理方法包括牵拉、按摩、冷刺激与热刺激。牵拉主要是对痉挛肌肉进行局部拉长。牵拉一般每次保持 10 秒，重复 10 次。按摩疗法是对痉挛肌肉进行深层放松，根据部位不同可采用推拿、按摩、揉捏、重力按压等方法进行处理。按摩应用在牵拉处理后。冷刺激主要包括冷水、冰、蒸发冷冻等治疗伤病。使用冷刺激可降低肌肉张力，减轻肌肉充血，减轻疼痛。热刺激是应用传导热、辐射热等治疗伤病的方法。对运动性痉挛部位肌肉进行中等温度热敷，可扩张局部血液和淋巴循环，加速代谢，降低神经元兴奋性，从而降低肌肉挛缩。冷疗与热疗仍需在完成牵张后进行，主要起到缓解疼痛与降低痉挛再次发生[4]。

运动前的充分热身是避免肌肉痉挛发生的根本，尤其是冬季，应该相应延长热身时间，以体感微微出汗为宜。运动后的充分拉伸也是避免肌肉痉挛的好方法。在健身过程中，如果遇到肌肉痉挛的情况，请及时按照物理疗法自我缓解，如缓解效果不佳，请寻求医生的帮助。

参考文献

[1] 王聪飞，李慧莉，崔龚臻. 运动诱因横纹肌溶解综合征的临床特征分析 [J]. 浙江医学，2018，24：2695-2697.

[2] 靳磊，余璐，丁凯阳，等. 运动性横纹肌溶解并发肝脏损伤病例报道及机制分析 [J]. 现代医药卫生，2020，2：317-319.

[3] 许巍，王子虎，王平，等. 阅兵徒步方队训练致距骨疲劳性骨折 12 例诊治分析 [J]. 人民军医，2020，9：861-864.

[4] 赵岩. 学校体育常见运动损伤及运动疾病发生原因及处治 [J]. 大连教育学院学报，2020，2：63-67.

附录2
2021年兴奋剂目录第一部分：兴奋剂品种

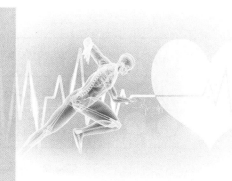

一、蛋白同化制剂品种

序号	英文名	通用名（别名）	海关参考商品编号
1	1-androstenediol (5α-androst-1-ene-3β,17β-diol)	1-雄烯二醇	2937290011 3004320011
2	1-androstenedione (5α-androst-1-ene-3,17-dione)	1-雄烯二酮	2937290011 3004320011
3	1-androsterone (3α-hydroxy-5α-androst-1-ene-17-one)	1-雄酮 （3α-羟基-5α-雄甾-1-烯-17-酮）	2914400090 3004909099
4	1-epiandrosterone (3β-hydroxy-5α-androst-1-ene-17-one)	1-表雄酮 （3β-羟基-5α-雄甾-1-烯-17-酮）	2914400030 3004909083
5	1-testosterone (17β-hydroxy-5α-androst-1-en-3-one)	1-睾酮	2937290024 3004320053
6	2-androstenol (5α-androst-2-en-17-ol)	2-雄烯醇 （5α-雄甾-2-烯-17-醇）	2906199014 3004909094
7	2-androstenone (5α-androst-2-en-17-one)	2-雄酮 （5α-雄烷-2-烯-17-酮）	2914299010 3004909092
8	3-androstenol (5α-androst-3-en-17-ol)	3-雄烯醇 （5α-雄甾-3-烯-17-醇）	2906199015 3004909095
9	3-androstenone (5α-androst-3-en-17-one)	3-雄烯酮 （5α-雄甾-3-烯-17-酮）	2914299011 3004909096
10	4-androstenediol (androst-4-ene-3β,17β-diol)	4-雄烯二醇	2937290012 3004320015
11	4-hydroxytestosterone (4,17β-dihydroxyandrost-4-en-3-one)	4-羟基睾酮	2937290016 3004320033
12	5-androstenedione (androst-5-ene-3,17-dione)	5-雄烯二酮	2937290012 3004320016
13	5α-androstane-3α,17α-diol	5α-雄烷-3α,17α-二醇 （阿法雄烷二醇）	2906199011 3004909074
14	5α-androstane-3α,17β-diol	5α-雄烷-3α,17β-二醇 [雄烷二醇（3α,17β）]	2937290012 3004320017

序号	英文名	通用名（别名）	海关参考商品编号
15	5α-androstane-3β,17α-diol	5α-雄烷-3β,17α-二醇 [雄烷二醇（3β,17α）]	2937290012 3004320018
16	5α-androstane-3β,17β-diol	5α-雄烷-3β,17β-二醇 （倍他雄烷二醇）	2906199011 3004909075
17	5β-androstane-3α,17β-diol	5β-雄烷-3α,17β-二醇 [5β-雄烷二醇（3α,17β）]	2937290012 3004320017
18	7-keto-DHEA	7-羰基-普拉睾酮	2937290027 3004320076
19	7α-hydroxy-DHEA	7α-羟基-普拉睾酮	2937290025 3004320074
20	7β-hydroxy-DHEA	7β-羟基-普拉睾酮	2937290026 3004320075
21	19-norandrostenediol (estr-4-ene-3,17-diol)	19-去甲雄烯二醇	2937290099 3004390099
22	19-norandrostenedione (estr-4-ene-3,17-dione)	19-去甲雄烯二酮	2937290021 3004320044
23	19-norandrosterone	去甲雄酮	2937290018 3004320045
24	19-noretiocholanolone	19-去甲本胆烷醇酮	2937290022 3004320046
25	androst-4-ene-3α,17α-diol	雄甾-4-烯-3α,17α-二醇 [4-雄烯二醇（3α,17α）]	2906199012 3004909074
26	androst-4-ene-3α,17β-diol	雄甾-4-烯-3α,17β-二醇 [4-雄烯二醇（3α,17β）]	2906199012 3004909071
27	androst-4-ene-3β,17α-diol	雄甾-4-烯-3β,17α-二醇 [4-雄烯二醇（3β,17α）]	2937290011 3004320013
28	androst-5-ene-3α,17α-diol	雄甾-5-烯-3α,17α-二醇 [5-雄烯二醇（3α,17α）]	2906199013 3004909072
29	androst-5-ene-3α,17β-diol	雄甾-5-烯-3α,17β-二醇 [5-雄烯二醇（3α,17β）]	2906199013 3004909073
30	androst-5-ene-3β,17α-diol	雄甾-5-烯-3β,17α-二醇 [5-雄烯二醇（3β,17α）]	2937290011 3004320014
31	androstanolone (5α-dihydrotestosterone,17β-hydroxy-5α-androstan-3-one)	雄诺龙（双氢睾酮）	2937290015 3004320029
32	androstenediol (androst-5-ene-3β,17β-diol)	5-雄烯二醇（3β,17β） （雄甾-5-烯-3β,17β-二醇）	2937290031 3004320071
33	androstenedione (androst-4-ene-3,17-dione)	4-雄烯二酮 （雄甾-4-烯-3,17-二酮）	2937290032 3004320072
34	androsterone	雄酮	2937290034 3004390028
35	bolasterone	勃拉睾酮	2937290012 3004320019

续表

序号	英文名	通用名（别名）	海关参考商品编号
36	boldenone	勃地酮	2937290013 3004320021
37	boldione (androsta-1,4-diene-3,17-dione)	1,4-雄烯二酮 （雄甾-1,4-二烯-3,17-二酮）	2937290035 3004320078
38	calusterone	卡芦睾酮	2937290013 3004320023
39	clenbuterol	克仑特罗	2922199020 3004390011
40	clostebol	氯司替勃	2937290013 3004320024
41	danazol ([1,2]oxazolo[4',5':2,3]pregna-4-en-20-yn-17α-ol)	达那唑	2937290014 3004320023
42	dehydrochlormethyltestosterone (4-chloro-17β-hydroxy-17α-methyl androsta-1,4-dien-3-one)	去氢氯甲睾酮 （脱氢氯甲睾酮）	2937290014 3004320025
43	desoxymethyltestosterone (17α-methyl-5α-androst-2-en-17β-ol and 17α-methyl-5α-androst-3-en-17β-ol)	去氧甲睾酮	2937290014 3004320029
44	drostanolone	屈他雄酮	2937290015 3004320028
45	epiandrosterone (3β-hydroxy-5α-androstan-17-one)	表雄酮 （3β-羟基-5α-雄烷-17-酮）	2914400020 3004909077
46	epi-dihydrotestosterone (17β-hydroxy-5β-androstan-3-one)	表双氢睾酮	2937290015 3004320031
47	epitestosterone	表睾酮	2914400020 3004909079
48	ethylestrenol (19-norpregna-4-en-17α-ol)	乙雌烯醇	2937290015 3004320015
49	etiocholanolone	胆烷醇酮	2937290028 3004320077
50	fluoxymesterone	氟甲睾酮	2937290015 3004320031
51	formebolone	甲酰勃龙	2937290015 3004320012
52	furazabol (17α-methyl [1,2,5]oxadiazolo[3',4':2,3]-5α-androstan-17β-ol)	夫拉扎勃	2937290016 3004320032
53	gestrinone	孕三烯酮	2937239010 3004320033
54	LGD-4033 (ligandrol)**	2-（三氟甲基）-4-[(2R)-2-[(1R)-2,2,2-三氟-1-羟基乙基]-1-吡咯烷基]苯甲腈	2933990099 3004909099
55	mestanolone	美雄诺龙	2937290017 3004320041
56	mesterolone	美睾酮	2937290017 3004320035

序号	英文名	通用名（别名）	海关参考商品编号
57	metandienone (17β-hydroxy-17α-methylandrosta-1,4-dien-3-one)	美雄酮	2937290017 3004320035
58	metenolone	美替诺龙	2937290019 3004320041
59	methandriol	美雄醇	2937290019 3004320042
60	methasterone (17β-hydroxy-2α,17α-dimethyl-5α-androstan-3-one)	甲基屈他雄酮	2937290017 3004320036
61	methyl-1-testosterone (17β-hydroxy-17α-methyl-5α-androst-1-en-3-one)	甲基-1-睾酮	2937290018 3004320038
62	methylclostebol	甲基氯司替勃	2937290013 3004320026
63	methyldienolone (17β-hydroxy-17α-methylestra-4,9-dien-3-one)	甲二烯诺龙	2937290018 3004320037
64	methylnortestosterone (17β-hydroxy-17α-methylestr-4-en-3-one)	甲诺睾酮	2937290018 3004320038
65	methyltestosterone	甲睾酮	2937290018 3004320042
66	metribolone (methyltrienolone,17β-hydroxy-17α-methylestra-4,9,11-trien-3-one)	美曲勃龙	2937290019 3004320039
67	mibolerone	米勃酮	2937290021 3004320042
68	nandrolone (19-nortestosterone)	诺龙	2937290021 3004320043
69	norboletone	诺勃酮	2937290021 3004320043
70	norclostebol (4-chloro-17β-ol-estr-4-en-3-one)	诺司替勃	2937290021 3004320043
71	norethandrolone	诺乙雄龙	2937290021 3004320045
72	oxabolone	羟勃龙	2937290022 3004320047
73	oxandrolone	氧雄龙	2937290022 3004320047
74	oxymesterone	羟甲睾酮	2937290023 3004320048
75	oxymetholone	羟甲烯龙	2937290023 3004320048
76	prasterone(dehydroepiandrosterone, DHEA,3β-hydroxyandrost-5-en-17-one)	普拉睾酮	2937290014 3004320028
77	prostanozol (17β-[(tetrahydropyran-2-yl)oxy]-1'H-pyrazolo[3,4:2,3]-5α-androstane)	前列他唑*	2937290023 3004320049
78	quinbolone	奎勃龙	2937290024 3004320051

续表

序号	英文名	通用名（别名）	海关参考商品编号
79	RAD140	3-甲基-4-[[(1*R*,2*S*)-1-[5-(4-氰基苯基)-1,3,4-噁二唑-2-基]-2-羟基丙基]氨基]-2-氯苯甲腈	2933990099 3004909099
80	stanozolol	司坦唑醇	2937290024 3004320052
81	stenbolone	司腾勃龙	2937290024 3004320052
82	testosterone	睾酮	2937290024 3004320053
83	tetrahydrogestrinone (17-hydroxy-18a-homo-19-nor-17α-pregna-4,9,11-trien-3-one)	四氢孕三烯酮	2937239010 3004320054
84	tibolone	替勃龙	2937239010 3004320051
85	trenbolone (17β-hydroxyestr-4,9,11-trien-3-one)	群勃龙	2937290024 3004320051
86	zeranol	泽仑诺	2937239010 3004320054
87	zilpaterol	齐帕特罗	2933990040 3004909078

二、肽类激素品种

序号	英文名	通用名（别名）	海关参考商品编号
88	alexamorelin	艾瑞莫瑞林	2937190015 3004390026
89	AOD-9604	AOD9604	2937110090 3004390099
90	asialo EPO	唾液酸促红素	3002120011
91	buserelin	布舍瑞林	2937190015 3004390026
92	carbamylated EPO(CEPO)	氨甲酰促红素	3002120011
93	chorionic gonadotrophin (CG) and luteinizing hormone (LH)	绒促性素及促黄体生成素	2937190013 3004390025
94	CJC-1293	CJC-1293	2937190099 3004390099
95	CJC-1295	CJC-1295	2937190013 3004390025
96	CNTO 530	EPO-Fc（IgG4）融合蛋白*	3002120022
97	corticorelin	可的瑞林	2937190015 3004390026
98	corticotrophins	促皮质素类	2937190015 3004390026
99	darbepoetins (dEPO)	达促红素	3002120011

序号	英文名	通用名（别名）	海关参考商品编号
100	deslorelin	地洛瑞林	2937190099 3004390099
101	EPO based constructs	基于促红素类分子结构的构建物	3002120099
102	EPO-Fc	EPO-Fc 融合蛋白*	3002120022
103	EPO-mimetic agents and their constructs	促红素模拟物及其构建物	3002120099
104	erythropoietin receptor agonists	促红素受体激动剂类	3002120099
105	erythropoietins (EPO)	促红素类	3002120011
106	examorelin (hexarelin)	艾莫瑞林（海沙瑞林）	2937190015 3004390026
107	fibroblast growth factors (FGFs)	成纤维细胞生长因子类	3002120014
108	follistatin	卵泡抑素	2937190093 3004390092
109	GATA inhibitors	GATA 抑制剂类	2937190099 3004390099
110	GH-releasing peptides (GHRPs)	生长激素释放肽类	2937190013 3004390025
111	GHRP-1	生长激素释放肽-1	2937190099 3004390099
112	GHRP-2 (pralmorelin)	GHRP-2[普拉莫瑞林 （生长激素释放肽-2）]	2937190013 3004390025
113	GHRP-3	生长激素释放肽-3	2937190099 3004390099
114	GHRP-4	生长激素释放肽-4	2937190099 3004390099
115	GHRP-5	生长激素释放肽-5	2937190099 3004390099
116	GHRP-6	生长激素释放肽-6	2937190099 3004390099
117	gonadorelin	戈那瑞林	2937190015 3004390026
118	goserelin	戈舍瑞林	2937190099 3004390099
119	growth factor modulators	生长因子调节剂类	3002120099
120	growth factors	生长因子类	3002120099
121	growth hormone (GH)	生长激素	2937110010 3004390099
122	growth hormone fragments	生长激素片段类*	2937110090 3004390099
123	growth hormone releasing factors	生长激素释放因子类	2937110090 3004390099
124	growth hormone-releasing hormone (GHRH) and its analogues	生长激素释放激素及其类似物	2937290099 3004390025
125	growth hormone secretagogues (GHS)	生长激素促分泌剂类	2937190099 3004390025

续表

序号	英文名	通用名（别名）	海关参考商品编号
126	hepatocyte growth factor (HGF)	肝细胞生长因子	3002120015
127	hGH176-191	人生长激素 176-191	2937110090 3004390099
128	hypoxia-inducible factor (HIF) activating agents	缺氧诱导因子激活剂类	3002120021
129	innate repair receptor agonists	先天修复受体激动剂类	2937190099 3004390099
130	insulin-like growth factor-1(IGF-1) and its analogues	胰岛素样生长因子 1 及其类似物	3002120012
131	insulins	胰岛素类	2937121000 2937129000 3004311010 3004319010
132	ipamorelin	伊莫瑞林	2937190015 3004390026
133	K-11706	K-11706*	2937190099 3004390099
134	lenomorelin (ghrelin)	来诺瑞林[葛瑞林（脑肠肽）]	2937190015 3004390026
135	lenomorelin (ghrelin) mimetics	来诺瑞林[葛瑞林（脑肠肽）]模拟物类	2937190015 3004390026
136	leuprorelin	亮丙瑞林	2937190016 3004390027
137	luspatercept	罗特西普	3002120019
138	macimorelin	马昔瑞林	2937900011 3004390093
139	mechano growth factors (MGFs)	机械生长因子类	3002120013
140	methoxy polyethylene glycol-epoetin beta (CERA)	培促红素 β	3002120011
141	myostatin propeptide	肌抑素前肽	2937190099 3004390099
142	nafarelin	那法瑞林	2937110090 3004390099
143	peginesatide	培尼沙肽	3002120019
144	peptide hormones and their releasing factors	肽类激素及其释放因子类	2937190099 3004390099
145	platelet-derived growth factor (PDGF)	血小板衍生生长因子	3002120016
146	sermorelin	舍莫瑞林	2937190015 3004390026
147	sotatercept	索特西普	3002120099
148	tesamorelin	替莫瑞林	2937190015 3004390026
149	thymosin-β4 and its derivatives (TB-500)	胸腺肽-β4 及其衍生物（如 TB-500）	3002120099
150	transforming growth factor-β (TGF-β) signalling inhibitors	转化生长因子-β（TGF-β）信号传导抑制剂类	3002120018
151	triptorelin	曲普瑞林	2937110090 3004390099
152	vascular-endothelial growth factor (VEGF)	血管内皮生长因子	3002120017

三、麻醉药品品种

序号	英文名	通用名
153	cannabis	大麻制品
154	cocaine	可卡因
155	dextromoramide	右吗拉胺
156	diamorphine (heroin)	二醋吗啡
157	fentanyl and its derivatives	芬太尼及其衍生物
158	hashish	大麻脂
159	hydromorphone	氢吗啡酮
160	marijuana	大麻
161	methadone	美沙酮
162	morphine	吗啡
163	nicomorphine	尼可吗啡
164	oxycodone	羟考酮
165	oxymorphone	羟吗啡酮
166	pethidine	哌替啶

四、刺激剂（含精神药品）品种

序号	英文名	通用名（别名）
167	3-methylhexan-2-amine (1,2-dimethylpentylamine)	3-甲基己烷-2-胺（1,2-二甲基戊胺）
168	4-methylhexan-2-amine(methylhexaneamine)	4-甲基己烷-2-胺（甲基己胺）
169	4-methylpentan-2-amine (1,3-dimethylbutylamine)	4-甲基戊烷-2-胺（1,3-二甲基正丁胺）
170	5-methylhexan-2-amine (1,4-dimethylpentylamine)	5-甲基己烷-2-胺（1,4-二甲基戊胺）
171	adrafinil	阿屈非尼
172	amfepramone	安非拉酮
173	amfetamine	苯丙胺
174	amfetaminil	安非他尼
175	amiphenazole	阿米苯唑
176	benfluorex	苯氟雷司
177	benzfetamine	苄非他明
178	benzylpiperazine	苄基哌嗪
179	bromantan	布罗曼坦

续表

序号	英文名	通用名（别名）
180	buprenorphine	丁丙诺啡
181	cathine	去甲伪麻黄碱
182	cathinone	卡西酮
183	clobenzorex	氯苄雷司
184	cropropamide	克罗丙胺
185	crotetamide	克罗乙胺
186	delta-9-tetrahydrocannabinol (THC)	Δ9-四氢大麻酚
187	dimetamfetamine (dimethylamphetamine)	二甲基苯丙胺
188	epinephrine(adrenaline)	肾上腺素
189	etamivan	香草二乙胺
190	etilamfetamine	乙非他明
191	etilefrine	依替福林
192	famprofazone	泛普法宗
193	fenbutrazate	芬布酯
194	fencamfamin	芬坎法明
195	fencamine	芬咖明
196	fenetylline	芬乙茶碱
197	fenfluramine	芬氟拉明
198	fenproporex	芬普雷司
199	fonturacetam [4-phenylpiracetam (carphedon)]	芳妥西坦 [4-苯基吡拉西坦（卡非多）]
200	furfenorex	呋芬雷司
201	heptaminol	辛胺醇
202	HU-210 ((6aR,10aR)-9-(hydroxymethyl)-6,6-dimethyl-3-(2-methyloctan-2-yl)-6a,7,10,10a-tetrahydro- benzo[c]chromen-1-ol))	1,1-二甲基庚基-11-羟基-四氢大麻酚
203	hydroxyamfetamine(parahydroxyamphetamine)	羟苯丙胺（对-羟基苯丙胺）
204	isometheptene	异美汀
205	JWH-018(naphthalen-1-yl-(1-pentylindol-3-yl)methanone)	1-戊基-3-（1-萘甲酰基）吲哚
206	JWH-073(naphthalen-1-yl-(1-butylindol-3-yl)methanone)	1-丁基-3-（1-萘甲酰基）吲哚
207	levmetamfetamine	左去氧麻黄碱
208	lisdexamfetamine	利右苯丙胺
209	meclofenoxate	甲氯芬酯
210	mefenorex	美芬雷司
211	mephedrone	4-甲基甲卡西酮
212	mephentermine	美芬丁胺

序号	英文名	通用名（别名）
213	mesocarb	美索卡
214	metamfetamine (*d*−)	甲基苯丙胺（右旋）
215	methedrone	4-甲氧基甲卡西酮
216	methylenedioxymethamphetamine	*N*-甲基亚甲二氧基苯丙胺
217	methylphenidate	哌甲酯
218	modafinil	莫达非尼
219	nikethamide	尼可刹米
220	norfenefrine	去甲苯福林
221	norfenfluramine	去乙芬氟拉明
222	octodrine (1,5−dimethylhexylamine)	奥托君（1,5−二甲基己胺）
223	octopamine	奥克巴胺
224	oxilofrine(methylsynephrine)	奥洛福林（甲昔奈福林）
225	pemoline	匹莫林
226	pentazocine	喷他佐辛
227	pentetrazol	戊四氮
228	phendimetrazine	苯甲曲秦
229	phenethylamine and its derivatives	苯乙胺及其衍生物
230	phenmetrazine	芬美曲秦
231	phenpromethamine	苯丙甲胺
232	phentermine	芬特明
233	p−methylamfetamine (p−methylamphetamine)	对−甲基苯丙胺
234	prenylamine	普尼拉明
235	prolintane	普罗林坦
236	propylhexedrine	丙己君
237	selegiline	司来吉兰
238	sibutramine	西布曲明
239	tenamfetamine(methylenedioxyamphetamine)	替苯丙胺（亚甲二氧基苯丙胺）
240	tuaminoheptane	异庚胺
241	α−pyrrolidinovalerophenone	α−吡咯烷基苯戊酮

五、药品类易制毒化学品品种

序号	英文名	通用名
242	ephedrine	麻黄碱
243	methylephedrine	甲基麻黄碱
244	pseudoephedrine	伪麻黄碱

六、医疗用毒性药品品种

序号	英文名	通用名
245	strychnine	士的宁

七、其他品种

序号	英文名	通用名
246	4-androstene-3,6,17-trione(6-oxo)	4-雄烯-3,6,17-三酮（6-氧代）
247	ACE-031	ACE-031
248	acebutolol	醋丁洛尔
249	acetazolamide	乙酰唑胺
250	activators of the AMP-activated protein kinase (AMPK): AICAR	AMP-激活的蛋白激酶激动剂类：如阿卡地新
251	activin A-neutralizing antibodies	激活素 A 中和抗体类
252	activin receptor IIB competitors	激活素受体 IIB 竞争剂类
253	agents preventing activin receptor IIB activation	激活素受体 IIB 活化抑制剂类
254	agents reducing or ablating myostatin expression	肌抑素表达消减剂类
255	alprenolol	阿普洛尔
256	amiloride	阿米洛利
257	aminoglutethimide	氨鲁米特
258	anamorelin	阿那瑞林
259	anastrozole	阿那罗唑
260	andarine(2S)-3-(4-acetamido-phenoxy)-2-hydroxy-2-methyl-N-(4-nitro-3-trifluoromethyl-phenyl)-propionamide	（2S）-3-（4-乙酰氨基苯氧基）-2-羟基-2-甲基-N-（4-硝基-3-三氟甲基苯基）丙酰胺
261	androsta-1,4,6-triene-3,17-dione(androstatrienedione)	雄甾-1,4,6-三烯-3,17-二酮（雄三烯二酮）
262	androsta-3,5-diene-7,17-dione(arimistane)	雄甾-3,5-二烯-7,17-二酮
263	anti-activin receptor IIB antibodies	激活素受体 IIB 抗体类
264	arformoterol	阿福特罗
265	atenolol	阿替洛尔
266	bazedoxifene	巴多昔芬
267	beclometasone	倍氯米松
268	bendroflumethiazide	苄氟噻嗪
269	betamethasone	倍他米松
270	betaxolol	倍他洛尔
271	bimagrumab	比马鲁人单抗
272	bisoprolol	比索洛尔
273	budesonide	布地奈德

续表

序号	英文名	通用名
274	bumetanide	布美他尼
275	bunolol	布诺洛尔
276	canrenone	坎利酮
277	carteolol	卡替洛尔
278	carvedilol	卡维地洛
279	celiprolol	塞利洛尔
280	chlorothiazide	氯噻嗪
281	chlortalidone	氯噻酮
282	ciclesonide	环索奈德
283	clomifene	氯米芬
284	cortisone	可的松
285	cyclofenil	环芬尼
286	daprodustat (GSK1278863)	达普司他
287	decoy activin receptors	伪激活素受体类
288	deflazacort	地夫可特
289	desmopressin	去氨加压素
290	dexamethasone	地塞米松
291	domagrozumab	多古组单抗
292	enobosarm (ostarine)	依诺波沙
293	esmolol	艾司洛尔
294	etacrynic acid	依他尼酸
295	exemestane	依西美坦
296	fenoterol	非诺特罗
297	flucortolone	氟可龙
298	flunisolide	氟尼缩松
299	fluticasone	氟替卡松
300	formestane	福美坦
301	formoterol	福莫特罗
302	fulvestrant	氟维司群
303	furosemide	呋塞米
304	higenamine	去甲乌药碱
305	hydrochlorothiazide	氢氯噻嗪
306	hydrocortisone	氢化可的松
307	indacaterol	茚达特罗
308	indapamide	吲达帕胺

续表

序号	英文名	通用名
309	labetalol	拉贝洛尔
310	IOX2	特异性的脯氨酰羟化酶-2（PHD2）抑制剂
311	landogrozumab	兰度戈组单抗
312	letrozole	来罗唑
313	levosalbutamol	左沙丁胺醇
314	meldonium	美度铵
315	methylprednisolone	甲泼尼龙
316	metipranolol	美替洛尔
317	metolazone	美托拉宗
318	metoprolol	美托洛尔
319	mometasone	莫米松
320	molidustat (BAY 85-3934)	莫立司他
321	myostatin inhibitors	肌抑素抑制剂类
322	myostatin-binding proteins	肌抑素结合蛋白类
323	myostatin-neutralizing antibodies	肌抑素中和抗体类
324	nadolol	纳多洛尔
325	nebivolol	奈必洛尔
326	olodaterol	奥达特罗
327	ospemifene	奥培米芬
328	oxprenolol	氧烯洛尔
329	peroxisome proliferator activated receptor δ (PPARδ) agonists: 2-[2-methyl-4-[[[4-methyl-2-[4-(trifluoromethyl)phenyl]-5-thiazolyl]methyl]thio]phenoxy]acetic acid (GW 1516，GW501516)	过氧化物酶体增殖物激活受体 δ 氧化物酶体增殖激动剂类：如 2-[2-甲基-4-[[[4-甲基-2-[4-（三氟甲基）苯基]-5-噻唑基]甲硫基]苯氧基]乙酸（GW1516，GW501516）
330	pindolol	吲哚洛尔
331	prednisolone	泼尼松龙
332	prednisone	泼尼松
333	probenecid	丙磺舒
334	procaterol	丙卡特罗
335	propranolol	普萘洛尔
336	raloxifene	雷洛昔芬
337	reproterol	瑞普特罗
338	roxadustat (FG-4592)	罗沙司他（缺氧诱导因子-脯氨酸羟化酶抑制剂）
339	salbutamol	沙丁胺醇
340	salmeterol	沙美特罗
341	sotalol	索他洛尔

序号	英文名	通用名
342	spironolactone	螺内酯
343	SR9009（ethyl3-[[(4-chlorophenyl)methyl-[(5-nitrothiophen-2-yl)methyl]amino]methyl] pyrrolidine -1-carboxylate）	SR9009(3-[[(4-氯苄基)-[(5-硝基噻吩基-2-基)甲基]氨基]甲基]吡咯烷基-1-甲酸乙酯)
344	stamulumab	司他芦单抗
345	tabimorelin	他莫瑞林
346	tamoxifen	他莫昔芬
347	terbutaline	特布他林
348	testolactone	睾内酯
349	timolol	噻吗洛尔
350	tolvaptan	托伐普坦
351	toremifene	托瑞米芬
352	tretoquinol (trimetoquinol)	曲托喹酚
353	triamcinolone acetonide	曲安奈德
354	triamterene	氨苯蝶啶
355	trimetazidine	曲美他嗪
356	tulobuterol	妥洛特罗
357	vadadustat(AKB-6548)	伐达度司他
358	vilanterol	维兰特罗

注：

1. 括号内为参考译名，带*为暂译名；带**暂无中文译名。

2. 目录所列物质包括其可能存在的盐及光学异构体，所列蛋白同化制剂品种包括其可能存在的盐、酯、醚及光学异构体。

3. 目录所列物质中属于药品的，还包括其原料药及单方制剂。

4. 蛋白同化制剂和肽类激素项下具有商品编码的品种，进出口时需办理进出口准许证；而一品种"商品编码"项下有多个"商品编码"的系指原料药及相应制剂。

5. 对于目录中个别只有编号的肽类激素品种，提供互联网能查得的8个品种的 CAS 登录号，仅作参考，如下：

英文名	CAS 登录号
CNTO-530	1018869-89-0
prostanozol	1186001-41-1
K-11706	848940-32-9
GW1516	317318-70-0
SR9009	1379686-30-2
LGD-4033	1165910-22-4
RAD140	1182367-47-0
AOD-9604	221231-10-3

ostarine 的 INN 名称是 enobosarm（依诺波沙）。

附录3
中国居民膳食营养素参考摄入量
（DRIs2013）

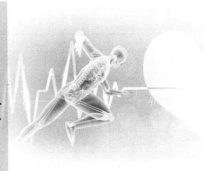

附表3-1　中国居民膳食能量需要量（EER）、宏量营养素可接受范围（AMDR）、
蛋白质参考摄入量（RNI）

人群	EER(kcal/d)*		AMDR				RNI	
	男	女	总碳水化合物	添加糖（%E）	总脂肪（%E）	饱和脂肪酸U–AMDR(%E)	蛋白质（g/d）	
							男	女
0～6个月	90kcal/(kg•d)	90kcal/(kg•d)	—	—	48 (AI)	—	9 (AI)	9 (AI)
7～12个月	80kcal/(kg•d)	80kcal/(kg•d)	—	—	40 (AI)	—	20	20
1岁	900	800	50～65	—	35 (AI)	—	25	25
2岁	1100	1000	50～65	—	35 (AI)	—	25	25
3岁	1250	1200	50～65	—	35 (AI)	—	30	30
4岁	1300	1250	50～65	<10	20～30	<8	30	30
5岁	1400	1300	50～65	<10	20～30	<8	30	30
6岁	1400	1250	50～65	<10	20～30	<8	35	35
7岁	1500	1350	50～65	<10	20～30	<8	40	40
8岁	1650	1450	5055	<10	20～30	<8	40	40
9岁	1750	1550	50～65	<10	20～30	<8	45	45
10岁	1800	1650	50～65	<10	20～30	<8	50	50
11岁	2050	1800	50～65	<10	20～30	<8	60	55
14～17岁	2500	2000	5055	<10	20～30	<8	75	60
18～49岁	2250	1800	50～65	<10	20～30	<8	65	55
50～64岁	2100	1750	50～65	<10	20～30	<8	65	55
65～79岁	2050	1700	50～65	<10	20～30	<8	65	55
80岁～	1900	1500	50～65	<10	20～30	<8	65	55
孕妇（早）	—	1800	50～65	<10	20～30	<8	—	55
孕妇（中）	—	2100	50～45	<10	20～30	<8	—	70
孕妇（晚）	—	2250	50～65	<10	20～30	<8	—	85
乳母	—	2300	50～65	<10	20～30	<8	—	80

注：引自《中国居民膳食指南》（2016）。

*6岁以上是轻体力活动水平。

①　一：未制定参考值；② %E：占能量的百分比；③ EER：能量需要量；④ AMDR：可接受的宏量营养素范围；⑤ RNI：推荐摄入量。

附表 3-2　中国居民膳食矿物质的推荐摄入量（RNI）或适宜摄入量（AI）

人群	钙(mg/d)	磷(mg/d)	钾(mg/d)	钠(mg/d)	镁(mg/d)	氯(mg/d)	铁(mg/d) 男	铁(mg/d) 女	碘(μg/d)	锌(mg/d) 男	锌(mg/d) 女	硒(μg/d)	铜(mg/d)	氟(mg/d)	铬(μg/d)	锰(mg/d)	钼(μg/d)
	RNI	RNI	AI	AI	RNI	AI	RNI	RNI	RNI	RNI	RNI	RNI	RNI	AI	AI	AI	RNI
0 岁～	200 (AI)	100 (AI)	350	170	20 (AI)	260	0.3 (AI)		85 (AI)	2.0 (AI)		15 (AI)	0.3 (AI)	0.01	0.2	0.01	2 (AI)
0.5 岁～	250 (AI)	180 (AI)	550	350	65 (AI)	550	10		115 (AI)	3.5		20 (AI)	0.3 (AI)	0.23	4.0	0.7	15 (AI)
1 岁～	600	300	900	700	140	1100	9		90	4.0		25	0.3	0.6	15	1.5	40
4 岁～	800	350	1200	900	160	1400	10		90	5.5		30	0.4	0.7	20	2.0	50
7 岁～	1000	470	1500	1200	220	1900	13		90	7.0		40	0.5	1.0	25	3.0	65
11 岁～	1200	640	1900	1400	300	2200	15	18	110	10	9.0	55	0.7	1.3	30	4.0	90
14 岁～	1000	710	2200	1600	320	2500	16	18	120	11.5	8.5	60	0.8	1.5	35	4.5	100
18 岁～	800	720	2000	1500	330	2300	12	20	120	12.5	7.5	60	0.8	1.5	30	4.5	100
50 岁～	1000	720	2000	1400	330	2300	12	12	120	12.5	7.5	60	0.8	1.5	30	4.5	100
65 岁～	1000	700	2000	1400	320	2200	12	12	120	12.5	7.5	60	0.8	1.5	30	4.5	100
80 岁～	1000	670	2000	1300	310	2000	12	12	120	12.5	7.5	60	0.8	1.5	30	4.5	100
孕妇（早）	800	720	2000	1500	370	2300	—	20	230	—	9.5	65	0.9	1.5	31	4.9	110
孕妇（中）	1000	720	2000	1500	370	2300	—	24	230	—	9.5	65	0.9	1.5	34	4.9	110
孕妇（晚）	1000	720	2000	1500	370	2300	—	29	230	—	9.5	65	0.9	1.5	36	4.9	110
乳母	1000	720	2400	1500	330	2300	—	24	240	—	12	78	1.4	1.5	37	4.8	113

注：—：未制定参考值。

附表 3-3　中国居民膳食维生素的推荐摄入量（RNI）或适宜摄入量（AI）

人群	维生素A(μg RAE/d) 男	维生素A(μg RAE/d) 女	维生素D(μg/d)	维生素E(mg α TE/d)	维生素K(μg/d)	维生素B₁(mg/d) 男	维生素B₁(mg/d) 女	维生素B₂(mg/d) 男	维生素B₂(mg/d) 女	维生素B₆(mg/d)	维生素B₁₂(μg/d)	泛酸(mg/d)	叶酸(μg DFE/d)	烟酸(mg NE/d) 男	烟酸(mg NE/d) 女	胆碱(mg/d)	生物素(μg/d)	维生素C(mg/d)
	RNI	RNI	RNI	AI	AI	RNI	RNI	RNI	RNI	RNI	RNI	AI	RNI	AI	AI	AI	AI	RNI
0 岁～	300 (AI)		10 (AI)	3	2	0.1 (AI)		0.4 (AI)		0.2 (AI)	0.3 (AI)	1.7	65 (AI)	2 (AI)		120	5	40 (AI)
0.5 岁～	350 (AI)		10 (AI)	4	10	0.3 (AI)		0.5 (AI)		0.4 (AI)	0.6 (AI)	1.9	100 (AI)	3 (AI)		150	9	40 (AI)
1 岁～	310		10	6	30	0.6		0.6		0.6	1.0	2.1	160	6		200	17	40
4 岁～	360		10	7	40	0.7		0.7		0.7	1.2	2.5	190	8		250	20	50
7 岁～	500		10	9	50	1.0		1.0		1.0	1.6	3.5	250	11	10	300	25	65
11 岁～	670	630	10	13	70	1.3	1.1	1.3	1.1	1.3	2.1	4.5	350	14	12	400	35	90

续表

人群	维生素A (µg RAE/d)		维生素D (µg/d)	维生素E (mgα TE/d)	维生素K (µg/d)	维生素B₁ (mg/d)		维生素B₂ (mg/d)		维生素B₆ (mg/d)	维生素B₁₂ (µg/d)	泛酸 (mg/d)	叶酸 (µg DFE/d)	烟酸 (mg NE/d)		胆碱 (mg/d)		生物素 (µg/d)	维生素C (mg/d)
	RNI		RNI	AI	AI	RNI		RNI		RNI	RNI	RNI	RNI	RNI		AI		AI	RNI
	男	女				男	女	男	女						男	女	男	女		
14 岁～	820	630	10	14	75	1.6	1.3	1.5	1.2	1.4	2.4	5.0	400	16	13	500	400	40	100
18 岁～	800	700	10	14	80	1.4	1.2	1.4	1.2	1.4	2.4	5.0	400	15	12	500	400	40	100
50 岁～	800	700	10	14	80	1.4	1.2	1.4	1.2	1.6	2.4	5.0	400	14	12	500	400	40	100
65 岁～	800	700	15	14	80	1.4	1.2	1.4	1.2	1.6	2.4	5.0	400	14	11	500	400	40	100
80 岁～	800	70()	15	14	80	1.4	1.2	1.4	1.2	1.6	2.4	5.()	400	13	10	500	400	40	100
孕妇 （早）	—	700	10	14	80	—	1.2	—	1.2	2.2	2.9	6.0	600	—	12	—	420	40	100
孕妇 （中）	—	770	10	14	80	—	1.4	—	1.4	2.2	2.9	6.0	600	—	12	—	420	40	115
孕妇 （晚）	—	770	10	14	80	—	1.5	—	1.5	2.2	2.9	6.0	600	—	12	—	420	40	115
乳母	—	1300	10	17	80	—	1.5	—	1.5	1.7	3.2	7.0	550	—	15	—	520	50	150

注：① 一：未制定参考值；② 视黄醇活性当量（RAE,µg）=膳食或补充剂来源全反式视黄醇（µg）+1/2 补充剂纯品全反式胡萝卜素（µg）+1/12 膳食全反式 β-胡萝卜素（µg）+1/24 其他膳食维生素 A 原类胡萝卜素（µg）；③ α-生育酚当量（α-TE），膳食中总 α-TE 当量（mg）= 1 *α-生育酚（mg）+0.5 * β-生育酚（mg）+ 0.1 * γ-生育酚（mg）+ 0.02 * δ-生育酚（mg）+ 0.3 * α-三烯生育酚（mg）；④ 膳食叶酸当量（DFE, µg）= 天然食物来源叶酸（µg）+ 1.7*合成叶酸（µg）；⑤ 烟酸当量（NE, mg）= 烟酸（mg）+1/60 色氨酸（mg）。